U0880142

中医名家名师讲稿丛书

第一辑

刘渡舟伤寒论讲稿

刘渡舟　著录
王庆国　李宇航　陈　萌　整理

人民卫生出版社

图书在版编目(CIP)数据

刘渡舟伤寒论讲稿/刘渡舟著录.

—北京:人民卫生出版社,2008.1

(中医名家名师讲稿丛书·第一辑)

ISBN 978-7-117-09612-6

Ⅰ.刘… Ⅱ.刘… Ⅲ.伤寒论-研究 Ⅳ.R222.29

中国版本图书馆CIP数据核字(2007)第188420号

门户网:	www.pmph.com	出版物查询、网上书店
卫人网:	www.ipmph.com	护士、医师、药师、中医师、卫生资格考试培训

中医名家名师讲稿丛书·第一辑

刘渡舟伤寒论讲稿

著　　录: 刘渡舟

出版发行: 人民卫生出版社(中继线010-59780011)

地　　址: 北京市朝阳区潘家园南里19号

邮　　编: 100021

E - mail: pmph @ pmph.com

购书热线: 010-59787592　010-59787584　010-65264830

印　　刷: 北京汇林印务有限公司

经　　销: 新华书店

开　　本: 705×1000　1/16　**印张:** 25　**插页:** 2

字　　数: 453千字

版　　次: 2008年1月第1版　2024年7月第1版第30次印刷

标准书号: ISBN 978-7-117-09612-6/R·9613

定　　价: 42.00元

打击盗版举报电话: 010-59787491　E-mail: WQ @ pmph.com

(凡属印装质量问题请与本社销售中心联系退换)

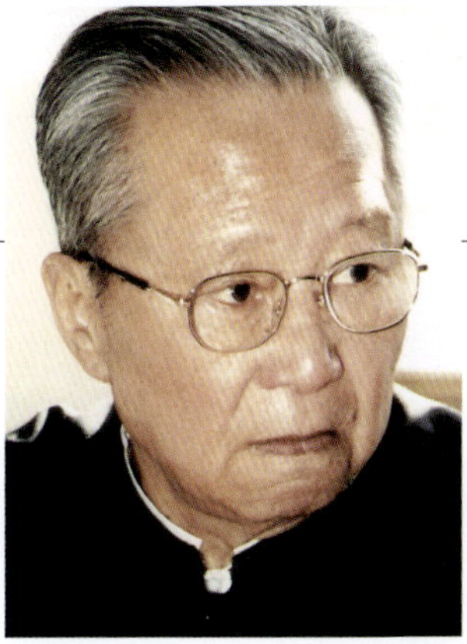

作者简介

刘渡舟教授(1917—2001),辽宁省营口市人。16岁开始正式拜师学医,凡七年之久,出师后悬壶于大连。1945年来京,行医于钱粮胡同。1950年,考入卫生部中医进修学校,学习西医基础知识及临床课程。1956年调入初建之北京中医学院(现北京中医药大学),历任伤寒教研室副主任、主任、古典医著教研室主任、金匮教研室主任、中医基础部负责人、《北京中医药大学学报》主编、名誉主编,北京中医药大学学术委员会委员等。

他从事中医教育工作近半个世纪,具有丰富的教学经验,是杰出的中医教育家,是国家教委首批核准的中医教授,也是我国首批中医硕士研究生导师和博士研究生导师,享受国务院颁发的政府津贴。培养了大批各层次的中医人才,其中包括硕士24名、博士12名、入室弟子数名。他在教学、临证之余,笔耕不辍,著述颇丰,编写出版学术著作30余部,撰写发表学术论文110余篇。他所主持的国家卫生部课题"《伤寒论》整理研究",荣获国家中医药管理局科技进步奖。多年来他积极致力于中医学术交流活动,筹建成立并主持了全国仲景学术专业委员会,曾多次组织国际、国内仲景学术交流大会,极大地推动了仲景学术的继承与发展。他还多次应邀东渡日本讲学,并赴新加坡、澳大利亚、香港等地访问交流,弘扬中医药学。

他既是学者、教育家,更是名医。他投身教育事业以来,从未间断过临床工作。他上溯岐黄之道,下逮诸家之说,力倡仲景之学,博采众长,学验俱丰,逐步形成了独特的学术思想和医疗风格。擅长治疗多种内科、妇科、儿科疾病，尤对各种肝病、心脏病、肾病、脾胃病、痿证、痹证、眩晕、失眠等的辨治有独到见解和丰富经验。在年逾八旬之际，他将自己毕生心血之结晶——治疗肝病的科研成果无偿地捐献给了北京中医药大学。

刘渡舟教授生前曾连续当选第五、六、七届全国人民代表大会代表，兼任国务院学位委员会特约成员，中国中医药学会常务理事、仲景学说专业委员会主任委员，北京中医药研究促进会名誉会长，中国农工民主党中央委员、北京市委副主任委员。

出版者的话

自20世纪50年代始，我国高等中医药院校相继成立，与之相适应的高等中医教育事业蓬勃发展，中医发展史也掀开了崭新的一页，一批造诣精湛、颇孚众望的中医药学专家满怀振兴中医事业的豪情登上讲坛，承担起传道、授业、解惑的历史重任。他们钻研学术，治学严谨；提携后学，不遗余力，围绕中医药各学科的建设和发展，充分展示自己的专业所长，又能结合学生的认识水平和理解能力，深入研究中医教学规律和教学手段，在数十年的教学生涯中，逐渐形成了自己独特的风格，同时，在不断的教学相长的过程中，他们学养日深，影响日广，声誉日隆，成为中医各学科的学术带头人，中医教育能有今日之盛，他们居功甚伟，而能够得到各位著名专家的教诲，也成为莘莘学子的渴望，他们当年讲课的课堂笔记，也被后学者视为圭臬，受用无穷。

随着中医事业日新月异的发展，中医教育又上升到新台阶。当今的中医院校中，又涌现出一大批优秀教师。他们继承了老一辈中医学家的丰富经验，又具有现代的中医知识，成为当今中医教学的领军人物。他们的讲稿有着时代的气息和鲜明的特点，沉淀了他们多年的学术思想和研究成果。

由于地域等原因的限制，能够亲耳聆听名家、名师授课的学生毕竟是少数。为了惠及更多的中医人，我们策划了“中医名家名师讲稿丛书”，分辑陆续出版，旨在使后人学有所宗。

第一辑(共13种)：

《任应秋中医各家学说讲稿》
《任应秋内经研习拓导讲稿》
《刘渡舟伤寒论讲稿》
《李今庸金匮要略讲稿》
《凌耀星内经讲稿》
《印会河中医学基础讲稿》
《程士德中医学基础讲稿》
《王绵之方剂学讲稿》
《王洪图内经讲稿》
《李德新中医基础理论讲稿》
《刘景源温病学讲稿》
《郝万山伤寒论讲稿》
《连建伟金匮要略方论讲稿》

丛书突出以下特点：一是权威性。入选名家均是中医各学科的创始人或重要的奠基者，在中医界享有盛誉；同时又具有多年丰富的教学经验，讲稿也是其数十载教学生涯的积淀。入选名师均是全国中医药院校知名的优秀教师,具有丰富的教学经验,是本学科的学术带头人,有较高知名度。二是完整性。课程自始至终,均由专家们一人讲授。三是思想性。讲稿围绕教材又高于教材,专家的学术理论一以贯之,在一定程度上可视为充分反映其独特思想的专著。四是实践性。各位专家都有丰富的临床经验,理论与实践的完美结合能给读者以学以致用的动力。五是可读性。讲稿是讲课实录的再提高,最大限度地体现了专家们的授课思路和语言风格,使读者有一种亲切感。同时对于课程的重点和难点阐述深透,对读者加深理解颇有裨益。

在组稿过程中,我们得到了来自各方面的大力支持,许多专家虽年事已高,但均能躬身参与,稿凡数易;相关高校领导也极为重视,提供了必要的条件。在此,对老专家们的亲临指导、对整理者所付出的艰辛努力以及各校领导的大力支持,深表钦佩,并致以诚挚的谢意。

人民卫生出版社

2007 年 12 月

前言

《伤寒杂病论》的问世，确立了中医辨证论治体系的基本框架与临床理法方药应用的基本规范，为中医临床医学的发展奠定了坚实的基础。由于其卓越的理论价值及临床应用价值，被历代医家奉为"医门之圭臬，医家之圣书"。对于《伤寒论》的研究，自其成书不久即已开始。宋代以后，研究《伤寒论》者日众。新中国成立后，由于大力提倡继承和发扬祖国医药学遗产，使《伤寒论》的研究步入了一个崭新的阶段，涌现了一批《伤寒论》研究专家和教育家，刘渡舟教授就是其中最为优秀的一位。

在《伤寒论》的教学过程中，刘渡舟教授将个人的临床心得、理论思考融入到教学中去，不仅使讲解更为生动，也加深了学生的认识。值得庆幸的是，刘渡舟教授在为北京中医学院七八级中医基础理论研究生讲授《伤寒论》时为我们留下了录音资料。该录音资料的部分内容在上个世纪80年代初曾被整理成《伤寒论诠解》出版，在中医界影响很大。令人遗憾的是，《伤寒论诠解》将录音资料中的一些口语化论述更正为书面语言，在生动性上就打了折扣。在本次整理中，我们力求保持录音资料的原貌和完整，希望能将刘渡舟教授的学术思想、研究心得和治学态度发扬光大，使更多的人从中受益。

刘渡舟教授的此次讲解是以金人成无己的《注解伤寒论》为蓝本，除对《辨脉法》、《平脉法》、《辨不可发汗病脉证并治法》等内容作了删节外，其主要部分均予保留，并按原文排列顺序编排序号后，逐条加以解释。讲解中并没有将层次细分为提要、词解、病机分析、方药分析及病案举例等，仅将有关内容依先后顺序分段排列。

本书的整理工作是由刘渡舟教授的弟子王庆国、李宇航，以及一批再传弟子陈萌、张冬梅、李成卫、崔健、黄颖、王勇、韦兰兰、郑丰杰、艾艳珂、孙燕、刘敏、许晓娟、曲荣波、谢婷、张晗睿共同完成的。由于整理者水平有限，加之刘渡舟教授方言较重，并有当时的一些习惯说法，因此整理中难免有错漏之处，敬请广大读者批评指正。

整理说明

1. 本书《伤寒论》原文部分，以金人成无己《注解伤寒论》(人民卫生出版社1963年横排版，以下简称“原书”)为准，从卷二“辨太阳病脉证并治法上第五”至“辨阴阳易差后劳复病脉证并治法第十四”，凡10篇。原书条文未排序号，此次为便于读者学习，按原文顺序加以编号，共计414条，113方(佚1方)。本书删去原书卷号和篇序，除“辨太阳病脉证并治法”分上中下三篇外，其他均依原书单独成篇。原书卷十所载二十五方分别附入上述诸篇有关原文之下。原书未录桂枝附子去桂加白术汤方，本书依赵开美复刻本补入。

2. 本书为横排，故将原文中和刘教授讲课时涉及原文之“右×味”，均改为“上×味”。原书中出现的一些异体字、通假字、古体字，如藏与脏、杏人与杏仁、括楼与栝蒌、蚘与蛔，均改为现代中医学的书写方式，以便于读者阅读与学习。

3. 讲课录音中出现的包含“证”字的主证、兼证、证、证候等概念，按照现在的规范的中医名词术语，很多情况下应改为“症”字，但当时中医界就是如此使用这些名词的，加之《伤寒论》无“症”字而统用“证”字，故仍保持原貌。

4. 本书的解析部分包括提要、词解、病机分析、临床意义、方药分析、临床应用、注家见解、上下条文的联系、前后方证的鉴别比较和医案举例等内容，均依内容分段排列，不再另标题目。

5. 刘渡舟教授的讲解中有部分用语不够准确，如将《金匮玉函要略方》说成《金匮要略方论》。为避免误导读者，这次整理工作中依据相关文献径予改正，不再另作说明。

6. 本书保持刘渡舟教授的讲课录音原貌，不再增加原文校勘等内容。

目录

伤寒卒病论集

论曰：余每览越人入虢之诊，望齐侯之色，未尝不慨然叹其才秀也。怪当今居世之士，曾不留神医药，精究方术，上以疗君亲之疾，下以救贫贱之厄，中以保身长全，以养其生，但竞逐荣势，企踵权豪，孜孜汲汲，惟名利是务，崇饰其末，忽弃其本，华其外，而悴其内，皮之不存，毛将安附焉。卒然遭邪风之气，婴非常之疾，患及祸至，而方震栗，降志屈节，钦望巫祝，告穷归天，束手受败，赍百年之寿命，持至贵之重器，委付凡医，恣其所措，咄嗟呜呼！厥身已毙，神明消灭，变为异物，幽潜重泉，徒为啼泣。痛夫！举世昏迷，莫能觉悟，不惜其命，若是轻生，彼何荣势之云哉！而进不能爱人知人，退不能爱身知己，遇灾值祸，身居厄地，蒙蒙昧昧，蠢若游魂。哀乎！趋世之士，驰竞浮华，不固根本，忘躯徇物，危若冰谷，至于是也。

余宗族素多，向余二百，建安纪年以来，犹未十稔，其死亡者，三分有二，伤寒十居其七。感往昔之沦丧，伤横夭之莫救，乃勤求古训，博采众方，撰用《素问》、《九卷》、《八十一难》、《阴阳大论》、《胎胪》、《药录》，并《平脉辨证》，为《伤寒杂病论》合十六卷，虽未能尽愈诸病，庶可以见病知源，若能寻余所集，思过半矣。

夫天布五行，以运万类，人禀五常，以有五脏，经络府俞，阴阳会通，玄冥幽微，变化难极，自非才高识妙，岂能探其理致哉！上古有神农、黄帝、岐伯、伯高、雷公、少俞、少师、仲文，中世有长桑、扁鹊，汉有公乘阳庆及仓公，下此以往，未之闻也。观今之医，不念思求经旨，以演其所知，各承家技，终始顺旧，省疾问病，务在口给，相对斯须，便处汤药，按寸不及尺，握手不及足，人迎趺阳，三部不参，动数发息，不满五十，短期未知决诊，九候曾无仿佛，明堂阙庭，尽不见察，所谓窥管而已。夫欲视死别生，实为难矣。孔子云：生而知之者上，学则亚之，多闻博识，知之次也。余宿尚方术，请事斯语。

绪 论

一 《伤寒论》的产生与演变

《伤寒论》原书名为《伤寒杂病论》(或《伤寒卒病论》),为后汉张机所著。张机,字仲景,南郡涅阳(今河南南阳邓县)人,生卒年代约为公元150—219年。他曾跟随同郡名医张伯祖学医,经过多年的刻苦钻研,无论是医学理论水平,还是临床实践经验,都胜过了他的老师,可谓是“青出于蓝而胜于蓝”。

(一)《伤寒论》成书的历史背景和主客观条件

张仲景生活于东汉末年,由于当时封建统治阶级的残酷剥削与压迫,特别是战争连年不断,加之疾疫(传染病)广泛流行,以致民不聊生。据《伤寒杂病论》的序言记载:“余宗族素多,向余二百。建安纪年以来,犹未十稔,其死亡者三分有二,伤寒十居其七。”这是张仲景写《伤寒杂病论》的直接原因。就拿张仲景的家族来说,有两百余口人,但建安元年后不到十年,就死掉了一百二十多人,占人口的三分之二,其中死于伤寒的达一百余人。从这个死亡数字来看,当时疾疫的猖獗是相当惊人的。因此,张仲景作为一个很有抱负的医学家,立志和疾病作斗争,治病救人,才写出《伤寒杂病论》这部著作。

原序“建安纪年以来”的“建安”是汉献帝的年号。从历史的情况考察,与张仲景所说的疾疫流行情况不大符合。“建安纪年以来,犹未十稔”,是说还没到十年,张仲景的家族死了那么多的人,全国的情况就可想而知了。从史书上来看,只在建安四年发生过瘟疫,但规模比较小,也不是很严重。因此,“建安”可能是“建宁”的误写。“建宁”是汉灵帝的年号,在建安之前。据《后汉书》记载,自汉灵帝建宁四年到光和二年,时间相去近九年,就有三次大疫流行,而且是很大的瘟疫,死的人很多。推测张仲景是在建安之时回忆建宁年间大疫流行的死亡情况,这就符合历史的事实了。建安年间发生的大疫在什么时候?不是在建安十年以内,是在建安二十二年。据《太平御览》记载,曹操之子曹植说过建安二十二年的疠气流行情况,达到了“家家有僵尸之痛,室室有号泣之哀”的惨境。

除了当时疾疫流行的历史背景之外,促使张仲景写成《伤寒论杂病》还有一个原因。后汉时期,我国医学的发展为张仲景著书提供了条件。在原序里面,张仲景列举了他写《伤寒杂病论》时所参考的丰富医书,包括“撰用《素问》、《九卷》、《八十一难》、《阴阳大论》、《胎胪》、《药录》,并《平脉辨证》,为《伤寒杂病论》合十六卷”。张仲景在这些参考书的基础上去粗取精,成就了《伤寒杂病论》这一巨著。同时,后汉时期药物学的蓬勃发展也促进了方剂学水平的提高,已经开始用复方治病并大量应用于临床。《伤寒杂病论》理法方药齐备,被称为“方书之祖”,关键是具备了这一先决条件。一些出土的文物也可以说明这个问题。因此,《伤寒杂病论》的问世反映了后汉时期我国医药学的发展水平和成就。

张仲景不仅继承了汉以前的医学成就,而且还有创造性的发展。扼要地说,他大大提高了中医学的辨证论治水平。虽然辨证论治在张仲景之前就有,但水平还是有限的。《伤寒杂病论》针对临床各种疾病,建立了完整的辨证论治体系。伤寒病就是急性、传染性、发热性的疾病,发病急,发病快;杂病就是伤寒以外的许多慢性疾患。如果不提高辨证论治水平的话,既论伤寒,兼论杂病,将是不可想象的。譬如说,《伤寒论》的六经分证方法来源于《素问·热论》,但不限于热证和实证,而是兼及虚证和寒证,同时客观反映脏腑经络、阴阳表里、寒热虚实的具体情况。把这些病变和证候都概括进去,六经分证就全面了,也更丰富多彩了,是一个很大的贡献。张仲景所使用的药物和汤液也十分丰富,《伤寒论》有 113 方,包括 91 味药物,就使理法方药一环扣一环,切合于临床实用。

由此可见,《伤寒杂病论》确实是一部承前启后、继往开来的著作,发展了汉以前的医学理论和治疗方法,直到现在也有一定的指导意义。张仲景有创造性,不是故步自封的,在前人的基础之上有所前进,有所发展。

(二)《伤寒论》的流传与版本

《伤寒杂病论》问世不久,由于兵火战乱的洗劫,这部书受到了严重的破坏,原来的十六卷也散乱了。公元 256 年到 316 年(距离仲景所在的后汉时期大约 100 年),西晋太医令王叔和很重视张仲景的《伤寒杂病论》,经过搜集整理和重新撰次,就成了《伤寒论》十卷。

这一历史知识要是搞不清楚,将来《伤寒论》、《伤寒杂病论》、《金匮要略》等的关系问题就容易混乱。日本医家山田正珍说过:“殊不知古昔十六卷之本是王氏不传,虽叔和亦不得而见之矣。”也就是说,王叔和并没有完全见到十六卷本。因此,王叔和对于《伤寒杂病论》是有功劳的,否则的话这个书我们现在就看不到了。在整理过程中遇到难以接续的时候,王叔和有可能把个人的意见参与进去。如果因此责备王叔和破坏了原文,那是不公平的。还有学者认为王叔和把《伤寒杂病论》分为二书，这种论断也值得商榷。《伤寒论》原来的面貌、情况在历史材料中很不好查，只在史书中有一些线索。《隋书·经籍志》中记载有“《张仲景辨伤寒》十卷”，《唐书·艺文志》中记载有“《伤寒卒病论》十卷”。如果说王叔和把《伤寒杂病论》分为《伤寒论》十卷和《杂病论》十卷，为什么《隋书·经籍志》和《唐书·艺文志》没有记载？

另外，在《宋史·艺文志》中记载了“《伤寒论》十卷，《金匮要略方》三卷”。之所以有此记载，是因为宋太祖时的一个节度使高继冲进献了《伤寒论》十卷共二十二篇，后来翰林学士王洙在馆阁日于蠹简中发现了《金匮玉函要略方》三卷。宋朝治平年间（公元 1065 年），宋政府指令医官高保衡、林亿、孙奇等人校正医书。其中，就对高继冲进献的《伤寒论》十卷进行了校正，然后刻版、印刷，沽之于市。同时，还校正了王洙发现的《金匮玉函要略方》，以及《伤寒论》的别本《金匮玉函经》。

现在通行的《伤寒论》版本只有三个：一个是明万历年间赵开美复刻的治平本，简称赵本；一个是明嘉靖年间汪继川复刻成无己的《注解伤寒论》本，简称汪本；还有一个是《金匮玉函经》，据说经过王叔和撰次，共八卷二十九篇，与《伤寒论》的内容基本相同但条文排列不尽相同，并且条文在前而药方在后。为什么会有《金匮玉函经》呢？据说《伤寒论》很受医家们的重视，为了避免战争破坏，就另订了一本。个人认为也不尽然，因为《金匮玉函经》的条文排列次序、个别条文以及体例，和赵本或汪本有很大出入，所以其方法、理解和学术方面与《伤寒论》并非完全一样。以上是《伤寒论》的历史沿革情况。

既然《伤寒杂病论》是张仲景命名的，那么又是如何变成现在的《伤寒论》的呢？这个历史由来已久。《隋书·经籍志》已经提到“《张仲景辨伤寒》十卷”，《辨伤寒》就是《伤寒论》。有的医家譬如柯韵伯据此埋怨王叔和把《伤寒杂病论》改作《伤寒论》，并不贴切。虽然《隋书·经籍志》说的是“《张仲景辨伤寒》十卷”，但是《唐书·艺文志》说的是“《伤寒卒病论》十卷”，这个“卒”字是“杂”字的误写。因此，从王叔和撰次《伤寒论》开始，到底是《伤寒论》还是《伤寒杂病论》，还是个疑问。

我个人的见解，王叔和把《伤寒杂病论》改成《伤寒论》的可能性很小。公开称《伤寒论》是在宋朝。宋朝是以政府的名义来校正医书而流行于社会，此时不再称《伤寒杂病论》而称《伤寒论》，其影响力很大。为什么把《伤寒杂病论》改作《伤寒论》呢？这是有理由的。中国的传统很严格，书名岂容乱改？高保衡、林亿等人在《金匮》的序言里提到“张仲景为《伤寒杂病论》合十六卷，近世但传《伤寒》十卷，《杂病》未见其书。”《杂病》这本书之所以没有被看到，因为王叔和只撰次了《伤寒杂病论》十六卷中的十卷，另六卷他找不到了。

既然《伤寒杂病论》为十六卷，其中《伤寒论》十卷，就有学者认为那六卷是《杂病论》。“张仲景为《伤寒杂病论》合十六卷”，被认为是两个书相合而成的十六卷。这种认识是不对的。古人作书都用“合”字，“合二十卷”、“合十五卷”、“合一百卷”，这个“合”字不等于两书相合之“合”。十卷就是《伤寒论》，六卷就是《杂病论》，不符合逻辑。由于这个问题没有很好地加以澄清，就造成了一个错觉，即《伤寒论》是专论外感热病的。大家可以想一想，在王叔和撰次的《伤寒论》十卷里面一点杂病都不涉及吗？那是不可能的。

我反对一刀切的观点。《金匮要略》有没有治伤寒的？有没有太阳病？有没有六经病？头一个方子叫栝楼桂枝汤，治疗太阳病项背强几几，也就不过是脉沉而已，所以加栝楼根；痉病“必龂齿”，又是阳明的问题。因此，《伤寒论》和《金匮要略》虽然有所侧重，但不能一刀切，而是有机联系的。

二 《伤寒论》是一部什么书

为了学好《伤寒论》，必须解决“《伤寒论》到底是一部什么书？”对于这个问题，历代医家有争论，也可以说是意见不统一。有些人受《伤寒论》这个书名影响，认为《伤寒论》只是治伤寒的。还有人认为即使是十卷，缺少了六卷，但从其精神来体会，其中既有伤寒，也有杂病，运用的是辨证论治方法。我个人持后一种观点。因此，不要把《伤寒论》这部书局限于治某一个病或用某一些方上。那是降格以求的，应当看出《伤寒论》是一部辨证论治的书。

(一)伤寒和杂病的本义

既然涉及到伤寒和杂病的问题，还有辨证论治的问题，就要具体地说一说其含义。《伤寒论》所讲的“伤寒”是指狭义的伤寒，不是广义的伤寒。广义的伤寒泛指一切外感热病而言，就如《素问·热论》所言的“今夫热病者，皆伤寒之类也”，包括风、寒、湿、温、暑、热所致的发热性疾病，都属于广义伤寒这一类。狭义的伤寒则仅局限在风寒外感这一方面。

让我们看看《伤寒论》的内容，其中有中风，有伤寒，有温病，有风温，记载了多种热病，应该说是广义伤寒。不过，它叙述的重点在于狭义伤寒的理法方药规律，对于温病和风温等只能说是备而不详。因此，《伤寒论》这部书还是论狭义伤寒的。为什么后世就发展出温病学说呢？说明这部书在温病方面有不足之处。但是，有些医家如陈修园反对这个说法，认为《伤寒论》也能治温病，麻杏甘膏汤(即麻杏甘石汤)、桂枝二越婢一汤也都是治温病的方子，就是强词夺理了。

什么是杂病？就是指伤寒以外的许多疾病。古代的分科不像现在那么细致，把伤寒等急性外感热病以外的疾病都概括为杂病。我们也可以认为杂病相当于一些慢性疾患，但并不绝对，一些杂病里也有急性病，但和伤寒等急性热病相比，杂病是属于一般的慢性病范围的。也就是说，“杂”即“多也”，是指多种疾病，是伤寒病以外的多种疾患。

伤寒和杂病是两个病理范围。伤寒是外感的急性热病，杂病是脏腑阴阳不调、气血津液失常等的变化，是多种多样的。虽然伤寒和杂病是两个范围的病，但就人体而言又是相互联系而不可分割的。因此，要是论伤寒而不论杂病，或者是论杂病而不论伤寒，则都不圆满。也就是说，“合而论之则双美，分之而论则两伤”。《伤寒杂病论》写作的科学特点就表现于此。为了具体地说明这个事实，下边就《伤寒论》的几个重大问题来说明伤寒与杂病的关系。

（二）《伤寒论》的六经辨证

六经辨证是《伤寒论》的首要问题，是《伤寒论》的辨证核心。究竟六经辨证是用于辨伤寒，还是辨杂病呢？“太阳之为病，脉浮，头项强痛而恶寒”；“阳明之为病，胃家实是也”；“少阳之为病，口苦、咽干、目眩是也”；“太阴之为病，腹满而吐，食不下，自利益甚，时腹自痛，若下之，必胸下结硬”。这都是说伤寒的，还是也包括杂病呢？有人认为是说伤寒的。此说不全对，因为张仲景是汉代人，写文章很严格，既然是说伤寒的，就不会说“太阳之为病”之类，应该说“太阳之伤寒”等等。既然没说“伤寒”，这个提法就是广义的。何况，在“太阳之为病”这个表证总纲下面有一条“太阳病，或已发热，或未发热，必恶寒，体痛，呕逆，脉阴阳俱紧者”，才名为伤寒。柯韵伯和方有执等医家看到了这些问题，提出“六经为诸病而设”，“非为伤寒一病而设”，强调六经是脏腑经络由表及里发病规律的总结。

如果我们有实践经验，就会发现临床上用《伤寒论》的理论也好，用六经辨证也好，并非仅治伤寒，也兼治杂病。实践是检验真理的惟一标准。由于张仲景立论的时候是由表及里，由阳及阴，因此仅仅太阳病是以表证为纲，阳明病的“胃家实”则是由伤寒传经到胃，胃津损伤而成燥热，燥屎不下，就称为“阳明病”。同时，《伤寒论》中还有因宿食不化或其他原因造成的大便燥结。因此，《伤寒论》中既有三个承气汤，还有脾约丸（即麻子仁丸）。大便燥结原因很多，也发生于杂病。现代临床的急腹症或肠梗阻，其病并非太阳病传至阳明而成，只要见到痞满燥实坚的证候，就可酌用大承气汤或大柴胡汤治疗。少阳病也是如此，表现为“口苦，咽干，目眩”，主方为小柴胡汤。现代临床的肝炎病，其病并非由太阳病传变而来，只要见到胸胁苦满、心烦喜呕的证候，常用小柴胡汤加减治疗，能收到很好的疗效。

总之，应该广义地看待六经为病，它是张仲景对脏腑经络发病规律的总结，采用六经这六个类型来驾驭诸病，有阴，有阳，有表，有里，有寒，有热，有虚，有实，都是一分为二的。三阳病和伤寒的关系较易理解，三阴病则相对困难。例如，太阴病是脾胃虚寒性疾病，上吐下泻，不可能都由外感传来，饮食生冷、脾阳素虚都是其病因。从六经分证的方法来看，是伤寒和杂病共论的。在临床过程中用六经分证的方法来驾驭和概括诸病，才叫辨证论治，怎么能说单为伤寒的传变而设？因此，张仲景在原序上才有这么一句话："虽未能尽愈诸病，庶可以见病知源，若能寻余所集，思过半矣。"

（三）《伤寒论》的变证

变证是从伤寒发展而来的，是由于治疗不当，或误汗，或发汗过多，或用火疗，或误吐，或误下，或"以冷水潠之"等导致。由于治疗不当，造成疾病面目全非，原来的伤寒也好，中风也好，均不存在了，出现了一种新的疾病。这种疾病有寒性的，有热性的，有虚性的，有实性的，情况非常复杂。《伤寒论》中占三分之一的内容都是论变证的。就变证的辨证论治来说，虽然是由伤寒开始的，但误治后发生了变化，其辨析和治疗都比误治前更为复杂，有拨乱反正之法，有救急之法，要分标本缓急等等。变证绝非单纯的伤寒，实际上涉及了很多杂病的知识。例如，"发汗后腹胀满者"，以前可能有太阳病，发汗后表已解，但肚子胀起来了。此时的腹胀满是由于脾失健运，痰气凝结所致，治疗就要用厚朴生姜半夏甘草人参汤。这是一个治疗杂病的方剂，系三补七消之法，在临床很常用。类似的例子还有很多。因此，《伤寒论》的变证中有一定内容是论杂病意义的。

（四）《伤寒论》的夹杂证

夹杂证是指在伤寒中夹杂有其他疾病。客观事物都有其复杂性，人受病也不那么简单。在患了伤寒之后，只表现为恶寒发热、头身疼痛的情况确实存在，但也应看到伤寒往往有夹杂证。夹杂什么呢？例如，一般常说的伤寒夹食证就是内有停食而外感风寒，此时单用治伤寒的汗法之类就不行了。再如，"喘家作，桂枝汤加厚朴杏子佳"，喘家就是素有喘病之人，甚至是心脏虚衰之人，患了伤寒以后不仅可能并发喘症，还有可能进一步出现"脉结代，心动悸"，此时还能用麻黄汤治疗吗？必须尽快用炙甘草汤。再如，虚人外感以后，"心中悸而烦者，小建中汤主之"，就是正虚邪实，有个标本缓急的问题。再如，伤寒后既有浑身疼痛，又有里虚寒的下利清谷，张仲景强调切勿发汗，因为体内已虚寒，没有火力腐熟水谷，怎么还能发汗呢？应当"急救其里，宜四逆汤"；"先救其里，宜四逆汤"。待下利清谷已愈，"后救其表，用桂枝汤"。因此，夹杂证很复杂，夹虚夹实，夹寒夹热，夹痰夹水，血瘀气滞，还有妇女的月经问题等等，没有杂病的知识显然是不行的，必须伤寒和杂病共问方可。

就拿妇女月经来说，有其生理和病理特点，会出现热瘀血实等妇科病，不懂妇科能行吗？单纯治伤寒，单凭麻黄汤、桂枝汤、大小青龙汤能行吗？肯定不行。再如，“老怕伤寒少怕痨”，老人阳气已虚，抗病能力低下，风寒邪气一伤，大多由太阳病迅速发展成少阴病，出现脉微细、但欲寐等证候。太阳和少阴相表里，少阴阳气先衰，自然容易入少阴。此时只强调伤寒病肯定不行，故《医宗金鉴·伤寒心法要诀》说：“六经为病尽伤寒，气同病异岂期然，推其形藏原非一，因从类化故多端。”这段话很科学，强调了外因与内因的关系问题。内因是根据，外因是条件。如果只看到了伤寒的外感机制，不考虑其内伤机制，诸如脏腑禀赋、男女性别、年老年幼、地区方域等，那怎么能叫做辨证论治呢？又怎么可能有“医门之圣书”、“医门之准绳”那样高的评价呢？

（五）《伤寒论》中的杂病

《伤寒论》里有很多条文既不提“太阳病”等六经病名，也不提“中风”或“伤寒”具体病名，只是冠以“病有”、“病有发热恶寒者”、“病常自汗出者”、“病胁下素有痞”等的提法，与伤寒根本无关，显然是论杂病的。“病胁下素有痞”，也就是我们现在所说的肝脾肿大，跟伤寒有什么关系呢？因此，《伤寒论》是一部伤寒与杂病并治的书，也是一部辨证论治的书。这样学习的话，我们的眼光就看得远了，就提高到了辨证论治的高度。

我们现在看到的《金匮要略》，是在宋朝由翰林学士王洙在馆阁日于蠹简中得来的。蠹简就是已经被虫子蛀过的竹简，其年代淹久可知，残缺不全也在所难免。从内容上看，《金匮要略》是张仲景的著作，与《伤寒论》十卷中的方剂是互补的，有些条文还存在重复，如《伤寒论·厥阴病》和《金匮要略·呕吐哕下利病》。宋代以后，一些医家强调《伤寒论》十卷和《金匮要略》分别是治伤寒和杂病之书，就把《伤寒杂病论》彻底分开了，这种认识影响至今。事实上，两书虽各有侧重，但也有交叉，不可割裂。

三 什么是六经

《伤寒论》是以六经辨证为核心的。那么，究竟什么是六经呢？六经是名还是物呢？这在中医界里的意见是有分歧的。宋代以后，随着成无己《注解伤寒论》、朱肱《南阳活人书》等注释《伤寒论》的书籍问世，对于六经的看法也多了起来。

（一）历代注家对六经的认识

自宋代至明代，大多注家都承认六经是物质性的，并非一个单纯的名称，因为六经的证候群均建立在一定的物质基础之上。这个物质基础就是脏腑经络的生理和病理反应,所以它叫六经。到了清代,有些医家开始否定六经和经络的关系。时值晚近,更多注家公开说六经只是一个名称而已,叫“太阳病”等可以,叫“ABCD”也可以,只承认六经病的证候。日本也有注家持此观点,并理直气壮地责难一些还讲脏腑经络的人,否认《伤寒论》之“六经”继承《素问·热论》的一面。

(二)六经的实质

本着“百花齐放”、“百家争鸣”的精神,个人认为六经是物质性的。中医连脏腑经络都抛弃的话,还讲传统干嘛?张仲景明明说“撰用《素问》、《九卷》、《八十一难》、《阴阳大论》、《胎胪》、《药录》”,怎能偏偏抛弃《素问·热论》六经分证的经脉呢?《伤寒论》头一条就是“太阳之为病,脉浮,头项强痛而恶寒”,与《素问·热论》的“巨阳者,诸阳之属也,其脉连于风府”相呼应,是同一病理反应。同时,《伤寒论》多处谈经络与传经。例如,太阳病“头痛至七日以上自愈者,以行其经尽故也,欲作再经者,针足阳明,使经不传则愈”,没有经脉就无法针刺阳明。再如,“太阳病,初服桂枝汤,反烦不解者,先刺风池、风府,却与桂枝汤则愈”,不讲经脉能行吗?

中医学建立在朴素辩证法和唯物主义之上。脏腑经络学说是中医的生理学,如果被否定则无从论病。六经为病的证候发生于六经之外,皮之不存,毛将安附焉?所谓辨证,就是正确认识脏腑经络的生理病理变化。脏腑经络、营卫气血的生理病理变化反映了疾病的本质。如果没有物质的运动,怎么能够辨证?《伤寒论》的六经辨证辨的就是脏腑经络的客观反映。如果离开这个前提谈六经分证,那是不可思议的。明朝医家张介宾(字景岳)说过:“经脉者,脏腑之枝叶”;“脏腑者,经络之根本”;“治十二经之道,在阴阳明,表里析,气血分,虚实见。凡人之生,病之成,人之所以治,病之所以起,莫不由之”。这种将经络和脏腑视作一个整体的认识,对我们理解六经分证是有好处的。

脏腑和经络相连,经络通行内外,就如人体的枝叶;脏腑深藏体内,就如人体的根本,构成了一个整体结构。因此,脏腑的一些生理病理通过经络可以反映于外,而经络的疾病也可以传之于脏腑,构成了阴阳表里出入的有机关系。我们在临床上能掌握十二经的生理病理,也就掌握了脏腑经络的生理病理,才能在辨证的时候知阴阳、达表里、知寒热、分虚实,才会分析和治疗疾病。这就是中医学的特点之一。六经反映了手足经脉与相应脏腑的病变,是脏腑经络的概括。例如,太阳病实际上是手足太阳经和膀胱、小肠的病变。再如,“阳明之为病,胃家实是也”,胃家实就是胃腑的病变!

(三)六经辨证的实质

《伤寒论》以六经为核心。如果六经只是一个名称,不反映脏腑经络的生理病理变化，辨证就有困难了。中医的辨证论治以阴阳学说为指导，又可具体分为阴阳、表里、寒热、虚实八个方面。这八个方面相互对立，相互依存，以阴阳为总纲。例如，太阳病是阳病，属于六腑，其经主管体表而统卫。没有太阳腑和太阳经，太阳表证和膀胱里证如何确立？同时，太阳与少阴相表里，膀胱与肾相表里。“实则太阳，虚则少阴”。如果具备了太阳之气虚寒的条件，唇亡齿寒，就可以由太阳入少阴。阳明与太阴、少阳与厥阴的关系无不如此。这就叫阴阳表里出入之机。六经是脏腑的反映，三阳经反映六腑，三阴经反映五脏。“阳道实而阴道虚”，故三阳经证候均反映实证、热证、表证，三阴经证候均反映虚证、寒证、里证，有其规律性。疾病发展到三阴经都是正气抗邪无力所致，所以多见一些虚衰的证候。

医生要掌握辨证论治，首先就要抓阴阳，将疾病分为阴证与阳证两类。就六经辨证而言，就是先分为三阳病与三阴病，然后再用阴阳两纲来统摄表里、寒热、虚实等具体情况。张仲景就是以三阴三阳为纲的，“治病必求于本，本于阴阳”。这样就对一切疾病有了指导作用。六经辨证包括两方面的问题。其一，经脉和脏腑的关系问题。二者的关系正如张景岳所说的本末一样，故六腑有其经，五脏也有其经，在临床辨证的时候必须把它们区分开来。邪气浅时病在经脉，邪气深时病及脏腑，均会出现相应的证候。例如，“太阳之为病，脉浮，头项强痛而恶寒”是太阳经证，如同枝叶为病；当出现烦渴、身热、小便不利的太阳蓄水证时，就是太阳腑证，如同根本为病。虽然同为太阳病，但有经腑之分。其他诸经也都是如此。例如，阳明病出现缘缘面赤、额头作痛、目痛鼻干、睡卧不宁，是阳明经证；出现腹满、便硬、拒按、疼痛、潮热，是阳明腑证。其二，脏与腑、经与经是有机联系的。脏腑相表里，阴阳的变化与病邪的出路以此为基础。例如，少阴病阳气恢复而能抗邪以后，有可能出现表病的证候，如一身尽热和尿血，就是少阴肾的邪气外出于膀胱。

六经所包括的脏腑经络有气化的特点。这是中医独特的理论。就如外界有风、寒、暑、湿、燥、火六气一样，人体六经也有风、寒、火、热、燥、湿六气，在发病的时候就会反映这一特点。例如，太阳为寒水之经，故太阳病里多水证和寒证，如五苓散证、苓桂术甘汤证、真武汤证均为水证。再如，阳明之气为燥，多见痞满燥坚实的燥病证候；太阴之气为湿，多见腹泻等湿病证候；少阳之为病会出现口苦，因为少阳之气为火，苦是火之味；厥阴之为病会出现气上撞心，因为“厥者尽也”，达到了极端，其气是风木之气，故上撞有力，甚而“心中疼热，饥而不欲食”。

古人把六经分证的方法概括为两句话。其一，“经者，径也”。六经就像道路一样，是邪气进退的出路，在辨证时必须据经来认识。中国民间还保留了这一历史痕迹,年长患者会询问医生:"我的病在哪一经?"由于经脉各有分布特点,才有太阳经为表、少阳经为半表半里、阳明经为里的认识。其二,"经者,界也"。六经病各有其界限和范围,包括发病脏腑、邪正关系、发病情况等等,所以在临床辨证的时候才能据经以认证。六经辨证的重大临床意义正在于此,反映了每一经病的客观规律和整个脏腑经络的病变。《伤寒论》据经而认证,据证而立法,据法而处方,为我们提供了一种执简驭繁的方法。理法方药的"理"就是辨证之理,必须先认识"经"这一关键环节。

四 六经病的传变

人体六经受邪以后,必然形成正邪斗争的局面,就涉及到了传经的问题。例如,太阳病是表证,正邪斗争也在于表,如果几天后头痛、恶寒、发热的证候没有了,而是出现胸胁苦满、心烦喜呕、往来寒热的少阳证,或者大便燥结的阳明实证,就叫传变。

(一)六经病证传变的条件

邪气的传变要取决于一个条件,就是正邪斗争双方的力量对比。其中,关键又在于正气。如果正气抗邪有力,疾病就不传经。另一种情况,邪气已经传到里面去了,甚至传到阴经了,由于正气恢复和邪气衰退,邪气由阴经还可以退出来,临床上的战汗作解就是典型的例子。由此可见正气的重要性。陈修园把《伤寒论》的397法和113方总结为六个字"保胃气,存津液"。《伤寒论》说:"凡病,若发汗、若吐、若下、若亡血、若亡津液,阴阳自和者,必自愈。"为什么这么说?就是强调保养正气。

虽然六经的病邪传变与邪气盛衰、治疗和护理是否得当有密切联系,但关键还在于正气。《伤寒论》的治法用药处方都是一分为二的,用麻黄汤发汗的同时就讲禁忌证,在什么条件之下可以发汗,在什么条件之下不可以发汗,为什么不可以发汗,应该发什么样的汗,汗出到什么程度。如果仔细体会,就是既要祛邪,也要存正。祛邪本身也是为了存正,但千万不要祛邪而伤正,那治疗就失败了。

如何在临床上辨析传经,是一个很重要的问题。张仲景告诉我们,传经与不传经关键要看脉和证的静与不静,也就是脉与证有没有发生新的变化。原文是这么说的:"脉若静者,为不传;颇欲吐,若躁烦,脉数急者,为传也。"这是指太阳病说的,就是在太阳表证的阶段,如果脉还是浮脉,证也还是恶寒发热、头项强痛,就是不传,邪气仍在太阳的范围;如果脉见数急了,证也见到发烦、恶心，就是要传经了，邪气要从太阳经往阳明或少阳这两经传了。因此，传经要讲辨证，要从脉上来看，从证候来看。

（二）六经病证传变的类型

传经的形式有好几种。第一种是按六经顺序一经一经地传，这种传经形式叫循经传。例如，太阳之邪传经，就会传阳明或少阳。究竟是传阳明还是传少阳，还不能下结论。有人按照太阳、阳明、少阳的顺序，认为太阳传阳明，阳明传少阳。这不就把正邪的关系变成教条了吗？这就不叫辨证论治了。在太阳病篇，太阳病既有传阳明的，也有传少阳的，有多种可能。

传经的形式是建立在一定条件之上的。太阳传阳明往往是由于足阳明胃经的津液不足，如"服桂枝汤，大汗出后，大烦渴不解，脉洪大者，白虎加人参汤主之。"太阳传少阳往往是由于气血亏虚，如"血弱气尽，腠理开，邪气因入，与正气相搏，结于胁下。"因此，传经的形式首先取决于正气抗邪的力量，哪一经抗邪的力量弱，就容易受到邪气侵袭。正所谓"邪之所凑，其气必虚"。

第二种是阳经直接传到阴经，这种传经形式叫表里传。例如，太阳和少阴是表里关系，如果少阴的阳气不足，就会出现太阳之邪传到少阴。

第三种是不经三阳的次第，一得病就出现三阴经的证候，这种传经形式叫直中。直就是直接，中就是伤中。直中的成因大多是邪气较重而气血虚衰，多见于老年人。在临床上经常可以见到老年人刚一感冒就出现脉沉、昏沉欲睡、手指尖发冷等少阴寒证，需要尽快用附子剂，而不能发汗，否则就会把肾气给拔了。

如果在三阳经发病的时候，不是一经一经的传经形式，而是同时出现两经或三经的证候，没有先后次第之分，称为合病。例如，既有太阳病的头项强痛，也可能有少阳病的胸胁苦满，还可能有阳明病的口渴喜饮。合病既有二阳合病，如太阳阳明合病、太阳少阳合病，也有三阳合病。合病是原发的，其成因往往是邪气较盛而正气不衰。如果正气已衰，可能就出现阴证了。

还有一种情况，就是一经之病未愈，另一经之病又起，在发病上有先后次第之分，就好像是传经之邪传而不尽的样子，称为并病。例如，太阳表证没完全解除，又出现胸胁苦满、心烦喜呕等少阳证，太阳病在前，少阳病在后，是太阳少阳并病，就是太阳之邪要往少阳经归并了，就其形式来说也有传经的意思。因此，并病都是继发的。

合病和并病都不是一经的病，而是两经或两经以上的病。相比而言，合病是原发的，并病是继发的；合病的病情较急，并病的病情较缓。将来讲各论的时候，对于合病怎么治，并病怎么治，是有分解的。另外，合病和并病只限于三阳经的范围，故以实热证居多。

五 六经病的主证、兼证、变证和兼夹证

概括地讲，《伤寒论》中的六经证候种类不外乎以下几种：主证、兼证、变证、夹杂证。对于这四种证候，一定要搞清楚，在临床辨证的时候不可忽视。

（一）什么是主证

临床辨证的时候，应该先分清了什么是主证，什么是兼证，什么是变证，什么是夹杂证，一定要分析出层次。主证，顾名思义，就是占主导地位的证候，是第一位的。主证之后才是兼证，以及变证、夹杂证。主证是辨证的主要依据，所以要抓住主证。

个人认为，辨证先要有继承性，因为医学是历史过程当中经验积累而成。为什么我们现在还学1700年前的《伤寒论》？因为你要继承，要吸取它的经验和科学方法。六经辨证是汉以前人类和疾病作斗争的总结。因此，《伤寒论》中重要的主证、主方都要会背，要打好基本功。在大量继承的基础上，还要有自己的体会，上升到理论和思维方法，形成对六经辨证、阴阳表里、寒热虚实、脏腑经络的真知灼见，才能举一反三，由此及彼，由表及里，推而广之，大而用之。后汉以后的历代大家，诸如李东垣、张子和、朱丹溪，都深受《内经》和《伤寒论》的影响，而各自有发挥。

（二）什么是兼证

兼证就是在主证的基础之上兼见的证候。例如，在太阳中风的前提之下，有"微喘者"用桂枝加厚朴杏子汤，"项背强几几"者用桂枝加葛根汤。前者是影响肺气不利了，后者是影响太阳经输之气不利了，均非太阳中风主证里的证候，故称为兼证。这是张仲景举的例子，我们要以此类推。

清代有一位伤寒名家叫徐灵胎，他认为在应用桂枝汤治疗荣卫不和的基础上，荣气虚者加当归，卫气虚者加黄芪。这些内容并不是《伤寒论》固有的，而是徐灵胎的活学活用。桂枝汤可不可以加黄芩？可不可以加石膏？这都是可以的，要根据临床具体情况加以化裁。

（三）什么是变证

变证在《伤寒论》里几乎占了三分之一，是病情变化后形成的另一种病。变证的形成不通过传经的形式，而是由于误治。《伤寒论》中的误治涉及以下几种治法：汗、吐、下、火疗、水疗。这五种治法用的不得法，使病情发生了新的

变化，原来的问题反而不存在了，就叫变证。

在一部医学著作当中，理应有正反两个方面，要有拨乱反正的内容。《伤寒论》在这一方面说的非常多，说明汉代医生的水平还很低。个人认为，变证既是张仲景对于一些误治的总结，又是为了写杂病，为了加强辨证论治的水平，为了辅助六经辨证的不足，而采用的一种写作方法。看到这一点，对于我们临床的指导意义就更大了。因此，不能把《伤寒论》学死了，否则就会犯守株待兔的错误。对于变证的认识，重点要放在它的病机变化和证候实质上。

例如，发汗后既可以出现亡阳，也可以出现化热，各种各样的都有。"发汗后，恶寒者，虚故也；不恶寒，但热者，实也。"对于变证要详审细辨，遵循《伤寒论》"观其脉证，知犯何逆，随证治之"的原则。"观"不光是看的意思，按字意来说还有深入观察的意思。"观其脉证"，深入地观察脉和证，"知犯何逆"，才能知道误汗、误吐、误下这些症结所在，然后"随证治之"。因此，如果说六经辨证是规律性的，变证的出现就是灵活性、复杂性、多变性的，这样才能反映出一个疾病在人体多方面的各种复杂变化。

六经的主证言病之常，也就是六经病发病的客观规律，具有代表性。在主证的前提之下发现的兼证、夹杂证、变证言病之变。知常方能达变，两个方面都应该掌握住，才能达到辨证论治的目的。

（四）什么是夹杂证

在新感的同时往往夹杂一些内在的旧疾，这就意味着是两个病的问题了。旧疾有寒有热，有虚有实，就是夹杂证。我们临床辨证的时候，怎么样解决这些问题？首先要抓正邪的关系问题，八纲辨证中的辨虚实就是要看正邪进退。例如，"伤寒，脉结代，心动悸，炙甘草汤主之"，这个病虽是从伤寒来的，但还夹杂有心脏虚衰所致的脉结代、心动悸。医生在辨证时就要权衡正邪两个方面的情况，到底伤寒是第一位的问题？还是心动悸、脉结代是第一位的问题？先解决哪个问题合适呢？用炙甘草汤就是以扶正为主，因为"心为五脏六腑之大主也"，不积极扶正就不行了。再如，外有风寒犯表的浑身疼痛，内有阳气亏虚的下利清谷，既有表，复有里。医生在辨证的时候也要权衡是先发汗治浑身疼痛？还是先温补治下利清谷？正为本，邪为标，标本不得，邪气就不服。下利清谷反映肾阳、脾阳已经虚衰，如果还要发汗，邪不但祛不掉，还会很快出现手足厥逆等一系列阳虚寒盛证候。伤寒夹实的例子也很多，如"伤寒表不解，心下有水气"；"太阳阳明者，脾约是也"。伤寒的夹杂证还有夹寒、夹热、夹气、夹血等类型。

六 《伤寒论》的治法和方药

《伤寒论》以前的医学书籍所记载的方子很少，如《内经》主要还是用针刺治疗，药方只有13个，对于临床应用是远远不够的。《伤寒论》宝贵之处就在于记载了113方，这些方子用了91味药物，比《内经》大大地发展了。

这113个方子包括哪些治疗内容呢？我们概括为八个方面。其一是汗法，"病在表者，汗而发之"，用麻黄汤、桂枝汤等方子解决太阳表证。其二是吐法，"病在上者，因而越之"，用瓜蒂散解决胸膈实证。其三是下法，用大、小承气汤等方子解决胃肠实证。其四是和解法，用柴胡剂治疗少阳半表半里证。其五是温法，用四逆辈治疗三阴虚寒证。其六是清法，用黄芩、黄连等治疗内里有热。其七是补法，用人参、甘草等治疗正气亏虚。其八是消法，用虻虫、水蛭等消磨瘀血。以上就是我们现在所称的八法，是从《伤寒论》有了113方以后才开始建立起来的。

为什么称作八法呢？八法不仅仅是八种治疗。法是有理论的，有要求的，这才称得上是法则，是不可逾越的。例如，汗法有汗法的法则，桂枝汤、麻黄汤、大青龙汤虽然都是发汗的方子，却并不一样。服桂枝汤发汗一定要"啜热稀粥一升余，温覆"，得盖上被子，然后大口地喝一碗热稀粥，不然汗出不来。为什么？桂枝汤里有芍药，不能像麻黄汤似的发汗，得给它一定的发汗条件。这时候出汗了，什么汗？"遍身漐漐，微似有汗者益佳"，其中"遍身"就是周身，"漐漐"就是微微汗出，"不可令如水流漓，病必不除"，不能发汗发得像水淌似的，否则病必然除不掉，这就是法。服麻黄汤后不喝稀粥，但也要盖上被子，出一点微汗而解。服大青龙汤则不然，其麻黄用量比麻黄汤多一倍，发汗以后"汗出多者，以温粉粉之"，就是汗出多得控制不住了，赶快用米粉往身上糊，以堵住毛窍。

药为标，人体正气为本。药必须作用于人体，两者相合才能起到祛邪作用。我们不能说桂枝汤就祛了风了，麻黄汤就祛了寒了，那是见药而不见人。既然是这个道理，那么发汗发的太多了，就伤了机体的抗邪能力，不能完全把邪气祛掉，疾病就不解。下法也是这样。张仲景对于下法的应用真是令人叹为观止。疾病十分复杂，有时既像是大承气汤证，又像是小承气汤证，疑似难辨。这个时候怎么办？张仲景先给予小承气汤，如果"汤入腹中，转矢气者"，就是有燥屎，才可以用大承气汤攻之；"若不转矢气者"，就是没有燥屎，赶快用别的方法治疗。开始不用大承气汤，是因为它是峻下之法，易损人正气。

凡是用一个法，尤其是汗法、吐法、下法，都要一分为二的看问题。麻黄汤是个发汗之法，接着就说“咽淋疮衄血汗寒”这些禁用麻黄汤的情况。桂枝汤滋阴和阳，调和荣卫，调和气血，调和脾胃，是《伤寒论》的第一张方子，为群方之冠，也有禁忌证，“酒客病，不可服桂枝汤，得之则呕，以酒客不喜甘故也”；“若其人脉浮紧，发热汗不出者，不可与之也”，并且“常须识此，勿令误也”，既说出有利的一面，又强调有弊的一面。八法的理论来源于辨证。因为首先有证，如太阳证、中风证，必须要有相应的法，才能指导方药的应用。《伤寒论》的理法方药是一环扣一环的。这些思想和方法对于临床是有指导意义的，因为它是辩证法的应用，都是一分为二。

我们学《伤寒论》不仅是学桂枝汤、麻黄汤这些方子，更重要的是学它认识事物的方法，这样才能够提高水平。法以方传，方以法立，这也是个辩证的关系。《伤寒论》的方药被称为“经方”，其效果很好地体现了理法，确实来之不易，这 110 多个方子、90 几味药物是通过大量实践、筛选、推敲，经过亿万人的临床试验而肯定下来的东西。因此，这些方子并不都是张仲景一个人编写出来的，而是继承自前人，如《伤寒论》中的桂枝加芍药生姜各一两人参三两新加汤，可能就是张仲景在前人桂枝汤的基础上加味而成，其奥妙就在“新加”两个字上。“汗后身疼脉反沉，新加方法轶医林，方中姜芍还增一，三两人参意蕴深。”

从张仲景时代到现在有 1700 多年了，众多经方如桂枝汤、麻黄汤、小建中汤、四逆汤、大小柴胡汤被历代医家反复地应用。通过实践的检验，我们发现这些方子是有效的，甚至出人意料。《伤寒论》方是少而精，以 3 ~ 5 味药者居多，少则只有一味药如甘草汤，多则也就是七味药如小柴胡汤。这就和现代临床用药的多多益善不一样。

我以前学《伤寒论》的时候对经方的疗效抱着怀疑的态度，后来在临床实践长了也就心服口服了。我在昌黎县人民医院看过一个患者，他在大腿根的鼠蹊这个部位鼓了个包，像鸡蛋那么大，包一起来以后脚就伸不开了。医生给他做过穿刺，也抽不出什么东西来。后来，我在那里办西学中班，班上的刘宝和大夫就找我去看。我一看，他脉弦，脚伸不开，“芍甘四两各相均，两脚拘挛病在筋”，是芍药甘草汤证，就开了这个方子，很快就好了。这是什么道理呢？《伤寒论》中的芍药甘草汤证是由于筋拘挛成疝，形成筋疝，用芍药甘草汤酸甘化阴，能缓解痉挛，通畅血脉，自然就能治好了。

现在中西医结合治疗急腹症所用的一些方子，实际上都是大柴胡汤、桃核承气汤、大承气汤等稍加改造而成，取得了很大成就，本来需要动手术的患者服了这个药就好了。

《伤寒论》中所包括的不仅是八法，还有镇逆之法、收涩之法等等，这就为后世方剂学的发展，以及后世医家在某一方面的突破提供了条件。例如，李东垣在《脾胃论》中论述补中益气汤的理论时，就从小建中汤开始，说明他有所借鉴。为什么张仲景用甜药？把糖都用上了，正印证了《内经》的"劳者温之"。李东垣据此创甘温除热法，应用于脾胃虚衰。

七 《伤寒论》的辨证论治精神

关于辨证论治的问题，我在前面的讲授中已经介绍过了，为什么最后还要再讲呢？一则是进行总结，二则是引起大家的重视。辨证论治虽然并不是始自《伤寒论》，张仲景在原序中提到的参考书《平脉辨证》可能就是辨证专书，但《伤寒论》实现了辨证论治的全面化和精细化。

《内经》中有大量的材料是讲辩证法思想的。要认识疾病，必须树立辩证法的思想，这种思想是运动的、全面的、变化的，不是孤立的、静止的。《内经》的"治病求本，本于阴阳"就是一种辩证法的思想。《素问·方盛衰论》提倡医生诊病的时候要知丑知善、知病知不病、知高知下、知左知右，包含了朴素的辩证法思想。

张仲景继承了《内经》的辩证法思想，以阴阳为纲来论述生理病理变化，对于正邪关系、表里关系、寒热关系都是二分法的，并非孤立地、静止地看待。不仅如此，荣病要知道卫病，卫病要知道荣病，气病要知道血病，血病要知道气病，脏病要知道腑病，腑病要知道脏病，寒病要知道热病，热病要知道寒病，都是变化的、运动的、一分为二的。事物本来的面目就是这个样子，如果你不用这种思想来认识问题、分析问题的话，医生的诊断之道、治疗之道就没有规律可循。我们现在强调中医的辨证，不是说要掌握望闻问切的四诊方法，收集客观的一些材料加以分析就叫辨证，还得有个阴阳观念的思想，有个朴素的辩证法思想，所以《素问·方盛衰论》说："知上不知下，知先不知后，故治不久"。现代医学非常发达，通过 X 光就能看出肺里有阴影，在耳朵取一点儿血能化验很多种病。中医既没有 X 光，也不会化验血，凭什么来认识疾病？就是辩证法的思想。它能通过疾病的客观反映，观其外而知其内，观其上而知其下，观其气而知其血，有一套思维逻辑，就能解决问题。

我在昌黎县的时候，一个工厂失火了，有一种化学物质硝酸盐被点着了，着了就有烟，救火的很多人们闻了这个烟都中毒了，当地的领导赶快组织医务人员抢救。我当时正在那儿开班讲课，就参加了抢救。一位严重中毒的患者胸憋得厉害，疼痛，还有痰，舌苔黄腻，脉是弦脉。我就用了小柴胡加小陷胸汤，柴陷合方，服了以后非常地见效。在我推广经验的时候，就向一些西医专家介绍了中医的辨证论治方法。当然，辨证论治也有不足之处，说理的时候粗线条的东西多一些，和现在一些科学成就结合得不够等等，我们应该努力把它提高。

中医辨证论治的思想是建立在物质之上的。对于人体来说，就是脏腑经络的生理病理反映，所以辨证论治离不开脏腑经络的物质变化。我不同意撇开脏腑经络单纯的讲所谓的六个证候群，那样就没有物质基础了，辨证就没有生命力了，也可以说它不可能反映客观了。例如，拿经脉来说，头项强痛就是太阳经受邪；缘缘面赤、额痛鼻干就是阳明经受邪；胸胁苦满就是少阳经受邪；腹满就是太阴经受邪；咽痛就是少阴经受邪；巅顶痛、呕吐涎沫就是厥阴经受邪。这就是经证的客观规律。我们在应用六经辨证时应当据经以认证，才能做到据证以论治。

凡是发病，不外乎阴阳两个方面。一方面，要据经以认证，据证以论治。另一方面，还要认识到阴阳转化的问题。当然，这个变化是有条件的。古人总结为："实则太阳，虚则少阴"，"实则阳明，虚则太阴"，就看正气抗邪能力的盛衰。如果正气虚衰了，往往由阳转阴；如果正气恢复了，就会由阴出阳。张仲景在《伤寒论》原序里说："人禀五常，以有五脏，经络府俞，阴阳会通，玄冥幽微，变化难极"，就是说阴阳是变化的、运动的，有转化之机，这些问题和物质的运动是分不开的，和脏腑经络的运动、盛衰的变化是分不开的。

同时，《伤寒论》的文章结构也借助了辩证法的思想。例如，上一条说热证、实证，下一条就说寒证、虚证，让读者自己对比来看。再如，小柴胡汤证的发病上边连于胸，下边连于少腹，和桃核承气汤证的少腹急结连在一起，在辨证的时候就不至于混淆。诸如此类的条文还是很多的，是有意识地这样安排。因此，我个人不同意打乱《伤寒论》的条文顺序，虽然学起来较容易，但丢了辩证法的思想。另外，《伤寒论》用一两个证的不同性来鉴别这个病的治疗，也很能启发人的辩证法思想。例如，"自利而渴者，属少阴也"；"自利不渴者，属太阴也"，都是自利，渴的就属于少阴，不渴就属于太阴，这就区别了下焦的肾阳虚腹泻和中焦的脾阳虚腹泻。再如，膀胱腑证有蓄血和蓄水之分，小便利者就是蓄血，小便不利者就是蓄水。这样的鉴别诊断大有一锤定音之势，加强了我们辨证论治的决断性。

各　论

辨太阳病脉证并治法上

[概说]

现在我们讲太阳病上篇——《辨太阳病脉证并治法上第五》。在讲这一篇前,先把太阳病总的内容介绍一下,使大家有一个总体的认识。

太阳病就是外感病的初期阶段,正气和邪气的斗争部位是在体表。什么叫做体表?就是皮毛、腠理、肌肉,这些都叫做表。邪气客于体表,正气抗邪也在体表,所以一般把它叫做表证。主管体表这一范围的是太阳经。太阳有它的经,有它的腑。经就是足太阳经,腑就是膀胱。这个经为阳经之长,和足少阴肾为表里。太阳之气能卫外而为固,所以邪气客于体表的时候先伤太阳之经。

另外,太阳之气作为膀胱的腑气来说,有气化津液的作用,因为"膀胱者,州都之官,津液藏焉"。经和腑是互相联系、互相沟通的。太阳的生理有经、腑之分,所以发病的时候就有两种情况,一个叫做经证,一个叫做腑证。经证就是邪在体表发生的一些病变;腑证就是太阳之邪不解,随经入腑,使膀胱气化不利发生的病变。经证就是太阳的表证,腑证就是太阳的里证;经、腑是相联系的,所以太阳经之邪往里就能传到太阳之腑。

太阳经的阳气虚了,邪气就可以内传于少阴,这是因为少阴和太阳是表里的关系,这两经互相支援,互相沟通。正因为太阳和少阴有联系,所以在发病过程中有这么两种情况,一种情况就是太阳和少阴两经同时为病,这个病叫两感,就是阴阳两感。这里的阴阳两感和《内经》稍微有点儿不同。《内经》的两感都是热盛,《伤寒论》的两感往往是阳气虚。第二种情况,太阳是人身体表的第一道防线,是抗邪的最表层,如果太阳气衰,邪气可以飞渡少阴。加"飞渡"俩字就是快的意思。从太阳到少阴,中间隔了阳明、少阳、太阴三个经,这种快法叫做飞渡。临床的时候要知道疾病的来龙去脉,在太阳经之邪就有少阴病的机转在内。这是太阳和少阴的关系。

我们现在就说一说太阳病的经证。太阳病的经证是“太阳之为病，脉浮，头项强痛而恶寒”，这不仅是一切太阳表证的共同证候，还是表证的总纲，包括中风、伤寒，也包括其他外感病在内的表证总纲。在总纲底下又分了两条，一个叫太阳中风，一个叫太阳伤寒。在这两类以外，又说了一个类证，叫太阳温病。“太阳病，发热而渴，不恶寒者，为温病。若发汗已，身灼热者，名风温”，提出了温病、风温的概念。

太阳中风用桂枝汤，太阳伤寒用麻黄汤。太阳上篇主要讲桂枝汤，中篇讲麻黄汤、葛根汤。对于风温、温病，提了提证候，但是没有给出治疗的方法，从此以后就没加以叙述。因此，太阳病的中风、伤寒是《伤寒论》的重点内容。温病、风温是作为类证提出来的，怎么传变，怎么治疗，预后又怎么样都没说。之所以提出类证，是强调要鉴别诊断表证里还有温病，还有风温，与中风、伤寒是一类的病，但不能用桂枝汤、麻黄汤。要是错用了，就发生了误治。

腑证也提出了两个。一个是气分的蓄水证。邪气传到下焦，影响气分，膀胱的气化不利，会出现小便不利，这叫做蓄水证。再一个就是血分的蓄血证。表邪入里化热，热瘀血结，这叫做蓄血证，也叫热结膀胱。后世一些注家认为，蓄水在膀胱好理解，蓄血也在膀胱就不好理解。从证候来看，“少腹急结，其人如狂，血自下，下者愈”，在鉴别诊断时还提出“小便利者，血者谛也”，所以这就不是在膀胱。既然不是在膀胱，热和血究竟在哪儿瘀塞住了呢？说法就很多，清代有一个医学家叫舒驰远，他认为蓄水是蓄于足太阳膀胱，蓄血是蓄于手太阳小肠(《伤寒集注》)。他提的理由比较充分，在临床上蓄血患者还排出一些黑色的像漆的大便，同时因为小肠又和心为表里，心主神志，所以会发狂、如狂。这种说法有一定道理，所以大家比较倾向于舒驰远的意见。不过，在这个问题上是有争论的。热邪一入里就容易和体内的一些物质凝结，包括水、血、痰、食物等等，一凝结就变成致病的因素，发生一系列的证候。

除经证、腑证以外，太阳病还有一些变化。一个变化是太阳表邪传入胸中。胸中是上气海，心肺所居之地，心肺又是敷布营卫的脏器，所以太阳的营卫之气受邪，往里稍微一传就到胸中。张仲景把这种病分为两类：第一类是虚烦证。邪热到胸中，人就发烦，但只有热而没有实质性的物质，就叫虚烦证。所谓的虚是指邪热没有和水、痰搏结，只是邪热的蕴育而已，所以叫虚烦证，也就是栀子豉汤证。第二类是热与水结的结胸证。同样也是热到了胸中，其原因很多，有继发的，有原发的，有误下的。邪热到胸中以后，和胸中的一种水液互相结合，也就是所谓的热与水结。它的范围有上中、有下之分。开始的时候先到胸中，所以头一个方证就是大陷胸丸证；然后是心下硬满，或者从心下至少腹硬满而痛不可近者，就要用大陷胸汤治疗。这两个方证就叫结胸证，很类似现在的胸膜炎、腹膜炎一类疾病。

结胸以后就是讲心下痞,有五个心下痞证。为什么出现心下痞塞?由于误治,汗、吐、下治疗的不得法,伤了脾胃之气,影响了脾胃升降的功能,就会造成痰水的停留,发生心下痞,可以用大黄黄连泻心汤、附子泻心汤、半夏泻心汤、生姜泻心汤、甘草泻心汤治疗。

然后就讲变证。误治以后,就会发生虚实、寒热、五脏六腑等种种的变化。这些变证很多,治法内容也很丰富,补充了六经辨证的不足。对于变证,张仲景给我们指出了具体的原则,就是"观其脉证,知犯何逆,随证治之";另外又告诉我们一条,就是"凡病,若吐、若下、若发汗,亡血,亡津液,阴阳自和者,必自愈"。疾病的本质是阴阳不和。怎么样才能阴阳自和呢?不外乎两个方面,一是培养体内阴阳自和的条件,如果不行的话,不得已而为之,就要用药物帮助它。

在治疗的方法里,主要是讲汗法。针对经表之证就是发汗之法,用方有麻黄汤,有桂枝汤,有大青龙汤,有小青龙汤,有葛根汤。对于腑证,一个就是通阳行水之法,用五苓散治疗;一个就是破血逐瘀之法,用桃核承气汤、抵当汤、抵当丸这些攻逐之方。对于太阳和少阴两感,用温经解表之法;已经形成少阴虚寒证,就用急温之法,以四逆汤治疗。至于误治所发生的种种变证、坏证,治法或温,或清,或补,或泻,根据具体的情况而制定。

《伤寒论》总共十卷二十二篇,我们接下来要学的"辨太阳病脉证并治法上第五"。辨就是归纳综合、辨别分析。要辨清它是太阳病,要通过脉和证。脉在中医辨证里地位是很重要的,不能等闲视之;证就是这个病的证候,每一个病都有它的客观证候。有了脉和证,就可以制定出相应的治疗原则和方法。下面我们学习原文。

太阳之为病,脉浮,头项强痛而恶寒。(1)

这一条是太阳病的提纲,也是表病的总纲。"太阳之为病",从提法上来看,就反映了张仲景六经分证是依据脏腑经络的,不仅仅是一个病名。有了太阳才有"太阳之为病"。所以,首先就应当先向大家交代一下什么叫太阳,什么叫太阳病,什么是太阳的脉证,脉证的特点反映了什么。

太阳,就是太阳经,足太阳膀胱经。足太阳膀胱经、足太阳膀胱腑是相连的,太阳之腑居于下焦,但是它的气是通过太阳之经外行于体表,温暖肌肤,抗御外邪,保护体表。因为有这样的生理功能,因此就把它叫做卫气。不要把卫气和太阳之气分开。卫气是中医特色性的概念,古代的医学家对于营气、卫气是非常重视的。

卫气在人体的运行有一个规律,白天和夜晚加在一起,卫气在人体运行五十周,就是五十圈。这五十周里,卫气在白天行于阳二十五周,夜晚行于阴二十五周,然后天就亮了,就到了“平旦”了,人就醒了,眼睛就张开了,所以说“开目为阳,闭目为阴”。阳气一活动,卫气就上头循项而下于太阳,就是说卫气这时候就要交于太阳经了。这时候由阴转阳,卫气行于阳道,就先从足太阳开始。这些内容在《内经》和《难经》上都有,大家可以看一看。为什么讲脏腑经络?为什么讲营卫气血和津液?这是人身上一些生理物质的运动,不讲这个中医就空了。太阳之气也就是卫气。太阳之气总六经而统营卫,温分肉,肥腠理,司开合,卫外而为固也,实际上就是和卫阳之气分不开。因为太阳之气有这么重要的作用,所以叫做巨阳或太阳。太者,大也,太阳就是很大的一个阳气。周身体表的阳气都受太阳之气所管辖。

关于太阳主表,《灵枢经·营卫生会》说:“太阴主内,太阳主外。”外就是表。《灵枢经·本脏》说:“肾合三焦、膀胱。三焦、膀胱者,腠理毫毛其应。”肾为阴阳之根,所以人的阴阳不和之病,穷必及肾。肾既合于三焦,又合于膀胱。膀胱叫做水府;“三焦者,水谷之道路,气之所终始也”,三焦又叫做水的道路。

三焦出气以温肌肉,因此肾阳之气通过三焦和膀胱而外应于腠理毫毛。“腠理毫毛其应”,是说人体腠理毫毛中的阳气就是通过膀胱和三焦输布来的肾阳之气。应是外应,外应于腠理毫毛,是气和水根于内,应于外的意思。因为膀胱、三焦都是带有津液的,所以到腠理毫毛的气不是单纯的气,里面还有水分。外感风寒之邪一旦闭塞了阳气,就意味着腠理毫毛里的水液也闭郁住了,因此要发汗才能把风寒之邪去掉。日本的医学家就认为麻黄汤发汗是解水毒。

人是一个整体,脏腑的功能是互相协助的。《灵枢经·本输》说:“少阳属肾,肾上连肺,故将两脏”,这也是说肾往上属于肺,合于膀胱,经过三焦的上下沟通,“故将两脏”,所以说太阳主表和少阴阳气的支援是分不开的。为什么太阳要和少阴相表里?不达成阴阳表里,太阳主表就很困难了,它没有那么大的力量。只有借助于少阴肾气,先天的元阳之气,才有那样一个大阳之气。

另外,我们再看一看《灵枢经·决气》讲关于气的问题。何谓气?“上焦开发,宣五谷味,熏肤充身泽毛,若雾露之溉,是谓气”。我们刚才介绍过,太阳之气要通过三焦,得到肾的支援,才能主表。但是,只有先天的肾气,没有后天的水谷之气、呼吸之气也是不行的。《灵枢经·决气》篇就指出:“上焦开发,宣五谷味”,人只有呼吸了天阳之气,天阳之气和水谷之气结合在一起,变成能量,然后才能“熏肤充身泽毛,若雾露之溉,是谓气”。因此,太阳的温分肉、肥腠理、司开合、卫外而为固的阳气,既包含有先天肾气,也包含有水谷之气、呼吸之气。

按照以前的说法,有天气就是呼吸之气,有地气就是水谷之气,有人气就是先天禀赋的肾气,这是天、地、人三气会合的协同作用。因此,没有肺的宣发、胃的滋养,太阳之气就没有来源和接续,就不能发挥作用。为什么在太阳病表证里有喘?因为太阳之气里包含有肺气,邪气影响了肺气的宣降,导致肺气不利。为什么在太阳病里有干呕,有呕逆?因为太阳之气里包含有胃气,邪气影响了胃气的通降,导致胃气不利。为什么在太阳病里有"发热而反脉沉者"?因为太阳之气里包含有少阴肾气。因此,我们要有一个整体观念,人体在生理功能方面是有联系的。太阳主表和肺主皮毛、三焦温分肉都是一致的,不要看成各自为政、互不相关的。

我们再讲讲太阳经的问题。根据中医的理论,经络在人体是客观存在的。针灸家是按经取穴的,针刺这个穴就治这经的病。我以前在汉沽农场(西七分场)搞教育革命,天天到贫下中农家去给人看病,一个姓陈的孩子,十四岁,高烧。我去的时候没有带药,就仿照《伤寒》的方法,给他刺了风池、风府,还有大椎、曲池。出乎我意料之外,扎完以后脑门就出汗了,烧就退了。怎么能说太阳主表和经没有关系?张仲景说刺大椎第一间、肺俞、肝俞、期门,都是有道理的,是要讲脏腑经络的。太阳之经是阳经之长,少阳和阳明都不如它。因为太阳之经行于阳道,人体前为阴,后为阳,而太阳之经就是行于背后。足太阳膀胱经,起于目内眦,上额交巅,从巅入络脑,还出别下项,循肩髆内,挟脊抵腰中,入循膂,络肾属膀胱。它不仅行于后背,而且还是最长的一条经,穴道也最多。另外,太阳经和督脉并行,督脉为阳经之总督。因此,只有太阳经能胜任通行阳气、主表的作用。同时,膀胱又是水之腑,水能化气,气能行水,因此它才能够主表。

太阳之经是不是就这一条线的问题?现在有一些人对于《伤寒论》中的六经依据的是经络学说是持反对意见的,他们会说:"哪有这个道理?太阳经的病就那么一条线有病啦?"其实,那一条线是它的主干,譬就像铁路线的干线。大者为经,小者为络,络中还有孙络,网维于周身呢!因此,太阳分而言之有三,叫体之太阳、经之太阳、腑之太阳。体之太阳就是主表的太阳,表面的都是太阳;经之太阳就是说它的经脉,头项强痛就是它的经脉不利;腑之太阳就是膀胱气化功能的问题。体之太阳、经之太阳、腑之太阳,概括起来就叫太阳。从各个注家的解释来看,有的时候是从腑之太阳提,有的时候从经之太阳提,实际上是整体的东西。《医宗金鉴》为了使《伤寒论》容易懂一些,提出了体之太阳、经之太阳、腑之太阳的概念。正因为有腑之太阳,所以经邪可以传到腑,因为经腑相连,像树根和树枝,是一个整体。

因为太阳是主表的,所以外来的邪气要客人体表的时候,先从太阳开始。

正气抗邪气于体表,病位就在体表。这一系列的病理变化就叫做表证。表证的第一个证就是"脉浮"。把脉象摆在头项强痛、恶寒、脉浮这三个证的第一位,说明了它的重要性。为什么脉浮?因为正气抗邪于表,营卫气血就向外,所以脉就浮。这一个"浮"字有好几个意思。其一,是从脉象来说的。浮脉如水飘木,"浮脉惟从肉上行"。其二,是从病理来说的。为什么脉浮啊?在这里反映的就是太阳表证。由于邪气初客于体表,正气开始抵抗,气血向外,所以脉浮。也就是我们经常强调的"有一分浮脉就有一分表证"?无论病的时间有多长,只要还是浮脉,就反映气血向外,也就意味着邪气在表还没有解,"浮脉为阳表病居",就不能用承气汤之类泻下啦。

如何判断是浮脉?切脉之法有举,有按,有寻。人体的层次从表到里分为皮肉脉筋骨,叫做五体。轻手叫举法,也就是浮而取之,再往下按到肌肉,再按到筋,再按到骨,叫举按寻。应该先用举法。"脉有其真,曰浮中沉,上竟下竟,左右推循",必须按着规矩来。

表证的第二个证就是主证。其一是头痛项强,头痛和项强是有机联系的两个证候。头为诸阳之会,是阳经都会于头,但是每一个经有它的侧重,阳明在头额,少阳在头角,太阳在头项。头为三阳之通位,而头项则为太阳之专位。虽然三阳经病都可以出现头痛,但是只有头痛项强属于太阳所专有的,这是它的一个特殊性。这个项强(jiàng),念项强(qiáng)也可以。什么叫强?就是说太阳之经脉不利了。因为经脉有疏通的作用,所以叫经输。《灵枢经·本脏》有这么几句话:"经脉者,所以行血气而营阴阳,濡筋骨,利关节者也。"经脉是行血气的,是濡筋骨而利关节的,以流通为宜。

因为太阳表受邪,必然影响它的经受邪,所以太阳表证也叫太阳经证。太阳经一受邪,主要的反映部位就是项,再往下就是背,再往下就是腰。太阳经输不利了,后项就有一些发强,就是说活动、顾盼、俯仰有些不自如了,觉得发紧。有的注家认为"强者,强直也",那就错了,就成了痉病啦。

其二是"而恶寒",这个"而"字是一个承上启下的连接词,不仅把上面的证候都连接在一起了,而且还有强调的意思。凡是张仲景描写"而"字以后的这些症状,诸如"不汗出而烦躁者","无汗而喘者",都有一定的重要意义。为什么会恶寒?因为邪气伤了太阳之气,卫气不能正常地温煦肌表,所以才恶寒。

《伤寒论》表证的提纲没提到发热,只提到了恶寒。表证也应该发热,因为阳气被郁。太阳之气被邪气所伤,阳气要抗邪于表,开合不利,阳气闭郁,应该有发热的证候。为什么《伤寒论》提纲这一条没说发热?邪气伤人的时候先伤卫阳,因此恶寒是一定会出现的。从自觉症状来说,恶寒一定出现在发热之前。表阳被伤以后，人身上的阳气、营卫、气血要积极地抗邪于体表，发生了阳气郁遏以后，就会出现发烧。但是，临床也有恶寒的同时就已经发烧了。古代没有体温表，只能根据患者的主诉来记载，所以强调恶寒。因此，表证除了恶寒以外，应当有发热。

这就是太阳病的提纲，也是表证的提纲。以后凡是提到太阳病，无论是在太阳篇也好，还是在其他的篇章也好，就应该具备表证的主脉、主证，也就是脉浮、头痛、项强、恶寒、发热。

太阳病，发热，汗出，恶风，脉缓者，名为中风。（2）

在太阳病总纲之下又分出两个证，一个是太阳中风证，一个是太阳伤寒证。总纲是讲共性的，中风和伤寒则是讲个性的。中风的“中”字念重（zhòng）。承第一条的描述，既然是“太阳病”，脉缓是脉浮而缓。中风就是风邪伤了太阳之表。“中”字相当于“伤”字，和伤寒的“伤”字意思相同。不过，中风比伤寒轻一些。风为阳邪，伤人以后病位比较浅，在卫分而没到营分。因为是太阳风阳之邪伤了卫阳之气，就是以阳邪而伤阳气，以阳并阳，所以发热的证候就比较突出。

卫和营在生理上是互相协调，互相支援的。卫行脉外，营行脉内，卫属阳而营属阴，卫在外而为固，营在内而为守，两者是互相支援的。风邪客居在卫阳，卫的邪气就强了，就叫卫强。从正气来说，卫的邪气一强，本身的功能就受到了影响，就不能保护和固密营阴。从邪气来说，风邪的特点是善行数变，有开泄作用，迫使营阴不能内守，因而汗出。发热和汗出这两个症状是相互衔接的。风阳之邪伤了卫阳之气，以阳并于阳，因此发热要快一些，不像伤寒是寒邪闭郁了卫阳之气，闭郁到一定的程度才发热。由于发热、风的邪气、阳邪的开泄，再加上卫气的不固，因此就汗出。根据临床观察，中风的汗出不太多，和阳明里热证的汗出濈濈然、大汗不能相比，它的汗只是到皮肤湿润的程度。作为一个临床医生，如果遇到感冒发烧的患者，一定要进行切诊，用手要摸一摸他的皮肤是干燥还是湿润的。如果皮肤灼热而干燥，这是发热而无汗；如果发热而皮肤潮湿有汗，这是发热、汗出。发热、汗出都是中风的特点。

“恶风”，就是怕风，也包括恶寒。中风的恶风比伤寒的恶寒程度要轻，是当风则恶，如果多穿衣服，盖上被子，体表加以保护的话，是可以缓解的。伤寒就不是这样，即使采取以上措施，其恶风、恶寒也不能缓解。为什么会恶风？其一，被风邪所伤，中风则恶风，伤寒则恶寒；其二，被风邪所伤，风邪在表，卫气不利，就会恶风。

“脉缓者”，就是脉来的比较迟缓，不是紧张有力的，和伤寒的脉紧不同。为什么会出现缓脉？因为有汗出，营阴外泄。综合来说，脉浮反映病在太阳之表，脉缓反映营卫不和，营阴外泄。后人就把这种病叫做中风表虚证。

根据发热、汗出、恶风、脉缓这些证，就可以诊断是太阳病的中风。那有没有头痛呢？有，因为第一条已经说了。

从临床观察来看，张仲景对这几条证候的排列很科学。凡是太阳病中风的患者都是先发热，在发热的时候就会有汗，浑身潮润。这时候患者觉得湿热难受，就会把被子掀开，或者把衣服扣子解开，但一见凉的空气，就会出现恶风。

因为有汗出，后世的医学家为了和伤寒作鉴别，把中风病叫做太阳病的表虚证。现在有些人念得过于简略了，说表虚证就是桂枝汤证，那可不行。它不是简单的表虚，不是用黄芪实表的杂病表虚，而是被风邪所伤的，有汗出的太阳中风的表虚证，概念不要混淆。

太阳病，或已发热，或未发热，必恶寒，体痛，呕逆，脉阴阳俱紧者，名曰伤寒。（3）

这一条是讲太阳病的伤寒。“太阳病”还是接第一条说的。“或已发热，或未发热”，“或”字是未定之词；“必恶寒”，“必”字是定然之词。一个是未定的，一个是一定的。“体痛”，就是浑身疼痛；“呕逆”，就是严重的干呕，不是呕吐。“脉阴阳俱紧”，阴阳代表寸关尺，寸为阳，尺为阴，关就概括在内了，也就是说整部脉包括寸、关、尺都浮而紧。

伤寒这个病是在太阳病提纲证的基础之上又出现了以恶寒为甚，所以提法就不一样了。太阳病中风把发热放在前面，而伤寒是“必恶寒”，把恶寒放在第一位。至于发热，伤寒当然也有发热，但是“或已发热，或未发热”，是不一定的口气。

为什么必然要恶寒？因为寒邪属阴，最伤阳气，卫阳之气被伤，卫外失护，所以恶寒的症状就很突出。中风的恶风里也包括恶寒，但它的程度比较轻，可以缓解，而伤寒的恶寒不能缓解，即使屋子里暖和，盖的被子厚，穿的衣服多，依然还是恶寒。相比而言，太阳伤寒的病位比中风深，太阳中风的风邪只伤于卫，进而影响了营气，导致营卫不和；太阳伤寒的寒邪不但伤了卫，而且还伤了营，程度比太阳中风重，因此恶寒也就重。

正因为太阳伤寒是营卫俱伤，加上寒性收引，能使营卫气血凝滞，所以会有身体疼痛，而且疼痛症状比较明显。

“脉阴阳俱紧”，伤寒的脉是脉见浮紧。浮主太阳之表。紧主三种病，一是主寒，伤寒应该脉见紧；二是主痛，伤寒有浑身疼痛，下边还有一条“头疼，身痛，腰痛，骨节疼痛”，更是以疼为主的，应该脉见紧；三是主实，“邪气盛则实”，伤寒符合这一特点，应该脉见紧。

“阴阳”，指寸脉、尺脉，关脉也就概括在其中了。“脉阴阳俱紧”，寸、关、尺脉都应该见浮紧脉,缺一而不可。因为伤寒是一个表实证,它的脉才反应为浮紧,这是符合表实证情的。如果尺脉不紧,或是迟,或是弱,或是微,因为尺宜候里,这些脉象就反映了里虚,可能是营气、气血或者肾气虚衰。虽然是伤寒,如果尺脉不起,不见浮紧,就是伤寒夹虚证,那就不可以用麻黄汤。有关这些问题,在以后的条文里还要介绍。只有出现了典型的表实证的脉,才可以用麻黄汤发汗。

古人对脉诊是非常重视的。《伤寒论》讲"平脉辨证",辨证的时候对于脉要有凭据。"按寸必及尺,握手必及足",手指按到寸脉的时候,必须和尺脉作比较;看了手脉,还要看看患者的趺阳脉、太冲脉。

以上这两条,一个是太阳的中风证,一个是太阳的伤寒证,在总纲之下又分了这么两类。这两条要联系在一起来体会。第一,太阳中风以发热为主,太阳伤寒以恶寒为主;太阳伤寒是"必恶寒",中风是先有发热;太阳伤寒的恶寒比太阳中风的恶风要重,不能缓解。第二,太阳中风有汗出,在发热的同时会出汗,皮肤潮润;太阳伤寒也有发热,不过是灼热而无汗,皮肤干燥。第三,太阳中风是脉浮而迟缓;太阳伤寒是脉浮紧,而且是寸脉、尺脉、关脉都浮紧,紧主寒、主痛、主实。

通过证候的对比,我们可以得出以下的结论:从邪气性质来说,寒邪是属阴的,风邪是属阳的。但是,不仅要强调外因的不同,还要和人的体质结合起来。人的体质有虚实之别,被外邪所伤也有强弱之分,弱者就容易患中风,即所谓的表虚证;强者就容易患伤寒,即所谓的表实证。两者之间的关键鉴别点,就是一个有汗,一个无汗,有汗的为中风,无汗的为伤寒。虽然还有其他的鉴别点,但最主要的还是有汗、无汗。

中风和伤寒,一个是表虚证,一个是表实证。只有把它们分清楚了,在治疗上才不至于发生错误。如果太阳病中风按太阳病伤寒治疗,本来就有汗出,还要用麻黄汤峻烈地发汗,就容易汗出亡阳;如果麻黄汤证误用了桂枝汤,本来就没有汗,桂枝汤中还有大枣、白芍这些养营分的药,就会导致闭郁更甚,可能会演变成"不汗出而烦躁者"的大青龙汤证。

伤寒一日,太阳受之,脉若静者为不传;颇欲吐,若燥烦,脉数急者,为传也。(4)

伤寒二三日,阳明少阳证不见者,为不传也。(5)

以下介绍传经和不传经的辨证。邪气客表以后不是静止的,它要变化。正邪斗争的结果,有的邪气就不传,有的邪气就传。如何知道是传经还是不传经?这是临床上很重要的一个诊断,可以帮助医生掌握主动权,更能积极主动地想办法来进行治疗。

“伤寒一日”,“伤寒”是包括中风、伤寒表病而言的;“一日”就是开始阶段,外来的风寒之邪初犯体表。这时候哪一经首当其冲?“太阳受之”。

太阳受邪以后,它是就在太阳一经,还是往阳明、少阳,或往其他经发展呢?这是必须要知道的问题。“脉若静者,为不传”,“脉数急者,为传也”,“脉若静”和“脉数急”是对照的词句。“脉若静者”就是脉不数急。这是判断传与不传的第一个方法——平脉辨证。

“颇欲吐,若燥烦”,如果颇颇地欲吐,或者出现了烦躁(《注解伤寒论》作“燥”),就是传的征兆。“欲”和“若”字是审其将然,与“脉数急者,为传也”的口气是不一样的,就是它将来要有这些证候出现。

“燥烦”是阳热的反映。在表的风寒之邪入里化热了,就会出现烦躁。根据六经分证来看,“燥烦”往往反映阳明经有热。“颇欲吐”,就是喜吐、多吐的意思,往往见于少阳证。总之,“燥烦”也好,“颇欲吐”也好,不论将来发现哪一个,邪气都已离开了太阳,不是到少阳就是到阳明,往里传了。“脉数急者,为传也”,“脉数急”是已然之脉,就是已经出现了脉数急。浮脉变成了数急之脉,说明风寒之邪化热,已经向里传变了,所以说“为传也”。从这一条来看,传经的表现主要是脉象的变化,以及随之而来的症状。

“脉若静者,为不传”,这也是一种可能,往往是好事情。一种可能是太阳病虽然没往里传,但是依然存在;另一种可能是邪气已经衰微,往里传没有力量了,可以作解,有痊愈之机。

下边这一条接着“伤寒一日”而来,是说伤寒开始的时候是“太阳受之”,如果经过“伤寒二三日”而阳明证和少阳证都不出现的话,“为不传也”。这里的“伤寒二三日”只是示例,并不局限在第二和第三天。阳明证是什么?少阳证是什么?这就要和上一条“颇欲吐”、“若燥烦”联系起来理解。少阳证就是“颇欲吐”,阳明证就是“燥烦”。

对于传经、不传经的诊断,主要从辨证上理解,这是科学的。绝对不能机械地认为一日就是太阳、巨阳,二日阳明,三日少阳。如果出现了传经之证、传经之脉,那就是传经;如果“脉若静者”,也不见阳明病的“燥烦”、少阳病的“颇欲吐”,不管过了多少天,都是“不传”。

体表受邪以后,中风也好,伤寒也好,病势的发展、正邪斗争的情况,可以通过传经、不传经体现出来。为什么不传经?因为正气抗邪有力,邪气不能传变。为什么出现传经?因为正气抗邪无力,邪热较盛。

太阳病,发热而渴,不恶寒者,为温病。(6)

以下讲两个类证,一个是温病,一个是风温。《伤寒论》是论狭义伤寒的,主要讲风寒外感。这里提出风温和温病,来作太阳病的一类,有很重要的鉴别诊断意义。

第6条讲温病。温病和太阳的风寒外感不同。中风也好,伤寒也好,这些太阳表病都没有口渴,如果到了口渴的程度,一定是传到阳明,或者是传到少阳了。也就是说,只有邪气入里化热而出现传变,才会出现口渴。

温病就不是这样了。温病是由一种温热之邪所致,在"太阳病"这个开始阶段,也可以说是在卫分阶段,就会出现口渴这些热邪伤阴、伤津液的症状,这是它的特点。另外,因为它是温热之邪,不是风寒之邪,所以不恶寒。根据临床观察,温病初期的时候也会有轻微恶寒,但恶寒的时间很短,症状也很轻。

中医学对于温病的认识有这么几个方面:第一,"冬伤于寒,春必病温",温病是由伏邪所致。也就是说,虽然在冬季感受了寒邪,但是没发作,而是潜伏在里,随着春季的阳气外引,或者一些外因的诱发,人身的阳气就化热了,出现一些温热的现象。第二,"冬不藏精,春必病温",就是人体内阴精不足,必然导致阳热有余,感受了邪气就会化热,出现一些温热的现象。第三,"先夏至日为病温,后夏至日为病暑"。夏至以前化热的病叫做温病,夏至以后化热的病叫做暑病。到了清朝,对于温病的认识更进步了,认为温病是"温邪上受,首先犯肺",是伤了手太阴肺经所致,叫做太阴温病。热邪势必伤阴,以太阴为主。

总之,虽然说法不同,但是认识是一致的。温病是温热之邪所致,最能伤人的阴气、津液。张仲景就是持这种看法。因为温邪耗伤津液,化热最快,所以出现"发热而渴"。因为热势较甚,所以恶寒为轻,甚至不恶寒。将温病与伤寒混淆,往往会造成对温病的误治,譬如用麻黄、桂枝治疗温病发生错误的医案记载还是很多的。温病是温热伤阴之病,用麻黄、桂枝这些辛温之药不但治不了温邪,还会助热伤阴,后患无穷。

在旧社会,大约是四月份,我在大连看过一个温病病人,前一位医生给他开了九味羌活汤,吃下去以后,脸上出汗如油,头疼欲劈,高烧不退,说胡话。显然是治错了。因此,温热伤阴和风寒伤阳是截然不同的。张仲景在论风寒以后要提出来温病和风温,是因为这种病有一些像太阳病,是太阳病的类证,也可能有头疼、发热,开始的时候也可能有轻微恶寒,但是它是温邪所致,会出现口渴这些伤阴的症状,所以千万不能够混淆。

若发汗已,身灼热者,名曰风温。风温为病,脉阴阳俱浮,自汗出,身重,多眠睡,鼻息必鼾,语言难出。若被下者,小便不利,直视,失溲;若被火者,微发黄色,剧则如惊痫,时瘛疭;若火熏之,一逆尚引日,再逆促命期。(7)

这一条是讲风温。风温比温病更严重,因为温热还加风,就叫风温。风温之邪也是造成温病的一种邪气。

"若发汗已","已",已毕,发汗已毕,说明之前一定有表证。风温也有类似太阳病的证候,譬如发热、头疼之类。如果属于风寒外感,发汗以后,烧就退了,表就解了。如果把风温病也当作一般的风寒外感而用发汗之法,就会出现"身灼热者",身热更重了,像火烤一样。说明用辛温发汗法治疗风温病,不但不能退热,反而能增热。

"风温为病"的证候有哪些?首先是脉象变化,"脉阴阳俱浮",因为风温合邪,所以浮而不紧,和太阳伤寒有所区别。"自汗出",风温之邪迫使津液外泄,就会有汗出。"身重",是热邪壅盛的反映。伤寒是浑身疼痛的,因为寒邪伤阳,气血凝滞。风温之邪壅遏阳气,使阳热之气盛,就会"身重"。以后要讲到的大青龙汤证也有身重,与此道理相同。"多眠睡,鼻息必鼾,语言难出",是风温之邪影响心肺所致。心神被扰,就会出现昏睡,精神昏聩,"多眠睡"实际上有神昏的倾向。心主言功能受到影响,就会出现"语言难出"。这都是热邪伤心的反映。肺气被遏,就会出现"鼻息必鼾",呼吸粗重。这些症状都很严重。

对于风温病,只有采用甘寒辛凉之品来清热滋阴,别无他法。如果不这样治疗,"若被下者,小便不利",泻下就会伤阴,就会出现小便不利。肝肾之阴受伤,就会出现"直视",眼球转动不灵。这都是危险的征兆。"失溲","溲"指的是二便,大便为大溲,小便为小溲。《伤寒论》的二版教材持这一观点,但庞安时的《伤寒总病论》认为"失溲"就是遗尿,不包括大便。这里有没有矛盾?前边说小便不利,后边说遗尿失溲,实际上这两种情况都有。误下以后,伤了津液,应当小便的时候会出现小便不利。同时,已经出现了神昏、多眠睡,下焦的肾失去了主宰小便的作用,在不应小便的时候反而会遗尿。

"若被火者,微发黄色",古代经常用艾灸、瓦熨之类的物理疗法使人出汗退烧,叫做火疗。风温病本来就是热邪所致,如果误用火疗,就是火上加火,皮肤就会出现轻微发黄,就像是烟熏的一样。"剧则如惊痫,时瘛疭",如果热邪伤了心肝之阴,就更为严重了,会出现类似惊痫的"时瘛疭",就是阵发性的抽搐。惊痫是古代儿科的一种证候,主要见到搐、搦、掣、颤、反、引、窜、视"八候"。

"若火熏之",这就是错上加错了。火熏也是古代的一种发汗法,又叫劫汗法,一般是在地上挖一个坑,用火把这个坑烧得很热,填上桃树叶子,铺上席子,再在上面洒上水,人躺在上面,就会出汗了。或者把窑洞里面烧热了,把火拿出去,人到里面去熏烤。我曾经给朝鲜留学生讲过课,他们说朝鲜还有这个风俗。"一逆尚引日,再逆促命期",一次误治尚且可以迁延时间,还有挽救的机会。伤阴已很重,如果再加上火熏,就是一误再误,会促短人的性命,导致死亡了。

补充说明一点，后世用银翘散治疗太阳温病，在认识上是继承自《伤寒论》。“银翘散治太阳温，脉数发热口渴频。”温病和风寒是不同的，在治疗上也是一寒一热，千万不能混淆。我们伤寒教研组以前有一个陈慎吾老大夫，他对我们讲过一个出麻疹的孩子因为误用了桂枝汤而致死的例子，真是应了“桂枝下咽，阳盛则毙”这句话。同样，风寒外感如果误用了银翘散、桑菊饮等辛凉之药，就会郁遏阳气，使表邪不解进而传经。

《伤寒论》的条文看起来很普通，其实内涵很深刻，希望大家在学习的时候要前后联系，细细品味，学会“于无字中求之”。

病有发热恶寒者，发于阳也；无热恶寒者，发于阴也。发于阳者七日愈，发于阴者六日愈。以阳数七，阴数六故也。(8)

这一条是辨阴阳寒热的。《金匮玉函经》把这一条放在太阳病前面，作为《伤寒论》六经辨证的一个总纲。《伤寒溯源集》也这样排列。去年我们在湖北参加几个兄弟院校编的全国教材《伤寒论讲义》，也是把这一条列在前面了。为什么要这样排列？因为这一条是讲大纲的。六经辨证实际上就是阴阳辨证，由三阴三阳构成，以阴阳两纲统摄六经。阴阳不是抽象的东西，反映在六经为病上就是寒热。这一条简明扼要地抓住了六经的阴阳寒热纲领。

“病有发热恶寒者，发于阳也”，病人既有发热，又有恶寒，就是阳证，也就是阳经的证候。也可以说发于阳就是发于太阳。太阳病的表证就是发热恶寒，恶寒是阳气被邪气所伤，发热反映阳气抗邪有力。在这两个证候中，一个代表邪气，一个代表正气，但正气处在一个积极的地位，阳气能抗邪才会发热。这就知道病发于阳而不是发于阴。依此类推，阳明病有蒸蒸发热，少阳病有往来寒热，三阳经病皆以发热为主证，所以才叫阳经病。

“无热恶寒，发于阴也”，阳虚而有寒邪，阳气不能积极地和邪气做斗争，所以就没有发热，只有恶寒，这个病发于阴经。少阴病有没有恶寒呢？“恶寒身蜷”，不但是恶寒，而且到了屈蜷的程度；“手足厥逆”，手足都凉了。

“发于阳者七日愈，发于阴者六日愈”，意义不大，其原理是阳数七、阴数六。作为三阴三阳的提纲，如果加上这两句话，反倒把它的意义变狭小了。

原文中没有提出相应的治法，《外台秘要》给予了补充：“夫病发热而恶寒者发于阳，发于阳者宜攻其外”，要攻它的表邪；“无热而恶寒者发于阴，发于阴者宜温其内”，当用温热药温其内。“发外宜桂枝汤，温里宜四逆汤”。把这个材料提出来供大家参考。

太阳病，头痛至七日已上自愈者，以行其经尽故也。若欲作再经者，针足阳明，使经不传则愈。(9)

这一条应当和第4、5条所讲的传经结合起来看。“太阳病”，说明是表证，就会有头项强痛。这里是以头痛症状作为例子。病到了七日以上了，“自愈者，以行其经尽故也”，邪气在太阳之经已经是行尽了，所以病就好了。

“行其经尽”和“头痛至七日以上自愈者”要联系起来看，要不就容易发生错觉。有的注家认为这个病第一天邪气在太阳，第二天到阳明，第三天到少阳，第四天到太阴，第五天到少阴，第六天到厥阴，第七天又到太阳，转了个大圈，又回到太阳了，病也就好了。这种注解是不对的。从“头痛至七日以上自愈者”来看，表证一直存在，邪气也始终在太阳一经。从“以行其经尽故也”来看，这个“行”不是传，是邪气在太阳经的行动已经尽了，“其经”指太阳经而不是指的阳明、少阳。这七天邪气还在太阳本经，没往他经传变。为什么到七天病就好了？这也不是很好理解。因为过去有个说法，叫七日来复，人的正气每过七天就有一个来复期。医学上很多病都是以七天为一个疗程。也有注家认为太阳病是阳气受病，七是个阳数，得了阳气了，病就好了。这是实践当中积累出的一种经验。“若欲作再经者，针足阳明，使经不传则愈”，如果过了七天太阳病还不好，要过经，从太阳经传于其他的经，怎么办？要采取既有治疗意义又有预防意义的措施，用针刺疗法针刺足阳明胃经的穴位，使太阳经的邪气不往另一经传，这个病就好了。

邪气传到哪一经，就要扎足阳明？为什么不说扎足少阳？注家对这个问题说得都笼统。其实，这里有两层意思。其一，太阳之邪有传于阳明的倾向，针足阳明就是在传经的时候迎而夺之，使经不传则愈。其二，凡是太阳之邪要往其他经传的，传阳明也好，传少阳也好，都要针足阳明。常用的穴位就是足三里，在膝眼下三寸两筋间，是一个强壮穴。足三里属胃经，胃为后天之根本，“有胃气则生，无胃气则死”，观色、切脉都要看是不是有胃气。“邪之所凑，其气必虚”，太阳经邪不解，还要向里传，通过针刺足阳明，振奋胃气，使正气抗邪有力，就可以预防传经。

太阳病，欲解时，从巳至未上。(10)

这一条是说人和自然界的阳气有相互统一的关系。“太阳病，欲解时，从巳至未上”，这句话要活看。“欲解时”不是说太阳病解时，带有商榷的口吻，但这个时间对于太阳之气是有利的。太阳为诸阳之长，巳午未午时正是自然界阳气最旺的时候，人身上的阳气随之也旺盛，邪气就要退却，对于太阳病缓解有利。太阳病作解，如果有可能的话，往往在这时候。我年幼时学中医，就见过有些老大夫诊病水平很高，对于疾病什么时候加重、什么时候痊愈，有一定预见性。说明这些理论还是比较科学的。

风家，表解而不了了者，十二日愈。(11)

这一条比较简单。“风家”，就是太阳病表证，不仅包括太阳病中风，也包括太阳病伤寒。“表解”，由于治疗得当，表邪已经解除了。“而不了了者”，还有遗留证候，譬如打喷嚏、流清鼻涕、身体酸困，表证没完全的好。这时候就不要吃药了，因为大邪已解，只是正气未复。“十二日愈”，再过十几天，正气恢复，这个病就可以好了。至于“十二日”，只是一个大致的数字。

病人身大热，反欲得近衣者，热在皮肤，寒在骨髓也；身大寒，反不欲近衣者，寒在皮肤，热在骨髓也。（12）

这一条是辨证寒热的真假，涉及到现象和本质的关系问题。要通过现象看清本质，这样才不会被病的现象所迷惑，作出正确的诊断。

这一条和病发阴阳要联系起来看。“病人身大热”，就是已病之人身上热得很厉害，是说病象。我们不能单凭一个现象就说这个病是阳证，是病发于阳。“反欲得近衣者”，是说病情。“反”字用得很好，就是说这个人既然身大热了，应当恶热喜凉，却相反地出现“欲得近衣者”，反映出了阳虚的真情。病人的喜恶往往能反映出本质的东西。因此，张仲景认为这是“热在皮肤，寒在骨髓也”。“骨髓”是说人体之里。“寒在骨髓”也可以说是少阴的寒盛，此时阳气被强大的寒邪格拒、排斥，浮露于体表，就会出现身大热。中医学把这种现象叫做格阳。因为这种大热由阳虚所致，所以“反欲得近衣者”，出现喜热喜温的真实情况。当然，这些症状只是张仲景举出的例子，临床上所见的阴盛格阳症状还有脉大无根、面红如妆、烦渴而不欲饮水等等。同样的道理，“身大寒，反不欲近衣者，寒在皮肤，热在骨髓也”，就是阳盛格阴了。阳盛于内，格阴于外，病象是“身大寒”，病情是“反不欲近衣”。其成因是“热在骨髓也”，阳热太盛，格阴于外。

后世一些医学家对于这一条还提出了治疗的方案，针对“热在皮肤，寒在骨髓”这样的格阳证，治疗用通脉四逆汤；针对“热在骨髓，寒在皮肤”这样的格阴证，治疗用白虎汤。

这一条体现了中医辨证的抓要点，不能单凭现象看问题，要透过现象看本质。关于格阴格阳的问题，以后在少阴篇、厥阴篇还要讲。

太阳中风，阳浮而阴弱，阳浮者，热自发，阴弱者，汗自出。啬啬恶寒，淅淅恶风，翕翕发热，鼻鸣干呕者，桂枝汤主之。（13）

桂枝汤方：

桂枝三两，去皮　芍药三两　甘草二两，炙　生姜三两，切　大枣十二枚，擘

上五味，㕮咀。以水七升，微火煮取三升，去滓，适寒温，服一升。服已须臾，啜热稀粥一升余，以助药力，温复令一时许，遍身漐漐，微似有汗者益佳，不可令如水流漓，病必不除。若一服汗出病差，停后服，不必尽剂；若不汗，更

服，依前法；又不汗，后服小促其间，半日许，令三服尽；若病重者，一日一夜服，周时观之。服一剂尽，病证犹在者，更作服；若汗不出者，乃服至二三剂。禁生冷、粘滑、肉面、五辛、酒酪、臭恶等物。

这一条讲太阳中风的治疗方法、病理变化，并补充了证候，要和第 2 条“太阳病，发热，汗出，恶风，脉缓者，名为中风”合在一起来看。

太阳病中风的脉象是“阳浮而阴弱”，“阳”是指浮取，“阴”是指沉取。太阳中风是风邪伤于卫，所以脉见浮脉，是阳浮。营阴不足，所以沉取脉就是迟缓无力的，是阴弱。“阳浮而阴弱”是太阳中风脉浮缓的一个具体描写。“阳浮者热自发，阴弱者汗自出”，两个“自”字说明中风的发热和汗出都比较快，和伤寒的阳气闭郁以后发热不同。“阳浮”就是卫受邪，风阳并于卫阳，所以发热很快。卫强，卫有风邪而强，营阴得不到卫的保护而外越，加上风阳之邪的开泄，所以在发热的同时自己就出汗。从描述中又反映出太阳中风的发热、汗出是有次第先后之分的。

“啬啬恶寒，淅淅恶风”，是微恶风寒的互辞，不要割裂开来体会。太阳中风发热汗出以后，毛窍开泄，会出现微恶风寒。“啬啬”指怯冷貌，是对恶寒的形容。“淅淅”是形容恶风的程度就像冷水浇身一样。“翕翕发热”，卫阳被风邪所伤，虽然发热快，但是热在表，不是蒸蒸发热，而是像穿衣盖被过厚所捂出来的发热，所以叫翕翕发热。“鼻鸣干呕”，风邪上行，影响肺胃，肺气不利就会“鼻鸣”，胃气上逆就会“干呕”。

针对这种病情，应该用“桂枝汤主之”。“主之”的意思就是审证无疑，方证吻合，可以放手用之。桂枝汤由五味药组成，包括桂枝、芍药、甘草、生姜、大枣。其中，甘草要炙、生姜要切、大枣要擘；桂枝和白芍的剂量必须是相等的。

煎服方法很有讲究。“上五味，㕮咀”，在赵本中㕮咀后有“三味”两字，比较合理。也就是说，生姜要切，大枣要擘，㕮咀的只有三味，就是桂枝、芍药、甘草。“以水七升，微火煮取三升，去滓，适寒温，服一升。服已须臾，啜热稀粥一升余，以助药力，温覆令一时许，遍身漐漐（zhé zhé，也有念 zhí zhí 的），微似有汗者益佳，不可令如水流漓，病必不除。若一服汗出病瘥，停后服，不必尽剂；若不汗，更服依前法；又不汗，后服小促其间，半日许令三服尽；若病重者，一日一夜服，周时观之。服一剂尽，病证犹在者，更作服；若不汗出，乃服至二三剂。禁生冷、粘滑、肉面、五辛、酒酪、臭恶等物”。

服用桂枝汤，总的精神要抓住两点：其一，服桂枝汤一定要发汗，不出汗就达不到解肌祛风的治疗目的。“若不汗，更服依前法；又不汗，后服小促其间”；“若不汗不者，乃服至二三剂”。总之，一定要出汗。其二，对于汗出的程度有要求，“遍身漐漐，微似有汗者益佳，不可令如水流漓，病必不除”，就是遍身和润如有汗貌。“遍身漐漐”,就是在出汗以前,遍身很温很润,像是要出汗的样子。然后,汗出的特点是“微似有汗”,“似”字当继续讲,汗要微微地、连续地周身都出来。不能把汗出到像“如水流漓”的程度,否则就“病必不除”,那个病好不了。

与麻黄汤较为单一的辛温发汗法不同,桂枝汤是以桂枝配芍药,芍药是酸敛之品,因此它的发汗力量很微弱。如果想发出汗来,在服用桂枝汤的同时还要给予它一些条件:“服已须臾”,“须臾”就是不久的时间,“啜热稀粥”,“啜”就是大口而喝,热粥能振奋胃气,“以助药力”,帮助桂枝汤发汗。然后,“温覆令一时许”,“温覆”就是保暖,“一时许”就是两个小时,等着发汗。通过喝热稀粥,盖上被子温覆避风,才能“遍身漐漐,微似有汗者益佳”。以上就是桂枝汤的汗法。

同时,服完桂枝汤后有的时候出汗,有的时候就不出汗,要“周时观之,一日一夜服”,“周时”就是一天二十四个小时,白天可以服,晚上也可以服,务必要出汗。服这个方子还要忌口,“禁生冷、粘滑、肉面、五辛、酒酪、臭恶等物”,就是对胃气有损伤的食物都不能吃。桂枝汤是辛甘温的方子,鼓舞胃气,喝热稀粥帮助出汗,如果又吃生冷、粘滑、奶酪,那就会影响胃阳之气,也就会影响桂枝汤的效果。

下面看一下桂枝汤的组方特点。桂枝配生姜,都是辛味药,发汗解肌,能解卫分之邪。芍药配大枣,芍药味酸,有养营的作用,大枣味甘,有养津液的作用。《神农本草经》说大枣“气味甘平无毒……补少气,少津液,身中不足,大惊,四肢重,和百药”,可以看出大枣有补津液的作用。为什么十枣汤用大戟、芫花、甘遂峻泻水邪之后要用十个大枣?因为大枣不但有健脾的作用,还有补津液的作用。大枣在这里可以加强芍药固护营阴的作用。太阳病中风的病机是卫强而营弱,卫分强,故用桂枝生姜以发之;营分弱,故用芍药大枣以补之。甘草能调和阴阳,与桂枝生姜相合,辛甘发散卫阳;与芍药大枣相合,酸甘化生营阴。同时,甘草还有一些补中益气的作用,有扶正祛邪的作用。同时,桂枝汤中的五味药都是生活中所用的调料,也都有不同程度的健胃作用。

桂枝汤在外就能够调和营卫,在内能调和气血、调和脾胃,归根到底是能调和阴阳。小建中汤是在桂枝汤的基础之上倍芍药加饴糖而成,治疗虚劳腹痛。以桂枝汤为基础方,就是因为桂枝汤有调和脾胃、调和气血的作用。《金匮要略》中的桂枝加龙骨牡蛎汤是在桂枝汤的基础上加龙骨、牡蛎而成,治疗男子失精,女子梦交,心肾不能交通。以桂枝汤为基础方,就是因为桂枝汤有交通心肾,调和阴阳的作用。

桂枝汤是《伤寒论》的第一张方子,所以柯韵伯就说桂枝汤为群方之冠。

我个人体会，桂枝汤这个方子能滋阴和阳，调和营卫，调和气血，调和脾胃，调和阴阳，治疗范围广泛。这部书叫《伤寒杂病论》，桂枝汤既治伤寒，又治杂病，兼而有之，因此张仲景把桂枝汤列为第一张方子。无论是什么病，作为治疗也不外乎"阴平阳秘，精神乃治"，桂枝汤就有滋阴和阳，调和阴阳的作用，可以体现张仲景治疗诸病的指导思想。

桂枝汤的发汗有以下几个特点：其一，发汗以止汗。在发汗的同时能起到止汗的作用。太阳中风本身就有汗出，是卫强营弱所致，服了桂枝汤以后温覆啜粥，随着汗出就把卫分之邪解除了，使营卫调和了，在发汗的同时就有敛营止汗的作用。其二，发汗而不伤正，止汗而不留邪。桂枝汤外能解肌祛风，内能调和气血、调和脾胃而调和阴阳，外感也好，内伤也好，以及气血营卫不和等病，都可以用这个方子进行治疗。

通过加减法，我们也可以看出来桂枝汤治疗范围的广泛性。桂枝汤的加味方，如桂枝加葛根汤、桂枝加厚朴杏子汤、桂枝新加汤、桂枝加附子汤、桂枝加桂汤、桂枝加芍药汤、桂枝加大黄汤；桂枝汤的减味方，如桂枝去桂加茯苓白术汤，桂枝去芍药汤，不只是治太阳病中风，而是适用范围很广。

太阳病，头痛发热，汗出恶风者，桂枝汤主之。(14)

第 14 条的描述和第 13 条类似，但绝不是简单的重复，而是扩大了桂枝汤的治疗范围。第 13 条的桂枝汤证开头说"太阳中风，阳浮而阴弱"，治疗的只是太阳中风。这一条是"太阳病"，太阳病就是表病，并没说是中风、伤寒还是其他。因此，凡是太阳病，中风也好，伤寒也好，其他病也好，如果出现了头痛、发热、汗出、恶风，就可以用桂枝汤主之。这样来看，桂枝汤就不局限于太阳中风一证，它就有广泛的意义了。

邪气伤人是很复杂的，随着人体状态的变化，就会出现不同的情况，如果完全用风、寒这两法来衡量表证是不足的，也是不符合客观病理变化的。因此，在中风、伤寒以外另立一条，就是太阳病，头痛、发热、汗出、恶风的，我们就可以给他用桂枝汤。汗出、恶风是什么？这是主证。桂枝汤的主证已经出现了，无疑就是表虚的营卫不和证，就可以用桂枝汤。

下面我举一个用桂枝汤治疗发热、汗出、恶风的例子。有一次，我看一个老年人，浑身出很严重的荨麻疹，越到夜晚痒得越厉害，睡不好觉。虽然是个小病，上了年纪的人了，也是影响健康的。找过很多大夫，凉血、清热、疏风、解湿毒的方子都服过，白鲜皮、地肤子、苦参、荆芥、防风也都用过，就是不好。我一看，他的脉浮而缓，就问他："你这个疹子除了浑身痒，还有没有其他的病证啊？"他说："我怕风，有时候还发热，发热的时候就出汗，出汗的时候就怕风。"这就和桂枝汤证发热、汗出、恶风、脉浮缓的主证吻合了，所以我毅然开了桂枝汤的原方,并嘱咐他吃药以后喝点儿热粥,盖上被子出点儿汗。果然,他吃药以后汗出了,疹子就退了,后来就掉疹子的皮屑,病就好了。从这个病例,我们可以看出抓主证的重要性。柯韵伯很有经验,他说疟疾、下利,只要出现太阳病的发热、汗出、恶风,用桂枝汤效果很好。

太阳病,项背强几几,反汗出恶风者,桂枝加葛根汤主之。(15)

桂枝加葛根汤方:

葛根四两 **芍药**三两 **甘草**二两 **生姜**三两,切 **大枣**十二枚,擘 **桂枝**二两,去皮 **麻黄**三两,去节

上七味,以水一斗,先煮麻黄、葛根减二升,去上沫,内诸药,煮取三升,去滓,温服一升,复取微似汗,不须啜粥,余如桂枝法。

这一条是介绍太阳中风兼证之一的桂枝加葛根汤证。太阳病中风的病机是风邪伤了太阳之经,本证有头项强痛。如果邪气在太阳经由项及背,出现项背强几几,就比头项强痛要严重了。这个"几几"的"几"啊,没有钩,有钩就念几几(jǐ jǐ)了。什么叫"几几"?"几几"是一个形容词,形容项背拘紧、强急,活动不能自如的症状。古人认为幼鸟的羽毛不丰,要飞而飞不起来,就会脖子向前引,这种现象就叫"几几"。还有一种鸟叫凫,就是现在所说的水凫,其名称当中就有"几"的意思,这种鸟在水里不论怎么游,脖子都不动,既不左顾也不右盼。

太阳经的受邪部位从头项延长到了后背。由于太阳经脉的运输不利,就出现了项背强几几的症状,脊背和头部的、项部的活动受到了限制。出现这些症状,一般都有寒邪为患,寒性收引,发生项背强急的同时应该无汗,但是还有汗出恶风的症状,所以加个"反"字,说明这是风邪而非寒邪伤了太阳的经络,肌腠不舒。

针对这种病情,应该用"桂枝加葛根汤主之"。因为有汗出、恶风的主证,所以用桂枝汤解肌祛风;因为有项背强几几,所以加葛根解表舒经。"葛根四两走经输,项背几几反汗濡",合现在的大约12g。具体而言,在桂枝汤中加入葛根有三种作用:第一,葛根也有解肌祛风的作用,能辅助桂枝汤解表;第二,葛根能疏通经脉的凝滞,主治项背强几几;第三,葛根能生津液,有滋润经脉、缓解拘急的作用,使津液上潮。

举一个我应用葛根的例子。我以前到门头沟带领学生实习,看过一个女性患者,嘴张不开了,吃东西就很困难,只能吃稀的食物,在北京积水潭医院确诊为颞颌关节炎。我一看,她有些口渴、心烦,脉弦长,稍微偏浮。根据中医辨证,病位是在足阳明胃经。"胃足阳明交鼻起,下循鼻外入上齿,还出夹口绕承浆,颐后大迎颊车里"。正是颊车的位置。因此,我用了六钱葛根以疏通经

脉，半两石膏以清气分热，又加了三四味其他的药。吃了三付，嘴能张开了，也能吃一些东西了。吃了六付，完全好了，吃东西一点儿不受障碍了。

另外，《伤寒论》记载本方有麻黄，据宋朝林亿等人的校订，认为有麻黄是错误的。因为有汗出，就不能用麻黄。这种看法是正确的。

太阳病，下之后，其气上冲者，可与桂枝汤，方用前法。若不上冲者，不可与之。(16)

这一条是讲太阳病误下后，应根据正气抗邪的能力及表证存在与否来决定治法。"太阳病"就是表病，中风也好，伤寒也好，都应当发汗，而不应该泻下。"下之后"，出现"其气上冲者，可与桂枝汤"，从文意来看，"其气"是指太阳之气，"上冲"则是和内陷做对比的。《伤寒论》里有的时候讲内陷，有的时候讲上冲。例如，太阳病篇里有这样一条，"太阳病，脉浮而动数……，医反下之，动数变迟……，阳气内陷，心下因硬，则为结胸。"这是太阳之邪内陷变成结胸了。当然，太阳病误下以后阳气内陷的，也可以变成其他的病。

太阳之气为什么会上冲？这和太阳的生理特点有关系，太阳之气来自于下焦，和邪气斗争于表是由内向外的，所以会出现"其气上冲"。邪客于表，太阳之气还能上冲，说明其气还能和邪气斗争。《伤寒论》中关于气上冲的描述还有几处，都有具体的部位。例如，苓桂术甘汤证是"心下逆满，气上冲胸"；桂枝加桂汤证是"从少腹气上冲心者"；瓜蒂散证是"气上冲咽喉"。但是，惟独这一条没说出具体的部位，意在言外，这个气上冲是说明邪气在表，没有内陷成为结胸。太阳之气是主表的，所以太阳之气上冲不会上冲于胸、心、咽喉，或其他部位，而是气行于表。就意味着表邪还没内陷，正邪斗争还是在体表。也有个别的医家认为，所谓的"其气上冲"是强调太阳病除了有脉浮、恶寒、发热等表证外，还有头项强痛的经证。因此，虽然是误下了，阳气没有内陷，表还是没解，故还可以发汗。太阳病下之后，中风也好，伤寒也好，邪气虽然没有内陷，正气不能不受一番挫折，这时候给他发汗就不要用麻黄汤了，"可与桂枝汤"。

《伤寒论》用方的提法不同，有"主之"，有"宜"，有"可与"，意义也就不同。"主之"是临证决定的意思，也就是非此方不可。"宜"和"主之"较为接近，是应该的意思。"可与"和"主之"、"宜"就大不相同了，是设法预变的意思，带有一定商榷的口吻。"可与桂枝汤"就带有一定的商榷口吻。"若不上冲者，不可与之"，倘若没有上冲的症状，那就意味着表证已罢，而另有新的问题，就不可服桂枝汤了。那么，出现了什么问题了呢？内容就在下一条。

太阳病三日，已发汗，若吐，若下，若温针，仍不解者，此为坏病，桂枝不中与之也。观其脉证，知犯何逆，随证治之。(17)

这一条指出了治疗坏病的原则。“太阳病三日”，对于这个时间不要太机械。在这段时间里，已经用过汗法，或者吐法，或者下法，或者温针之法，“仍不解者”，虽然太阳病已解，但其他的病发生了，所以说这个病仍然不解。“此为坏病”，这时候不论出现什么样的证候，都可以叫做坏病。什么叫做坏病？就是说它的正证已经治坏了。正证就是太阳表证，坏了就是已经不存在了。当然，并不是所有的误治都会形成坏病。上一条说：“太阳病，下之后，其气上冲者，可与桂枝汤”，虽然也是误治，但还没治坏，太阳之气还能行于体表与邪气作斗争，所以还可以用桂枝汤。

第17条紧接着第16条而言。如果正证已经不存在，而另有其他的证候出现，那么“桂枝不中与之也”，也就是说“若不上冲者，不可与之”，那用什么方子来治疗和善后呢？张仲景提出了一个原则：“观其脉证，知犯何逆，随证治之”，误治以后所出现的坏病有实有虚，有寒有热，有气分有血分，所以只能提出一个原则。

“观其脉证”的“观”字很重要，就是观察、审视。只有很仔细地、很谨慎地来审查他的脉和证候，才能“知犯何逆”，知道是犯了哪种错误，出现了哪些问题，然后“随证治之”。“随”，随顺之意。随顺客观证候的需要，恰如其分地进行治疗。

《伤寒论》三分之一的篇幅是讲误治后坏病的。因此，这一条的指导意义自不必说了。

桂枝本为解肌，若其人脉浮紧，发热汗不出者，不可与之也。常须识此，勿令误也。（18）

这一条和下面的第19条、第20条，都是说桂枝汤的禁忌证。在提出桂枝汤适应证的同时，又提出桂枝汤的禁忌证，以及误用后的情况，这样就从正反两个方面明确了桂枝汤的临床应用，不犯治疗上的错误。

这一条是说太阳伤寒证表实无汗是桂枝汤的禁忌证。“桂枝本为解肌”，显示桂枝汤和麻黄汤发汗意义的不同点。“脉浮紧，发热汗不出者”是麻黄汤证，而桂枝汤中有滋补收敛之品，发汗力量很小，只能解肌而已。如果误用桂枝汤，汗更出不来，就会出现不汗出而烦躁的大青龙汤证。

“常须识此，勿令误也”是叮咛之语。“识”念智（zhì），知道、记住之意。也就是说，临床医生必须牢记于心，不可忽视，否则就会犯错误。另外，关于“常须识此”的“常”字，有的医家认为是“当”字。

桂枝汤证和麻黄汤证都是太阳表证，有一定共性，稍微一疏忽，就很容易犯错，所以张仲景格外强调。

若酒客病，不可与桂枝汤，得汤则呕，以酒客不喜甘故也。（19）

“酒客”就是嗜酒之人。关于“酒客病”，有两种不同的看法。有的注家认为这一条是解释桂枝汤证的，就是说酒客患了太阳中风，在应用桂枝汤的时候，就要考虑酒客的特点，他们的中焦往往有羁留的湿热。从望诊上看，往往会见到鼻头红、舌体胖、有瘀点或瘀斑、舌苔黄腻。由于甘味药助湿生热，有人认为在酒客应用桂枝汤的时候，应该把甘味的甘草、大枣去掉，加上葛花、枳椇子等清利酒邪的药。如果不这样做，就会“得汤则呕，以酒客不喜甘故也”，甘味药对于湿热是有害的。

有的注家认为这一条的“酒客病”并不是太阳中风病。酒客病是长期饮酒所致的疾病，在证候上类似桂枝汤证，会见到发热、恶风、干呕，病机是胃腑湿热导致了营卫之气运行的不利。既然酒客病不是太阳中风病，如果用桂枝汤就是错误的。由于酒客胃腑湿热，不仅不能用甘味的甘草、大枣，还不能用辛温的桂枝、生姜。《医宗金鉴》就持这一观点。

相比而言，持前一种观点的较多。因为这两种情况在临床上都能见到，所以上述两种意见都是可取的。

凡服桂枝汤吐者，其后必吐脓血也。（21）

如果有人吃了桂枝汤出现呕吐，可能以后会吐脓血。这是什么病？患者也许患有内痈，或为肺痈，或为胃痈。内痈之人气血不利，营卫不和，会出现类似伤寒桂枝汤证的恶寒发热证候，如果误用了桂枝汤，就会助热而加重内痈，出现吐脓吐血。

总结以上几条，桂枝汤的禁忌证包括：表实的不能用桂枝汤；酒客病有湿热的不能用桂枝汤；内里有痈脓的不能用桂枝汤；太阳病下之后，其气不上冲的不能用桂枝汤；某些坏病不能用桂枝汤。从临床来看，凡是有里热的，不论是肺热、胃热、肝热，或是有内湿的，桂枝汤都不能用。当然，以上几条只是示例，推广开来，不仅限于此，如温病、风温也都不能用桂枝汤。

喘家作桂枝汤，加厚朴杏子佳。（20）

桂枝加厚朴杏子汤方：

于桂枝汤方内，加厚朴二两，杏仁五十个，去皮尖，余依前法。

这一条是介绍太阳中风兼证之一的桂枝加厚朴杏子汤证。“喘家”就是素有气喘病之人。如果喘家又患了太阳中风，就是新病里又有旧病了。这种情况在临床还是比较多见的。气喘的患者本有肺气不利，肌表容易受邪。一旦患了太阳中风，又会加剧气喘。出现这种情况，在用桂枝汤解决太阳中风的同时，如果用厚朴、杏子（杏仁）平肺定喘更“佳”。“佳”字还包含一层意思，就是用厚朴、杏子只是对症疗法，并不能从根本上解除喘病。

临床上治喘有两个常用方，一个就是麻杏甘膏汤，现在用得较多，另一个就是桂枝加厚朴杏子汤,应用得不太普遍。临床上经常有误用麻杏甘膏汤治疗桂枝加厚朴杏子汤证之喘的情况。蒲辅周老大夫在其医案中记载有一例,他诊治过一个孩子,就是风邪作喘误用了麻杏甘膏汤,结果服药后高烧不退、大便腹泻,后来请蒲老去了,先用的是桂枝加厚朴杏子汤,接着用射干麻黄汤,就把这个病治好了。这个医案很说明问题。

太阳病,发汗,遂漏不止,其人恶风,小便难,四肢微急,难以屈伸者,桂枝加附子汤主之。(22)

桂枝加附子汤方:

于桂枝汤方内,加附子一枚,炮,去皮,破八片,余依前法。

这一条是讲过汗伤阳而表未解的证治。太阳病本来是应该发汗的,但如果发汗太过,出现"遂漏不止",也是误治。"漏",就是不可控制地出汗。中医把这种汗称为漏汗。卫气有司开合的功能,控制腠理、玄府的开合。如果卫阳之气不能合了,就会出现漏汗。关于本条漏汗的原因,一些注家认为是太阳中风证误服了麻黄汤。因此,本条和第18条的"桂枝本为解肌"是互相对照的。桂枝汤证误服了麻黄汤,就是虚其虚,因为原来就有汗,还用峻烈的麻黄汤发汗,卫气就更虚了,营气也更弱了,所以汗出就遂漏不止。

桂枝汤证误服了麻黄汤,阳不摄阴,卫不固表,就会汗漏不止。根据桂枝汤的煎服法来看,表证也没解决,汗越出的多,它反倒没解决,正应了桂枝汤后所说的"微似有汗者益佳,不可令如水流漓,病必不除"。由于汗漏不止,卫阳受损,加之风邪又未解,因此恶风就比没出汗以前更重了。

"小便难,四肢微急,难以屈伸者",由于汗发的太多了,既伤阳又伤阴,作为"州都之官,津液藏焉"的膀胱所藏的津液也少了,气也冷了,就会小便困难;"四肢者,诸阳之本也","阳气者,精则养神,柔则养筋",既有阳气虚,又有津液少,肌肉、筋脉失于温煦濡养,就会四肢微急,难以屈伸。

针对这种情况,应该以"桂枝加附子汤主之"。这个病的主要矛盾在"汗漏不止",所以用桂枝汤调和营卫,解肌祛风,并加入辛温大热、能补少阴元阳的附子,加强扶阳温经固表的作用,使汗先止住。阳气能够固密津液了,汗不出来了,小便难、四肢微急、难以屈伸自然也就解决了。这一条体现了张仲景治病抓主要矛盾的特点。虽然患者也有阴液不足,但只要阳气固密了,阴液借助于饮食水谷自然而然也就可以化生了,就可以补充上来了,就会"得小便利,必自愈"。

需要强调的是,表阳虚的漏汗非用附子不可。虚证的出汗既有因于气虚,也有因于阳虚的。针对气虚的出汗,可以用李东垣的补中益气汤或保元汤解决。针对肺气虚的出汗,还可以用黄芪止汗。针对阳虚的汗漏不止,属于太阳的卫阳之气不能固密津液，用黄芪、小麦、龙骨、牡蛎之类都是无效的，非用附子不可，因为漏汗已经有了亡阳的苗头。

我有一个同事的家属就是自汗证，由于汗出得很多，人很虚弱，还容易感冒。我这位同事一看是虚证，用了黄芪、党参之类的补气补血的药，甚至黄芪用到了一两，问题就是解决不了。后来，我给开了桂枝加附子汤，汗就不出了。

太阳病，下之后，脉促胸满者，桂枝去芍药汤主之。若微恶寒者，去芍药方中，加附子汤主之。(23)

桂枝去芍药汤方：

于桂枝汤方内，去芍药，余依前法。

桂枝去芍药加附子汤方：

于桂枝汤方内，去芍药，加附子一枚，炮，去皮，破八片，余依前法。

这一条也是介绍太阳中风的兼证。“太阳病，下之后”，误下就可能导致太阳之邪由表入里。“脉促胸满者”，“满”字要读去声，读“闷”。胸满提示邪气已到了胸中。当然，临床上出现胸满并不都是由太阳病误下所致，不要教条地看待误下这个问题。

人身上有两个气海，胸中是宗气所聚之处，被称为上气海；脐下三寸是丹田之气所聚之处，被称为下气海。中医学认为，“胸为阳位似天空”(陈修园语)，“胸是心肺之宫城也”。肺之气谓之卫，心之气谓之营，营卫的开发都是从胸中出来的，“上焦开发，宣五谷味，熏肤充身泽毛，若雾露之溉，是谓气。”因此，太阳之表和胸是邻近的，“邪气入里首先胸”。

促者，速也，迫也。促脉在这里不是指“数脉跳六至一止”，而只是指脉跳得很快，实际上就有数脉的意思。为什么在胸满的同时会出现促脉？促脉属阳脉，邪气已经已由表到胸了，心胸阳气就会起而抗邪，脉来的就快。“大、浮、数、动、滑，阳也”，反映阳气还能和邪气作斗争。另外，也应当看到正气不足的一面。如果邪气不陷于胸中，怎么会胸满？这就不是其气上冲的问题了。胸虽然是邻近于表，但是胸并非是表。此时胸阳之气处在不利的地位，虽然还能抗邪，脉来的还挺快的，但已经是力不从心了。

针对这种情况，应该以“桂枝去芍药汤主之”。为什么要去芍药？有两方面的原因：其一，芍药味酸，入血分和阴分，对于胸阳之气不利，因此要减去。根据张仲景用药的法度，胸为阳，凡胸阳不利出现胸满，都去芍药；腹为阴，凡脾阴不利出现腹满，都加芍药。“所以去芍药者，乃避阴以救阳也”。其二，芍药会妨碍桂枝的宣发、腾达、振奋心胸阳气的作用。把芍药减去以后，桂枝汤中剩下的都是辛甘之药。桂枝和炙甘草就是桂枝甘草汤，有补心阳的作用。补心阳即所以振奋胸中之阳，因为胸是心肺的宫城，心是阳中之太阳，通于夏气。大枣和生姜可调和营卫,兼能扶正,起到辅佐作用。通过这些辛甘之药的应用,可以使邪气由胸还表。

"若微恶寒者",去芍药方中要加上附子。有的注家认为"若微恶寒"是脉微而恶寒,那是不对的。微恶寒说明不但是胸阳不振,而且阳气也已虚衰了。如果出现了阳虚恶寒,桂枝去芍药汤的力量就太小了,应当加附子,振奋心胸阳气的力量就大了。

临床中对于胸病,包括《金匮要略》中的胸痹病,如果出现了胸满,或者胸痛彻背,背痛彻心,或者气短,或者咳逆,只要属于胸阳虚而阴寒之气比较盛的,桂枝去芍药加附子汤都是有效的。

我以前在东直门医院的时候,带学生在门诊看病,看过一个王姓的建筑公司职工,其主要证候就是胸满憋气,越到晚上越严重,同时还有咳嗽,畏寒。我一看,脉弦缓而沉,舌质淡嫩,是一个典型的阳虚证,就用了桂枝去芍药汤,效果很好。

太阳病,得之八九日,如疟状,发热恶寒,热多寒少,其人不呕,清便欲自可,一日二三度发,脉微缓者,为欲愈也。脉微而恶寒者,此阴阳俱虚,不可更发汗、更下、更吐也。面色反有热色者,未欲解也,以其不能得小汗出,身必痒,宜桂枝麻黄各半汤。(24)

桂枝麻黄各半汤方:

桂枝一两十六铢,去皮　**芍药**　**生姜**切　**甘草**炙　**麻黄**各一两,去节　**大枣**四枚,擘　**杏仁**二十四个,汤浸,去皮尖及两仁者

上七味,以水五升,先煮麻黄一二沸,去上沫,内诸药,煮取一升八合,去滓,温服六合。

以下介绍三个小汗法,以及服桂枝汤过程中出现的一些问题。

这一条可分为三段,分别是太阳病演变的三种情况。"太阳病,得之八九日,如疟状,发热恶寒,热多寒少,其人不呕,清便欲自可,一日二三度发,脉微缓者,为欲愈也"是一种情况;"脉微而恶寒者,此阴阳俱虚,不可更发汗、更下、更吐也"是一种情况;"面色反有热色者,未欲解也,以其不能得小汗出,身必痒,宜桂枝麻黄各半汤"是一种情况。可以看出来,有的会不治而自愈;有的会发展为表里俱虚;有的是小邪在营卫之间留恋而不去,必须小发其汗,才能解决问题。

"太阳病得之八九日",是这三段前边的一个"帽子"。这个时间比较长了。"太阳病,头痛至七日以上自愈者,以行其经尽故也",到七天就是一个来复期,病当好却没好;"若欲作再经者",病当传经也没传经。在这个前提下,出现"如疟状,发热恶寒",就是一阵发冷一阵发热,而且"热多寒少",就有辨

证意义了。在太阳病的过程中,如果恶寒多,发热少,说明邪气是占上风的,表证比较重;如果发热多,恶寒少,说明表邪较轻,抗邪能力较强。热代表阳气,寒代表邪气。

"一日二三度发"应当接在"热多寒少"之后,就是说这种发热恶寒,热多而寒少,像疟疾一样一天也许发两三次。这是汉代的文法,叫兜头笔法,这样的句子就叫倒装句。这说明表邪较轻,太阳之气占优势。除了观察表证的情况外,还要看看有没有里证。"其人不呕,清便欲自可","不呕"反映胃气和;"清便欲自可",有的注家认为"欲"字应当改成"续"字,就是大便经常保持得不错,反映里气和。"脉微缓者",脉虽然略显软弱,但是很缓和,说明体内也是调和的。这样的话,"为欲愈也",说明病就要好了,正气处于恢复阶段。

"脉微而恶寒者,此阴阳俱虚,不可更发汗、更下、更吐也。"太阳病得之八九日,脉浮紧变成了脉微。这个"微"字指的是微脉,不像"脉微缓"中的"微"是作形容词用。"微脉轻微瞥瞥乎,按之欲绝有如无,微为阳弱细阴弱,细比于微略较粗",微脉比细脉还要微弱,反映阳气亏虚、气血不足。这种脉搏似有似无,非常地微弱,古人经常把它比喻成羹汤上的肥油。在脉微的同时,又出现了恶寒,也反映太阳阳气虚而有变少阴病的倾向了,所以说"此阴阳俱虚"。

关于"阴阳俱虚",有两种解释。一种是太阳、少阴之气俱虚。这个病原本是太阳病,又出现了少阴之微脉,"少阴之为病,脉微细,但欲寐也",所以太阳、少阴的阳气都虚了。另一种是表里俱虚。其实,这两种解释在本质上是一致的。针对这种病情,应该用温补之法治疗,有注家认为当用芍药甘草附子汤,也有注家认为当用四逆汤,而"不可更发汗、更下、更吐也",要以扶正固本为急,不可再祛邪了。

"面色反有热色者,未欲解也,以其不能得小汗出,身必痒,宜桂枝麻黄各半汤。"太阳病得之八九日,还略有发热,是太阳之气闭郁所致,意味着还有表邪。一发热,就会出现"面色反有热色者",也就是面色潮红。"未欲解也",这个病还没好。为什么没好?"以其不能得小汗出",没能解决表证的问题。为什么要小发汗?因为太阳病已经到了八九天,病势已缓,只是小邪闭郁了阳气。"身必痒",就是皮肤痒。邪气较盛,通常会出现身疼。阳气闭郁较重,通常会出现身重。只是阳气闭郁不得小汗出,则只是身痒。

针对这种情况,"宜桂枝麻黄各半汤",将这两个方子的剂量各取一半。桂枝麻黄各半汤是小汗之法。桂枝麻黄各半汤、桂枝二麻黄一汤、桂枝二越婢一汤都以桂枝汤为主方,这样既可发汗,又可养正。

桂枝麻黄各半汤实际上就是桂枝汤加麻黄、杏仁,不过分量小了,根据书上记载的剂量，“桂枝一两十六铢，甘芍姜麻一两俱，杏廿四枚枣四粒，面呈热色痒均驱”。这两方合为一方，变制大剂服而为制小剂服，其目的是使药不过于病。这就是小汗之法，也沟通了桂、麻的发汗之法。

太阳病，初服桂枝汤，反烦不解者，先刺风池、风府，却与桂枝汤则愈。(25)

这一条是讲病重药轻的时候可以用针药并用之法。

对于太阳中风，应该用桂枝汤治疗。“初服”就是服第一次药，服完以后仍然是啜粥，温覆取汗。如果没有发出汗，风邪不解，就应当按照前法服第二次药。现在服第一次药后，不仅没有见到汗出病减，反而出现了烦热更重的症状。烦者，热也。“反烦不解”，就是说反而热势更重。既然是太阳中风，用桂枝汤治疗本来是正治之方，为什么吃了桂枝汤后病势反而加重了呢？这是因为在经之风邪壅盛，而桂枝汤的药力比较轻，服药以后不仅没有发出汗，反而增加了风邪的势力。

针对这种情况，就不能再照原法给药，而应该在服药之前先针刺风池穴与风府穴。这两个穴位对于疏通经脉，发散风邪有非常卓越的疗效，刺之可开太阳经气之闭塞，泄太阳经中的风邪，削弱在经邪气的势力。然后再服桂枝汤，啜粥，温覆取汗。

这一条提出的针药并用之法，可说是法中之法。在论述了药后不汗出之后，下一条接着论述药后大汗出。

服桂枝汤，大汗出，脉洪大者，与桂枝汤如前法；若形如疟，日再发者，汗出必解，宜桂枝二麻黄一汤。(26)

桂枝二麻黄一汤方：

桂枝一两十七铢，去皮　**芍药**一两六铢　**麻黄**十六铢，去节　**生姜**一两六铢，切　**杏仁**十六个，去皮尖　**甘草**一两二铢，炙　**大枣**五枚，擘

上七味，以水五升，先煮麻黄一二沸，去上沫，内诸药，煮取二升，去滓，温服一升，日再。

这一条论述服桂枝汤大汗出后出现两种不同情况的证治。

服桂枝汤后，发汗应该“遍身漐漐微似有汗者益佳，不可令如水流漓”。如果汗不得法，造成大汗出，不仅病不能消除，还可使疾病发生变化。“脉洪大者”，指脉由浮缓变成洪大。如果脉虽变但证未变，提示太阳中风证仍然存在。如果脉变洪大，证见烦渴，则属大汗后阳明津伤，表热入里。现在是证不变而脉变，说明这种洪大脉是药后大汗，阳气仍盛于外，即所谓“其气上冲”的表现，故仍可用桂枝汤如前法。太阳中风，大汗出，脉洪大，容易被误认为是白虎汤证，误就误在只见脉而不见证，片面地看问题。当太阳中风证候未变之

时，过早地使用白虎剂，可以使太阳风邪郁遏而发生坏病。故临证一定要脉证合参，全面掌握病情，才能克服片面性。

还有一种情况，病人服桂枝汤大汗出后，出现有如疟疾一样的恶寒发热，一天发作两次的证候，也就是所谓的"一日再发"，这说明营卫之间尚有小邪未解，但是比桂枝麻黄各半汤证的一日二三度发的情况又稍稍轻些，而且已经是大汗出之后，因此用桂枝二麻黄一汤，调和营卫，兼祛小邪。

从这个方子的组成可以看出，它与桂枝麻黄各半汤的药味相同，只是剂量更轻，取桂枝汤原剂量的十二分之五，麻黄汤原剂量的九分之二。方中调和营卫力大而发汗力更小，对大汗出后微邪不解非常适宜。桂枝二麻黄一汤与桂枝麻黄各半汤在临床都可治表有小邪而见烦热、身痒的病证。一般来说，凡是有表邪见无汗而身疼痛者，当用麻黄汤发大汗；身不痛而痒者，那就不可大汗，而宜用此两方之小汗法。这两个方证，寒热交作，其形似疟，但并不是疟疾。不过，后世用桂枝汤治疟的思想却由此发展而来。

下一条讨论服桂枝汤大汗出后的第三种情况。

服桂枝汤，大汗出后，大烦，渴不解，脉洪大者，白虎加人参汤主之。（27）

白虎加人参汤方：

于白虎汤方内，加人参三两，余依白虎汤法。

这一条论述服桂枝汤大汗出后伤津耗气而邪热内传阳明的证治。

太阳中风，服桂枝汤是正确的，但服汤后因汗不得法而导致大汗出。前一条大汗出虽脉变洪大，但证不变，故其治法亦不变，仍用桂枝汤如前法。这一条脉变洪大而证见"大烦渴不解"，说明表证已无，却由于大汗后伤了胃中津液，导致胃中干燥，阳邪内陷于阳明气分。胃热扰心，故大烦；气津两伤，气不化津，故口渴严重而且喝水不得解其渴；里热蒸腾，"阳明脉大"，故脉见洪大；如兼热盛而且气阴受损伤，故洪大之脉按之反出现芤象。针对这种情况，应该用白虎汤清阳明气分之热，加人参益气生津以治烦渴。

这一条是由于服桂枝汤助热伤津，导致大汗出而大烦渴，转为阳明里热，气阴两伤的白虎加人参汤证。相比而言，桂枝加附子汤证是因为误服麻黄汤大汗出后，导致漏汗不止，阳虚不固。一般说来，用桂枝汤发大汗后多易伤阴；用麻黄汤发大汗后多见亡阳。临床虽不绝对如此，但也应该加以注意。如果我们把"初服桂枝汤，反烦不解"；"服桂枝汤，大汗出，脉洪大"；"服桂枝汤，大汗出后，大烦渴不解"这三条联系起来对比分析，就可以从所列举的服桂枝汤后出现的病情变化，以及所提出的辨证要点及处理方法中，体会出张仲景的辨证论治精神，这是值得我们很好地学习和研究的。

太阳病，发热恶寒，热多寒少，脉微弱者，此无阳也，不可更汗，宜桂枝二越

婢一汤方。(28)

桂枝二越婢一汤方:

桂枝去皮　**芍药**　**甘草**各十八铢　**生姜**一两三铢,切　**大枣**四枚,擘　**麻黄**十八铢,去节　**石膏**二十四铢,碎,绵裹

上七味,㕮咀。以水五升,煮麻黄一二沸,去上沫,内诸药,煮取二升,去滓,温服一升。本方当裁为越婢汤、桂枝汤,合饮一升,今合为一方,桂枝二越婢一。

这一条论述表郁生热轻证的证治。

太阳表证,发热多而恶寒少,表明寒邪束表日久,邪气已有化热之势。如果完全化热,就会出现但热不寒而反恶热的阳明里热证。现在它还有恶寒,因说明还没有完全化热。"脉微弱"是与脉浮紧相比较而言的,也就是脉的浮紧之势已略有减轻,也反映寒邪已有化热之势。

"此无阳也",成无已在对第161条"无阳则阴独"作注时说:"表证罢为无阳"。可见,"无阳"在此指已无伤寒表实证而言,故不可再用麻黄汤发汗。后世不少注家把这一条作了语句上的调整,改为"太阳病,发热恶寒,热多寒少,宜桂枝二越婢一汤。脉微弱者,此无阳也,不可更汗。"还把"脉微弱"当作极微的阳衰之脉,把"无阳"解作亡阳。不过,这一条讨论的是表郁里热证治,与亡阳并无关系,作亡阳解释与张仲景的原意不符,还是应该遵从成无己的注解,断为表郁而生热之轻证,用桂枝二越婢一汤来治疗。

桂枝二越婢一汤即桂枝汤与越婢汤的合方,也可以说是桂枝汤加麻黄、石膏,并制小其剂而成。用桂枝汤加麻黄解表开郁,加石膏清阳郁之热。因为它的用量较轻,发汗解热之力较弱,所以仍属小汗方的范畴。当表寒部分化热,出现热多寒少,麻黄汤、桂枝汤、大青龙汤都不适合应用的时候,只能选此方辛以透表、凉以解热,也即辛凉解表之法。方名"越婢"有两种解释:其一,"越"有发越之意;"婢"同卑,指地位低下,力量弱小。越婢指发越之力如婢,不如大青龙汤发汗清里作用大。其二,《外台秘要》把越婢汤称为"起脾汤",认为这个方子有发越脾气,通行津液的作用。

桂枝麻黄各半汤、桂枝二麻黄一汤、桂枝二越婢一汤都是发小汗的方剂,用于营卫之小邪不解者。营卫小邪不解,都有寒热交作如疟的情况,或一日二三度发,或一日再发,或热多寒少,或身必痒,与典型太阳表证的发热恶寒不同。临床遇到这些情况,要注意是不是这三个小汗方的适应证。这三个方子既然是小汗方,在用量上一定要注意小而轻,不可失了张仲景的原意。

服桂枝汤,或下之,仍头项强痛,翕翕发热,无汗,心下满,微痛,小便不利者,桂枝汤去桂,加茯苓白术汤主之。(29)

桂枝去桂加茯苓白术汤方：

于桂枝汤方内去桂枝，加茯苓、白术各三两，余依前法，煎服。小便利，则愈。

这一条论述汗下后水邪内停的证治。

对于这一条文，注家争论较多，焦点在于有无表证，以及去桂枝还是去芍药的问题。《医宗金鉴》认为“去桂当是去芍药”。成无己则模棱两可，不说去桂枝还是去芍药，提出用桂枝汤加茯苓白术为宜。柯韵伯、陈修园则维持原意，主张去桂枝加茯苓、白术。

这一条开头说“服桂枝汤，或下之”，可知前医认为“头项强痛，翕翕发热”为桂枝汤证，可以发汗，又或者认为“心下满，微痛”为可下证。但经过了汗下以后，前述诸证仍然存在，这是什么原因呢？因为他们不知道“小便不利”是辨证的关键所在。小便不利为气化不利，水邪内停的反映。

太阳之气的气化作用与水液代谢的关系非常密切。水邪内留，导致太阳腑气不利，气化失司，可出现小便不利之证；郁遏太阳经中之阳气，经脉不利，可出现头项强痛和翕翕发热之证，似表证而非表证；导致里气不和，可出现心下满、微痛之证，似里实而非里实。因此，汗下两法都不适宜，只有用桂枝汤去桂枝加茯苓、白术以健脾利水。水邪祛了，太阳经腑之气不郁了，病也就好了。

方后注说“小便利，则愈”，说明本方的作用不是发汗，而是通利小便，无需桂枝走表以解肌，故当去之。有人说，既然不发汗而专门利小便，为何不用五苓散呢？五苓散的方后注说“多饮暖水，汗出愈”，其证是小便不利、微热消渴、脉浮，用发汗利水的方法，使外窍得通，则里窍自利，是为表里两解之法。相比而言，本方则仅仅利水而已，里窍通，水邪去，则经脉自和，是利水以和外之法。唐容川说：“五苓散是太阳之气不外达，故用桂枝，以宣太阳之气，气外达则水自下行，而小便利矣。此方是太阳之水不下行，故去桂枝，重加苓术，以行太阳之水，水下行，则气自外达，而头痛发热等证，自然解散。无汗者，必微汗而愈矣。然则五苓散重在桂枝以发汗，发汗即所以利水也；此方重在苓术以利水，利水即所以发汗也。实知水能化气，气能行水之故，所以左宜右有。”唐氏的论述可谓是深得此方治疗之旨。

陈慎吾先生曾治一数年低热患者，主要证候就是翕翕发热、小便不利。他用本方原方治疗，只用了两三剂，就热退病愈了。可见，经方只要用的得当，效果是很好的。陈修园用本方治吏部谢芝田的验案也很著名，就不再说了。总之，从理论的分析到临床的验证，都以去桂枝为是。方中芍药可助疏泄以治心下满，苓术走里以健脾利水，姜枣健脾和中，调和营卫，共奏健脾气，利水邪之功效。

伤寒脉浮，自汗出，小便数，心烦，微恶寒，脚挛急，反与桂枝汤，欲攻其表，

此误也。得之便厥，咽中干，烦躁吐逆者，作甘草干姜汤与之，以复其阳。若厥愈、足温者，更作芍药甘草汤与之，其脚即伸。若胃气不和，谵语者，少与调胃承气汤。若重发汗，复加烧针者，四逆汤主之。(30)

甘草干姜汤方：

甘草四两，炙　干姜二两，炮

上㕮咀，以水三升，煮取一升五合，去滓，分温再服。

芍药甘草汤方：

白芍药四两　甘草四两，炙

上二味㕮咀，以水三升，煮取一升半，去滓，分温再服之。

调胃承气汤方：

大黄四两，去皮，清酒浸　甘草二两，炙　芒硝半斤

上三味㕮咀，以水三升，煮取一升，去滓，内芒硝更上火微煮，令沸，少少温服。

四逆汤方：

甘草二两，炙　干姜一两半　附子一枚，生用，去皮，破八片

上三味㕮咀，以水三升，煮取一升二合，去滓，分温再服，强人可大附子一枚，干姜三两。

这一条以举例示范的形式论述伤寒夹虚误汗的变证及随证救治的方法。

阴阳气血俱虚之人复感外寒，阳不摄阴，故见自汗出、小便数；阴血不足，心神失养，故见心烦；表有寒邪，故见脉浮，微恶寒；阴血虚少，筋脉失滋，故见脚拘挛、抽掣、疼痛，也即“脚挛急”之证。

针对这种情况，可考虑使用桂枝加附子汤，解表兼以固阳摄阴。但是，医生误认为是“卫强营弱”的太阳中风证，反以桂枝汤发汗，那就犯了虚虚之戒，导致阴阳更虚，出现了阳虚之手足厥冷、阴伤之咽中干燥、虚阳扰动之烦、阴液亏耗之躁，以及里气不和之吐逆，遂使病情更为复杂，只能随证施治了。

在阴阳俱虚，阳不摄阴之时，主要矛盾常在阳虚一面。阳固则阴存，阳生则阴长。何况有形之阴不能速生，而无形之阳则有顷刻而亡的危险。因此，先用甘草干姜汤以复其阳。待阳回厥愈足温之后，尚有脚挛急未缓解，再用芍药甘草汤滋阴和血，缓解痉挛，其脚即可伸展。如果本有阴液不足之证，用甘草干姜汤扶阳之后，由于阳复太过，使阴液更伤，胃中燥热，以致胃中不和而谵语者，可少少给予调胃承气汤，目的是和胃燥，调胃气，并不在于泻下。如果本来阳气不足，在治疗中又误用了发汗力强的麻黄汤，或者反复多次发过汗，甚至用烧针劫汗，即“重发汗，复加烧针”，可导致伤阳的重证而见厥逆吐利等等，救治之法当急用四逆汤回阳救逆。对于这种阳虚重证，甘草干姜汤已经不能

胜任了。

这一条的误治后变证多端，虚实寒热互见，阴阳转化无常，治疗上或扶阳，或滋阴，或和胃，或回阳，治从证变，仲景在这里对“观其脉证，知犯何逆，随证治之”的法则作了典型示范，启发意义很大。

甘草干姜汤共见于两处，一处在《伤寒论》，一处在《金匮要略》，《金匮要略》用此方治疗虚寒肺痿。本方用量必须是甘草之量大于干姜，一是用来扶脾胃之阳，二是因为此证除阳虚外还有脚挛急，咽中干等阴虚之证，因此在扶阳时要特别注意不可耗伤弱阴，这也就是用干姜而不用附子的原因。由于扶阳的药多刚燥，故不仅要避免用燥烈的附子，还要倍用甘草监制干姜的峻烈之性，以护其阴。这里要用经过炮炙的干姜，缓其性，亦可防劫阴之弊，可见仲景用药精心之处。《朱氏集验方》用此方治脾胃阳虚，气不摄血的吐血不止、脉迟身凉等证，方名二神汤，足见此方既可扶阳又能摄阴。

芍药甘草汤所用芍药与甘草剂量相同，均为四两。二药相合，酸甘合化为阴，可以养血平肝，缓解筋脉拘挛，善治血脉拘急疼痛，对于因血虚而引起的两足痉挛性疼痛或腓肠肌痉挛性疼痛不可伸者多有良效，故有“去杖汤”的美称。

我曾经治过一个曹姓患者，五十三岁，主证是腓肠肌痉挛，而且多在晚上发作，脉弦而舌红。我就用了芍药甘草汤，四剂就痊愈了。还治过一个周姓的女孩，十二岁，主证是左臀受外伤后肿痛，左下肢拘紧不能伸展，而且还有发热，体温 37.8℃，脉弦细数。西医诊断为化脓性髋关节炎。从脉象分析，弦为肝脉，细为血虚，数为有热，表明是肝血不足，筋脉不利而且有郁热之证。我先开了芍药甘草汤三剂，服完以后左腿就可以活动了。又服两剂之后，左腿竟然就伸直了，髋部的胀痛也减轻了。考虑局部仍有红肿和热感，于是就换了仙方活命饮，连着吃了几剂，病逐渐就好了。

调胃承气汤由芒硝、大黄、甘草三味药组成，方中硝黄可泄胃肠之燥热，甘草能缓硝黄之力，使它作用在于胃。因此，本方既能调和胃气，又能通肠下便。一方而具两法，陈修园称其为“法中之法”。因为主要目的是以其调胃，所以在服法上要求“少少温服”，使胃中不燥，胃气调和，则谵语自止。后世常用调胃承气汤清泄胃热，调和胃燥，如《张氏医通》治疗心胃火盛，病人常觉面部有如火烤之热的“燎面症”，就是用调胃承气汤加黄连、犀角。也有医家将其用于过服补药而造成的胃热生斑之证，效果都是很好的。

四逆汤以附子为主，重在温少阴以回阳救逆，方中附子是生附子。同时，佐以干姜、甘草，取其效速而且力大持久。本方常被用于阳脱、亡阳的急救。有关其主治及适应证，可与少阴病篇的论述合参。

问曰：证象阳旦，按法治之而增剧，厥逆，咽中干，两胫拘急而谵语。师曰：言夜半手足当温，两脚当伸；后如师言。何以知此？答曰：寸口脉浮而大，浮则为风，大则为虚，风则生微热，虚则两胫挛。病证象桂枝，因加附子参其间，增桂令汗出，附子温经，亡阳故也。厥逆咽中干，烦躁，阳明内结，谵语，烦乱，更饮甘草干姜汤。夜半阳气还，两足当热，胫尚微拘急，重与芍药甘草汤，尔乃胫伸，以承气汤微溏，则止其谵语，故知病可愈。（31）

这一条为进一步解释上条而设。解析从略。

我们给这一篇做一下小结。本篇共三十一条，从第1条至第12条是全书的纲领，也是太阳病的纲领，有指导全书与统领辨证的深远意义。这十二条的内容除论述了太阳病的提纲证以外，还有辨病发阴阳、辨真假寒热、辨中风伤寒、辨是否传经、辨类证的异同、辨欲解的时间，虽有论而无方，但却反映了辨证论治的宗旨，是太阳病的总论。从第13条起，则有论、有证、有方，属于太阳病的各论，主要论述了太阳中风证的桂枝汤证，以及桂枝汤的加减证和禁忌证。最后，张仲景又为“随证治之”的精神做了具体的说明。

辨太阳病脉证并治法中

［概说］

本篇继上篇太阳表病类型之一的太阳中风证治之后，主要论述了太阳表病的另一大类型——太阳伤寒证治及一些有关方证。并进而论述了太阳腑证的两大类型——太阳蓄水与太阳蓄血的证治，从而完善了太阳病辨证论治体系。本篇还列举了许多变证的救治方法，寓有治疗杂病的意义在内，并通过论述邪传少阳后出现的少阳病证治，以说明太阳之邪入里或传阳明，或传少阳，并无固定规律，关键取决于人体的素体因素。

太阳病，项背强几几，无汗，恶风，葛根汤主之。（32）

葛根汤方：

葛根四两　麻黄三两，去节　桂枝二两，去皮　芍药二两，切　甘草二两，炙　生姜三两，切　大枣十二枚，擘

上七味㕮咀，以水一斗，先煮麻黄、葛根，减二升，去沫，内诸药，煮取三升，去滓，温服一升，复取微似汗，不须啜粥，余如桂枝法，将息及禁忌。

这一条论述太阳伤寒，经输不利的证治。

经脉是气血的通路，太阳表邪不解，经脉受邪，气血运行不畅，经输为之不

利，因而出现项背强几几的证候。如果筋脉拘急，反见汗出恶风等证，则为太阳病中风无疑，用桂枝加葛根汤治疗，这在前面已经讲过了。若项背强几几，无汗而恶风寒的，则为伤寒表实证，是由寒邪外闭，玄府不通，经脉气血不利所致。“恶风”是恶寒的互词。治当发汗散寒，输通经脉，用葛根汤主之。

从用药来看，葛根汤就是在桂枝汤基础上加麻黄、葛根。其中，葛根为主药，既能配麻桂解肌发表，又能升津液、濡筋脉以治项背强几几。表虚的项背强几几用桂枝加葛根汤，本证属表实经输不利，为什么不用麻黄汤加葛根呢？因为麻黄汤发汗力强，再加入葛根来升阳发表，恐怕汗出太多。虽然这个证为经输不利，应发输经之汗，但也应该看到筋脉失滋，拘紧不柔，用麻黄汤加葛根容易造成汗多津伤，达不到滋津润燥，缓和筋脉拘挛的目的。因此，选用桂枝汤加麻黄、葛根，既可发汗散寒，又不致大汗伤津。同时，有芍药、甘草、大枣滋津化阴以缓和筋脉之急，符合病情。

临床上有很多项背疼痛的病人，用葛根汤治疗常可取得效果。服葛根汤后，有的病人项背疼痛处有发热的感觉，这是阳气将要通达的反映，紧接着项背部就会出汗，随着出汗延及全身，病就痊愈了。正如曹家达在《经方实验录》中所说：“服后顷刻，觉背内微热，再服，背汗遂出，次及周身……病遂告差。”

关于本方的煎服法，要注意先煎麻黄、葛根，去上沫，然后再纳诸药。这样做一方面可以缓麻黄、葛根的辛散之性，防止发汗力太强，汗出过多；另一方面可以减弱麻黄走散之性，以免药后发生心悸、心烦、头晕等副作用。服药后不需要啜粥，温覆就可出汗。

太阳与阳明合病者，必自下利，葛根汤主之。(33)

这一条论述太阳与阳明合病而见下利的证治。

两经或两经以上病证同时发生，无先后次第之分者，谓之合病。合病的发生，多是由于邪气过盛，同时侵犯数经，它的病势也比一经发病为重。“太阳与阳明合病”，在这里指的是太阳与阳明经表同时受邪，既表现有恶寒发热、头项强痛等太阳经表证，又有缘缘面赤、额头作痛、目痛鼻干、卧寐不宁的阳明经表证。关于阳明经证，《伤寒论》中讲得并不太清楚，原文第 49 条只提到“面色缘缘正赤”一证，很不全面。近年来，许多学者把白虎汤证作为阳明经证，混淆了经的概念，也不尽合适。严格地说，白虎汤证作为阳明热证似乎较为贴切。根据庞安时《伤寒总病论》与朱肱《类证活人书》等书的记载，均以阳明经脉为病才叫做经证。《医宗金鉴》对于阳明经证又作了歌诀以概括：“葛根浮长表阳明，缘缘面赤额头痛，发热恶寒身无汗，目痛鼻干卧不宁。”这里所说的葛根汤证也就是阳明经证，是阳明经脉受邪，经气被遏所表现的证候。因为它的经也行于表,故也有发热、恶寒等全身症状。

二阳合病,由于太阳、阳明二经受邪多少不同,病变也有所侧重。如果太阳病证偏重的,可用麻黄汤,如第37条"太阳与阳明合病,喘而胸满者,不可下,宜麻黄汤"就是个例子。这一条的二阳合病以阳明经邪为重,这可从"必自下利"一证而知。太阳与阳明经表受邪,尤以阳明经邪为重,由于阳明之气抗邪于表,不能顾护于胃肠之里,里气不和,升降失常,故而出现自发的下利或呕吐等证候。以下利为主的,用葛根汤解经表之邪,升阳明之气。表解则里和,下利必自止。

葛根汤为阳明经证的正治之方,又可兼解太阳表邪,方中主药是葛根,不仅能解肌发表,且能入脾胃,升发清阳,鼓舞胃气,善治泄利。因此,本方治二阳合病自下利者,最为合适。

太阳与阳明合病,不下利,但呕者,葛根加半夏汤主之。(34)

葛根加半夏汤方:

葛根四两 **麻黄**三两,去节,汤泡去黄汁,焙干称 **生姜**三两,切 **甘草**二两,炙 **芍药**二两 **桂枝**二两,去皮 **大枣**十二枚,擘 **半夏**半斤,洗

上八味,以水一斗,先煮葛根、麻黄,减二升,去白沫,内诸药,煮取三升,去滓,温服一升,复取微似汗。

这一条承上条论述二阳合病,表邪不解,影响里气不和,不下利但呕的证治。

太阳与阳明合病,表邪不解,两经的阳气抗邪于表,不能内顾于里,造成里气不和,升降失常,有时可见下利,有时可见呕吐,有时则吐利并见。呕吐是胃气不降之症,系表里不和所致,故治疗仍当解两经之表,用葛根汤加半夏和胃降逆以止呕吐。

临床上表气不和影响里气不和的情况很多见,如桂枝汤证中有干呕,麻黄汤证中有呕逆。有的人一感外邪就吐利不止,现在称之为"胃肠型感冒"。对于这类病,治疗上应以解外为首要。外邪得解,里气自和。升降复常,吐利亦当自止。

葛根加半夏汤就是在葛根汤原方原量基础上加半夏半斤(赵本为半升),煎服法与葛根汤相同。

太阳病,桂枝证,医反下之,利遂不止,脉促者,表未解也;喘而汗出者,葛根黄连黄芩汤主之。(35)

葛根黄芩黄连汤方:

葛根半斤 **甘草**二两,炙 **黄芩**二两 **黄连**三两

上四味,以水八升,先煮葛根,减二升,内诸药,煮取二升,去滓,分温再服。

这一条论述里热夹表邪下利的证治。

太阳中风的桂枝汤证，由于医生误用下法，表邪内陷入里，出现腹泻不止的症状。“医反下之”，是病在表不当下而下，故加了一个“反”字，这应当看作是病机转折的一个条件，临证不要拘泥。表邪入里出现“利遂不止”，是属虚，属实，属寒，还是属热，应当凭脉辨证以作出诊断。

“脉促者”，脉数而促迫，不是数而中止之促脉。脉数为里有热，同时反映人体阳气为盛。阳气盛，有抗邪外达之势，则表邪未能全部内陷，所以说“表未解也”。既有表邪未解，又有里热下利，可称为里热夹表邪而下利，或者叫“协热利”。表邪束肺，里热迫肺，肺气不利，故喘。里热逼迫津液外越，故汗出。表里皆热，故发热一证自是意在言外，不用多说了。既然是热利，那么大便粘秽、暴注下迫、下利肛热等证则在所难免。治疗应采用表里两解的方法以解表清里，用葛根黄芩黄连汤。

葛根黄芩黄连汤是《伤寒论》中以葛根为主药的方剂之一，但是葛根用到半斤则是罕见的。葛根味辛性凉，既可解肌热，又可清肠热，还可升胃肠津气。先煎葛根，是取其解肌清肠为主；黄芩、黄连苦寒专清里热，坚阴以止利；甘草扶中护正，调补下利之虚，助正以祛邪。诸药相伍，表解里清则下利止，咳喘平。从本方用药可以看出，这个证是表邪少而里热多，可以说仅有三分表证，七分都是里证。

总结以上四条，葛根汤既可用于风寒在表，太阳经输不利，项背强几几之证，也可用于太阳、阳明合病，正气抗邪于表而不能顾护于里，里气不和，升降失常，下利呕吐等证。葛根芩连汤则用于表里皆热的协热下利之证。以葛根为主药的这两个方子，在临床上都很常用，疗效也很好，应掌握其脉证。

太阳病，头痛发热，身疼，腰痛，骨节疼痛，恶风，无汗而喘者，麻黄汤主之。(36)

麻黄汤方：

麻黄二两，去节　**桂枝**二两，去皮　**甘草**一两，炙　**杏仁**七十个，汤去皮尖

上四味，以水九升，先煮麻黄，减二升，去上沫，内诸药，煮取二升半，去滓，温服八合，复取微似汗，不须啜粥，余如桂枝法将息。

这一条论述太阳伤寒表实证的证治。应与第3条的“太阳病，或已发热，或未发热，必恶寒，体痛呕逆，脉阴阳俱紧者，名为伤寒”互参。

这一条提出了头痛、发热、身疼、腰痛、骨节疼痛、恶风、无汗、气喘等八个证候。因为它们是伤寒病的典型临床表现，又用麻黄汤治疗，所以被称为“伤寒八证”或“麻黄八证”。对这八证进行概括的话，可分为诸痛、寒热与无汗而喘三组。

中风是风邪伤卫，伤人较浅。伤寒则为寒邪伤营，伤人较深。寒性凛冽，可由卫透营，既外闭卫阳，又内伤营血。寒性凝滞、收引，主痛。寒邪袭表，营血运行不畅，经脉筋肉拘紧，故见诸痛证。头痛为"头项强痛"的省文，与身疼、骨节疼痛不同，应当分别辨析。头项、腰脊是太阳经脉循行之处，寒伤太阳，经输不利，故头项强痛，腰脊疼痛。正如《灵枢经·经脉》所说："膀胱足太阳之脉，……是动则病冲头痛，目似脱，项如拔，脊痛腰似折。"筋主束骨而利机关，太阳"主筋所生病"，故太阳感寒则身疼，骨节疼痛。"恶风"是恶寒的互辞，与第3条合参，可知为伤寒的必见证。因寒为阴邪，最易伤人阳气，卫阳被伤以后就会出现恶寒。寒主收引闭敛，可闭塞全身毛窍腠理，故见无汗。卫阳之气被寒邪闭郁，不得宣泄，故见发热。肺合皮毛而主表，表闭无汗，影响肺气的宣发，故作喘。"无汗而喘"既提出了两个单独的证候，同时也揭示了无汗与喘的因果关系。一旦汗出表解，肺气恢复宣降功能，喘自然也就好了。同时，"无汗而喘"也便于和肺热的"汗出而喘"作鉴别。这一条详于证而略于脉，与第3条合参，可知太阳伤寒证应见浮紧之脉，而且寸关尺三部都浮紧，方属太阳伤寒正证。治当发汗散寒，只有麻黄汤可胜此任。

麻黄汤为发汗散寒，解表逐邪的峻剂，是治疗太阳伤寒证的主方。麻黄发汗散寒，开毛窍，启闭平喘；桂枝通阳，助麻黄以发散风寒；杏仁利肺平喘，并且可助麻桂解表发汗；甘草和中护正。应用此方时一定要恰当掌握药量的比例，一般情况下以麻黄∶桂枝∶甘草＝3∶2∶1为宜。如果比例不当，则可能影响发汗解表的治疗效果。本方发汗力强，药后只需温覆就可发汗，不需啜粥。其他注意事项、发汗的要求与禁忌，与桂枝汤相同。煎药时要注意先煎麻黄去上沫，以免令人心烦。

典型的麻黄汤证在北京地区并不多见，此方在临床上用得也比较少。但是，我国幅员辽阔，气候各异，特别是在高寒地区，正伤寒证却并不少见，因此不可轻易废弃此方。同时，麻黄剂的应用还不限于此。首先，麻黄剂治疗诸痛是有效的，特别适用于治疗寒性的疼痛。治疗痹证疼痛的小续命汤、桂枝芍药知母汤等，方中都有麻黄。其次，麻黄剂治喘也有很显著的效果。除了麻黄汤以外，小青龙汤、麻杏甘膏汤以及后世的定喘汤等治喘效方，都以麻黄为主药。现代医学用麻黄素（即麻黄碱）治喘，而早在一千七百年前的《伤寒论》中就已经广泛地使用麻黄来治喘了，这是了不起的贡献。再次，麻黄剂还能治疗一些由于寒邪闭塞而引起的病证。有医案记载某医治一患太阳伤寒证的难产妇人，投麻黄汤一剂，随着汗出而婴儿落生。说明这个难产可能与寒邪闭塞，营卫气血不畅有关。发汗使寒邪去，闭塞开而胎儿自娩。由此可见，即使在伤寒很少见到的北京地区，用麻黄剂治疗感寒所致的疼痛、喘证，以及因于寒邪闭塞所引起的其他病证,还是大有用武之地的。

太阳与阳明合病,喘而胸满者,不可下,宜麻黄汤主之。(37)

这一条论述二阳合病,重在太阳的证治。

太阳与阳明经表之证同时存在,当邪气重在阳明时,可见自下利或不下利但呕之症,治疗用葛根汤或葛根加半夏汤,已如前述。这一条讲的是合病重点在太阳。太阳邪盛,表气闭郁,肺失宣降,故见喘。肺气不利,故见胸满。本证的主要病机是太阳之气被郁,因此用麻黄汤发汗散寒启闭则可取效。由于肺与大肠相表里,肺失宣降,也可影响大肠腑气不利而见大便不下,但并不能因此而用下法。因为证见胸满而非腹满,并非里实,一旦误下则往往导致表邪内陷而生变证。

同是太阳与阳明合病,由于病变重心不同,则遣方用药也不同。重在太阳经表,以喘为主者,用麻黄汤;重在阳明经表,以下利为主者,用葛根汤。界限分明,不可混淆。

太阳病,十日以去,脉浮细而嗜卧者,外已解也。设胸满胁痛者,与小柴胡汤。脉但浮者,与麻黄汤。(38)

(小柴胡汤方:详见后文第100条)

这一条论述太阳伤寒日久的几种转归。

这里的"太阳病",从后文"脉但浮者,与麻黄汤",可知指的是太阳伤寒。太阳伤寒已过十日,脉由浮紧变为"浮细",也就是说脉虽浮,但不那么紧急有力,同时仅见乏力而"嗜卧",而恶寒发热、头项强痛之证已除。以上脉证说明,表邪已去,正气渐复,已无所苦,故谓"外已解也"。既然外邪已解,虽然觉得略有不适,也不需要服药,只要安心静养即可,是第一种转归。"脉但浮者,与麻黄汤",是说太阳伤寒虽已过十日,但还见伤寒的浮紧之脉,并以此暗示太阳伤寒的恶寒发热、头身疼痛诸证仍在。既然脉证仍在,病仍在太阳,属伤寒表未解,故治法与方药也应该不变,仍应考虑使用麻黄汤。但由于"十日以去",病程日久,即使伤寒诸证仍在,可以再用麻黄汤发汗,也应当谨慎使用,因此不说"主之",而说"与",这是有区别的。以上属于表邪留恋未解,是第二种转归。如果证见"胸满胁痛",反映少阳枢机不利,说明邪气已由表传入少阳之经,用小柴胡汤和解少阳,以利枢机,是第三种转归。

从这一条所举太阳伤寒日久的几种转归可以看出,虽然"太阳病,十日以去",但病邪却不一定会发生传变。其中有向愈者,亦有表邪仍不解者,只要表证不解,就应当再用解表的方法治疗。凭脉辨证是推断病情发展变化的主要依据,不可拘泥于病程长短,这个精神在这一条又得到了很好的体现。

太阳中风,脉浮紧,发热恶寒,身疼痛,不汗出而烦躁者,大青龙汤主之。

若脉微弱，汗出恶风者，不可服。服之则厥逆，筋惕肉瞤，此为逆也。(39)

大青龙汤方：

麻黄六两，去节　**桂枝**二两，去皮　**甘草**二两，炙　**杏仁**四十个，去皮尖　**生姜**三两，切　**大枣**十二枚，擘　**石膏**如鸡子大，碎

上七味，以水九升，先煮麻黄，减二升，去上沫，内诸药，煮取三升，去滓，温服一升，取微似汗，汗出多者，温粉扑之。一服汗者，停后服。汗多亡阳，遂虚，恶风烦躁，不得眠也。

这一条论述了伤寒表实兼内热烦躁的证治，以及大青龙汤的禁忌证与误服后的变逆。

"中风"是伤寒的互辞，"太阳中风"实指太阳伤寒而言。从其所见脉浮紧，发热恶寒，身疼痛等证候看，也可确定这是属于伤寒表实无疑，应当用麻黄汤治疗。"不汗出"既是一个证候，也可以看作是治疗不当，或因循失汗（如未就诊，或虽就诊而医者未用汗法），或虽用汗法，但病重而药轻，没有达到发汗的目的。汗出不来，寒邪在表不解，阳气闭郁不伸，进而化热，内热扰心，故生烦躁。不汗出是造成烦躁的原因，烦躁是不汗出的结果，因此说"不汗出而烦躁"。这种情况在临床上多见于体质强壮，正气抗邪有力而邪气又盛的患者。寒邪闭于表而不能入里，阳气郁于内而不能外泄，俗话所说的"让汗憋得烦躁不宁"，就是这种情况。但是，由于本证只是不汗出而致烦躁，并不见口渴引饮等阳明里证，故属邪在于表而兼有阳郁化热的病证，用麻黄汤虽然有散寒开闭之力，但是不能清里解热，非本证所宜，故用大青龙汤峻发在表之邪以宣泄阳郁之热，则表可解而烦躁得去。如果脉不浮紧而见微弱之象，又有汗出恶风等证，说明是荣卫俱虚或卫强荣弱，而不是荣卫皆实。如果误投峻汗的大青龙汤，则可因过汗亡阳，阳气不能充达四肢，出现四肢厥逆；过汗脱液，阴液不能营养筋肉，出现筋惕肉瞤。因治疗错误而导致病情变坏，所以说"此为逆也"。

大青龙汤是麻黄汤重用麻黄，再加石膏、生姜、大枣而成，为发汗之峻剂。倍用麻黄，佐桂枝、生姜，辛温发汗，散寒以启表闭；石膏辛寒，既可配麻黄解肌以开阳郁，又可清热以除烦躁；甘草、大枣和中以滋汗源。方后注有"汗出多者，温粉扑之"一句，说明本方发汗力很强，不易控制。当汗出太多时，防治之法就是以温粉扑于身上。温粉即炒米粉。用炒米粉扑身是汉时流行的一种止汗方法。尽管如此，仍会因汗出多而伤阳气，造成阳虚恶风，或阳虚阴盛，烦躁不得眠等多种变逆的发生。因此，如果使用大青龙汤，要特别注意在服药后控制发汗的多少。

我院某进修生曾治过一个壮年社员。该社员在夏季出了一身大汗后，下井里边工作，井底下阴寒如冰，全身大汗顿消，随之就出现全身疼痛、恶寒、发

热、无汗、烦躁之证，服别的药都没有效。这个医生一看，病人面赤气粗，脉浮紧而数，系大青龙汤证无疑。但是，当时是盛夏，他不敢贸然进药，就跟其他医生商量。其他医生都说可以用，如果汗出虚脱可用西药急救。因此，他就开了大青龙汤的原方，仅服一煎就汗出热退，诸证霍然而愈。

《金匮要略》将大青龙汤用于“饮水流行，归于四肢，当汗出而不汗出，身体疼重”之“溢饮”，主要取其发汗以解水毒之功，治疗水邪在末梢、皮下。我治过一个病人，这个人两手酸沉肿胀，身体肥胖，服黄芪、防己等益气利水药和注射维生素 B_1、B_{12} 等药都没效。我先后用了大青龙汤、越婢汤，药后汗出而病愈。

伤寒脉浮缓，身不疼，但重，乍有轻时，无少阴证者，大青龙汤发之。(40)

这一条承上条再论大青龙汤的证治及其与少阴证的鉴别。

太阳伤寒，脉由浮紧变为浮缓，证由身痛变为身重而且偶有减轻之时，反映在表的寒邪有随闭郁不伸的阳气化热的趋势。寒邪渐趋化热，脉自然由紧变为不紧，证也由身疼痛变为不疼。虽然寒邪逐渐化热，却尚未入里，仍在于表。表闭未开，阳气闭塞，全身气机不利，故见身重。邪气有入里之势，进退于表里之间，故见身重乍有轻时。表气闭郁，里有郁热，则烦躁与发热之证自是意在言外。

上一条的表寒闭郁较为突出，偏于外；这一条的表寒部分化热，趋于里，但并未见烦渴引饮的白虎汤证，故仍用大青龙汤发之。因为少阴阳衰也会出现身重烦躁等症，所以要注意和这一条大青龙汤证的身重相鉴别，勿犯虚虚之戒。少阴阳衰应该有脉微细、四肢厥逆、精神不振等真阳衰微之症，与大青龙汤的阳热证是不同的。

对于上两条所提到的“太阳中风，脉浮紧”，“伤寒，脉浮缓”，以及大青龙汤的应用，历代注家的意见很不一致。除一部分注家认为文字可能有错简外，其他观点基本可分两派。以成无己、许叔微、方有执等为代表，认为桂枝汤证是风伤卫，麻黄汤证是寒伤营，大青龙汤证是风寒两伤，营卫俱病。这就是著名的“三纲鼎立”之说。以尤在泾等为代表，不同意上述观点，认为“桂枝主风伤卫则是，麻黄主寒伤营则非。盖有卫病而营不病者矣，未有营病而卫不病也。至于大青龙汤证，其辨不在营卫两病，而在烦躁一证。其立方之旨，也不在并用麻桂，而在独加石膏。”尤在泾的这种观点与临床实际较为贴切，有可取之处。

伤寒表不解，心下有水气，干呕发热而咳，或渴，或利，或噎，或小便不利，少腹满，或喘者，小青龙汤主之。(41)

小青龙汤方：

麻黄三两，去节 **芍药**三两 **五味子**半升 **干姜**三两 **甘草**三两，炙 **桂枝**三两，去皮 **半夏**半升，汤洗 **细辛**三两

上八味，以水一斗，先煮麻黄，减二升，去上沫，内诸药，煮取三升，去滓，温服一升。

加减法：

若微利者，去麻黄加荛花，如鸡子大，熬令赤色。若渴者，去半夏，加栝蒌根三两；若噎者，去麻黄，加附子一枚，炮；若小便不利，少腹满，去麻黄加茯苓四两；若喘者：去麻黄，加杏人半升，去皮尖。

这一条论述外寒兼内饮的证治。

“伤寒表不解，心下有水气”，是对小青龙汤证外寒内饮病机的概括。“发热”一症代表了“表不解”，应该还有恶寒、无汗、身疼痛等伤寒表实的见证。心下胃脘部原有寒饮之邪内停，也就是“心下有水气”。寒饮扰胃，胃气上逆，故见干呕；水寒射肺，肺失宣降，故见咳嗽。水饮之邪变动不居，可随三焦气机升降出入，因此尚有众多或见之证。水饮不化，津液不滋，故见渴，但不欲饮水；水走大肠，清浊不分，故见下利；水寒滞气，气机失畅，故见噎；水饮内停，气化不利，故见小便不利，甚或少腹胀满；寒饮迫肺，肺气上逆，故见喘。咳、喘、渴、噎都是上焦的证候；干呕是中焦的证候；小便不利、少腹满、下利是下焦的证候。证候虽多，关键都是“水气”所致。心下有水饮，外有表寒，治以小青龙汤外散在表之寒邪，内消心下之水饮。这是发汗消饮，表里两治之法。

小青龙汤由麻黄汤去杏仁，加干姜、细辛、五味子、芍药、半夏所组成。麻黄发汗解表，宣肺平喘，兼以利水；桂枝可增强宣散寒邪，通畅阳气的作用；干姜配半夏，温化中焦的水寒之邪，治心下水气；细辛味辛而散，温散上中下三焦水寒之邪。从药物分析，小青龙汤在内又有温通三焦，通治上、中、下三焦寒饮的功效。由于恐怕药物辛散太过，耗阴动阳，损伤正气，故用炙甘草甘温以守中扶正，芍药酸敛以护肝阴，五味子酸敛以护肾阴，使本方有温散寒饮而不伤正气的特点。

从张仲景治疗寒饮的规律来看，在治疗肺胃寒饮的时候，常把干姜、细辛、五味子三药合用，对于寒饮咳喘有很好的效果。干姜、细辛可直接入肺，散水寒之邪，五味子也可入肺，收敛肺气之逆。一收一散，散中有收，正邪兼顾，对消散寒饮，止咳定喘则十分得力。因此，在使用本方时要特别注意这个配伍方法。《金匮要略·痰饮咳嗽病脉证并治》中有苓甘五味姜辛汤、桂苓五味甘草去桂加姜辛夏汤、苓甘五味加姜辛半夏杏仁汤、苓甘五味加姜辛半杏大黄汤这么几个治痰饮咳嗽的方子，都恰到好处地使用了干姜、细辛、五味子的配伍。

本方外散表寒，内消寒饮，为表里两治之方。不过，如果没有伤寒表证，仅

仅是寒饮内停而证见咳喘者，也可使用，如《金匮要略》将小青龙汤用于“溢饮”及“支饮”咳逆倚息不得卧等证。根据临床经验，凡内有寒饮而造成喘咳的病人，常有下述临床表现：水寒郁遏阳气，则面色多见青色或黧黑之色，或下眼睑处出现青黯之色，谓之“水色”；寒饮阻滞，营卫气血运行不利，则面部可出现对称性的色素沉着，谓之“水斑”；水气停留于皮下，则见面部虚浮，眼睑轻肿，谓之“水气”。水色、水斑、水气的出现，是使用小青龙汤时的望诊依据。另外，这类病人多见弦脉与水滑舌苔。

小青龙汤证的咳喘系寒饮射肺所致，往往咳而多痰，而且这种寒饮之痰具有以下特点：一是咳吐大量白色泡沫样痰，落地成水；二是咳吐冷痰，自觉痰凉如粉，痰色似蛋清样半透明，而且连续不断。相比而言，燥痰或热痰胶粘难吐，不难鉴别。此外，病人还常有短气、憋闷、窒息之感，重者则咳逆倚息不得平卧，更重者则咳喘时涕泪俱出，极重者甚至会因水气上冲而突然昏厥。因属寒饮为病，故天气暖和时则病情缓解，天气寒冷时则发作加重。

由于水寒之邪为患多变动不居，故常在主证的基础上出现各种不同的兼证。治疗兼证要注意随证加减药味，灵活变通，同样能取得良好治疗效果。本方后所附的加减法，就是张仲景随证化裁的示范。

本方麻桂并用，又配以细辛，虽有芍药、甘草、五味子相佐，毕竟还是辛散峻烈之剂。因此，在服法上要求水煎分三次服，使药力不致太猛。尽管如此，在临证时对于年高体弱、婴幼儿童，特别是心肾功能虚衰的患者，仍然要慎用，恐有拔肾气，动冲气，耗阴动阳之弊。对于一般的病人，使用本方也只是在喘咳急性发作时的救急之法，不可久服多用。一旦疾病缓解，就应当改用苓桂剂（如苓桂术甘汤、苓桂杏甘汤、苓桂味甘汤、苓桂薏甘汤、苓桂枣甘汤等）温化寒饮，以善其后。

我曾经治过一个咳喘病人，开了三剂小青龙汤，服了药以后症状减轻，本来应该更换方子，但是这个病人觉得服这个方有效，就没有复诊，自作主张，连着吃了十二剂，结果出现了鼻衄不止。后来虽然在医院经急救而血止，但仍然有倦怠、乏力等证。这就是过服辛散，伤阴动血的一个例子。叶天士在《临证指南医案·喘门》中记载了两张治喘的方子，一张用麻黄而不用细辛；另一张用细辛、干姜、五味子而不用麻黄，反加茯苓、人参等药。为什么叶氏把麻黄、细辛二药分用而不合用？可能是因为他行医在我国南方，气候温暖潮湿，人体腠理疏松，因而不敢过用辛温发散之故。可见，后世名家对于麻黄、细辛同用，发散力太强，易伤阴动阳的弊病，已有深刻的认识。

大、小青龙汤都可以看作是由麻黄汤加减衍化而来，也都是表里两解之方。但是，大青龙汤发汗散寒，兼清阳郁之热而除烦躁，以发汗为主；小青龙汤发汗散寒，蠲除心下寒饮而治咳喘，以蠲饮为主。无论是《伤寒论》还是《金匮要略》，使用大青龙汤都要取汗，而小青龙汤在《伤寒论》中被用于表里两解，在《金匮要略》中仅被用于温散心下水饮。

大青龙汤的使用禁忌在《伤寒论》中已经说了，因此在《金匮要略》中就不再重复，这是详于前而略于后。小青龙汤的使用禁忌在《伤寒论》中没有记载，而在《金匮要略》中却有明文，这是详于后而略于前。《金匮要略·痰饮咳嗽病脉证并治》说："咳逆倚息不得卧，小青龙汤主之。青龙汤下已，多唾口燥，寸脉沉，尺脉微，手足厥逆，气从小腹上冲胸咽，手足痹，其面翕热如醉状，因复下流阴股，小便难，时复冒者，与茯苓桂枝五味甘草汤，治其气冲。"这一条详细记述了小青龙汤的使用禁忌和误服本方后的变证，以及救治方法。尤在泾对这一条做了很好的解释说明："服青龙汤已，设其人下实不虚，则邪解而病除。若虚则麻黄细辛辛甘温散之品虽能发越外邪，亦易动人冲气。冲气，冲脉之气也。冲脉起于下焦，夹肾脉上行至喉咙。多唾口燥，气冲胸咽，面热如醉，皆冲气上入之候也。寸沉尺微，手足厥而痹者，厥气上行而阳气不治也。下流阴股，小便难，时复冒者，冲气不归，而仍上逆也。茯苓桂枝能抑冲气使之下行，然逆气非敛不降，故以五味之酸敛其气，土厚则阴火自伏，故以甘草之甘补其中也。"说明下虚之人误用小青龙汤会造成动冲气、拔肾气的后果，提示人们对小青龙汤的使用应严格掌握它的禁忌证。尽管《金匮要略》中除这一条的苓桂味甘汤外，还设有误用小青龙汤后的多种救治之方，但仍以慎用为妥。不过，治疗当以辨证为依据，只要辨证准确，则治无禁忌，因此也不可当用而不用。

本方以寒饮咳喘为适应证，不能用于太阴温病，风热犯肺的咳喘。《金匮要略》中的小青龙加石膏汤，治疗"肺胀，咳而上气，烦躁而喘，脉浮者，心下有水"，是用于水饮之邪在内，阻遏阳气而有烦躁证的。

伤寒，心下有水气，咳而微喘，发热不渴。服汤已渴者，此寒去欲解也。小青龙汤主之。(42)

这一条承上条，补述小青龙汤证的主证及药后寒去欲解的机转。

"小青龙汤主之"应该接在"发热不渴"之后，属于倒装句法。"伤寒，心下有水气"与上一条"伤寒表不解，心下有水气"的含义一样，也是讲了小青龙汤证的病机。上一条所讲的主证是干呕，发热而咳，这一条补述咳而微喘也是适应证。上一条或然证中的口渴是由水气不化，津液不滋所致，所以在治疗时去半夏加天花粉以生津止渴。这一条服用小青龙汤后出现口渴，是药后寒饮之邪已去，胃阳之气渐复，里气温，水气散的征象，所以张仲景说："此寒去欲解也。"虽然渴，但不甚，怎么办呢？可不治自愈，少少与饮水即可。如果喝水喝得太多了,则有郁遏胃阳,导致水饮复聚之患。

太阳病,外证未解,脉浮弱者,当以汗解,宜桂枝汤。(43)

这一条论述太阳病脉见浮弱者,治宜桂枝汤。

这一条应与第38条“脉但浮者,与麻黄汤”合看。第38条的太阳病“脉但浮”,实际上指的是浮紧之脉,应属伤寒表实证,治宜麻黄汤。这一条的太阳病脉非浮紧而见“浮弱”,弱是缓弱之象,应该考虑是中风表虚证,治宜桂枝汤。

在连续七条论述麻黄汤以及大小青龙汤这些伤寒表实诸证治之后,从这一条开始又再次论述桂枝汤证治,这就有一个虚实对比,可以深化辨证论治的思想。

太阳病,下之微喘者,表未解故也。桂枝加厚朴杏子汤主之。(44)

这一条论述太阳表证不解,兼有邪陷致喘的证治。

太阳病,只要外证还在,即使大便不利,也不可以先下,而应该先解表,表解才能泻下攻里。这就是所谓的“汗宜早,下宜迟”。如果表证仍然存在而误用了下法,那么就容易伤里气,使表邪乘虚内陷。误下之后,只见到微喘,说明在表的邪气已经稍稍入里,影响肺气不利而上逆。由于矛盾的主要方面还在于表,即“表未解”,因此治疗上仍以桂枝汤解肌发表为主,再加厚朴、杏仁降气平喘。由于下后正气受伤,故不可用麻黄汤峻汗。临床上凡是风寒外感兼有轻喘,脉浮有汗的,用桂枝加厚朴杏子汤有很好的效果。前面第20条“喘家作桂枝汤,加厚朴杏子佳”讲的是新感诱发宿喘,用本方主要不在于治喘而是治中风兼以照顾宿疾,是急则治标之法,因此曰“佳”。这一条为新感表邪不解,邪陷致喘,是桂枝汤证的兼证,用本方意在发散表邪兼以宣降肺气,表里兼顾则诸证尽愈,因此不说“佳”,而说“主之”。

临床上治喘,寒饮射肺者用小青龙汤,肺热作喘者用麻杏甘石汤,用这些方法治喘的大有人在。相比而言,使用桂枝加厚朴杏子汤治喘者比较少,而且本方也很少被人重视。其实,对于风寒外感所致的汗出而喘,麻杏甘石汤、小青龙汤都不合适,只有这个方子能治。蒲辅周先生的医案中就有用本方治喘的记载,这是深得此方要领的。本方治喘,以证见脉浮缓、有汗者为准,在桂枝汤中加厚朴、杏子。叶天士只加杏子而不加厚朴,效果也很好。

太阳病,外证未解者,不可下也,下之为逆。欲解外者,宜桂枝汤主之。(45)

这一条论述表里同病,应先解外,治宜桂枝汤。

凡是表证未解,又见到大便不利的里证时,不能先攻下。如果先攻下了,就犯了治疗上的错误。因为在一般情况下,邪客于表,应当汗之而解;邪气结于里,应当下之而愈;表里同病,也应该先解表后攻里。如果先攻下了,就要伤里气，里气一受伤，在表的邪气就很容易乘虚内传，使病情复杂化。因此，表里同病时，一定要先解外，等表邪解决之后，如果里气仍实，才能攻下。这是伤寒六经证治的一条很重要的治疗原则。至于解表，应当考虑使用桂枝汤。因为这里说的是不大便，所以用麻黄汤峻汗就容易伤津液，只能用桂枝汤滋阴以和阳，调荣而和卫才合适。

太阳病，先发汗不解，而复下之，脉浮者不愈。浮为在外，而反下之，故令不愈。今脉浮，故知在外，当须解外则愈，宜桂枝汤主之。(46)

这一条论述太阳病汗、下后不解仍可再汗。

太阳病，本应发汗而解。现在是“先发汗不解”，说明可能是表里同病，或者是汗不得法，或者是病重药轻，以致一次发汗不能解除。既然表邪不解，那就应当再以汗解，即使有里证也不应该攻下。否则，误下必伤正气，引起表邪内陷，变生他病。现在是表邪不解而复下之，脉仍见浮，说明病邪仍在太阳之表，没有内传。“浮为在外，而反下之，故令不愈”是自注句，指出病不解的原因是当汗未汗，而反用下法。由于现在这个病发生在汗下之后，虽然应当再汗，也不可用麻黄汤峻汗，而应当选用桂枝汤。

太阳病，有一汗不解可以再汗之法；阳明病，有下后余热复聚，可以再下之法。临证以辨证为准，有是证则用是法，千万不能动摇不前。

太阳病，脉浮紧，无汗，发热，身疼痛，八九日不解，表证仍在，此当发其汗。服药已，微除，其人发烦目瞑。剧者必衄，衄乃解，所以然者，阳气重故也。麻黄汤主之。(47)

这一条论述太阳伤寒，迁延日久，服麻黄汤后可能发生鼻衄而解的情况，并指出欲衄的先兆及衄解的原因。“麻黄汤主之”应接于“此当发其汗”之后。

太阳病，出现脉浮紧、无汗、发热、身疼痛，是典型的太阳伤寒表实证。如果其证迁延八九日不解，那么仍应该用麻黄汤发汗。如果药后病人出现不汗出而烦躁，属于表邪闭郁太甚，阳热内郁的大青龙汤证。“服药已，微除”，就是说稍稍出了一点汗，证候略有减轻，但是不彻底。为什么这个时候没有汗出而病愈呢？这是因为卫闭营实，又没有得到及时的治疗，迁延了八、九天，使阳气受寒邪的郁遏太甚，即“阳气重故也”。这个时候即使用了麻黄汤，也仅仅能稍稍出一点汗，使卫分之邪稍减，而营中之邪却不能尽去。

尽管如此，服药以后正气得药力之助，使阳气振奋，又可能出现战汗作解或鼻衄作解的情况。这两种自解的情况多见于邪气盛，体质也比较壮的病人。这一条说的是鼻衄作解的情况。鼻衄作解，又称为“红汗”，是邪气不能外解，阳郁太甚，内逼营分，迫血妄行，从清道鼻窍而出。汗血同源，邪气不能从汗解，那么可从衄而解。在衄解之前，因阳气发动，欲祛邪外出，正邪相争，患者常常出现烦热、畏光,或头晕等一些先兆证候。衄血之后,营分之寒邪可随之而去,诸证也随之而愈。这个过程或称为“衄以代汗”,或称为“出红汗”、“出大寒”。

太阳病,脉浮紧,发热身无汗,自衄者愈。(48)

这一条接着上一条再论太阳伤寒表实可自衄而解。

“脉浮紧,发热身无汗”,属于太阳伤寒表实证无疑。太阳伤寒表实,如果未经发汗,那么阳气必然闭郁得较重,邪气内迫于营分。对于身体壮实的病人来说,他的机体发挥自然抗病能力,会有祛邪外出的转机,其途径常常是鼻衄。通过衄血,可以将营分的寒邪驱出体外。如果病人不能以衄血自愈,也可考虑施以针刺放血的办法。现在民间还在用这种办法治疗各种热病,就是这个道理。例如,对那些外感所致的高热病人,用三棱针在曲池、少商、太阳穴等处放血,都能取得疗效。因此,对于临床上外感高热的病人发生鼻衄,也要想到可能是自解的机转,不要轻易地用犀角地黄汤等一些凉血之剂,以致冰伏邪气。

二阳并病,太阳初得病时,发其汗,汗先出不彻,因转属阳明,续自微汗出,不恶寒。若太阳病证不罢者,不可下,下之为逆,如此可小发汗。设面色缘缘正赤者,阳气怫郁在表,当解之、熏之;若发汗不彻,不足言阳气怫郁不得越,当汗不汗,其人躁烦,不知痛处,乍在腹中,乍在四肢,按之不可得,其人短气,但坐,以汗出不彻故也,更发汗则愈。何以知汗出不彻,以脉涩故知也。(49)

这一条论述太阳阳明并病的成因和证治,可分三段进行分析。

第一段从“二阳并病”至“续自微汗出,不恶寒”,主要论述太阳阳明并病的成因。太阳病汗出不彻,可以转属阳明。太阳初得病时,用汗法是正确的。但是,如果发汗不够彻底,也达不到祛邪外出的目的。表邪不解,就有可能转属阳明。阳明是多气多血、阳气昌隆之经。里热盛,逼迫津液外越,故见汗出;表邪已尽,就不恶寒了。因此,汗出、不恶寒是表邪全部入里,阳明燥热已成的表现,治疗应用下法。

第二段从“若太阳病证不罢者”至“当解之熏之”,主要论述太阳阳明并病的证治。如果太阳之邪只有部分入里而太阳病证不罢者,那就称为“二阳并病”。二阳并病,邪气入里并于阳明,又有入腑与入经的不同。如果太阳表证不罢,即使阳明燥热已成,也不能先用下法,否则就会使表邪内陷而发生他变,因此要先解表后攻里。由于部分的邪气已经入里了,在表的邪气也已经有所减轻,如果用大汗之法,就会使津液外出,反而助阳明燥热,因此以小汗为宜。如果太阳表邪不罢,部分邪气内传阳明,就会出现“面色缘缘正赤”。赤为红之甚,正赤就是深红之色。“缘缘正赤”指满面通红,而且从表皮到深层都很红。这种红色既不是局部发红,也不是浮红、泛红、嫩红,与虚阳上浮的面赤截然不同。同时,这种红色也比“以不得小汗出”而有小邪不解的“面有热色”之红为深。由于阳明经中之邪怫郁不散,使阳气不得发越,那么还应伴有恶寒、发热等一些证候。“解之熏之”,都是指汗法而言,可用葛根汤清解阳明经热,兼解太阳表邪。

第三段从“若发汗不彻”至结尾,进一步论述二阳并病的成因和主证。造成二阳并病的原因,是太阳病发汗不彻所致。当汗不汗,不仅不能使表邪发散,而且使阳气怫郁不得发越。阳气闭郁,进而化热,故见烦躁。邪气外闭,肺气不利,故见“短气,但坐”而不能平卧。太阳主皮毛,阳明主肌肉,这二经邪气不解,营卫之气滞涩不利,就会出现痛无定处,一会儿在腹中,一会儿在四肢,如果按的话又找不到明确的痛处。究其原因,以上这些症状都是汗出不彻,两阳经的经气闭郁所致。怎么知道是汗出不彻呢?除了以上证候外,还能见到涩滞的脉象。脉涩反映了邪气凝滞未散,营卫郁遏不畅。治疗就应当再发汗,以疏解两阳经表之邪,这个病才能治好。

脉浮数者,法当汗出而愈。若下之,身重心悸者,不可发汗,当自汗出乃解。所以然者,尺中脉微,此里虚,须表里实,津液自和,便自汗出愈。(50)

这一条论述伤寒夹虚的证治。

“脉浮数”,含有脉浮紧之意。一般说来,浮紧之脉略带数象,浮缓之脉略带迟意。脉浮紧,说明是太阳伤寒证,应该用麻黄汤发汗。如果误用了下法,就会伤里气。正气受伤,气虚乏力,故见身重。气虚则心无所主,故见心悸。如果表邪仍在,那就是伤寒夹虚之证,不能再用发汗之法。误下后正气亏虚,不仅会表现为身重、心悸,而且从“尺中脉微”也可以得到证实。“尺中脉微”,指尺脉微。尺候里,候肾,微是虚脉,尺脉微反映里气已虚。这时如误发虚人之汗,常会导致邪气未去,而正气被伤,使病情恶化。怎样处理才好呢?一方面,可借助于饮食调养,待正气恢复,阴阳自和,表里正气充实,能祛邪外出,就可以自汗出而愈。另一方面,如果不能自愈,虽等待日久,正气仍不能恢复,表邪也不能自解的,根据后世医家的主张,可用小建中汤扶中补虚,外调荣卫,此即所谓的“实人伤寒发其汗,虚人伤寒建其中”。

在《伤寒论》中,既有冲锋陷阵之方,峻烈凶猛之药,大刀阔斧地去攻病逐邪,也有周全细腻、非常谨慎地遣方用药,还有立足于调养之法,寄希望于正复。这是因病、因人制宜,量虚、量实用方,这些事例称得起辨证论治的典范。

脉浮紧者,法当身疼痛,宜以汗解之。假令尺中迟者,不可发汗。何以知之然?以荣气不足,血少故也。(51)

这一条进一步论述伤寒夹虚不可发汗的原则。

“脉浮紧”,如果阴阳俱紧者,就是太阳伤寒表实证的脉象。伤寒表实,寒邪凝滞，营卫不利，必见身疼痛之证，应该用麻黄汤发汗。这就是“脉浮紧者，法当身疼痛，宜以汗解之”的意思。但是，如果这个人脉象并非阴阳俱紧，而是尺中脉迟，尺以候里，迟是营血涩滞不足之象，故为里虚之征。虚人外感，虽有表邪，也忌用汗法。否则，强发虚人之汗，犯了“夺汗者无血”的禁忌，就会更伤营血而有劫阴之变。

许叔微《普济本事方》记载有这样一个医案：“昔有乡人丘生者病伤寒，予为诊视，发热头疼烦渴，脉虽浮数而无力，尺以下迟而弱。予曰：‘虽属麻黄证，而尺迟弱。仲景云：尺中迟者，荣气不足，血气微少，未可发汗。’予与建中汤加当归黄芪令饮。翌日脉尚尔，其家煎迫，日夜督发汗药，言几不逊矣。予忍之，但只用建中调营而已。至五日，尺部方应，遂投麻黄汤，啜第二服，发狂，须臾稍定，略睡，已得汗矣。信知此事是难是难。仲景虽云不避晨夜，即宜便治，医者亦须顾其表里虚实，待其时日。若不循次第，暂时得安，亏损五脏，以促寿限，何足贵也！”可以看出，许氏对“虚人伤寒建其中”的原则是有深刻认识的。虽然后世对虚人外感的治疗方法有不少新的发展，如助阳解表、益气解表、滋阴解表等等，但在使用这些方剂对虚人发汗时，仍要小心谨慎。至于使用麻黄汤发汗，则更是绝对的禁忌。

脉浮者，病在表，可发汗，宜麻黄汤。(52)

脉浮而数者，可发汗，宜麻黄汤。(53)

这两条承接上条并与之对比，指出凡太阳表实证，非尺脉微、尺脉迟者，可以考虑用麻黄汤发汗。

浮脉主表，数有紧之意。从“可发汗，宜麻黄汤”看，其证当属太阳伤寒表实，应发汗以解表，用麻黄汤。但是，必须是脉阴阳俱紧才能用。如果尺脉微或尺脉迟，则当禁用汗法。因此，这里说脉浮或脉浮而数，意在言外，就是尺脉不微不迟，才“宜麻黄汤”，而不禁之。

病常自汗出者，此为荣气和。荣气和者，外不谐，以卫气不共荣气和谐故尔。以荣行脉中，卫行脉外，复发其汗，荣卫和则愈，宜桂枝汤。(54)

这一条论述荣卫不和，常自汗出的证治。

“病”，泛指已病之人。证见经常性的自汗出，是荣气无病而在外的卫气不与荣气相和谐的缘故。在正常的生理情况下，荣行脉中为卫之守，卫行脉外为荣之使，荣滋卫而使卫气不亢，卫护荣而使荣阴不泄。两者相互为用，相互制约。如果在外的卫气与荣气相离而不相将，卫气失却固外护荣的作用，使荣气不能内守，故常自汗出。虽然荣气本身无病，但卫气不能固密，二者仍然不能互相协调，即所谓的“以卫气不共荣气谐和故尔”。这种营卫不和的自汗出，可以用桂枝汤治疗。因为病本自汗出，又用桂枝汤发汗，所以说“复发其汗”。桂枝汤有滋阴和阳，调和营卫的作用，以其发汗可使营卫和合，卫外为固，荣阴内守，则汗出自愈。这是用发汗来止汗的方法。

对于这一条荣卫不和的自汗证，注家有两种不同解释。一种意见认为，卫气不和的原因是受风邪所伤，用桂枝汤复发其汗，以祛风邪而和荣卫。另一种意见认为，卫气不和的原因是荣卫本身失却协调，和风邪无关。根据条文，既没有说太阳病，也没见寒热、头痛、脉浮的表证，因此无太阳证的荣卫不和的说法比较妥当。临床上对于没有寒热、头痛等表证的自汗出病人，用桂枝汤治疗都有效，也是一个很好的证明。

病人脏无他病，时发热，自汗出，而不愈者，此卫气不和也。先其时发汗则愈，宜桂枝汤主之。(55)

这一条论述卫气不和，时发热自汗出的证治。

“病人脏无他病”，是指饮食、二便、睡眠都正常，无内证可述，说明里气和。文中又没有提到太阳病或脉浮、恶风寒等表证，说明也不是太阳中风。病人只是出现时而发热、汗出的症状，而且缠绵不愈，吃了一些药也不见效。这也是卫气不和，荣卫失调的表现。荣卫分别为阴阳之属，阴不制阳，则卫阳亢盛而发热；阳不护阴，则荣阴外越而汗出。治疗上也应选用桂枝汤调和荣卫，但一定要在发热、汗出发作之前服药，阴阳荣卫才比较平衡稳定而易于调节，而且可以避免在发作时服药汗出太多而损伤正气。这类疾患在临床上并不少见，尤以妇女更年期时更为多见，在使用滋阴、助阳、清热、敛汗的方法都难取效时，可以试试桂枝汤，往往都有效。

伤寒脉浮紧，不发汗，因致衄者，麻黄汤主之。(56)

这一条论述汗以代衄的证治，应该与前面的第47、第48两条衄以代汗合参。

“伤寒脉浮紧”，指出是太阳表实证。“不发汗”，一是指出病人无汗，一是意味着没有及时治疗，或虽然治疗了，但是没有用麻黄汤发汗。表证不得汗出，阳气被寒邪闭郁，如果是体质壮实的人，就有邪从衄解的机转。如果衄后脉静、热退身凉，病好了，就不必再发汗了。如果虽衄但表邪不解，可能是衄而不畅，就像发汗不彻一样，不足以解表达邪，起不到热随血减的作用。为什么会衄而不畅呢？主要因为在经的邪气太重而难出。应当用麻黄汤发汗，以分消太阳经中之邪。汗出邪散，则鼻衄自止，热退病愈。因为仍需从汗而解，故属“汗以代衄”之法。

伤寒不大便六七日，头痛有热者，与承气汤。其小便清者，知不在里，仍在表也，当须发汗；若头痛者必衄，宜桂枝汤。(57)

这一条通过小便的清与赤以辨表里，并论述表里的不同证治。

“伤寒”,泛指外感热病。在外感热病的发病过程中,六七天不大便,又出现头痛有热。这里不具体说是翕翕发热,还是蒸蒸发热,或是日晡潮热,是为进一步辨证留有余地。从“其小便清者,知不在里”一句可知病仍在表。如果头痛有热是由阳明里热上熏所致,则小便必黄赤,发热必是蒸蒸发热或潮热,治疗自然应当用承气汤泻下。现在是小便清,说明里无燥热,病邪仍在于表,其证应该是头项强痛、翕翕而热、恶风寒,尽管不大便六七日,但是腹部无所苦,因此不可用泻下之法,而应考虑用桂枝汤发汗。“宜桂枝汤”应接“当须发汗”之后。如果太阳经邪不解,头痛日久,阳郁过甚,也可能出现鼻衄代汗自解的情况。

《续名医类案》记载李士材治疗一个患伤寒六日的病人,“评语狂笑,头痛有汗,大便不通,小便自利,众议承气汤下之。脉之,洪而大,因思仲景云:伤寒不大便六七日,头痛有热,小便清,知不在里,仍在表也。方今仲冬,宜与桂枝汤。众皆咋舌掩口,谤甚力,以评语为阳盛,桂枝入口必毙矣。李曰:汗多神昏,故发评妄,虽不大便,腹无所苦,和其营卫,必自愈矣。遂违众议用之。及夜,笑语皆止,明日大便自通。”这一病案中的谵语狂笑、头痛有汗、大便不通,好像是阳明里热可下之证,但是小便不短赤而自利,是里无热;脉不沉实而洪大,是里无实;腹无胀满疼痛之苦,是无可下之证。李士材抓住了以上辨证眼目,果断地使用桂枝汤调和营卫以解表,使病得以速愈,可以说是深得仲景的辨证要领,值得我们学习和效法。

伤寒发汗,解半日许,复烦,脉浮数者,可更发汗,宜桂枝汤主之。(58)

这一条论述汗后余邪复聚的证治,应和第46条合参。

太阳伤寒表实证,用麻黄汤发汗,汗后脉静身凉,说明表证已解。但仅仅半天左右的时间,又出现发热、脉浮数的证候。烦者,热也。脉浮数,即指浮紧而言。这些仍是邪在外的表现。伤寒解后复见表证,这个表邪由何而来呢?一般认为是汗后大邪已去,但是余邪未尽,半日后又复聚为患,但也不排除复感风寒的可能性。无论余邪复聚或复感外寒,只要表证再现,就仍然应当再发汗解表,故曰“可更发汗”。但是,前面已经用过麻黄汤发汗,腠理已开,不能耐受麻黄汤峻汗,应当选用桂枝汤调和荣卫,解肌发表,祛邪而不伤正。这属于一汗不解可以再汗之法。

凡病若发汗、若吐、若下、若亡津液,阴阳自和者,必自愈。(59)

这一条指出凡治病要求使人体达到阴阳自和则病必自愈。

“凡病”,泛指一切病证,不单指中风、伤寒。汗吐下用之得当,是治病祛邪之法,可以调阴和阳而达到治疗目的。如果使用不当,又可损伤正气,如伤阴、伤阳、伤血、伤气等。如果邪去正衰,就不一定非要再用药物治疗,可以通过饮食调补、休息疗养，等待人体阴阳自我调节而达到新的平衡，即可自愈。此即所谓的“于不治中治之”。

当年我在营口学医的时候，一位张姓邻居患了伤寒，时间也比较久了，先后经过几个医生治疗，好得也差不多了，但只有呃逆不止久治不愈。后来，延新民县的一个老医生来治，问过病史后，让他用粳米煮汤送服西洋参末二三分。吃了六七日，呃逆就好了。其他的医生觉得奇怪，就问他是怎么回事？老医生说：“仲景说过：‘凡病，若发汗，若吐，若下，若亡血、亡津液，阴阳自和者，必自愈。’这个患者经过很多天的治疗，邪气虽去，但胃中气阴已衰，胃气不调，所以作呃。如果再用药物去损伤胃气，只能有害而无益。用米汤调养，借五谷之气以养人，胜于药石，再加上少量的洋参以扶胃家气阴，效果更为理想。”医生们听了以后都叹服不止。这位老医生的认识可谓学有所得。

这一条明确说明中医治病的目的就是要达到阴阳自和。临床上既可通过药物治疗来达到这一目的，也可不用药物而通过自身功能的恢复与调节来达到这一目的。但绝不能盲目地滥用药物以破坏这一目的的实现，而违背了医经之旨。

大下之后，复发汗，小便不利者，亡津液故也，勿治之，得小便利，必自愈。(60)

这一条举例说明阴阳自和者必自愈。

表里同病，治疗应当先解表后攻里。如果先下后汗，为治疗失序。大下之后又发汗，出现小便不利，是因为汗下津伤所致，并非水饮内停。因此，不可见到小便不利就误用渗利之品。针对这种情况，当以饮食水谷调养为主，待体内津液慢慢恢复，小便必然通利。小便通利反映阴阳已经自和，所以说“得小便利，必自愈。”

这一条告诉我们，临证时不要见到小便不利就利尿。如果属于亡津液的尿源不足之证，越用渗利方药，津液损伤越重，小便也就越不利。因此，可以通过饮食水谷调养，滋其源而开其流，等津液回生，化源充足，阴阳调和的时候，小便自然畅利。

下之后，复发汗，必振寒，脉微细。所以然者，以内外俱虚故也。(61)

这一条论述误治伤阳以致表里阳气皆虚的脉证。

太阳病，如果下后复汗，治疗失序，邪气虽去，正气也会损伤。“振寒”，就是寒冷而振栗，是表阳不足之证；“脉微细”，是里阳虚衰的脉象。病人在经过泻下与发汗后出现了表里阳气俱虚的脉证，因此仲景断为“内外俱虚”之证。阳气的根本在于肾，少阴是一身阳气之总司。表里阳气俱虚，实际上是少阴之阳已衰。

上一条为下后复汗而伤阴，这一条为下后复汗而伤阳。两条前后呼应，互相发明，论证了治疗不当可以导致伤阴、伤阳及阴阳失和的种种变证。

下之后，复发汗，昼日烦躁，不得眠，夜而安静，不呕不渴，无表证，脉沉微，身无大热者，干姜附子汤主之。(62)

干姜附子汤方：

干姜一两　**附子**一枚生用，去皮，破八片

上二味，以水三升，煮取一升，去滓，顿服。

这一条论述阳虚阴盛烦躁的证治。

凡表里同病之证，治疗应先汗后下。如果先下后汗，则属于误治，病不仅没好，反而使表里阳气俱伤。阳虚则阴盛，盛阴搏击弱阳，故见烦躁不宁。阳旺于昼，阴旺于夜。白天人体的弱阳得到天阳相助，能与阴争，故见烦躁而不得眠；晚上阴气用事，弱阳无力与盛阴相抗衡，故见夜而安静。烦躁多见于阳热证，如太阳病有不汗出而烦躁或反烦不解，阳明病有大烦渴不解，少阳病有心烦喜呕。此处虽见昼日烦躁，但“不呕”，则知非少阳病；“不渴”，则知非阳明病；“无表证”，则知非太阳病。三阳无邪可言，而又见“沉微”之脉，沉主里病，微为阳衰，是少阴真阳衰微，阴寒独盛之象，说明昼日烦躁不得眠属于阴证无疑。肾为阴阳之根，如果阴盛阳衰至甚，阳气难藏，就有离根之险。根之虚阳外越，被逼于上，为“戴阳”；被格于外，为“格阳”，两者均是阳亡的先兆。戴阳于上，面红如妆；格阳于外，身大热而欲得近衣。这一条说“身无大热者”，就是说尚有微热，说明残存之阳幸而没有完全外越。因此，以干姜附子辛热纯剂急煎顿服，力挽残阳于万一。

干姜附子汤由干姜、附子组成。姜、附都是大辛大热之品，能复先后天脾肾之阳。附子生用则力量更加峻猛。一次顿服，使药力集中，收效迅速。本方加上甘草就是四逆汤，加上葱白就是白通汤。没有阴盛阳郁之象，故不用白通汤；阴寒很盛，顷刻就要亡阳，治当急温，故也不用四逆汤。本证阳气暴虚，阴寒独盛，寒极发躁，残阳欲亡，故不用甘草之恋缓，单取姜附之迅猛，急以扶阳抑阴为先。

发汗后，身疼痛，脉沉迟者，桂枝加芍药生姜各一两人参三两新加汤主之。(63)

桂枝加芍药生姜人参新加汤方：

于桂枝汤方内，更加芍药、生姜各一两，人参三两，余依桂枝汤法服。

这一条论述汗后营气不足的脉证与治法。

汗法本来是治疗表证的。表证常见身疼痛，汗出后表邪解，身疼痛就应该消失了。如果发汗后仍有身疼痛，这是什么原因呢？应当凭脉辨证。如果脉

浮，是表不解，可以再发汗。如果脉沉而迟，沉主里病，迟为血虚，说明身疼痛并不是表证，而是发汗太过，损伤了营气，以致四肢百骸失养所致。应当调补营卫，用桂枝加芍药生姜各一两人参三两新加汤。

所谓"新加汤"，是指仲景在前人所创桂枝汤的基础上，重用芍药、生姜，又加人参而成。由此可知，《伤寒论》中的113方绝大多数是张仲景"博采"所得，并非他一人所首创。本方以桂枝汤调和营卫，加重白芍的用量以养营血，加重生姜的量以使药力达表，专治营卫气血不足的身疼痛。《金匮要略》中治"血痹"的黄芪桂枝五物汤，就是桂枝汤去甘草加黄芪而成。本方生姜用量最大，是因其辛而外达，能领药力走表而治身疼痛；再加上人参，可以补汗后之虚，以益气生津养营为急务。

本方治疗营卫气血不足的身疼痛效果很好。我曾经治过一个妇女，产后半个月，身疼不止，服生化汤无效。实习学生给她开过八珍汤等方药，虽有效却不能根治。我一看，她六脉无力，就用了桂枝新加汤原方，三剂后病就好了。

发汗后，不可更行桂枝汤。汗出而喘，无大热者，可与麻黄杏仁甘草石膏汤主之。(64)

麻黄杏仁甘草石膏汤方：

麻黄四两，去节　**杏仁**五十个，去皮尖　**甘草**二两，炙　**石膏**半斤，碎，绵裹

上四味，以水七升，先煮麻黄，减二升，去上沫，内诸药，煮取二升，去滓，温服一升。本云：黄耳杯。

这一条论述邪热壅肺作喘的证治。

风寒在表，可以用发汗之法。但是，当外邪闭郁，肺有蕴热的时候，如果用辛温发汗，常会使肺热加重。邪热迫肺，肺失清肃，故见喘息。肺热蒸腾，逼迫津液外泄，故见汗出。因此，汗出而喘是肺热的明征。汗出而喘，但不恶风寒，是表无寒邪，故"不可更行桂枝汤"；汗出而喘，并不是无汗而喘，故也不能用麻黄汤。这样就把太阳病表证之喘排除在外了。汗出而喘，身"无大热"，也没有烦渴证，又把阳明内热上迫于肺之喘排除在外了。不过，也有注家把"无大热"当做无太阳病表证来解，亦通。根据临床观察，邪热在肺作喘，由于肺合卫而主皮毛，常常可见到发热，甚至高热不退，故不要被"无大热"之句迷惑。麻黄汤证的无汗而喘都是太阳之邪影响肺气宣降所致，而本证是邪热壅肺，肺失清肃作喘，与风寒没关系。治疗重点在于清肺热，不在于发汗解表，因而用麻杏甘膏汤治之。

麻杏甘膏汤由麻黄、杏仁、甘草、石膏四味药组成，以清肺热、平喘为主。方中麻黄不配姜桂，是因为并不以其发汗，而是以其宣肺平喘。无论寒喘、热喘，只要配伍得宜，麻黄都可以用。麻黄配石膏，清宣肺中郁热，可以治疗热

喘。石膏剂量用到半斤，超过麻黄用量的一倍，清肺热的效力就显而易见了；杏仁降肺气之逆，佐麻黄以平喘咳；甘草调和诸药，补中益气。

临床用这个方子治疗肺热作喘效果很好，尤其对小儿麻疹并发肺炎属于肺热者更有可靠的疗效。根据临床经验，肺热重者，可加羚羊角粉；痰热壅盛，痰鸣气促者，可加黛蛤散或鲜枇杷叶；喘而大便不下者，可加瓜蒌皮、炙桑皮；大便燥结者，可加大黄，使下窍通则上窍利而喘自愈；肺气不利，憋气胸闷者，可加甜葶苈以泻痰热。如果麻疹不透，疹毒内陷，以致喘促不安、鼻翼煽动，唇甲紫绀，可用五虎汤，就是麻杏甘膏汤加上等好茶叶，同时用三棱针点刺耳背紫色络脉出血，往往都有效。总之，只要随证化裁，多能获得良好的治疗效果。

发汗过多，其人叉手自冒心，心下悸，欲得按者，桂枝甘草汤主之。(65)

桂枝甘草汤方：

桂枝四两，去皮　**甘草**二两，炙

上二味，以水三升，煮取一升，去滓，顿服。

这一条论述心阳不足而致心悸的证治。

“阳加于阴谓之汗”，汗为心之液，由阳气蒸化津液而成。因此，过汗必然要耗伤心阳。心阳被伤，心脏失去了阳气的庇护，空虚无主，故见心中悸动而又喜按，借以安定心悸之苦，正是所谓的“外有所护，则内有所恃”，也就是条文中的“其人叉手自冒心，心下悸，欲得按”。根据临床观察，患者还可以见到心前区憋闷不适的证候。治疗当用桂枝甘草汤来调补心阳。

桂枝甘草汤由桂枝、甘草组成。桂枝辛甘以补心阳，甘草甘温以滋心液，二药相合，辛甘合化为阳，以补阳为主，阳生阴化以奉于心。心阳得充，则悸动自安。桂枝去芍药汤治疗太阳病下之后脉促、胸满，除了有这两味药外，还有生姜、大枣，就有调和荣卫之意；桂枝甘草汤单用辛甘合化助阳，不用生姜、大枣，是为了使药专力锐，能直达病所的意思。虽然本证在临床上也可见到胸满，这是阳虚不运所致，并不是由于邪气干扰，故治疗上只宜温补心阳。

发汗后，其人脐下悸者，欲作奔豚，茯苓桂枝甘草大枣汤主之。(66)

茯苓桂枝甘草大枣汤方：

茯苓半斤　**甘草**二两，炙　**大枣**十五枚，擘　**桂枝**四两，去皮

上四味，以甘烂水一斗，先煮茯苓，减二升，内诸药，煮取三升，去滓，温服一升，日三服。作甘烂水法，取水二斗，置大盆内，以杓扬之，水上有珠子五六千颗相逐，取用之。

这一条论述心阳不足，镇摄无权，欲作奔豚的证治。

“奔豚”是一个证候名。《金匮要略·奔豚气病脉证治》指出：“奔豚病从少腹起，上冲咽喉，发作欲死，复还止”，基本描述了此证的主要临床表现。病

人自觉有气由下向上游走，如豚之奔，其气所过之处，会出现许多症状。如果气到了胃脘，就会感到胃脘胀满；到了胸部，就会感到胸闷心悸；到了咽喉，就会感到憋闷窒息欲死，甚至冷汗淋漓；有的还可上冲至头部，就会出现眩晕欲仆地。一旦气下去了，则诸证尽失。这个病时发时止，呈阵发性发作，间歇期则多无所苦，其病因多为中、上焦阳气不足，下焦水寒之气上犯，即水来克火，阴来搏阳所致。

所谓“豚”，就是指小猪。以豚命名，一是说气的上冲有如小猪奔跑，一是因为豚为水畜，借以比喻水气上冲为患。因为常突然发作，所以就有“奔豚”之称，比喻其气上冲如怒豚之奔。脐下悸是奔豚病发作的前驱症状，也即“欲作奔豚”，是水与气相搏于脐下，欲上冲而未冲之证。在生理情况下，心为五脏六腑之大主，为阳中之太阳，坐镇于上，普照于下，使下焦水气安伏不动。脾为中土，运化水湿，像堤坝居中，可保护心阳不被下焦水寒之气所犯。如果过汗损伤心脾之阳，或素体心脾阳虚，心阳不能坐镇于上，脾土不能守护于中，下焦水寒之气就可能蠢蠢欲动，乘机上干而表现为脐下悸动。应当治以苓桂枣甘汤温阳伐水降冲，防患于未然。

茯苓桂枝甘草大枣汤以桂枝甘草汤为基础方，辛甘合化为阳，以补心阳之虚。茯苓甘淡，健脾气，固堤坝，利水邪，行津液，还可安魂魄，养心神。用量达到半斤，又将其先煎，目的就在于增强健脾利水的作用，以制水于下。大枣健脾补中，使中焦气实，堤坝坚固，以防水气上泛。由于是水气为患，故用甘烂水而非普通水煎药，以防助邪之弊。甘烂水，也叫“甘澜水”或“劳水”。据考证，《内经》中的半夏秫米汤也是用这种水煎药。

发汗后，腹胀满者，厚朴生姜甘草半夏人参汤主之。（67）

厚朴生姜甘草半夏人参汤方：

厚朴半斤，去皮，炙　**生姜**半斤，切　**半夏**半斤，洗　**人参**一两　**甘草**二两，炙

上五味，以水一斗，煮取三升，去滓，温服一升，日三服。

这一条论述脾虚腹胀的证治。

腹胀满为临床常见症状，病机有寒热虚实的不同。大便燥结，腑气不畅，腹中痞满，疼痛拒按，是阳明胃家实证；便溏下利，腹中胀满，疼痛喜按，是太阴脾家虚证。但是，本条所说的腹胀满与以上两种都不同，是由于发汗损伤了脾气，或脾气素虚，因而运化水湿的功能低下，湿留生痰，痰湿中阻，气机被遏所致。以实证辨，有脾气不足的一面；以虚证辨，又有痰湿凝结，气机壅滞的一面。此证非虚非实，属于虚实夹杂之证。虚与实哪个突出呢？应当以虚三实七来看待，治以健脾利气、温运宽中，用厚朴生姜甘草半夏人参汤。

在厚朴生姜甘草半夏人参汤中，厚朴下气燥湿，消满除胀；生姜辛散通阳，

健胃以散痰水；半夏和胃开结燥湿去痰。这三味药的用量均较重，以开痰气之滞。人参、甘草是半个理中汤，有健脾气，促运化之能。如果单用消痰利气之药，恐怕会使脾气愈虚，因此必须配甘补；如果多配甘补，又恐怕使中满益甚，因此参、草之量都不宜过重。全方轻重配伍，共成三补七消之法，攻补兼施，堪称是虚中夹实证治之典范。

临床上，对汗下后或未经汗下而见脾虚气滞之腹胀满证，都可选用厚朴生姜甘草半夏人参汤。我曾经在一个传染病院会诊一位慢性肝炎病人，主诉就是腹胀难忍，午后更重，自己觉得有气壅滞在腹部，上下不通，嗳气不出，放屁不能，要求医生解除他这个腹胀之苦。于是，我就开了这个方加减治疗，使胀满得以缓解。在用厚朴生姜甘草半夏人参汤的时候，应该注意厚朴、生姜要等量而且用量要大，参、草用量宜小，反之则胀满难除。

伤寒若吐若下后，心下逆满，气上冲胸，起则头眩，脉沉紧，发汗则动经，身为振振摇者，茯苓桂枝白术甘草汤主之。(68)

茯苓桂枝白术甘草汤方：

茯苓四两　**桂枝**三两，去皮　**白术**二两　**甘草**二两，炙

上四味，以水六升，煮取三升，去滓，分温三服。

这一条论述水气上冲的证治。

太阳伤寒，本应汗解而反用吐下，使中上焦阳气受伤，形成心脾阳气虚而水气上冲的证候。“心下逆满”，指胃脘部因气上逆而感觉胀满，同时还有“气上冲胸”的感觉。关于气上冲这个证候，临床上还可以见到冲至咽喉部而有憋气、窒息感觉者。我在京西城子煤矿带学生实习时，一位学生接诊了一个老妇人，主诉咽中似有一物堵塞，吐之不出，咽之不下，根据病情开了四七汤，连服几剂没效。我一看，舌苔水滑，六脉俱弦，还有气上冲的感觉，等到这个气冲到咽喉部时，就觉得堵闷特别严重，而且有心慌、心跳等症。我诊断为水气上冲，换了苓桂术甘汤，只吃了一剂就有效。临床上类似病例并不少见，只不过这一例较为典型而已。

“起则头眩”，是指病人头晕很厉害，只能静卧而不敢起床活动。造成眩晕的原因有两个，一是心脾阳虚，清阳之气不足以上养清窍；一是水气上冲，阴来搏阳，清阳被水寒之气所蒙蔽。“脉沉紧”，就是沉弦之意。沉主里，又主水病，弦主饮邪，沉弦正是水气为患的脉象。以上脉证提示，伤寒经过吐下后，病已经离表，当然也不能再用汗法解表。如果再用解表发汗，就可能伤动经脉之气，即“发汗则动经”，使阳气更虚，不能荣养筋脉，“身为振振摇”，就是肢体战振摇动，甚则站立不稳而欲仆。治疗当用温阳健脾，降冲利水之法，轻者用苓桂术甘汤，阳虚重者用真武汤。

苓桂术甘汤是苓桂剂群的代表，擅长治水气上冲，又能治痰饮内留等证。方中茯苓、白术健脾利水，桂枝、甘草补心阳之虚。同时，桂枝又善降冲逆之气。临床如果对苓桂术甘汤灵活加减，效果十分好：痰湿特盛者，可与二陈汤合方使用；眩晕重者，可加泽泻；兼见面热、心烦者，是阳气与水气相搏而有虚热的表现，可加白薇；兼血压高者，可加牛膝、红花、茜草；兼见脉结代者，去白术，加五味子；兼咳喘、面目浮肿、小便不利者，去白术，加杏仁或薏苡仁；兼夜寐、惊悸不安者，加龙骨、牡蛎等等。

苓桂术甘汤温中降逆，治疗以气上冲逆为主。有的注家认为，水邪属阴，其性沉降，本来不应该冲逆上乘，如果见到心下逆满、气上冲胸、心悸、头眩等上冲之症，多是与夹肝气上逆有关。桂枝辛温芳香，既可温通心阳，又可疏肝降气，治疗水气上冲必用。第29条也是水饮之证，但它只有“心下满”，而且并不是“心下逆满”，也没有上冲的证候，因此用桂枝去桂加苓术汤。可见，都是水饮为患，治疗有用桂与去桂的不同，关键在于有没有上冲之证。

苓桂术甘汤的治病范围很广泛，加减化裁也很灵活，但减药味时通常都是去白术，而保持茯苓、桂枝、甘草不动。这就是所谓的“苓桂剂”，再加杏仁就是苓桂杏甘汤，再加生姜就是苓桂姜甘汤，再加五味子就是苓桂味甘汤。

发汗，病不解，反恶寒者，虚故也，芍药甘草附子汤主之。(69)

芍药甘草附子汤方：

芍药三两　**甘草**三两，炙　**附子**一枚，炮，去皮，破八片

上三味，以水五升，煮取一升五合，去滓，分温服，疑非仲景意。

发汗后，恶寒者，虚故也；不恶寒，但热者，实也。当和胃气，与调胃承气汤。(71)

第69条与第71条密切相关。因此，我们把这两条合起来学习。这两条告诉我们：发汗既可伤阳，也可伤津液。伤阳者多从寒化，伤津液者多从燥化。究其原因，发病有寒热之分，有阴阳之别。这些都体现中医辨证思想不是机械的，而是因人而异的。

“发汗，病不解，反恶寒者，虚故也”，为什么要发汗？意在言外，就是有表证。表证就会有恶寒，“有一分恶寒便有一分表证”，经过发汗就会解除。如果发汗以后“反恶寒”，指恶寒不仅没有解除，反而更加严重了。凭脉辨证，如果脉浮，浮为在表，还可以发汗。《伤寒论》有“一汗不愈而再汗”、“一下不愈可以再下”之说。如果脉不浮，反见沉、迟，则恶寒就是“虚故也”，发汗以后伤了营卫之气，不能固密体表，也不能温分肉，肥腠理，就会出现恶寒。

针对这种情况，就不要再发汗了，应当以“芍药甘草附子汤”主之。芍药配甘草，酸甘化阴，主补营阴；附子配甘草，辛甘化阳，主补卫阳。

“不恶寒，但热者”，“但”字有限定的意思，强调只有发热，没有恶寒。不恶寒，提示发热并非表证所致。发汗以后，津液耗伤，胃中干燥，虽表解而里未和，就会出现蒸蒸而热，也就是“但热者”。“实也”，阳明胃家实了。

虽然是阳明实证，但还没达到大便燥结的程度，只是蒸蒸而热，所以既不能用小承气汤治大便硬，也不能用大承气汤治大便燥结，只需用调胃承气汤“微和胃气”，清胃泄热即可。

这一条是一个问题，两个方面，都是发汗后病不解，既有阳虚生寒者，也有津伤化燥者，体现了中医的辨证论治思想。

发汗若下之，病仍不解，烦躁者，茯苓四逆汤主之。(70)

茯苓四逆汤方：

茯苓六两　**人参**一两　**甘草**二两，炙　**干姜**一两半　**附子**一枚，生用，去皮，破八片

上五味，以水五升，煮取三升，去滓，温服七合，日三服。

这一条论述误治后阳虚烦躁的证治。

“发汗若下之”，这个提法不是说发了汗，又泻下了，经过了两次的误治，而是说或者发汗，或者下之，只是一次误治。“若”是未定之词。

“病仍不解”，这个病仍然还没好，出现了下利、四肢厥冷、烦躁。其中，烦躁这个症状比较突出。这是由于误汗或者误下之后，不但伤了阳气，也伤了脾气。阳虚则阴盛，阴阳相搏，故见烦躁。大青龙汤的煎服法后有“汗多亡阳，遂虚，恶风烦躁”，可以印证这一条，包括干姜附子汤证那一条。久病见到烦躁，往往是阳气将亡，阴气独盛的反应，是很危险的一个现象。相比而言，干姜附子汤证是“脉沉微，昼日烦躁不得眠，夜而安静，不呕、不渴、无表证，身无大热者”，已有亡阳的征兆，烦躁通常较重。茯苓四逆汤证是“烦躁者”，只是阳虚，烦躁通常较轻。

针对这种情况，应当以“茯苓四逆汤主之”。茯苓四逆汤就是四逆汤加上人参、茯苓。四逆汤回阳救逆，人参、茯苓补中益气，茯苓还能安神定志。成无己注曰：“若病仍不解，则发汗外虚阳气，下之内虚阴气，阴阳俱虚，邪独不解，故生烦躁，与茯苓四逆汤，以扶阴阳之气。”也就是说，这个病是阴阳两虚，用四逆汤以补阳，用人参和茯苓以补阴，是阴阳两补之法也。不过，他把“发汗若下之”看作是同时进行的，这一点是不对的。

茯苓四逆汤治疗阳虚前提之下的烦躁，药力比干姜附子汤轻，服法也和干姜附子汤不同，“上五味，以水五升，煮取三升，去滓，温服七合，日三服”，不像干姜附子汤“顿服”以急温，刻不容缓。

太阳病，发汗后，大汗出，胃中干，烦躁不得眠，欲得饮水者，少少与饮之，令胃气和则愈。若脉浮，小便不利，微热消渴者，五苓散主之。(72)

五苓散方：

猪苓十八铢，去皮　**泽泻**一两六铢　**茯苓**十八铢　**桂枝**半两，去皮　**白术**十八铢

上五味为末，以白饮和，服方寸匕，日三服，多因暖水，汗出愈。

这一条论述太阳腑证中五苓散证的证治。因为膀胱是寒水之气，所以太阳病里寒水证比较多。《内经》曰："太阳之上，寒气治之，中见少阴"，说明太阳是本寒标热之经。

这一节要分两段来体会，"太阳病，发汗后，大汗出，胃中干，烦躁，不得眠，欲得饮水者，少少与饮之，令胃气和则愈"为一段，是假宾定主的笔法。"若脉浮，小便不利，微热消渴者，五苓散主之"为另一段，才是条文的主题，就是五苓散证。

"太阳病，发汗后，大汗出"，发汗太过，就会"胃中干"，胃是水谷之海，津液干涸，阳气有余，就会"烦躁，不得眠"。

"欲得饮水者"，胃里津液一干涸，就求诸于外，就要喝水来滋润胃燥。"少少与饮之"，这种欲饮水是一种病态，已经胃气不和，如果喝急喝多了，就容易产生停水的问题。"令胃气和则愈"，水到胃了，胃燥缓解，胃气调和，这个病就好了，实际上就是"阴阳自和者必自愈"。胃燥较轻，尚能化生津液者，可以通过这种补水法来治疗，不必用药。胃燥较重，通常补水也不能自愈，要考虑用白虎汤、白虎加人参汤来治疗。

"若脉浮，小便不利，微热消渴者"，脉浮、微热，说明表不解。太阳之表叫太阳经证，经与腑如树之有枝也，是整体联系的。由于经表之证不解，加之大汗，膀胱腑气不利，气化功能失常，就会出现小便不利。小便不利，津液就不行，就又会出现消渴。什么是消渴？渴欲饮水，饮后小便不利，形成蓄水，就是膀胱里停水了。膀胱停水，津液就不能敷布。凡有所停而必有所缺，依然口渴，就是消渴。

五苓散证被称为假白虎汤证。"白虎烦渴热阳明"，也会出现烦躁、口渴，但却是阳明气分大热所致。五苓散证是膀胱蓄水所致，其辨证要点是小便不利，与白虎汤证不同。与第一段的胃燥也不同，胃燥的病位在阳明胃，在中焦；五苓散证的病位在太阳膀胱，在下焦。

五苓散证实际上就是太阳的表里证，或者说是太阳的经腑证，外有太阳经证，内有膀胱气化不利的腑证，治当发汗利小便，以"五苓散"主之。五苓散由茯苓、猪苓、泽泻、桂枝、白术五味药组成，作散剂服，散者散也。"以白饮和"，就是用白米汤把药散调好。"服方寸匕"，方寸匕是古代量药的一种器具，约一寸见方大，一方寸匕以药不落为度，估计有现在的三钱左右。一天服三次。"多饮暖水，汗出愈"，《外台秘要》第四卷在五苓散的服法后说多饮暖水"以助

药力”，也就是增强发汗之力，就像服桂枝汤后啜热稀粥来助发汗解肌之力一样。

五苓散是两解之法，既发汗又利小便，使外窍利而下窍通。外窍就是皮毛腠理，下窍就是尿道。五苓散的组方意义和小青龙汤有一定共性，小青龙汤是外解表寒，内散寒饮；五苓散也是外散表邪，内利水气，都是表里两解之剂。如果没有表证，只是小便不利的蓄水之证，五苓散也可用，因此，不要被表证所局限。苓者，令也，能行肺，利三焦，以至于膀胱，“肺为相傅之官，治节出焉”，也就是所谓的“五苓散者，通行津液，克伐水邪，以行治节之令也。”大而言之，就是能调节人身上的阴阳气水。《内经》曰：“少阳属肾，上连于肺，故将两脏”，少阳就是手少阳三焦，“饮入于胃，游溢精气，上输于脾，脾气散精，上归于肺，通调水道”，水道就是三焦。水和气是阴阳平衡的物质基础。五苓散利小便，实际上就是利三焦，也是利肺气。因此，也不要被膀胱所局限。

五苓散的临床应用主要有三个方面。第一，利水以行津液；第二，利湿邪；第三，治风湿疫气。利水，体现在五苓散治疗太阳蓄水证。利湿，体现在《金匮要略》茵陈五苓散治疗湿重于热的黄疸。治风湿疫气，《博文类纂》记载了春夏之交和夏秋之交，“淋雨乍歇，地气蒸郁，令人骤病”，不但下雨，天气还热，地气向上蒸郁，自然界湿气太盛，使人发病，可以用五苓散治疗。

发汗已，脉浮数，烦渴者，五苓散主之。（73）

这一条承上条补述五苓散的脉证。

太阳病发汗后，表邪不尽，故见脉浮数。表邪随经入里，膀胱气化失司，下焦蓄水，津液不能上滋，故见心烦、口渴。“烦渴”，亦有解为渴甚的。既为太阳膀胱蓄水，必见小便不利之主证。其治仍以五苓散发汗利小便。

伤寒汗出而渴者，五苓散主之。不渴者，茯苓甘草汤主之。（74）

茯苓甘草汤方：

茯苓二两　**桂枝**二两，去皮　**生姜**三两，切　**甘草**一两，炙

上四味，以水四升，煮取二升，去滓，分温三服。

这一条以对比鉴别的方法，论述膀胱蓄水与胃脘停水证治之不同。

“汗出而渴者，五苓散主之”，汗后太阳之气被伤，膀胱气化不利，水蓄下焦，津液不能输布上承，故必见口渴、小便不利之证，治应以五苓散。若汗后胃阳被伤，胃失腐熟之权，以致水停中焦，因其无关下焦气化，故口不渴而小便自利，治应以茯苓甘草汤温胃化饮，以安心下之悸。与第370条所载的茯苓甘草汤证合参，可知有“心下悸”。临床推按此类病人的上腹部，可听到振水音。

茯苓甘草汤由茯苓、桂枝、生姜、甘草组成，与前述苓桂术甘汤仅白术一药之差，但其主治却有所不同。茯苓甘草汤证为水渍入胃，阻遏清阳不伸，故以

脘痞，厥而心下悸为主证；苓桂术甘汤证为心脾两虚，不能镇水于下，水气上冲，故以心下逆满、气上冲胸、头眩、心悸为主证。本方用生姜意在温胃通阳以散水邪，用时应注意生姜剂量，一般以12g至15g为宜。由于胃脘停水不易速消，故可连续多服几剂，或与健脾方药交替服用，才可使疗效提高并得以巩固。

中风发热，六七日不解而烦，有表里证，渴欲饮水，水入则吐者，名曰水逆。五苓散主之。(75)

这一条论述太阳蓄水而致"水逆"的证治。

太阳中风，寒热、头痛，六七日表不解，邪气随经入腑，以致经腑俱病，故称"有表里证"。口渴能饮，饮不解渴，即所谓消渴，是太阳蓄水见证之一。若口渴能饮，水入则吐，吐后仍渴，再饮再吐，则称为"水逆"。水逆即水邪上逆作吐之意。其临床表现特点是饮水即吐，进食却不吐，一般吐水而不吐食。病因非痰、非火、非食、非郁、非寒，而是由水邪上逆所致，故以"水逆"命名。由于此证为水蓄膀胱，气化不行，所以在渴饮的同时必见小便不利一证。此证水遏于下而气化不利，上迫于胃而胃气不降，故见吐水；津不上承，故见口渴不止，从而形成再饮再吐，而渴仍不解之证。吐水而饮不解，我们简称之谓"水吐"。治疗用五苓散解表利水，俾小便利，则气化行，津液通达，胃气因和，而口渴自止，水逆自愈。

这一条提示我们：水性润下，火性炎上，是事物的普遍性。但是，当膀胱蓄水，小便不利，下窍不通之时，水邪也可犯于上而发生种种上逆的病证，是事物的特殊性。水邪上逆，不但可形成水逆证，若影响肺气不降，也可见胸闷而喘；影响头目清阳之气不利，还可见眩晕。证候虽异，原因却同。《金匮要略》用五苓散所治之癫眩，就是水邪上逆，冒蔽清阳所致。

我曾治河北晋县一王姓男青年，患癫痫，虽屡用苯妥英钠等抗癫痫药物，不能控制发作。自述发病前感觉有气从下往上冲逆，至胃则呕，至心胸则烦乱不堪，至头则晕厥，人事不知，少顷则苏醒。小便频数，但排尿不畅，尿量甚少。脉沉滑，舌质淡嫩，苔白。我辨为太阳膀胱蓄水，水气上逆，冒蔽清阳之证，以利水通阳，温养心肾之法治疗。方用泽泻18g、茯苓12g、猪苓10g、白术10g、肉桂3g、桂枝10g。连服九剂，癫痫发作竟得以控制。临床实践证明，对于阳虚水泛型的癫痫病，还可用真武汤治疗，或以五苓散与真武汤合方使用，皆有良好的疗效。

未持脉时，病人叉手自冒心，师因教试令咳而不咳者，此必两耳聋无闻也。所以然者，以重发汗，虚故如此。(76)

这一条论述重发汗以致心肾阳虚的证候。

"病人叉手自冒心"，以双手护持于心前区。凡有所冒，必有所苦，提示有心悸一证。然而，心悸有虚、实之异，实证者必自护而拒按，虚证者则喜按而使悸动减缓。医生让病人咳嗽，若病人毫无反应，说明病人“两耳聋无闻”。由于两耳聋无闻发生于重发汗之后，故属虚证无疑。汗出太多，伤及心阳，则心悸而“叉手自冒心”；伤及肾气，肾开窍于耳，则“必两耳聋无闻也”。

发汗后，饮水多，必喘，以水灌之，亦喘。(77)

这一条论述误用饮冷或水疗致喘。

“以水灌之”，“灌”当“洗”讲，就是洗澡。这一条说洗澡包括两层意思：其一，指人的日常活动，人有了病以后，尤其是发了汗以后，觉得浑身粘腻不爽，就以水洗澡。其二，汉朝有一种水疗法，属于物理疗法。以后还要讲到的一条“病在阳，应以汗解之”，病在阳就是病在太阳，应当用汗法，“反以冷水潠之”，反而用冷水往身上喷洒，就像淋浴一样，降低体温，就是典型的水疗法。

发汗以后，正气尚虚，如果以水灌之，就容易伤肺气，“形寒饮冷则伤肺”。“以水灌之，亦喘”是形寒，形寒就会毛窍不通而肺气不利；“饮水多，必喘”是饮冷，饮冷就会肺经不通而肺气不利。肺气不利就会发生喘。因此，我们就理解为什么发汗后饮水要“少少与饮之”，这是有预防意义的，带有一定的护理学知识。

发汗后，水药不得入口为逆，若更发汗，必吐下不止。(78)

这一条论述发汗以后因损伤胃阳致水药不得入口。

发汗以后，也有损伤了胃阳之气的，导致水和药都不得入口，就是水药不得下咽，这就是治疗之逆了。“若更发汗”，再给他发汗，就会“吐下不止”。脾胃虚寒更重，胃有寒则吐，脾有寒则泻下。

发汗吐下后，虚烦不得眠；若剧者，必反复颠倒，心中懊憹，栀子豉汤主之。(79)

栀子豉汤方：

栀子十四枚，擘　**香豉**四合，绵裹

上二味，以水四升，先煮栀子，得二升半，内豉，煮取一升半，去滓，分为二服，温进一服。得吐者，止后服。

若少气者，栀子甘草豉汤主之。若呕者，栀子生姜豉汤主之。(80)

栀子甘草豉汤方：

于栀子豉汤方内，加入甘草二两，余依前法。得吐，止后服。

栀子生姜豉汤方：

于栀子豉汤方内，加生姜五两，余依前法。得吐，止后服。

这一条是论述火证的证治。水证和火证，前后衔接，是本着连贯性、联系性的目的来写的。

我们归纳一下第79条以前的太阳病。一类是太阳表证,不是麻黄汤证就是桂枝汤证,治疗以汗法为主。一类是邪气传里,传到阳明可形成白虎汤证,传到少阳可形成小柴胡汤证,本经传本腑可形成五苓散证。

栀子豉汤证不是传经,而是通过另一种途径传变,是邪气由表传到胸或上脘。“邪气传里必先胸”,太阳之气受气于胸中。关于这一点,我们在桂枝去芍药汤证条已经讲过。

虚烦是证候名,是由太阳表邪传变而来的。太阳病经过一段时间的治疗,也不外乎汗吐下法而已,如果邪气已解,这个病就好了。如果在表的邪气没解,反而由表郁于心胸并化热了,就会形成栀子豉汤证。为什么叫做“虚烦”?“烦”有两种意义:其一,强调是热邪为患,“烦者热也”;其二,证候以烦为主。“虚”是和“实”做对比的。邪气发烦有表里寒热虚实之分。表热郁于胸部,如果再和有形之物相凝结,就叫实烦,譬如大结胸证;如果没有夹杂有形之物,就叫虚烦。“虚”字有鉴别诊断的意义。也有注家认为,这个病发生于汗吐下以后,正气乍虚,热邪未解,故称虚烦。我认为这种看法不很贴切。

热郁胸膈证以“虚烦不得眠”为主症,严重的还会出现“必反复颠倒,心中懊侬”。“不得眠”和“反复颠倒”意思相近,但是后者强调翻来覆去,难以入睡,程度更重,其原因就是“心中懊侬”。“懊侬”念 ào nǎo,念 ào nóng 也对。心里懊侬,愦愦然而有无可奈何之状。刘河间的《伤寒直格》把这种感觉形容为像巴豆或者草乌头中毒一样,难受在里。

针对这种情况,就要清热除烦,用栀子豉汤。方中栀子苦寒,能导心火以下行;体轻,又能寓宣于清。也就是说,栀子既能清内热,还能解火郁。豆豉解表宣热,降利胃气。相比而言,方中栀子主降,豆豉主宣,栀子降中有宣,豆豉宣中有降,得其阴阳寒热升降的作用,才能散郁开结。也有注家认为,栀子色红,豆豉色黑,取象比类,故栀子导火以下行,豆豉引阴气以上升。同时,栀子体轻,有宣有透,清利湿热的效果是很好的,如茵陈蒿汤中就用栀子利小便。

后世医家继承了《伤寒论》的用法,在治疗心烦时用栀子而不用黄连、黄芩。例如,“逍遥利脾而清肝,血虚骨蒸寒热烦”,如果出现心烦,要加栀子和牡丹皮。再如,“越鞠丸治六般郁,气血痰火湿食因,芎苍香附兼栀曲,气畅郁舒痛闷伸”,针对火郁用栀子。

方后注有“得吐者,止后服”之句。如果理解成服后必吐,那么栀子豉汤就成吐剂了。根据我的临床体会,服这个方有时候吐,有时候不吐,得看具体情况。我治过一位王姓男子,20多岁,感冒发热几天后出现了心中懊侬,心烦,坐卧不宁。我去看的时候,他烦得厉害,脉很数,舌头也很红,还略有黄苔。我开了一个栀子豉汤,他服后当晚就吐了,然后就安然睡着了,脉象也不数了。

这种吐就是正气驱邪外出的表现。如果是在肠胃，往往是由大便泻下而解，"虽暴烦下利，日数十行，必自止。所以然者，以腐秽当去故也"。如果也是烦郁，邪的势力还比较轻，有的时候就不吐。

"若少气者，栀子甘草豉汤主之"，热邪胸中，必然伤气，就会出现"少气"。少气和短气不同，少气是呼吸微弱，自觉气不够用；短气是呼吸促迫，又有所阻隔。因此，少气为虚，短气为实。由于有火郁，故不能用人参、黄芪以补之，只能加甘草以缓之，兼能益气，又不助烦热。

"若呕者，栀子生姜豉汤主之"，郁热迫胃，胃气上逆，就会作"呕"。《医宗金鉴》说过热能迫胃饮而上逆。由于有火郁，故不能用燥烈之半夏，只能加生姜以降逆止呕，兼散胃中的水饮。生姜与栀子相配，既能散火郁，散水饮，还能和胃健胃。

发汗，若下之而烦热，胸中窒者，栀子豉汤主之。(81)

伤寒五六日，大下之后，身热不去，心中结痛者，未欲解也，栀子豉汤主之。(82)

这两条分别论述火郁影响气分和血分的证治。

"发汗，若下之"，是病的来路。"烦热"，既可指心烦而身热，又可指心烦特甚，二说皆通；"胸中窒"，窒者塞也，胸中气窒塞不快。第 81 条的重点在于新增的胸中窒，提示只影响了气分，还没影响到血分，因此胸中窒而不痛。热结于气分，症状虽异，病机却没变化，因此仍以"栀子豉汤主之"，不必加枳壳之类的利气药。

"伤寒五六日，大下之后"，是病的来路。"身热不去"，身热还不解；"心中结痛者"，"心中"是狭义的，不要当胸字理解，就是心里。火郁进一步加重，影响了心主血脉的功能，不通则痛，就会出现疼痛，所以说"未欲解也"。热结于血分，症状加重，病机依然没有变化，因此仍以"栀子豉汤主之"，不必加丹参、郁金之类的活血化瘀之药。

伤寒下后，心烦、腹满、卧起不安者，栀子厚朴汤主之。(83)

栀子厚朴汤方：

栀子十四枚，擘　**厚朴**四两，姜炙　**枳实**四枚，水浸，去穰，炒

已上三味，以水三升半，煮取一升半，去滓，分二服。温进一服，得吐者，止后服。

这一条论述虚烦兼腹满的证治。

伤寒误下以后，热邪内入，上到胸中，故见心烦，甚则卧起不安；下到胃脘，胃气不利，故见腹满。这种腹满和阳明胃家实不同，只是热与气结而壅于胸腹之间。如果有实邪的话，就应该出现腹痛便秘。治以栀子厚朴汤清热宣郁，利

气消满。

栀子厚朴汤由栀子、厚朴、枳实组成，实际就是小承气汤去大黄加栀子。因其腹满仅是气滞而无腑实，故不用大黄泻下；因其表邪已化热入里，迫及脘腹，故不用豆豉之宣透。方用栀子清热除烦，枳实、厚朴利气消满。

我到湖北潜江县看过一位董姓妇女，37 岁，主症就是心烦懊侬，越到晚上越厉害，必须跑到空旷之地看一看，心里才觉得好些。同时，还有脘腹气胀，如有物堵塞，脉弦数而舌尖红，舌根部苔黄，小便色黄，大便尚可。我辨为胸膈心胃火郁，胃气不和，就开了栀子厚朴汤。她服了以后就好了，也没发生吐。

伤寒，医以丸药大下之，身热不去，微烦者，栀子干姜汤主之。(84)

栀子干姜汤方：

栀子十四枚，擘　**干姜**二两

上二味，以水三升半，煮取一升半，去滓，分二服。温进一服，得吐者，止后服。

这一条论述虚烦兼中寒下利的证治。

“丸药”，就是汉朝流行的一些泻下丸药，一种是巴豆制剂，为热性泻下剂，另一种是甘遂制剂，为寒性泻下剂。这两种泻下制剂的力量都很强烈，所以说“大下”之。

伤寒在表，大下徒伤中气。太阳之邪在表不解，故见“身热不去”；邪热已有入胸中之势，故见“微烦”；大下之后，脾阳受伤，运化失职，故当有续自下利之证。

针对这种情况，应当用“栀子干姜汤主之”。方中栀子清热除烦，干姜温中止利。这是寒热并用的方法。

凡用栀子汤，病人旧微溏者，不可与服之。(85)

这一条论述栀子豉汤的禁忌证。

“凡用栀子汤”，包括第 79 条到第 85 条，如果“病人旧微溏”，脾胃阳虚之人经常出现溏便，即使出现了烦热证，也不要用栀子豉汤。这是因为中医治上者必顾下，治热者必远寒，栀子豉汤性寒，走而不守，能使脾肾阳气受损，所以不能服用。我个人的体会，实在要用栀子豉汤，要注意两点：其一，量要小；其二，援栀子干姜汤例，加入温补脾肾的药物，寒热并用。

太阳病发汗，汗出不解，其人仍发热，心下悸，头眩，身瞤动，振振欲擗地者，真武汤主之。(86)

这一条论述太阳病过汗伤阳而致阳虚水泛的证治，要和五苓散证联系起来体会。

“太阳病，发汗”，太阳病应该发汗，“汗出不解”，如果汗出太多，会损伤少

阴肾中阳气，病必不解。“其人仍发热，心下悸，头眩，身瞤动”，少阴阳气亏虚，水寒之邪内盛，阳气外越，故见发热。肾为主水之脏，阳虚则主水无权，阴邪搏阳，故见心下悸，头眩。阳虚阴盛，周身经脉失于阳气的充养，故见身瞤动，振振欲擗地。振振就是振摇，欲擗（倒、仆之意）地就是站立不稳。以上就是水邪泛滥周身的典型证候。

关于“心下悸”，有的注家认为是心下（胃脘）悸动，有的注家认为是心悸。根据我个人临床的观察，这两种情况都有。水邪上逆，阴来搏阳，到了胃脘就会心下悸，到心脏就会心悸。陈慎吾老大夫用真武汤和苓桂术甘汤合方治疗水气凌心的心悸，效果非常好。

阳虚水泛证不但会出现头目眩晕，还会出现头疼。我看过一个司机，主症是一到晚上就头疼，有时要把脑袋往墙上撞，或者用拳头打脑袋，才能缓解，屡治不效。我开过三四个方子，也都不见效。我就跟他细谈，病究竟是怎么得的？他说自己是司机，夏天上班喝不着水，下班以后很渴，就喝凉水，喝完觉得挺舒服，可是头疼了。我再一看这个人，脸色黧黑，脉沉，是典型的水证。我就又开了真武汤，服了以后就好了。

针对这种情况，应该用真武汤驱寒镇水扶阳。少阴阳气坐镇于下，镇伏下焦寒水。此方能扶少阴阳气以制水，故原名玄武汤。后来因避讳才改为真武汤。陈修园方歌说：“生姜芍茯数皆三，二两白术一附探，便短咳频兼腹痛，驱寒镇水与君谈。”在这里就不讲真武汤的组方意义了，等讲少阴病篇的时候再介绍。

真武汤证与五苓散证均为水证，应加以鉴别：前者是少阴水脏阳衰，司水无权而水邪泛滥，主症是发热、心下悸、头眩、身瞤动、振振欲擗地等；后者是太阳水腑气化失常而水液停蓄，主症是口渴、小便不利、心烦等。

咽喉干燥者，不可发汗。(87)

淋家不可发汗，发汗必便血。(88)

疮家虽身疼痛，不可发汗，发汗则痓。(89)

衄家不可发汗，汗出必额上陷，脉急紧，直视不能眴，不得眠。(90)

亡血家，不可发汗，发汗则寒慄而振。(91)

汗家重发汗，必恍惚心乱，小便已，阴疼，与禹余粮丸。(92)

病人有寒，复发汗，胃中冷，必吐蛔。(93)

从第87条到第93条是不可发汗的示例。

太阳病的治疗是以汗法为主的。关于发汗的法则，我们在前面已经介绍过了。这七条分别是“咽淋疮衄血汗寒”，重点论述虚人即使有邪气存在，也不可发汗的情况。

“咽喉干燥者，不可发汗”，这一条的体例和其他六条不一样，没有描述发汗后的坏证，故可能有阙文。咽喉是人身上的要地，喉通于肺，咽通于胃。中医学认为，“头为诸阳之会”，而咽喉则是“诸阴之所集也”，足少阴之脉更是贯于喉的。因为咽喉发声音，进饮食，通呼吸，所以必须有足量的阴液来充养它。咽喉之处出现干燥，说明不是一般的阴虚问题，而是少阴之阴、太阴之津液不足。即使有伤寒表证同时存在，也“不可发汗”，因为汗“生于阴”，发汗就会伤阴助阳，出现不良后果。

“淋家不可发汗，发汗必便血”，“淋”是小便不利，有时小便还疼痛。病的时间比较长的人，叫做淋家。淋病一般都是膀胱有热，肾阴被伤所致。肾与膀胱相表里，膀胱之热要解，必然要影响所合的脏，就要伤少阴之阴。膀胱腑有热，少阴脏阴虚，因此不可发汗。强发少阴阴虚之汗就会动血，出现“必便血”。

“疮家，虽身疼痛不可发汗，发汗则痓”，“痓”，赵本作“痉”，是指经脉拘急，角弓反张。“疮家”，指久患疮疡，长期流脓流血之人。“虽身疼痛”，有的注家认为是由于长期流脓流血损伤营卫，不能充养肢体所致，有的注家认为是由于疮家又患了伤寒，寒邪束表所致。不管是哪种情况，如果误发虚人之汗，就会发生痉病。实际上，痉既属于外感，也属于内伤杂病。即使疮家不发汗，也有出现痉证的可能。因此，要是再误发其汗，就会促使痉病的出现。《医宗金鉴》在“杂病心法要诀”中说“痉病项强背反张，有汗为柔无汗刚，生产血多过汗后，溃疮狗咬破风伤。”其中，“过汗后”就是发汗以后；“溃疮”，就是疮家。

“衄家不可发汗，汗出必额上陷，脉急紧，直视不能眴(xiàn)”，“眴”，也有念 huàn 或 xuàn，三个音都可以。还有的版本作“直视不能瞬(shùn)”。“眴”，目摇也。“不能眴”，就是眼睛转动不灵。这一条有争论，除了原文的断句外，还有这样的断句：“衄家不可发汗，汗出必额上陷脉急紧”。解释也不同。“额上陷”，有的注家认为是额上陷脉，急紧是在边上；“脉急紧”，有的注家认为是寸关尺的脉急紧。我对这两种解释是不同意的，认可“额上陷，脉急紧”。“衄家”，久患鼻衄的人。鼻衄属于阳络出血，大便下血属于阴络出血。阳经有热就会出现鼻衄，出血就会伤阴耗血，反复发作就会形成阴虚内热之证。即使有伤寒表证，也不可发汗。如果强发阴虚之汗，就会伤阴助热。阴血受伤，额上的肌肉就会塌陷，头额的血脉就会急紧。诸脉皆系于目，而脉急紧，就会两目直视，眼球转动不灵。阳盛阴虚，阴不涵阳，就会失眠。

“亡血家不可发汗，发汗则寒栗而振”，“亡”，作失字讲，不是灭亡之意。凡是反复出现失血的人，就叫亡血家。反复失血，必然血虚。即使有伤寒表证，也不可发汗。如果强发亡血家之汗，不但伤其阴血，也会伤其阳气，出现浑身冷，甚至寒战。

“汗家重发汗，必恍惚心乱，小便已，阴疼，与禹余粮丸”，“汗家”，就是经常出汗的病人。久汗必虚，即使有伤寒表证，也不可发汗。汗为心之液，心主血，也即汗为血之液。强发汗家之汗，心液必然受损，心虚则神虚，就不能任物，出现精神恍恍惚惚，不能自主。“恍惚”，不明之貌，就是似明非明，似暗非暗之状。心和小肠相表里，心阴虚导致小肠阴虚生热，就会出现“小便已，阴疼”。针对这种情况，应该用禹余粮丸治疗。不过，这个方子已缺。蔡正言在《甦生的镜》中补出了这个方子的组成，可供参考，就是禹余粮、龙骨、牡蛎、铅丹、茯苓、人参共研为末，粳米为丸，朱砂为衣，丸如绿豆大，每次服一二钱。

“病人有寒，复发汗，胃中冷，必吐蛔”，“病人有寒”，就是脏腑有寒，是概括之词。“复发汗”，“复”作“反”讲，如果还发汗，脏寒就更甚了。脏腑虚寒，胃气上逆，就会呕吐。如果肠中有蛔虫，甚至会把蛔虫吐出来。根据临床经验，吐蛔不止者预后不良。如果吐蛔而不能食者，就有胃败的危险。还有一种说法，如果吐死蛔也预后不好。

概括以上七条的内容，就是正虚者不可发汗。关于伤寒夹虚证，我们前面讲过的“尺中脉微”以及“尺中迟者不可发汗。何以知之然？以营气不足，血少故也”，是从脉象说的，这七条是从证说的，要前后连接起来理解。对于这些病证，并非绝对不可发汗，张景岳有补阳发汗之法，《千金方》有滋阴发汗之法，还有补气养血发汗之法。

以上七条提示我们不能只看到邪气，忘掉了正气，必须贯彻保胃气、存津液的思想。后汉时期的医疗条件有限，为了避免出错，就必须有一套防患于未然的方法。另外，还有人认为以上七条是麻黄汤的禁忌证。

本发汗而复下之，此为逆也；若先发汗，治不为逆。本先下之，而反汗之为逆；若先下之，治不为逆。(94)

这一条论述表证、里证的治法，从病位来讲，是一般性的常规，也就是常法。

这一条有两层意思。第一层意思很简单，“本发汗”，既然是一个表证，就应当发汗，所以加个“本”字。“而复下之”，反用泻下之法，“此为逆也”，是不顺于理的。“逆”就是不顺的意思。如果先发汗，就“治不为逆”。“本先下之，而反汗之为逆”，本属于里证，应当泻下，如果发汗，也是不顺于理的。“若先下之，治不为逆”。

第二层意思稍微深刻一些。“若先发汗，治不为逆”，“本先下之，而反汗之，为逆”，都有个“先”字，有先就必有后，所以这个病不是一个方面的问题，而可能是两个方面的问题。既然是有两个问题，在治疗上就要分先后。“本发汗”，本应当先发汗，发汗是不是病都好了？也不尽然，有的一汗而解，有的汗后不解。表邪要不解，可以再汗，“而反下之，此为逆也”。为什么要泻下？推测有表里证。但是，即使有表里证，表证不解的时候还得先解表，这才是常法。“本先下之，而反汗之为逆”，病有表证，也有里证，但是里证比表证要重一些，这时候就应当先下之，然后再治表。如果按照先解表而反汗的常法来治疗，那也是错误的。

伤寒医下之，续得下利，清谷不止，身疼痛者，急当救里；后身疼痛，清便自调者，急当救表。救里宜四逆汤；救表宜桂枝汤。(95)

这一条论述表里缓急的治法。与上一条不同，这一条讲变法。

“伤寒医下之”，太阳病用了泻下之法，“续得下利”，随着泻下就下利，“清谷”，就是完谷不化，说明少阴阳气虚寒，不能够蒸化水谷，所以叫做少阴下利。其程度是“不止”，泻的很重。误下之后表证好没好啊？“身疼痛者”，太阳的表邪还不解。这叫标本缓急，太阳和少阴为表里，疼痛是太阳标寒，清谷不止是少阴本寒。此时里证急为主，表证缓为次，我们就不能按照一般的先表后里的常规治疗，因为脾肾之气已不固，如果强发虚人之汗，不仅发不出汗来，而且还会拔阳气之根，出现亡阳之变。“急当救里”，下利清谷是主要矛盾，关乎一身阳气的存亡，“救里宜四逆汤”，四逆汤回阳救逆，补少阴之阳，治下利清谷。如果少阴阳气恢复了，少阴和太阳为表里，太阳之气也就充足了，表证的身疼痛就可以解了。

“后身疼痛，清便自调者”服了四逆汤之后，虽然下利清谷好了，但也可能表证的身疼痛还没好，表证就上升为主要矛盾了。为什么也加上一个“急当救表”呢？这个病是一个表里证，阳虚而有寒，表邪而不解。虽然现在大便已能自调，但毕竟已经发生过少阴阳虚的问题了，如果不对表证给予应有的重视，邪气还要往里传。“救表宜桂枝汤”，虽然有身疼痛，也不能用麻黄汤，因为误下后，阳气刚恢复，不耐峻攻，只能用桂枝解肌和表。

病发热，头痛，脉反沉，若不差，身体疼痛，当救其里，宜四逆汤。(96)

这一条论述表里同病当先救里的变法，和上一条的意思类似，不过更具体。

“病发热，头痛”，这是太阳病，当见浮脉，现在不浮，“脉反沉”，沉是少阴脉，主少阴阳虚有寒。脉证不符，是从证，是从脉，还是脉证皆从呢？如果从证，当用汗法，但脉象又不允许发汗。根据太阳和少阴的表里关系，必须重视少阴的沉脉。既然是太阳少阴两感，可以用麻黄附子细辛汤或麻黄附子甘草汤以温经散寒，就是外散太阳之寒，内温少阴之寒。

用了温经散寒法之后，“若不差”，虽然有“身体疼痛”的表证，仍然“当救其里”，不要考虑表证了。因为温经散寒之法都没解决问题，说明少阴阳气虚衰较甚，非专一地补少阴不可了，不能够再加上麻黄、细辛，发散少阴阳气。也就是说,少阴阳气不足是主要问题,太阳表证是次要问题。要舍证以从脉,用四逆汤回阳救逆,补少阴之阳。

我去年冬天看过一个肝硬化腹水的病人,主诉就是腹部有水,憋闷难忍。我一看,面色又青又黑,脉弦软而无力,手也发凉。自述背部总有凉气。一派阳虚之象,所以我没用利水之法,开了附子、干姜、人参、黄芪等温补之药。这人的腹水逐渐消了,也能上楼了,现在还活着。

希望大家很好地体会以上三条。虽然太阳病篇是讲解决表证的问题的,但表证也经常和里证有联系。再讲了太阳表证的汗法常规之后,张仲景紧接着提出表里缓急的问题,是有其深意的。

太阳病,先下之而不愈,因复发汗,以此表里俱虚,其人因致冒,冒家汗出自愈。所以然者,汗出表和故也。得里未和,然后复下之。(97)

这一条论述汗下失序以致眩冒的治法。

“太阳病,先下之而不愈,因复发汗”,太阳病应当先发汗,反而先下之,当然治不好。“因复发汗”,下完了以后又给他发汗。汗下的颠倒使“表里俱虚”,下法伤里,汗法伤表。凡是表里两虚,太阳表邪大多不解除,冒者,有所遮蔽,由清阳之气被邪气遮障所致。没有头痛项强,只是眩冒,说明邪气不太重,故不要发汗。经过几天的恢复,阴阳自行调和,就有汗出自愈的机会,“所以然者,汗出表和故也”。“得里未和”,“得”有延迟的意思,眩冒虽然好了,如果还有大便不通或心烦,就是阳明胃气不和,“然后复下之”,可以用调味承气汤之类轻下以和胃。

太阳病表邪不解,不但会有头疼,还会有眩冒。这一条对太阳病的证候给予了补充。以证测因,眩冒者偏于风邪,正所谓“无痰不作眩”,“无风不作眩”。临床上有一些眩冒之人,譬如梅尼尔氏综合征,眩晕得厉害,经常出一身汗就好了。

太阳病未解,脉阴阳俱停,必先振慄,汗出而解。但阳脉微者,先汗出而解;但阴脉微者,下之而解。若欲下之,宜调胃承气汤主之。(98)

这一条论述战汗作解的机理。

在太阳病未解的过程当中,突然见“脉阴阳俱停”。对于“停”字,有的注家认为指停止,也就是脉有停跳。有的注家认为是调停,也就是脉象调和。这两个说法都有一点儿牵强附会。赵本注“一作微”,也就是脉阴阳俱微,或者脉阴阳俱沉。战汗作解以前大多出现脉沉,甚至似有似无,血压也随之降低。为什么脉阴阳俱微或者是俱沉?因为病机是阳气被邪所郁,正气要拒邪于外,就有一个先屈而后伸,郁极乃发的过程。譬如拳击时要把拳头收回来以积蓄力量,然后再打出去。

"必先振栗"。"振"、"栗"是两个症状。"振"是浑身摇动,"栗"是从心里发冷,类似于寒疟。战、振、慄实际上都是对寒战的描述。这种寒战比真武汤证的"振振摇欲擗地"有力。为什么会出现"振栗"？机理与"脉阴阳俱停"类似,也是正气在积蓄力量,振栗后就会发热并"汗出而解",也就是所谓的战汗。此时脉象也不沉了。振栗时间的长短与正气强弱有关,短者只有十几分钟。

战汗作解,就是邪正相争,正胜邪却,《医宗金鉴》叫"正胜邪却战汗平"。也有寒战而不出汗的,因为正不能胜邪,就必须用一些扶助正气的药了。环境对战汗也很重要,室温太冷太热都不利于战汗而解。如果寒战的时候出现口渴,或者心里发空,可以让患者吃点儿东西。张景岳医案中记载,寒战而汗不出者,可以把羊肉切成核桃块那么大,煮得烂熟,给患者服用,以补益气血,汗就出来了。还可以喝水、葡萄酒、热米汤,以增加汗源。另外,温病也有战汗,瘟疫也有战汗,瘟疫里战汗更多,所以外感热病都有一个战汗的问题。战汗还可以见于服药以后,譬如服小柴胡汤后就会出现战汗,共同的机理是正胜邪却。

我年轻的时候在大连看过一个患者,一位姜姓男子的爱人生完孩子以后发高烧不退,时值盛夏,为了避免产后受风,他的老母亲把门窗都堵上了,还让儿媳妇穿棉裤、棉袄,捂得很热。我一看,高热,脉洪大,舌苔黄。自述口渴而婆婆不让喝水。我令患者喝水,并开门窗通气。时间不长,患者就出现了寒战,脉也转沉了,然后出了一身汗,热势就退了。这是由于津液不足,战汗没有汗源,喝水补充汗源就可战汗作解了。

太阳病,发热汗出者,此为荣弱卫强,故使汗出,欲救邪风者,宜桂枝汤。(99)

这一条补述太阳中风卫强营弱的病机。

"荣弱卫强,故使汗出",营弱卫强,卫有风邪叫卫强,卫受邪而不固密营,营就弱,所以发热、汗出。治疗要解肌祛风,用桂枝汤。太阳病篇到了这条,关于伤寒中风、麻黄、桂枝、大小青龙、葛根五个汗法,张仲景已经都交代了,表里缓急也谈了,禁汗法也谈了,发汗法也谈了。除了蓄血的腑证在后边讲以外,表证都已经讲完了。后面就要讲邪气由太阳之表往半表半里传变的小柴胡汤证了。这一条既总结以前,又指导以后。

伤寒五六日,中风,往来寒热,胸胁苦满,默默不欲饮食,心烦喜呕,或胸中烦而不呕,或渴,或腹中痛,或胁下痞硬,或心下悸,小便不利,或不渴,身有微热,或咳者,与小柴胡汤主之。(100)

小柴胡汤方:

柴胡半斤　**黄芩**三两　**人参**三两　**甘草**三两　**半夏**半升,洗　**生姜**三两,切　**大**

枣十三枚，擘

上七味，以水一斗二升，煮取六升，去滓，再煎，取三升，温服一升，日三服。

后加减法：

若胸中烦而不呕，去半夏、人参，加栝蒌实一枚。

若渴者，去半夏，加人参，合前成四两半，栝蒌根四两。

若腹中痛者，去黄芩，加芍药三两。

若胁下痞硬，去大枣，加牡蛎四两。

若心下悸，小便不利者，去黄芩，加茯苓四两。

若不渴，外有微热者，去人参，加桂三两，温复取微汗愈。

若咳者，去人参、大枣、生姜，加五味子半升，干姜二两。

这一条论述少阳病的证治。

"伤寒五六日中风"，是一个倒装句，是汉代的笔法。什么意思？是说以上所说的伤寒也好，中风也好，都是太阳病，这是对前文的总结。到了五六天，邪气不解，就要有个传变的问题了。为什么说五六日？这也是有意义的，指正邪斗争，邪气有一个发展的过程。"往来寒热，胸胁苦满"，这个"满"念懑；"默默不欲饮食，心烦喜呕，或胸中烦而不呕，或渴，或腹中痛，或胁下痞硬，或心下悸、小便不利，或不渴、身有微热，或咳者，小柴胡汤主之。"中风也好、伤寒也好，邪气经过五六天以后不解，由太阳就传入少阳，少阳的热型特点既不同于太阳病的翕翕发热，也不同于阳明病的蒸蒸发热，是往来寒热。为什么出现往来寒热？这和少阳经所在的部位是分不开的。太阳证叫做表证，太阳经行于背；阳明经叫做里证，阳明经行于腹。背为阳，腹为阴，一表一里；少阳经行于身之侧，介乎于太阳、阳明两经中间，所以古人叫做夹界地位。歌诀说："足脉少阳胆之经，始从两目锐眦生，抵头循角下耳后，脑空风池次第行，手少阳前至肩上，交少阳右上缺盆"，往底下行，循胸行于胁。少阳经行于身之侧，少阳胆附于肝，也是在胁。所以古人把它叫做半表半里证。这是它的病位。

半表半里是个什么地方？正邪相争的地方。从生理来讲，少阳主枢，太阳主开，阳明主阖。太阳之气行于体表，向上向外固护于周身，有向外开之势，太阳主开；阳明主于肠胃，其气向里向下，六腑以通降为顺，所以阳明是主里的，主于肠胃的；少阳介于太阳、阳明两经之间，属于胆经，胆和肝是相表里的脏腑，所以，它就外从太阳之开，内又从阳明之阖，游离出入于太阳、阳明之间，这就是少阳主枢，它是在表里之间，有枢机之职。既能开又能阖，少阳之气一利了，对于太阳和阳明之气就有好处。少阳之气不利了，对于太阳和阳明之气也有障碍。

太阳风寒不解之邪传于少阳，正邪纷争在胁下，枢机不利。如果邪气占优势，邪气要往里进，从阳而入阴，从外要往里进攻的时候，就会恶寒。所以恶寒是邪气向里的一个反映。少阳之气向外抗邪，就会发热。正邪进退于半表半里之间，而使其阴阳的枢机不利，表里的枢机不利，因此就一阵恶寒一阵发热，这就叫做往来寒热。这是少阳的一个主证。

"胸胁苦满"，虽然胸和胁多相提并论，但是以胁为主。因为少阳经循行于胸胁，少阳之经气不利了，就会胸胁发懑。这个懑还不是一般的懑，懑得比较严重，所以加个"苦懑"。

"默默不欲饮食"，"默默"就是静默的意思。三阳经的病往往都有一些烦躁，少阳有病，因为少阳气机不利，肝胆之气就有抑郁，肝胆之气一抑郁，面部的表情就很静默。默默是叠字，这也是一种文法，加强描写症状的特点，意思是这个人的面部表情很静默，也不高兴，反映肝胆气郁的神情。肝胆气郁，疏泄不利，所以"不欲饮食"。

"心烦喜呕"，少阳是胆木，它中藏相火，气一郁了相火就郁而化热，所以心烦。"喜"，当多字讲，"喜呕"就是多呕，或者说是善呕，这是少阳证的主证之一，次数很频的呕逆。少阳病是腑病及脏，"脏腑相连，其痛必下，邪高痛下，故使呕也"，少阳的病影响了胃气，胃气上逆，所以呕。少阳病"喜呕"是多呕。呕是少阳证的主证，将来讲《金匮要略》的呕吐哕篇里还要讲小柴胡汤治呕的问题。

为什么少阳病里或见之证如此之多？"或"是一个未定之词，不是说是必然出现的。少阳属于半表半里，六经就是十二经，足少阳胆经和手少阳三焦经还都有联系，所以胆气一郁，半表半里之气就不和，邪气就有乍进乍退之机，上焦、中焦、下焦就有在上、在下不利的情况出现，因此它的证候就有或然或不然之异。或者已经出现心悸了，或者小便不利、尿少了，这些都和三焦有关系，和表里的气机有关系。

治疗这个病应该用什么方法？邪在半表半里，正邪纷争进退于半表半里之间，发汗行不行啊？不行，发汗能解太阳之表而不能解少阳之邪。用泻下或者用清法行不行啊？也不行，下法、清法能解决阳明之里也不能解决少阳之邪。它是一个半表半里之邪，是太阳、阳明的夹界，要解除少阳经的邪气，得要解决半表半里的邪气。因为这个病也有发热，发于阳也，是阳经的病，所以古人区别它既不是发汗也不是泻下，也不是吐，同时也能解除发热这个问题，就把小柴胡汤叫做和解之法，即不通过发汗、泻下那些手段，而达到清热的目的，使少阳气机通达，半表半里之气和畅。同时从小柴胡汤的组成来看，既有祛邪清热的药，也有扶正补虚之药，集寒热补泻于一体。

小柴胡汤由七味药组成，包括柴胡、黄芩、人参、炙甘草、半夏、生姜、大枣。

剂量方面,“柴胡八两少阳凭,枣十二枚夏半升,三两姜参芩与草,去渣重煎有奇能”。黄芩、人参、甘草、半夏、生姜等量,都可以用三钱,现在是10g。惟独柴胡用的多,柴胡半斤,柴胡也用三两就不叫小柴胡汤了。

为什么不叫柴胡汤而叫小柴胡汤?因为还有一个大柴胡汤。小青龙、大青龙,小承气、大承气,有大小之分,大的力量就大,小的力量就小。小柴胡汤的主药是柴胡,所以柴胡的剂量是要重的。有的人说在临床用柴胡汤效果不明显,甚至没有效,实际上和剂量用得是否恰当,是否足量有很大的关系。所以一定要记剂量。理法方药就包括剂量了。柴胡是主药,必须重用,尤其是少阳证必须多用。

有很多的医学家提到柴胡劫肝阴的问题,尤其南方一些大医学家不大敢用柴胡。怎么正确理解这个问题呢?我们大家看《红楼梦》,林黛玉有病了,肌肤瘦,颧骨红,乍寒乍热,咳嗽,胸胁发闷,也是默默不欲饮食,王太医给看病,脉很细还很数,肝气还抑郁,那怎么办?用逍遥散,方中就有柴胡,鳖甲炒柴胡叫黑逍遥。要用八钱柴胡,林黛玉受得了吗?现在说的是少阳证,往来寒热,胸胁苦满,舌苔黄白,此为丹田有热,胸中有寒故也。也没说舌质红、口舌干燥,为什么不敢用柴胡?劫肝阴要有肝阴虚的征兆。不能因为柴胡劫肝阴就不敢用柴胡了。如果我们用柴胡也是三钱,和甘草、人参的剂量都相等了,小柴胡汤就失败了。因为柴胡“味苦平,主治心腹肠胃中结气,饮食积聚,寒热邪气,推陈致新”,这是《神农本草经》的原话。在推陈致新方面,一个是大黄,一个是柴胡,前者从血分说,后者从气分说。用三钱柴胡,还配三钱人参、三钱炙甘草,柴胡就无法推陈致新、疏通郁结、透热外出了。就好比一个年轻力壮的小伙子,你把他手也捆上了,脚也捆上了,然后你还叫他发挥他的力量,那就不可能了。所以小柴胡汤就无效,吃了以后烧退不下来。

这七味药针对三个方面,而且是有机联系的,所以叫和解之法。第一,就是柴胡配黄芩;第二,就是人参、甘草配大枣;第三,生姜配半夏。首先治胆,以柴胡配黄芩。按君臣佐使来说,属于君臣,不是佐使。柴胡能够疏解少阳经中的邪热,黄芩能清胆经、胆腑的邪热。不过,柴胡的作用也不是单纯的解热,还有疏利肝胆的作用。因为少阳病虽然是热邪传入少阳了,少阳在三阳里谓之一阳之气,是初生之气也。现在春天了,再往前一点儿就是少阳之气甲子日,夜半起少阳,阳始生谓之少阳,阳气上来了,少阳主升发。所以这个少阳之气是个小阳,是个嫩阳,阳气刚一发动,还没有什么劲。在这时候,邪气把它一闭郁了,它的升发条达就障碍了。因此,光用苦寒的药单纯清少阳之热是不行的。为什么?因为病机里还有邪热使少阳的气机不达、少阳的枢机不利的问题。柴胡既有清热的作用,也有疏郁而使肝胆气机舒畅条达的作用。《伤寒论》用柴胡的方子有七个，我们只承认六个方子属于柴胡剂群，把四逆散排除在柴胡剂以外，因为它有柴胡而没有黄芩。

其次治胃，少阳病有胃气逆，喜呕，“呕而发热者，小柴胡汤主之”，所以用半夏配生姜健胃以止呕。半夏、生姜叫小半夏汤，“止呕之圣药莫过于半夏、生姜也”，半夏、生姜为止呕的圣药，既能够健胃，又能够下气，散饮祛痰。少阳病要影响脾胃，胃气不和就要呕。半夏、生姜，要和柴胡、黄芩对比着来看，柴胡、黄芩是苦药，而半夏、生姜是辛药。苦就有泄热清热的作用，而辛就有散结的作用，“苦以泄之，辛以散之”，所以半夏、生姜不但能够治胃止呕，同时对于胸胁满，胃气不和，都有好处。

最后治脾，人参、炙甘草、大枣是甘温之药，都是补中益气的。为什么小柴胡汤里要加上补中益气之品？一般治邪气的方子不加人参，要加人参就要斟酌斟酌。人参是个补气的药，有敛邪的作用，加得不适当就把邪气堵住了，叫闭门抑盗。恰恰小柴胡汤里要用人参，现在开方子用党参，党参力量小一些。为什么？小柴胡汤叫和解之法，用八两柴胡、三两黄芩，解热祛邪。同时加上扶正之法，保养脾胃，甘温益脾。加上这些药物，一个是因为少阳是小阳，少者小也，它不如阳明和太阳。阳明者，两阳和明也，明者是昌明也，阳气隆盛才谓之阳明；太阳者巨阳也，主一身之阳气，固密于体表。少阳的抗邪能力不足，在半表半里，处在一个不利的地位。少阳既是太阳、阳明中间之枢，也是三阳到三阴的阴阳之枢。也就是说，少阳之邪气再往里就入脏了，到五脏第一个就到了，足太阴脾中州。同时，这个人默默不欲饮食，脾的健运功能的确是不好了。“见肝之病，知肝传脾，当先实脾”，肝胆的邪气要影响脾，木来克土。为了强壮少阳之气和邪气作斗争，所以要加上人参、甘草、大枣，补正以祛邪。小柴胡汤里如果不加上甘温补气的药品，恐怕是不能使少阳之气抗邪以外出的。另外，补脾也是一个预防，“见肝之病，知肝传脾”，肝胆都是相连的，先把脾给它健旺起来，就杜绝了少阳之邪入太阴的这条道路。

这个方子有“去滓重煎”之说。“去滓重煎”就是最后要熬空汤，把药渣滓去了就剩药汤了，还把药汤再煮以浓缩药液。“以水一斗二升，煮取六升，去滓再煎，取三升”，六升水再煮到三升。为什么去滓重煎？这是古人的一个经验，用和解之法的时候都是去滓重煎。小柴胡汤是和解剂，七味药有取其气的，有取其味的，有甜的，有苦的，有辛的，要是按着一般的煎法，药的作用有先有后，有大有小，有厚有薄，有补有泻，达不到和解的作用，所以去滓完了再重煎，使不至于偏于寒、偏于热，达到和解的目的。

总的来说，小柴胡汤既可以治伤寒外感热病，也可以治杂病，因为它是和解表里，调和阴阳的方子，所以它的治疗范围是很广泛的，加减化裁也是多种多样的。我们学校工宣队一位同志的母亲，前几天来找我看病，她以前得过肝炎，50 多岁了。肝炎似乎好了，新近得了糖尿病，尿糖高、血糖也高，浑身乏力，口渴，肚子还胀，大便不调。我一看，脉见弦，有肝胆的问题；小便不畅，又有气化功能不好的问题，就是肝胆有热，脾和三焦还有虚寒，所以我就用了柴胡桂枝干姜汤。服药以后，血糖和尿糖都降下来了，精神也见好。

小柴胡汤解热效果很好。宋朝的《苏沈良方》对于小柴胡汤的解热作用很重视，它说小柴胡汤治疗的热有五种，往来寒热、潮热、瘥后热。急性病发烧它能治，一些内伤的慢性病的低烧不退，有的时候用它也很管用。《医宗金鉴》里有一个方子叫柴胡清骨散，治疗低烧不退效果是很好的。现代临床有一些无名热，只要有肝胆少阳证，用小柴胡汤效果也是非常之好的。另外，小柴胡汤治疗因情志抑郁所致的低热效果也很好。

血弱气尽，腠理开，邪气因入，与正气相搏，结于胁下，正邪分争，往来寒热，休作有时，默默不欲饮食。脏腑相连，其痛必下，邪高痛下，故使呕也。小柴胡汤主之。(101)

这一条是对上一条的补充，论述了少阳病，特别是小柴胡汤证的病因和病机。

“血弱气尽，腠理开，邪气因入”，这是讲病因的。为什么邪气就直中少阳？这个人气血虚衰，腠理不密。“腠理开”就是腠理不固密，不能够抵抗邪气，邪气就因“入”。“入”就是进来了，邪气就侵入。进到什么地方？在哪个经啊，在哪个部位？“与正气相搏，结于胁下”，这是讲的病位。六经辨证是有范围、有界限的，胁下属于少阳的地面，是由少阳经来管，病位在少阳。

下面就讲病机、症状和它的影响。“正邪分争，往来寒热，休作有时”，在胁下，正气和邪气分争，有的时候正气占上风，邪气退却，有的时候邪气占上风，正气退却。正邪两方的斗争互有进退，这就叫“正邪分争”。进而入阴，所以就恶寒，邪退正气向外，所以就发热，这个寒热就叫“往来寒热”，它不总是持续，要冷一阵，热一阵，是交替性的寒热。“休”就是休止，“作”就是发作，休止和发作言其寒热不同时出现。这个病有一点儿像疟疾。因为胁下是少阳的部位，邪客少阳，少阳经气不利，气机郁滞，影响脾胃，就会出现默默，不欲饮食。

“脏腑相连，其痛必下，邪高痛下，故使呕也”，虽然是胆的病，胆属于腑，又连于肝，肝胆为表里。“其痛必下”，“痛”当“病”来理解，当病的发作位置来理解。也就是说，胆病影响肝，肝胆之气不利了，它不可能是局限在这一个脏腑，它要有所影响，影响谁？影响肺吗？不是，它要影响它所克的脏腑。肝胆有病都会影响脾胃，按照五行学说来说，这个叫木克土。“邪高痛下，故使呕也”,“高”是指胆病,“痛下”就是影响到胃,胃气不和了。邪由胆而又影响到胃气的不和,或者肝有邪而影响脾气的不和,这都叫“邪高痛下”。按照五行学说,一个是克,一个是被克。肝胆有病,就犯脾胃,它的势力所及就要影响脾胃,所以叫邪高痛下。脾胃是受肝胆克制的,“邪高痛下”,胃气就不和,脾气就不和了,胃气不和故使呕也,脾气不和则不欲饮食。病因、病位、病理变化、症状都有了,影响所及也有了,病的发展、影响也阐述出来了,最后就是具体的治疗方法了,“小柴胡汤主之”。

服柴胡汤已,渴者,属阳明也,以法治之。(102)

这一条还是继续上两条,论述少阳之邪不解,邪气可以传阳明。

这一条解决了一个什么问题?一个是少阳能传阳明,传了阳明它就要出现渴症,出现了渴症以后,就知道少阳之邪已经传给阳明了,这有辨证的观点;另外一个问题,关于太阳、阳明、少阳,在大家的印象里是太阳之邪传阳明,阳明之邪传少阳,是这么个顺序,实际原文里并不受太阳、阳明、少阳排列的约束,太阳之邪能传少阳,少阳之邪也能传阳明。在这个地方有争论,有人认为少阳主半表半里,应该排在阳明的前面,为什么现在阳明排在少阳的前面了?将这作为一个问题提出来了。实际上《伤寒论》里排是那么排,在发病的时候,太阳病能够传少阳而出现少阳病,少阳病也能传阳明而出现阳明病,不受排列的影响,主要是讲辨证的。

“服柴胡汤已”,“已”就是病好了,药吃完了,少阳证已经解了。如果少阳的邪气完全解了,三焦通畅,津液敷布,就不应该出现渴;少阳病兼证或见之证,“或渴者,去半夏加栝蒌根”,是不是那个渴?不是,为什么不是,因为它是“服柴胡汤已”,少阳证已经解除了,这时候出现渴,就不是小柴胡汤兼证的渴了,而是一个新的问题。“属阳明也”,这是少阳之邪没解而转属于阳明了,因为阳明有热,津液受伤,所以口渴,这是阳明热证的一个反映。从少阳往阳明转,在这样一个阶段过渡的时候,叫做“属”。既然属于阳明了,就不是少阳的问题了。

“以法治之”,再用小柴胡汤也解决不了问题,应当用治阳明之法而治疗。这一条是总结上面那两条,如果吃小柴胡汤邪解不完全,就有转属阳明的问题。转属阳明的根据是先见口渴。

得病六七日,脉迟浮弱,恶风寒,手足温,医二三下之,不能食,而胁下满痛,面目及身黄,颈项强,小便难者,与柴胡汤。后必下重,本渴,而饮水呕者,柴胡汤不中与也。食谷者哕。(103)

这一条是小柴胡汤的禁忌证。

小柴胡汤治疗少阳病有两个根据,一个是胸胁苦满,一个是喜呕。但是也有两种病，就像这条所说的，是湿热的胁下满痛，或者说是胃里有水饮的呕，这两种病虽然也有胁下满痛，虽然也有呕，但是都不属于小柴胡汤的治疗范围。一个是湿热，一个是水饮，如果辨证不清，误认为是少阳证，还要给他吃小柴胡汤，就是误治。

“得病六七日”，“脉迟浮弱”；“恶风寒”。脉浮而弱，有点儿像太阳中风的脉；脉迟，有点儿像是虚寒证。有表证，所以还恶风寒，脉浮而弱。如果说迟脉属于阳虚，属于中寒，那么就会手足凉，现在手足温，说明这个迟也不属于阳虚的寒证。

“医二三下之”，医生对于这样一个“脉迟浮弱、恶风寒”，他没有用一些解表的方法，因为这里有表证啊。浮脉是主表，恶风寒也是太阳有邪，可以发汗解表，但他用了下法了，还不只用了一次，“医二三下之”，两次三次地、反反复复地给这个人用泻下。为什么医生要给他泻下？当医生的就那么糊涂？人家脉迟浮弱、恶风寒、手足温，就凭这个就给用泻药？也应该有点儿原因。书上没讲，我们推理，也可能当时那个人大便没有下来，但是大便不下来不等于有燥屎，也不等于内里有热，可能是表气有邪，里气不利，大便不通。泻下要伤脾胃之气，在表的邪气随着泻下，就要化热入里。

表邪乘着泻下之机往里传，脾胃之气由于误下而衰，就形成了脾虚。《内经》说：“脾脉者土也，孤脏以灌四傍者也”。现在脾虚了，既不能灌于四旁，又不能运化水湿，湿邪就在内里壅塞郁滞，误下的邪气变成热，就形成了湿热。湿热相合，加上脾气不能健运，所以胁下满痛。同时还有小便难，因为湿和热结合，三焦不利。湿邪没有出路，郁而发黄，故“面目及身黄”，这是湿热发黄。湿邪不但壅塞于内，同时还往上闭郁太阳，所以“颈项强”。这个颈项强和湿热有关系，它不是外感的问题。

“治湿不利小便，非其治也”，既然是湿热的问题，就应当清利湿热，使湿热从小便而解。如果医生错认为颈项强是太阳，胁下满是少阳，这是太阳少阳的合病、并病，用小柴胡汤而解之，没考虑到湿热发黄、小便不利的问题，“后必下重”。“后”是指大便说，“下重”是指难通而言。解大便的时候，肛门以上的地方就下重难通，里急后重，大便就不利了，像拉痢疾的样子。这是湿热壅塞气机的现象，因为“二三下之”，这人当然腹泻，又吃了小柴胡汤，小柴胡汤里有人参、甘草、大枣，能助湿热，柴胡、黄芩是苦寒的药，对脾气也有影响，这样助增湿邪，所以“后必下重”。

“本渴”，本来是由于渴；“而饮水呕者”，喝了水以后，胃不能够游溢精气，不能够散精于脾，所以胃里有水饮；有水饮则渴，津液不化，喝水则呕吐，这种饮叫饮家。水饮作呕主要是由于渴了喝水，喝完水后就呕，它和小柴胡汤的

"心烦喜呕"的病机、证候是完全不同的。如果误把中焦水饮病的呕当作小柴胡汤的喜呕而用小柴胡汤，那是错误的，所以"柴胡汤不中与之"。这个呕就得用半夏茯苓汤治疗了。

水饮病机是胃气不治，胃阳被水饮闭塞，再吃小柴胡汤，柴胡、黄芩伤败胃气，所以"食谷则哕"。"哕"不是一般的嗳气，叫呃忒，呃忒之急就是现在的膈痉挛。根据一些注家的认识，这里有缺文，"食谷则哕"下有遗落的文字。《伤寒论》是一个兵火残余之书，经王叔和整理的，这里恐怕有缺文。因为这个句子很不连贯，突然来一个"食谷则哕"，上面有一些话丢掉了，现在我们就这样理解，中焦水饮作呕的不能用小柴胡汤，"小柴胡汤不中与也"。如果误用小柴胡汤后使中焦阳气更受损伤，饮气更逆，吃东西以后要打大呃，膈痉挛，叫哕。

这一条是小柴胡汤的禁忌证，不能够从现象来看问题，要从病机上看问题。从现象上看问题，都有胁下满、呕，看着都像柴胡汤证。从病机上来看，是湿热，小便不利，面目及身黄，吃小柴胡汤，就要助湿，"后必下重"。"本渴，而饮水呕"的，这是水饮未化，这种呕是水饮上逆，应当治水饮，如果错用了小柴胡汤，就要伤胃阳，使饮气更逆，发生"食谷则哕"的问题。

伤寒四五日，身热恶风，颈项强，胁下满，手足温而渴者，小柴胡汤主之。(104)

这一条是论述三阳合病，治从少阳。

这条也有"颈项强"、"胁下满"、"手足温"，看着与上条差不多，但这个可以吃小柴胡汤，为什么？因为没有小便难，没有发黄，没有湿热的问题。"身热恶风，颈项强"是太阳表不解，太阳的经证；"胁下满"是少阳枢机不利，少阳受邪；"手足温而渴"，这是里有阳明经热。在外有太阳之表，在里有手足温而渴，阳明还有些热，同时还出现了胁下满的少阳枢机不利的问题，这个病怎么治？因为治病的道理是先解表后治里，是不是可以发汗？不行。为什么？因为这里涉及到少阳病的问题，少阳有"禁汗、禁吐、禁下"三禁。少阳是半里半表之邪，发汗解决不了少阳的问题，既然解决不了少阳的问题那就徒伤津液。虽然有太阳的表证，但是兼有少阳的胁下满，所以不能发汗。

不能发汗，手足温而渴，是不是可以用白虎汤啊？先清阳明行不行？也不行。为什么不行？因为三阳合病独取阳明的时候，热盛而表邪很轻微。现在，既有身热恶风寒，又有太阳表邪，阳明热邪还不是太严重，用白虎汤又恐怕把太阳的风寒之邪闭郁不开。发汗有碍于少阳，清阳明又碍于太阳，这时只能用小柴胡汤和解少阳，少阳枢机一利，表里之邪就和了。外从太阳之开，内从阳明之阖。但是，这个病有手足温而渴，是不是小柴胡汤里要进行加减？就是去半夏要加栝蒌根，即天花粉，虽然是用小柴胡汤，但是他口渴，口渴是伤津了，所以应该去半夏之燥，加上天花粉来生津止渴。

第104条和第103条两条互相比较，有加强辨证的意义。第103条是少阳的禁忌证，第104条是三阳合病治取少阳，可以吃小柴胡汤，要加以分析，两条对比起来看。

伤寒，阳脉涩，阴脉弦，法当腹中急痛者，先与小建中汤；不差者，与小柴胡汤主之。(105)

小建中汤方：

桂枝三两，去皮　**甘草**三两，炙　**大枣**十二枚，擘　**芍药**六两　**生姜**三两，切　**胶饴**一升

上六味，以水七升，煮取三升，去滓，内胶饴，更上微火，消解，温服一升，日三服。呕家不可用建中汤，以甜故也。

这一条主要是论述少阳夹虚的证治。就是小柴胡汤证兼有中气不足。

少阳的肝胆之气最能影响脾胃，如果这个人里虚了，尤其是脾虚了，而少阳之邪还存在，那么它就能影响脾气的不和，发生腹中急痛的问题。这样就有一个先扶正后驱邪，先治脾而后和解肝胆的方案。

“先与”这个提法，就有一个试用、权用的意思。“先与小建中汤”这个提法，就像咱们普通人说话，这事儿怎么办？他有两个问题，咱们是不是先解决这个事儿，再考虑那个活儿去。这里有一个商量、试探的口吻。这是“先与”两个字。这个证既可以用小柴胡汤，又可以用小建中汤，哪个在前哪个在后？是不是给他先吃小建中汤啊？就这个意思。“阳脉涩，阴脉弦”，弦是少阳的脉，少阳病见弦脉，就像太阳病脉浮，弦脉是少阳病的主脉。脉浮取跳得很涩，沉取又很弦，这样就反映出一个问题。什么问题？少阳胆经有邪、少阳之气不利，见了少阳的主脉，这没有问题，但是涩脉，又主血虚，又主气血虚寒，气血不足的一个现象，所以这个人夹虚。“阳脉涩，阴脉弦”就说明这个人虽然是有少阳证，但是夹虚，气血有点儿不足。

“法当腹中急痛”，“法”就是按照这个病的规律来说，这个人应当肚子急痛。急是什么？是拘急，肚子里拘急，痛是疼痛，腹中拘急，痛得还很厉害，叫急痛。脾是主腹的，所以这个人脾气虚。少阳病再加脾虚，少阳之邪影响脾，脾就更虚了，所以就拘急而痛。这怎么办？是先用小柴胡汤，还是怎么地？就像太阳病，尺脉迟者，先给他吃小建中汤，后来尺脉起来了，咱们再给他吃麻黄、桂枝，是吧？这个也是一样，是先给他吃小建中汤，“先与小建中汤”健脾，缓解拘急，缓解疼痛。建中，顾名思义，能补中焦，建中补虚而缓拘急的疼痛。小建中汤里有饴糖，饴糖是个甜药，就是麦芽糖，这个药吃下去既能够补血又

能够补虚,因为是甜药,又能缓解筋脉的拘挛,所以它能治腹痛。同时,方中有六钱芍药,芍药能平肝胆,于土中伐木,在脾里就把肝胆木气给平了,有这样一个好处。所以先给吃小建中汤。吃了以后,脾气足了,肝胆之气平和了,他就好了。这是一个方面。

如果“不差者”,吃了小建中汤肚子还疼,没好,看起来光健脾是不行的,还要给他吃小柴胡汤,和解少阳。那就要加减了,小柴胡汤去黄芩加芍药,因为它加减法里,少阳证要出现了腹中痛的,要减去黄芩,加芍药。对比之下,一个是扶正的,一个是和解少阳的,两者不同。先给他扶正,扶正不好了,然后再用小柴胡汤。

关于这一条,我倒有一点儿个人的看法,提出来和大家商榷了。我在临床看这种病,这两种情况都有,有腹中急痛者,也有胁下急痛者。在临床上要这么看,“阳脉涩阴脉弦,法当腹中急痛”,这点要肯定下来,小建中汤是治腹中急痛的,“虚劳腹痛小建中”;也有胁痛的,不要单看一个腹的方面,胁痛的也可以先用小建中,后用小柴胡。

那个时候我带同学《伤寒论》实习,看一个肝炎病人,他就是胁痛,吃了好几付小柴胡汤,胁痛都解决不了,人也没有劲儿了,不爱吃东西。脉弦而软,跳的还没有劲儿。后来就想到这一条了,说是先用小建中,后用小柴胡的,那是指肚子痛说的,肚子痛和胁痛差一点儿,反正他是虚,“急食甘以缓之”,“急食辛以散之”。《内经》治肝有两个法儿,要肝虚了,肝里血不足了,肝急了,血不能养肝,“急食甘以缓之”,吃甜药;要肝气郁积了,就要吃辣药,“辛以散之”。甘以缓之,辛以散之。一个是治气的,一个是治血的。我就给开了一个小建中汤。吃了就见好,胁就不痛了,后来吃了30付,这病就特好。不光这样,化验肝功能也都有好转。

小建中汤这个方子,大家都很熟悉了,就不用多说了。这个方子就是在桂枝汤的基础上倍芍药而加胶饴,就是加饴糖一升而成。桂枝汤在外调和营卫,在内调和脾胃,调和脾胃就是调和脾胃的阴阳、气血,这是桂枝汤的特点。所以,他脾虚,腹中拘急而疼痛,这个得要说一说。什么叫腹中急痛?它有两个特征,一个就是用腹诊,你摸他的肚子,他的腹肌,就像成条儿,拘急、痉挛,一条一条的,这是一个特征。另外,他个人感觉肚子痛的时候,肚子里的肌肉往里抽,一顿、一顿这么抽的那样的肚子拘急疼痛,这是另一个特点。为什么这样?因为虚,血也不足了,不能够滋润、营养肌肉筋脉。再加上肝气的郁结,就腹中拘急而疼痛。所以在桂枝汤里加芍药、饴糖,饴糖是缓中补虚之药,缓中补虚,能够缓解肚子里拘急,补脾气之虚,所以叫建中。加芍药,酸甘化阴而于土中平木,它能够缓解拘挛,能治血脉的痉挛。对于腹中疼痛,腹肌痉挛,这个方子效果是很好的。小建中汤还能够调和脾胃病而出现的阴阳不和，什么遗精啊，什么发热啊，将来在金匮里讲，这儿就不讲了。

我们从这一条要悟出一个道理。《伤寒论》397 条，就是 397 法，法就是法则，都是有指导意义的，都反映客观的规律。譬如小青龙汤证，我们讲了，"青龙就是怕肾虚"，用小青龙汤的时候，肾虚的人慎用。小柴胡汤对于脾虚的人，脾太虚了，不要认为小柴胡汤有人参、大枣、甘草，就认为有恃无恐，就像小青龙汤，小青龙汤有白芍、五味子，那用点儿怕啥的，里边有保肾的，有保肝的，芍药能够养肝阴，五味子能够保肾阴，用一点儿小青龙汤有什么不可？但是，肾气虚的也是不行，它保不了。小柴胡汤虽然是有人参、大枣、甘草，如果脾气虚了也不行，不能够有恃而无恐。为什么？小柴胡汤主药柴胡配黄芩，柴胡的剂量又那么大，苦寒的药还是厉害的，对于脾气虚和脾阳虚有寒，小柴胡汤用的时候就要考虑了。以后我们有一个柴胡桂枝干姜汤，就得加干姜。这一条是先用建中，后用柴胡。为什么不先用柴胡？就因为有一个脾虚的问题。如果脾太虚了，还用小柴胡汤，后果就不堪设想。所以，要"先与小建中汤"。

伤寒中风，有柴胡证，但见一证便是，不必悉具。（106）

这一条告诉我们，临床使用小柴胡汤就是要抓主证，要抓少阳的主证，见着主证了就可以用小柴胡汤。

这里，"但见一证"的"一证"和"悉具"，是一个辩证的说法。意思说是柴胡证很多了，往来寒热，胸胁苦满，心烦喜呕，口苦，眼干，目眩，在临床的时候，是不是这些症状都得要出现后再用小柴胡汤？那是不可能的事情。所以张仲景说中风也好，伤寒也好，只要出现了柴胡证，"但见一证便是"，只要是看到了柴胡汤的主证，有一个证、两个证，那就足以反映少阳的问题，就是小柴胡汤证。

对于这种精神，一不可以过宽，二不可以过窄。什么叫过宽，什么叫过窄？就是说是少阳病都出现了，一个一个地都存在了，这时候再用小柴胡汤，这是过宽的了，那不可能的。也不能够过窄，只有个口苦，只有个咽干，"少阳之为病，口苦，咽干，目眩也"，"但见一证便是"，我就咽干，就可以用小柴胡汤，谁有那个胆子？这不行。所以"一证"和"悉具"是一个辩证的说法。"但见一证便是"，又"不必悉具"，这句话，辩证地来说，是只要看见一两个能够反映少阳问题的，能够证明属于少阳病无疑的，就可以用小柴胡汤。譬如胸胁满，口苦当然，就是小柴胡汤证。

总之，临床的时候，反映少阳证的症状不可能完全一个个都出现，那是不现实的。但是，在其中若有那么一个、两个主要的证候，能够反映事实的，属于少阳病的，就可以用小柴胡汤了。当然这里有个辨证的问题了，就是辨证得要正确。认识是柴胡证，有这个辨证的能力了，那就可以了。小柴胡汤是这样，其他的证是不是也是这样？阳明证也好，太阳证也好，是不是都得百分之百的出现？也不尽然，也有这样一个意思。太阳病有的时候见脉浮，脉浮就是太阳了，再不就是恶寒，恶寒就是太阳，不见得说是什么头痛、身痛，所有的太阳表证都出现了，然后才诊断这叫太阳的表证。主要是抓主证，出现了提纲上的主要症状，反映是太阳病了，那就可以了，不必悉具。所以张仲景这句话说的是在少阳，实际上对于其他各经的病都有现实意义。

凡柴胡汤病证而下之，若柴胡证不罢者，复与柴胡汤，必蒸蒸而振，却发热汗出而解。（107）

这一条是论述小柴胡汤证经过误治后的一些问题。

“凡”，就是概括地来说了，构成柴胡汤证的前提、来路是很多的，有自发的，也有太阳传来的，或者是由阳明传来的，这就不用管了，凡是柴胡汤证，这是广义的。是柴胡汤证就不能够用泻下之法，柴胡汤证是用和解之法，用小柴胡汤，小柴胡汤证实际上就是少阳证了。少阳证是禁汗、禁吐、禁下的，“少阳三禁要详明，汗谵吐下悸而惊”，所以不能汗、不能吐、不能下，为什么？因为它解决不了少阳半表半里的病变和邪气。如果误治了，“而下之”，用泻下之药了，小柴胡汤证容易还犯误下的毛病，因为这个小柴胡汤证往往影响三焦不利。

三焦不利，津液就不通达，因为三焦是津液的道路，少阳受病，三焦之气就不利，三焦之气不利了，津液不通畅，上焦不通，津液就不得下。津液不得下，肠胃之气不和，有的时候就出现了大便下不来的情况。这种解下不来就是少阳病气机不利、三焦不利的一个问题，吃了小柴胡汤，“三焦得通，津液得下，胃气因和”。在表的，是濈然汗出而解，在里，大便已经下来了。所以不能给吃泻下药。如果要给他吃泻下药，那就错了，那叫误下少阳。

误下以后，也有两个方面的问题。一个方面，误下少阳，成为坏病，医生治疗给治坏了。误下少阳，“甚则吐下利不止，水浆难入命难生”，误下以后就大便拉稀，拉稀完了就水浆不入，就是连喝水都不能喝了，结果还是很危险的，预后多不良。少阳之邪误下以后也可以传入阳明，变化很多。另一个方面，也有身体强壮，不为误下所动，邪气没有发生变化的，所以“若柴胡证不罢者”，误下以后没发现新的问题，小柴胡汤证还不罢，还是继续存在的。就像太阳篇，“太阳病下之后，其气上冲者，可与桂枝汤，如前法”，因为太阳之邪没下陷，还上冲啊。少阳误下之后，“柴胡证不罢者”，少阳的邪气还在半表半里，没发生什么变化。这是好现象，误下没有发生不良的后果。这样，就“复与柴胡汤”，还给他吃小柴胡汤，不能给他吃别的药。为什么？“柴胡汤证不罢者”，当然是给他服小柴胡汤了。

给他吃柴胡汤,“必蒸蒸而振”,这个“必”字要活看,就我个人的意思不要给他肯定为“必然”,必然蒸蒸而振,却复发热汗出而解,不要这么说。有的人在误下少阳以后,虽然是邪气没发生变化,还在少阳,但脾胃之气就受伤了,气血也就有点儿不足,气血虚衰了。这时候吃小柴胡透少阳之邪,就要有一个反映。什么反映?这个正气从内里往外要是出来抗邪,这个病机的情况叫蒸蒸。抗邪当然有邪气了,正气出来碰见邪气了就要作战,就得斗争。正与邪争,就出现了恶寒,浑身就像打摆子,不但身上冷,而且振,牙打牙棒鼓。蒸蒸而振的时候要有恶寒的。

战汗,是战而后汗,正邪交争为之战,战就是浑身振摇,所以他恶寒。这时候周身的气血、周身的力量,调动整体的劲头和邪气决一死战,哆嗦来哆嗦去,然后发热。“却发热”,在恶寒以后,就发烧。这一发热,正气就出于表了,而邪气后退作解。所以他要出汗了,这时候就出汗,战汗。“却发热汗出而解”,蒸蒸到发热,这是他一个过程。蒸蒸和发热,要联系起来。由于蒸蒸这时候才能发热,没有蒸蒸这个劲头,他怎么能够发热?这个振,浑身振摇,和恶寒要结合起来。这是反映正邪斗争、战汗作解的一个具体的描绘,一个具体的阐述。

为什么误下以后吃了小柴胡汤要“蒸蒸而振,却发热汗出而解”?这就是说明,虽然误下之后证没变,邪气还在半表半里,这是好事,但是毕竟脾胃之气受到一定的挫伤,气血有所不足,这样的情况下邪气作解,正气得出,就有一个战汗的形式了。这个战汗作解带有一定的勉强性,虽然是也作解了,费了多大的事。误下以后,凡是吃了小柴胡汤,都是蒸蒸而振,却发热汗出而解?这倒不尽然。有的是这样,有的也不是这样,看具体情况了。

另外,把眼界视线扩展开来,没经误下,就是少阳证时间比较长一点儿,有个五六天、七八天了,吃小柴胡汤有没有蒸蒸而振,却发热汗出而解的情况?也是有的。就是说不经误下,吃了小柴胡汤,他也有蒸蒸而振,却发热汗出而解的。为什么?因为从病机来说,战汗是正气驱邪的一个形式。只要是时间长了,邪气还有点儿深入了,吃了小柴胡汤以后,符合这样一个病机,就会出现战汗。这个不用经过误用泻下,有的时候吃了小柴胡汤,也发生战汗。这在临床上我看见过。我们以前伤寒教研组的陈慎吾陈老跟我说:“渡舟啊,这事可真怪,我给人家开了个小陷胸汤,吃了小陷胸汤还出了一个蒸蒸而振,却发热汗出而解的。”所以针对病机进行治疗,正气驱邪外出的时候有这种情况。吴又可的《瘟疫论》战汗作解的机会更多,有的时候吃了大黄以后,达原饮里加上大黄,然后让邪气后退了,战汗作解的机会更多。这一条是吃了小柴胡汤战汗作解的。

伤寒二三日，心中悸而烦者，小建中汤主之。(108)

这一条还是论述伤寒挟虚的证治。上边的战汗作解就是有点儿正气虚，还有邪气，要战汗作解，这一条就是说伤寒夹虚。

“心中悸而烦者”，伤寒两三天时间不是太长，也没经过汗、下、吐这些治疗，正气伤得也不算太厉害。按理说不应该出现虚弱不足的这些问题，恰恰出现了“心中悸而烦者”，心慌心跳叫做悸；“而烦”，心还烦，心慌心跳跳得心都很烦。“气虚则悸，血虚则烦”，这个人的正气不足了，心的气血不足不能够养心，所以心中悸而烦。外边有伤寒之邪，内里震动宫城、震动心脏，所以心慌、心跳、心烦。这是正气不足了，所以这样，就“小建中汤主之”。小建中汤补虚扶虚，内能扶虚补气补血，外能调和营卫而治伤寒之表。

太阳之表好比边防，五脏里的心就好比一个君主，《内经》说心为君主之官。现在边防有邪，太阳的表一有邪，距离心的君主之官还很远。心是手少阴心，这还在阳经，距离阴经还很远，但是，边防告紧，震动宫城。说明什么？这个人素常心的气血就不足，才有这样心悸而烦，“气虚而悸，血虚而烦”。心悸而烦是气血虚的反映，上边还讲了一个汗下之后，气血两伤的身重而虚悸，要把那个联系起来来看。心悸而烦，这是个虚象，这是一个正气不足的反映，而且反映到心，病就很重了，不得等闲视之。因为心为五脏六腑之大主也，心都慌了，心都悸了，心悸而烦了，正气不支，也就是说在表的邪气大有一举而陷的危险。太阳是和少阴为表里的，一般我们都说足太阳是和足少阴是表里的，这个说的比较多一些，这样的示例也比较多一些，至于手少阴心的问题就比较少一些，实际上《伤寒论》就是将这样的问题提出来了。

“伤寒二三日，心中悸而烦者”，或者“伤寒，脉结代，心中悸，炙甘草汤主之”，就是太阳篇最后一条了，谈到心慌、心跳的，脉见结代，这些提法都是太阳和少阴的手足的关系的问题。太阳病足少阴肾气虚了，就出现四逆汤证；有没有太阳病出现手少阴心的问题？有。何以见之？这一条就是，“伤寒二三日，心中悸而烦者”，就是心的病。这样，就不要祛邪了，就是虚人伤寒，内气虚羸不足，所以出现了心悸而烦，所以“小建中汤主之”，要用小建中汤。咱们过去讲太阳病的变证不是提到一个吗？“太阳病发汗后，其人叉手自冒心，心下悸，欲得按者”，什么方子主之？“桂枝甘草汤主之”。那个就是心下悸，在发汗多误治以后；这个根本就没治疗，没经过发汗，没经过吐下，所以这个看着比那个还厉害点儿了，心悸而烦，所以用小建中汤。

小建中汤是个甜药，是一个甘缓之药，“劳者温之，损者温之”，是个甘温扶正的药，同时这个方子里有大量的麦芽糖。糖是个补人的东西，现在大家都有个常识，有时候有低血糖，头也晕了，身上也没有劲了，心慌腹痛，赶快吃块糖就好了。按照中医来说是中焦取汁,变化而赤,奉心,上而为血,所以这个糖液,能养中补血,能滋养心血,又能够补养胃气。中医概括起来,凡是甜药都是补的,甘温补虚的。所以小建中汤在里能补气血之虚,能补心脾之虚,在外,因为外头还有个伤寒的问题,能够加强营卫抗邪的作用,在里叫气血,在外为营卫,这是一举而两得。这是安内攘外之法。这是小建中汤证。临床上有这种情况,一感冒,还没怎么的,就心慌、心跳了。幸好病人还没提到脉,脉还没见结代,脉要见结代了,那就是炙甘草汤的问题了。这一条和第105条"伤寒,阳脉涩,阴脉弦,法当腹中急痛者,先与小建中汤",互相参考一下子。小建中汤能治什么病?能治"心悸而烦"。还治什么病?还治"法当腹中急痛"。古人编小建中汤歌诀的时候就把这些都概括进去了:"虚劳腹痛小建中,悸衄亡血梦失精"。

太阳病,过经十余日,反二三下之,后四五日,柴胡证仍在者,先与小柴胡汤。呕不止,心下急,郁郁微烦者,为未解也,与大柴胡汤下之,则愈。(109)

大柴胡汤方:

柴胡半斤　**黄芩**三两　**芍药**三两　**半夏**半升,洗　**生姜**五两,切　**枳实**四枚,炙　**大枣**十二枚,擘　**大黄**二两

上八味,以水一斗二升,煮取六升,去滓,再煎,温服一升,日三服。一方用大黄二两。若不加大黄,恐不为大柴胡汤也。

这一条是论述少阳兼见阳明里实的大柴胡汤证的证治。

"太阳病"是它的来路。"过经十余日","过经"就是邪气已经越过太阳经,也就可以说太阳的表证已经不存在了。过经就是说这一经的邪气已经过去了,但是意味着这个病没好,它要到别的经去了,由此而及彼,由太阳而到其他经了。不是"行其经尽故也",和咱们讲的太阳病,"头痛至七八日以上自愈者,以行其经尽故也"那条意思是不同的,这个叫过经,《伤寒论》大概提了三条讲过经的。过经过哪儿去了?这里指到了少阳,底下就说明这个问题。传到少阳,就应该用和解之法,用小柴胡汤,"反二三下之",这个"反"就是错误了,不应该那样去做。"后四五日",泻下以后又经过四五天,"柴胡证仍在者",柴胡证仍然存在的,虽然是误下了,治疗是错误的,但是柴胡证还仍然存在,"先与小柴胡汤",先给吃小柴胡汤,不能够吃其他的药方。

吃了小柴胡汤,如果小柴胡汤发生作用了,正胜邪却,少阳之气能够驱邪外出,那就有作解的可能了。咱们过去也讲过,"凡柴胡汤证而下之,若柴胡汤证不罢者,复与柴胡汤,必蒸蒸而振,却发热汗出而解",就可以有好的一个方面;可能发生战汗作解的情况,上边已经讲过了。但是也有另一种情况,"呕不止",服用小柴胡汤以后这个人出现"呕不止",这个"呕不止"就是原来

的呕,因为小柴胡汤就有喜呕,现在呕加剧了,严重到了"呕不止"的程度。为什么他呕不止?因为胃里有热,是个大柴胡汤证了。胃里有热,由于误下后邪热不但在少阳,而且并于阳明,阳明胃热已甚,气结不舒,所以就呕不止,胃气上逆。

"心下急","心下"就是胃脘的部分,"急",急者极也,是说胃脘胀闷得很厉害,到了极点了,他就受不了了,或者心下疼痛,疼痛得到了极点了,他也急。"心下急"这个"急"或者是胀闷,或者是出现疼痛,反正这个地方难受,不舒服到了极点,不可以忍耐了。这是一个虚邪,还是一个实邪?这当然是一个实邪了。一个呕不止,一个心下急,一个是胃气上逆,一个是胃气凝结。胃气凝结,所以才胀满疼痛,而到了不可忍受的程度。

"郁郁微烦者","郁郁"和少阳证"默默不欲饮食"都是刻画、反映少阳证的特点。"默默不欲饮食"是一个静默的意思,面部表情不高兴,无欲状,很静默的,实际上就有抑郁的意思,是少阳胆气抑郁的反映。现在郁于里了,不是在表情方面了,而是在心里,所以也是用个叠字,叫"郁郁",郁而又郁,气机不得舒畅啊,比"默默"加重了。"烦",是郁郁微烦,实际上就是郁烦,气郁作烦。气郁于内,所以他就发烦。这个微烦,不等于说烦得轻,他是在里烦,不是显露在外面的,所以叫郁郁微烦,是气郁在里而作烦,是这么一个证候。

大便虽然是以前泻下了,"后四五日",大便也没下来。舌苔一般要见黄苔了,口苦得也非常厉害,不但是心下急,胸胁苦满也更加严重。这个病既有少阳病未解,又出现了阳明胃气的凝结,怎么办?是还要吃小柴胡汤?小柴胡汤已经无能为力了,小柴胡汤只能治少阳的问题,不能解决阳明胃实的问题,所以"与大柴胡汤下之,则愈"。给他吃大柴胡汤,用点儿泻下,大便一经泻下,少阳的阳明的两经之邪,都得到解除,这个病就好了。

少阳三禁,叫禁汗、禁吐、禁下,这是言其常法。现在,又是可下之法,"下之则愈",这不是自相矛盾吗?这个就是一个变法,知常能够达变啊。要是少阳本身的病,当然不能用下法,也不能用汗法,这是一个原则。人家少阳本身的病用汗法下法,那是错误的。现在的问题,它是少阳之邪并于阳明,阳明和少阳为病,有心下急、有呕不止、有郁郁微烦,还有大便的秘结,这时候就得用点儿下法,不用下法就解决不了阳明胃实的问题。在柴胡汤基础之上,不用承气汤,这一点儿大家要清楚,大柴胡汤不等于大承气汤。为什么?因为大柴胡汤,它是以柴胡为基础的,是小柴胡汤的加减法,还有柴胡、还有黄芩、还有半夏、还有生姜、还有大枣,只是把人参、甘草去掉了,所以它在小柴胡汤的基础上,加上了大黄、芍药、枳实,去掉了一个生甘草,所以这和大承气汤不一样。"下之则愈"里有和解少阳兼下阳明的一个治疗方法,和单纯的泻下之法,或者是单纯用小柴胡汤的和解之法，都有所不同。所以《伤寒论》这本书，方法也好，辨证也好，不是一个孤立的、片面的，是一个辩证的东西，有常法，有变法。这样它就活了，就不是教条。

大柴胡汤这个方子临床使用是很广泛的，为现在的医学家所重视。我们看一看，首先少阳是在太阳阳明中间的，少阳属夹界，所以它外合于太阳，而内里又合于阳明，因此在柴胡剂群里，在外头要是太阳少阳并病，就有柴胡桂枝汤；如果内里少阳阳明并病，就有大柴胡汤。因为少阳主枢，这个经是个半表半里，外邻于太阳，内又能近于阳明。大柴胡汤是小柴胡汤减去人参、甘草，减去补药了，减去甜药，为什么？因为"心下急，呕不止，郁郁微烦"说明胃气凝结，胃气实了，再用些甜药一补，就不对了，所以把它减掉了。人家心下都急了，都胀得疼得那样难受了，还给加什么人参甘草，再补那不更急了吗？所以把它去掉了。

为什么加大黄、枳实、芍药？因为阳明胃已经有实了，阳明成实，所以大黄配枳实，就是半个承气汤大承气汤不是四味药吗，大黄、芒硝、厚朴、枳实，现在大黄配枳实是半个承气汤，它是来泻阳明之热的，能利阳明的凝结，枳实有利气消痞的作用。所以这个方子才有泻下的作用，"下之则愈"。芍药是一个酸药，和大黄是酸苦涌泄为阴，芍药也能于土中伐木，也能够平肝胆气之逆，所以要加芍药。这个方子也有生姜。小柴胡汤有生姜，大柴胡汤也有生姜，但是大柴胡汤的生姜比小柴胡汤剂量增加了几乎一倍，生姜五两，小柴胡汤的生姜是三两。为什么要增加生姜的剂量？有两个方面的意义：一个，生姜是辛散的，"心下急，呕不止"，既有饮气上逆，又有胃气凝结，所以用生姜以散结止呕，还能去水饮之邪；另外，生姜有偏于上的作用。因为凝结的部位是在心下，不是在腹，不是在脐下，大柴胡汤的大黄是荡涤肠胃、推陈致新、走而不守的，现在，用五两生姜，既有健胃作用，味辛又有一点儿升宣的作用，而使大黄泻下胃里凝结不至于很直接地一下子就把它推下去。意思就是说，有生姜这种升宣作用，使大黄治心下胃中的凝结能够发挥治疗作用，不至于哗就一过而下，还没把病治下去，大黄的药劲已经完了，不会发生这个问题。就比如我们现在用桔梗，一些药要往上边来，要用桔梗载诸药以上浮，使力量作用在上焦，这大家都知道，桔梗是舟楫之官啊。生姜对大黄，也有这个意义，它使大黄治胃的作用能够持久，不会发生突然而过的一时性的作用。这都是组方用药一些巧妙的地方。

大柴胡汤这个方子里有争议，争议的关键是大黄的问题，有的说是有大黄，有的说没有大黄。陈修园说"酌大黄"，"酌"，就是斟酌的酌，"八柴四枳五生姜，芩芍三两二大黄"，大黄要斟酌斟酌，可以用的时候就用，不可以用的时候就不用。如果从原文来看,“与大柴胡汤下之,则愈”,这样的提法,这个方子是应该有大黄的,没有大黄怎么能“下之,则愈”?大柴胡汤一定要用大黄,要把这个问题确定下来。煎服法上说,“一方,加大黄二两。若不加大黄,恐不为大柴胡汤也”,这是对的。

大柴胡汤这个方子很好,在临床使用的范围也是比较广泛,现在中西医结合啊,西医同志也很喜欢用这个方子,治疗各种急腹症,都要以大柴胡汤这个方子为加减。这里,我个人的体会,凡是疼痛病,肚子疼痛而有些靠边的,就是边上有点儿疼痛的,这个方子都管用。在临床上看,心下这个地方难受而且加上边上,胁或者胁的往前一点儿的,靠一点儿边的,或者小肚子也靠点儿边儿的,它都管用。为什么?因为大柴胡汤里兼少阳,少阳就是靠一边,靠侧面,带有一定的侧面的疼痛,上腹部也好,下腹部也好,这个方子都是管用的。属于实证的,气火交郁,一些实性的疼痛,这个方子是可用的。掌握这么一个前提,这是我个人的经验。现在用它治疗急性胆囊炎,效果是很好的;热性下利,下利红白,粘液,大便有时也难通,里急后重,肚子觉得疼,脉弦而有力的,这个方子也管用,所以也治痢疾;急性阑尾炎这个方子也管用,要加上一点儿什么桃仁啊,加上点儿鸡血藤啊,效果也是很好的;胃溃疡出血,大便黑,或者吐咖啡色物,心烦口苦,脉弦而滑的,这个方子也管用。

大柴胡汤是个很好用的方子。什么急性胰腺炎、胆囊炎、阑尾炎这些病,肚子疼得很严重的,上边见呕吐,这个方子是有效的。它能够清肝胆,又能够荡涤肠胃,既治气而又治血,这个方子的面儿是很广的。在这个方子基础之上,加上什么活血药,加上什么理气药,再加上一些清热解毒的,治疗一些急性的疼痛啊炎症啊,的确是有效果。

大柴胡汤证是一般的,还是挺厉害的?有的人认为,大柴胡汤和大承气汤来比,泻下作用缓和一些。大承气汤厉害,叫大承气。这样的认识对不对?当然是对的,大柴胡汤里有大枣,大承气汤里厚朴加枳实还加芒硝。但是大柴胡汤这个方子也是够厉害的。根据我个人的体会,一个就是柴胡,一个就是大黄,咱们从这两味药说起。这个大黄,大家都知道,推陈致新,荡涤肠胃,说大黄是破结的,用大黄的前提,一定得要有凝结,没有凝结的时候一般都不用它。所以,古人就管它叫推陈致新,有推陈致新的作用。柴胡这个药,虽然看着像个气分药,在《神农本草经》中说是它“主治心腹肠胃中结气,饮食积聚,寒热邪气,推陈致新”,主治“肠胃中结气”,一个“结”了;“饮食积聚”,还是结;“寒热邪气”,发冷发烧;还可“推陈致新”,也有个推陈致新。大黄的推陈致新再加上柴胡的推陈致新,这两个合在一起,这个药的作用就是很可观的,所以用的时候希望大家还要注意,大柴胡汤泻下是很厉害的。

大柴胡汤和小柴胡汤,往往有一些病就是小柴胡汤证往前再发展一步就是大柴胡汤证,那么还非用大柴胡汤不可。比如临床上看到胸胁苦满,或者说是胃脘疼痛,气郁结到一定程度就化热了,不但是肝胆气郁,而且胃气也凝结了,化热化燥,舌头上一见黄,大家知道一见黄,这时候就得用大柴胡汤。如果舌苔还是白的,还可以用小柴胡汤。要把舌苔看清楚了,是白还是黄。另外,一到大柴胡汤证了,就有一些难以忍受的问题,所以加个"急",郁郁微烦,心下急,疼也好,闷也好,胀也好,都是很严重的,不堪忍受,这时候用小柴胡汤就不行了。

伤寒十三日不解,胸胁满而呕,日晡所发潮热,已而微利。此本柴胡证,下之而不得利,今反利者,知医以丸药下之,非其治也。潮热者实也,先宜小柴胡汤以解外,后以柴胡加芒硝汤主之。(110)

这一条是论述少阳误治引起来的柴胡加芒硝汤证。

伤寒到十三天还没解,出现"胸胁满而呕,日晡所发潮热"。"日晡"就是下午,三点儿多钟就发热了。怎么叫"日晡所"？这个"所",就是现在说的前后,在日晡的前后的那个时间,是个活语。《书经》有那么一句话叫"多历年所",这个"所"是个不定之词,就是在那个时候左右,是在日晡下午三点钟的那个前后的时间,也许早一点儿,也许晚一点儿,就叫"日晡所"。"潮热",就是发热,那个时候就发热。发热为什么加个"潮热"？因为每天那个时候就要发作,按时而来,就像遇海中之潮,所以叫做潮热。

为什么这时候要发潮热？根据中医的传统学说,因为阳明是胃,胃是主燥的,"脾主湿,胃主燥",下午三四点钟,就是现在的申时,正是阳明燥气所旺的时候,自然界的燥和人身上的阳明燥气相呼应,因此阳明抗邪的功能就强大一些,这时候就发烧。这反映阳明燥热成实了。"胸胁满而呕",这是少阳的问题;"日晡所发潮热",这是一个阳明有燥热的问题。阳明有燥热,应该是有大便秘结,一般日晡所发潮热都是大便燥结的。

"已而微利",发潮热以后,还有点儿微微的腹泻。这是什么事啊？应该是大便秘结,日晡潮热,才是阳明的胃家实啊,现在怎么发热后还有点儿微利？这底下张仲景就解释了,"此本柴胡证,下之而不得利",说这个病啊,"胸胁满而呕,日晡所发潮热",本来属于大柴胡汤证,应该有大便燥结,可是"今反利者",还没用大柴胡汤,就下利了,日晡所还潮热。这个下利是怎么来的？如果阳明有燥热,应该大便不利,为什么还有"已而微利"？于是经过调查,原来是"知医以丸药下之,非其治也",才知道前面的医生用了丸药。丸药就是成药,属于泻下大便的,可见这个病已经是有大便秘结了,这个人有日晡所潮热,还有大便秘结,这都对,前边的医生一看有大便秘结,就用了一个丸药。汉代那个时候制成的丸药,是泻下大便,一般是巴豆制剂,或是甘遂制剂,泻下作用都很厉害。"非其治也",这治的可就不对了,虽然是泻下大便了,可是治疗"非其治"。

为什么说"非其治"?因为这个病应该用大柴胡汤,"胸胁满而呕,日晡所发潮热",得两解少阳阳明之邪,现在用了一个现成的丸药,这一泻下,解决不了阳明燥热的问题,也解决不了少阳的问题。因为这个丸药好用巴豆,巴豆是燥热之药,虽然是下了大便了,燥热它解决不了。

"潮热者实也",这个人现在还有午后潮热,还属于胃家实。"先宜小柴胡汤以解外,后以柴胡加芒硝汤主之"。张仲景告诉我们怎么治,是不是先给小柴胡汤?因为有胸胁满而呕,和这个日晡所发潮热,这里少阳阳明有一个内外之分,阳明就比如在里,少阳好比就像在外,先用小柴胡汤先解一解少阳枢机不利的问题,然后,再给他柴胡加芒硝汤调和胃气,治胃燥。是不是这样来治疗?这样治疗多麻烦哪,先给他吃付小柴胡汤,后来再吃付柴胡加芒硝汤,这样很麻烦。所以我们一般在临床都怎么样治疗?我们都这样,先给开一个小柴胡汤,然后就开一味芒硝,二钱三钱另包,先让他煮小柴胡汤,小柴胡汤可以吃三回吧,给他吃一回,给他吃两回,到第三回的时候是把芒硝加进去,也可以在第二回时把芒硝加进去。这样小柴胡汤先吃个一次,多则二次,然后在小柴胡汤里再加上芒硝,这样来和胃,这样不就简便一些吗?当然,这样煮药还是要按照古法来煮了。

小柴胡汤加芒硝,和大柴胡汤来比,就不一样了。大柴胡汤的泻下力量是强烈的,小柴胡汤加芒硝汤的泻下的力量就很小了。为什么?因为大柴胡汤把人参、甘草都去掉了,而加上大黄、枳实、芍药,所以它泻下的作用就强烈,柴胡加芒硝汤是小柴胡汤原方不动,只加上一味芒硝,方里还有人参,还有甘草,所以它泻下的作用就受到牵制,它的泻下的力量就不如大柴胡汤猛烈。但是它和胃,它泻下的力量虽然轻,它和胃润燥、调剂胃气燥热。因为芒硝是个咸寒、寒润之药,治胃家的燥,胃气的燥热,解除日晡所的潮热,又比大柴胡汤有它的特殊的作用。为什么不用大柴胡汤?不行,因为已经用过丸药泻下了,"已而微利",再吃大柴胡汤泻下,力量就太大了,恐怕伤正气。所以大柴胡汤是以泻下为主的,小柴胡汤加芒硝是以和胃为主的,它不在下,而在和胃。这两种情况要把它分析清楚。

伤寒十三日不解,过经,谵语者,以有热也,当以汤下之。若小便利者,大便当硬,而反下利,脉调和者,知医以丸药下之,非其治也。若自下利者,脉当微厥,今反和者,此为内实也,调胃承气汤主之。(111)

这一条是误治于阳明,上一条是误治少阳。这两条是作对比的。

两条都是“伤寒十三日不解”。第110条是“胸胁满而呕”，这一条是“过经，谵语者”，太阳之邪已罢，太阳之邪先没解，“过经”，到了阳明，因为阳明病谵语，阳明有热，胃络通于心，故见谵语。“以有热也”，就是因为胃有燥热。“当以汤下之”，胃有燥热，就得用承气汤，用什么？用调胃承气汤。

“若小便利者，大便当硬”，这是一个推理。如果这个人小便还利，“小便利”小便偏多，阳明有热小便偏多，有津液下渗，因为肠胃里有燥热，逼迫津液下行，所以小便就利，小便就比较多，这样，“大便当硬”。因为津液外渗，不能还于肠中，不能救济肠中之燥，所以大便当硬。小便一多了，大便就硬了，这个就是辩证法。硬是什么？就是大便已经干硬了。硬和燥还不一样，硬是燥的初期，燥是硬的最后的结果，这两个是不同的。大便硬，一般是小承气汤证，大便燥屎是大承气汤证。所以说中医辨证咱们可不能轻视，很巧妙，很能够看出内部的问题来。

说是大便硬，隔着肚子隔着肠子，就能知道大便硬啦？就能知道，怎么知道的？阳明病，它有谵语，或者说是有潮热，小便赤赤的，尿的还挺多的，这时候就知道是大便硬啦。这不是科学？有人说中医有什么了不起的，我认为这都是很伟大的。从小便和大便的关系，就知道“小便利者，大便当硬”，这有个辩证法的思想。“大便当硬”，就应该大便硬了，“而反下利”，大便反倒拉稀，加个“反”字。

这是什么道理啊？这得切脉。不知道其所以然，应当是大便当硬啊，“当”者是应当的意思，应当硬了，现在，“而反下利”了。这是什么道理？那么切切脉，“脉调和者”，什么叫调和？调和不是说没有病，是说从脉上来看，不与下利之证相应。比如要是下利，有寒或者是虚寒，脉应该见脉微、脉沉，或者脉无力，这个就是应了，下利和脉相应。现在这个脉，不是一个虚寒之脉，还是阳明有热的意思。这样才知道，“医以丸药下之，非其治也”，经过了解，以前的医生也是用过丸药给他泻下，丸药泻之，大便虽然是下来了，但是肠胃燥热没能够解决，所以“非其治也”，这个治疗治的就不对了。

底下这句，还反复推敲这个理。“若自下利者，脉当微厥”，还是指下利来说的，如果是自发下利，不是经过丸药下利的，而是属于脾胃虚寒的下利，“脉当微厥”，脉应当微，当沉而无力。“厥”就是微得很的意思，这个脉应当很微了，为什么？因为他是寒，脉很微了。“脉当微厥”这四个字有争论，我讲就这么讲了，“脉当微厥”，脉微得很厉害就叫厥，厥者极也，就是脉很极微。有的说是“脉当微结”；也有讲脉微而手足厥；也有说脉当肢讲，“肢当微厥”，说法很多了，我的意思就是微得很厉害。“今反和者”，现在不微，不见这个寒脉，虚寒之脉，还是维持原来阳明的有燥热的脉，“此为内实也”，这还是阳明内实。怎么办？“调胃承气汤主之”，不能够用小承气汤了，因为已经用丸药下过了，所以用调胃承气汤，缓和地下，带有和胃的性质。

可能大家也想了，我们学这两条没有用了，现在也没有丸药下之了，汉朝那时候有那个药，现在没有了，学这个不就没有用了吗？也不见得没有用。比如在农村或者在一些小的地方，就连北京都有，大便一秘结了，就有人出偏方，上药房去买些番泻叶，喝一喝以泻泻大便。吃了番泻叶，大便下来了，虽然是没吃巴豆丸药，实际上也等于意思一样。胃家实也好，大柴胡汤证也好，大便拉稀，还有潮热，这你怎么治？要是把这个明白了，他虽然是大便下来了，燥热没有去，番泻叶解决不了实热燥热的问题。我在湖北还遇到一个脑膜炎后遗症患者，伤阴了，肝肾之阴不往上滋养了，两个眼睛看东西模模糊糊，阴虚有热大便就干燥，我给他治就用增液承气，主要是养阴增液，他那个大便下的慢，生地、麦冬、玄参增液，大便当然下的慢了。那天我没在病房，一位西医同志看了，嗨，刘老师这也太慢了，整些泻利盐就灌上去了，那可就快了，大便呼呼就下来了，下来后，病人眼睛看东西都看不见了，泻利盐就跟芒硝一样，它伤阴哪，那还得了？所以这些地方都是有启发的，是不是？

太阳病不解，热结膀胱，其人如狂，血自下，下者愈。其外不解者，尚未可攻，当先解外。外解已，但少腹急结者，乃可攻之，宜桃核承气汤。（112）

桃核承气汤方：

桃仁五十个，去皮尖　**桂枝**二两，去皮　**大黄**四两　**芒硝**二两　**甘草**二两，炙

上五味，以水七升，煮取二升半，去滓，内芒硝，更上火微沸。下火，先食温服五合，日三服，当微利。

前边是关于两个误下的问题，这一条是讲太阳病蓄血的腑证。太阳蓄血证有三个，一个是桃核承气汤证，一个是抵当汤证，再一个是抵当丸证。这头一个就是桃核承气汤证。

“太阳病不解”，这是太阳的经证不解；“热结膀胱”，就言它的里证了，是表邪入到里了，热和血凝结了。这个凝结，是开始凝结，所以叫初结。“太阳病不解，热结膀胱”，热结于里了，我们现在说这个膀胱是指手太阳小肠。热与瘀血初结，从病理上来讲它的势力不是强大的。另外，热与血结，是热去结血，热的力量比较强一些，瘀血程度弱一些，是热重而瘀轻。

出现什么症状？“其人如狂”，语言动静，或是或非，言语行为有时正确，有时就很离奇，有点儿狂妄不羁，但是还不是发狂，叫做如狂。还有一些理智，还没至于打人毁物，不避亲疏。为什么热与血瘀，就会出现如狂的症状？因为第一，热与血结是个实证，不是个虚证；第二，因为他有热，实证而且还有热，虽然是结于下焦，但是热与血结要影响心神，浊邪浊热上扰于心，就出现了如狂

的证候。因为血脉都属于心，热与血结要影响到心，心神被扰，他就狂妄、烦躁狂乱，说这人就如狂。从病机上来看，因为热和血初结，势力还没成，所以有"血自下，下者愈"。血自己就下来了，正气抗邪，热随血减，病就好了。从哪儿下？因为病在下焦，所以一般是从大便下血，妇女可能有一些像来月经，男性一般是从大便泻下，"下者愈"。

如果不下，热与血结没有一个自我作解的机会，那就要用药来攻逐了。用药物攻逐的时候，张仲景提醒我们要注意一个问题，"其外不解者，尚未可攻，当先解外"，这个病从太阳病的经证来的，泻下的时候就要注意，经表之邪是不是完全都解除了，如果还有一些什么恶寒哪，还有一些什么表不解啊，那就"尚未可攻"，"当先解外"，应当先用药解外，发汗解太阳之表。"外解已"，太阳的经邪解除完了，"但少腹急结者"，这个"但"就是有局限性，有只、仅之意，别处的病都没有了，就是少腹，少腹就是小腹。人有大腹，大腹下边就是小腹，也有一些医学家说是小肚子旁边两侧叫少腹，也有这么说的。实际上面这个"少腹"包括小肚子。"急结"就反映两个问题，结是反映病理，急是反映症状，由于热与血结，气血凝聚，所以就不通了，不通就胀疼啊，就难受啊，到了极点儿了，所以叫做急。急者，不可耐也，这个人的小肚子特别难受了，或者胀闷，或者痞硬，或者疼痛，反正是很不舒服，一般都说是疼痛，桃核承气汤一般开始以疼痛为主的。这样"乃可攻之"，表证也解了，没有其他问题了，就是少腹急结了，其人如狂，"乃可攻之"，乃可以用攻下。"宜桃核承气汤"，用桃核承气汤来泻下。

这一条是讲太阳经邪不解，随经入里，热与血结。桃核承气汤证和五苓散证比较，两者都是随经入里，但后者是在气分，气化的功能不行了，所以消渴、小便不利了，前者五苓散；这是热与血结，小便是自利的，这不关气分的事，但是少腹急结，血凝了，血瘀了，热与血结，小肚子疼痛难受，用桃核承气汤。所以，我们从这儿来看，《伤寒论》是讲脏腑经络的，这是客观的东西，不是某个人给硬加上的。

桃核承气汤是个好方子，就是调胃承气汤，因为大黄、芒硝和甘草这三味是调胃承气汤，加上桃仁和桂枝两味药。吃这个药的时候，要空肚子，这个要记住，这是关键的问题。"先食温服五合，日三服，当微利"，什么叫先食？就是空肚子，在没吃饭以前吃。后世逐瘀血的活血药都是根据这个法则，有的是第二天早晨一起来，现在说五点儿钟，没喝水没吃饭的时候就把药吃下去了，这样活血化瘀才有劲。吃饱了饭，再喝桃核承气汤，这个汤药力就不行了。

桃核承气汤证是伤寒外证已解，出现了小腹急结，大便有的时候发黑，小便是自利的，大便有时见黑色，就像是漆，其人如狂，这个就叫热与血结。热是从哪来的？是从太阳病不解的热结于下，结在什么地方？结在下焦，热和血结在下焦，可能在小肠。主要的症状就是两个，一个就是其人如狂，一个就是少腹急结。因为热和血初结的势力并不坚固，因此有"血自下，下者愈"这样的一个机转。如果不能够自下的，就要用桃核承气汤。桃核承气汤这个方子是由调胃承气汤，即大黄、甘草、芒硝，加上桃仁和桂枝两味药。

方义是个什么道理？因为它是热结，热比瘀血盛，所以要泻热破结，调胃承气汤有大黄、有芒硝，苦寒、咸寒，能够泻热，能够破结，能够治狂。大黄本身虽然有活血化瘀的作用，但是，它的力量是不够的，所以要加上桃仁，桃仁是一个滑利之药，能够行血，就是我们一般所说的有活血化瘀的作用。桃仁的活血化瘀作用力量不太大，要跟抵当汤里的虻虫、水蛭来比，力量还是小的，但是和大黄两个合在一起了，桃仁配大黄，力量也是很可观的，所以桃仁是为行血逐瘀而设。这个方子为什么加桂枝？是不是还有表不解的问题？我们说不是的，因为书上说得很清楚，表已经解了，才能用桃核承气汤，所以也没有表证的问题了。

没有表证为什么要加桂枝？学《伤寒论》实际上也学习药物的治疗作用，通过《伤寒论》中的一些方子对于某一个药有一个全面的了解。桂枝是辛温药，是一个通阳、理气、止疼的药。由于桃核承气汤药偏寒凉，也偏于血分，你看大黄、芒硝、桃仁都是血分药，都是寒凉之药，所以张仲景在这里很巧妙地用了一味桂枝，桂枝通阳理气，通阳的药都有理气的作用。通阳理气和活血化瘀相辅相成，要活血化瘀，就得理气，气得利，血就活，这是气血的关系的问题。所以加桂枝，有利于活泼气机、有利于活血化瘀；第二个意思，因为桂枝是个温热药，通阳的药，在大量的苦寒咸寒的泻热破结药里，稍加一点儿通阳辛温之药，使大黄、芒硝、桃仁的活血泻热破结的作用更好地发挥。

桃核承气汤是个很好的方子，临床使用范围很广泛。我们学《伤寒论》要有条文，要有一个指导的思想，这是一个"源"，就像水的源头。《伤寒论》就这一条，于水之有源啊，于树之有本。但是，有源就得有流，流就是它的发展，把这个道理明白了，我们要扩充它，要发挥它，就不局限在条文上了。所以，后世的也包括现在的一些临床家对于桃核承气汤的使用，就不是局限热结膀胱这么一个问题。

一般来说我们拿它治疗什么病？一个，要想到妇女病，因为妇女病往往由于生理的问题，月经的问题，妇女的这些月经病，比如"闭月"，月经不来了，一定有原因，如果属于有热的，这个病机要和《伤寒论》合起来，热和血凝结，它下不来；血就被热所瘀，血一瘀小肚子就疼痛，这叫做痛经；热与血结月经不来，就烦躁，严重的就可以出现如狂。大家在临床上要注意了，妇女尤其是青年，二三十岁，往往不来月经了，或者是过期了，然后就肚子疼，烦躁，有时就如狂了，甚至对她妈妈说话都不礼貌了，这个方子效果是很好的。妇科里有一个玉烛汤，是四物汤加大黄，实际上就不如干脆用桃核承气汤，比那个方子效果要好一些。

另外，就是这个人在病史里有过外伤，从车上掉下来跌倒了，或者被什么撞了一下子，就是有一个跌打损伤的这样的经过，当时没有什么问题就好了。以后就发现了，或者是胸部，或者是腹部，或者说是胁肋发生疼痛，每到变天，阴天、下雨、寒冷疼痛就很严重。这时候就考虑他内里有瘀血，由于跌仆跌打，里就有瘀血了。怎么治？这个桃核承气汤效果是非常之好的。我在东直门医院就治过这么一个病，是有瘀血，属于瘀血疼痛的。

桃核承气汤和大柴胡汤为什么都连着？因为一个是气，一个是血。所以，我们往往这两个方子要合方，就是大柴胡汤里加上桃核承气汤，将这两个方子合在一起用。合在一起与比单纯的大柴胡，或者单纯的桃核承气汤又有所不同了。能治什么病？这个面就很广了，主要是以疼痛为主的。疼痛就很多了，实性的，属于气血凝结的，而且是在一边的，这个方子都管用，不论上下。怎么叫一边？就是他疼痛虽然当中间也疼，他总是跨着两边，什么肋啊，胸部一侧，或者小肚子一侧啊，这个方子都管用。东直门有位胡希恕老大夫，就善于用这个方子。甚至是冠心病，急性阑尾炎啊，都可以用。大柴胡汤合桃核承气汤治急性阑尾炎效果特好。因为这两个方子合起来，血的问题，气的问题，肝的问题，胃的问题，三焦的问题，这些实质性的属于实性的这些问题，它都能管。因此我们要把桃核承气汤的病机病理，和它的药物组成，它的意义吃透了，临床治疗就不限于这条了，就可以推而广之治疗很多病。

吃这个药的时候，得要注意，我这反反复复就说了，得“先食温服五合，日三服”，吃桃核承气汤得空肚子吃。为什么？因为古人根据临床的经验总结出来了，说是“病在胸膈以上者”，病在胸膈以上的，是“先食后服药”，得先吃东西，后来吃药。病在心腹以下的，就像桃核承气汤少腹急结，小肚子疼，小肚子难受，就得先服药而后再吃东西。这里有科学道理的，你说我不这样，我先吃了饭，我吃得肚子饱饱的，最后我再吃付桃核承气汤，桃核承气汤被吃的东西影响了，它能到小肚子治急结去？把药力都消耗了，那不行。后世医家要求就更严格了，比如有一个治瘀血的瘀血汤，桃仁、大黄和虻虫，《医宗金鉴》的方子，它告诉说是“平旦”，早上起来什么都没吃的时候，就把这药吃下去。你要吃礞石滚痰丸你怎么吃？吃完了，要躺着，让药去滚痰去，都是有要求的，不是随随便便就吃药。这些道理，都是古代医学家在临床上总结的经验，所以要把它记住了。

伤寒八九日，下之，胸满烦惊，小便不利，谵语，一身尽重，不可转侧者，柴胡加龙骨牡蛎汤主之。(113)

柴胡加龙骨牡蛎汤方：

半夏二合，洗　**大枣**六枚　**柴胡**四两　**生姜**一两半　**人参**一两半　**龙骨**一两半　**铅丹**一两半　**桂枝**一两半，去皮　**茯苓**一两半　**大黄**二两　**牡蛎**一两半，煅

上十一味，以水八升，煮取四升，内大黄切如碁子，更煮一二沸，去滓，温服一升。

这一条是论述少阳兼有表里三焦俱病的证治。

《伤寒论》有纵有横。大柴胡汤以后，就说桃核承气汤；桃核承气汤以后，就说柴胡加龙骨牡蛎汤。为什么说柴胡加龙骨牡蛎汤和桃核承气汤两个要连在一起？这两条排列在一起，是有道理的。先把内容解释一下，然后再说为什么这么排列，排列组合都有逻辑性的。这个病，是"伤寒八九天"，伤寒八九天用了泻下之法了，在治疗过程当中经过泻下。八九日是病程，泻下使邪气内犯于少阳，不但犯于少阳，而且对于正气也有所影响。少阳为枢，介于半表半里，所以少阳的枢机不利，表里也都为之不和，它的症状就比较复杂。

"胸满"，这个"满"念闷(mèn)，"胸满烦惊"，"烦惊"以惊为主，所以有的医家说"烦惊"就是惊得厉害，这个人的惊的症状很甚，惊之甚者叫做烦惊，烦就代表一个加重的意思，就像我们身上骨节疼得厉害叫烦疼；也有个别的注家说，烦就是心烦，惊就是惊吓的惊，把它作两个症状来解释。我个人的意思，以惊为主，有烦也好，因为少阳病里也有烦，但是，要突出来这个惊。惊是精神上的一个症状，总是怕惊，惊怖不安。七情变化和五脏的功能是分不开的。惊是和胆气分不开的，胆有病就要惊，肝有病就好怒。这个人胸又满，精神而又惊怖不安，而见于泻下之后，所以这个属于少阳的。

成人看这个病的比较少，只有柴胡加龙骨牡蛎汤才有这个病，儿科里这个病是一个常见病，瘛痘惊痱，惊就是一种病，惊风。所以小孩一有病，惊吓了，睡觉就不稳了，睡得不踏实了，一会儿醒，一会儿哭，一会儿小腿一哆嗦，尖叫着就醒了，一看就知道惊了。一看印堂青筋，印堂一出青了，就惊了；二看虎口三关，出现了一个青色的纹。吃点儿什么？小孩不能吃汤药了，来点儿什么琥珀抱龙吧，压压惊，吃了他就好了。惊为什么见青色，因为青色属木，这是肝胆之病，中医就是这样的理论。这是反映少阳之气不利了，因为这个病是少阳病中的关键问题，其他病都只是个影响的问题，所以就把"胸满烦惊"放在第一位了。

"小便不利"，是膀胱的腑气不利了。刚才是少阳的问题，膀胱是太阳的问题。"谵语"，这人还说胡话，是胃有热，这是阳明胃家的问题。膀胱之气不

和则小便不利，阳明之气不和则谵语，少阳之气受病则胸满烦惊。三阳之气都不利了，太阳主开，阳明主阖，少阳主枢，表里内外之气都受到了影响，就“一身尽重，不可转侧者”。这个人浑身沉重，不可以翻身了，来回翻身叫转侧。病在少阳，而它的影响又有太阳的问题，又有阳明的问题，怎么办？“柴胡加龙骨牡蛎汤主之”，用柴胡加龙骨牡蛎汤来治疗这个病。

现在就看看柴胡加龙骨牡蛎汤这个方药。这个方子，成本的方子里没有黄芩，这是应当有黄芩，所以补充一下子。“参芩龙牡桂丹铅，苓夏柴黄姜枣全”，应当有黄芩，有黄芩才是柴胡汤，赵本里有黄芩。它的组方意义不外乎这么几个问题了。一个，这个方子就是小柴胡汤把甘草去掉了，小柴胡汤为什么要去掉甘草？用小柴胡汤要和解少阳的表里错杂之邪，助少阳之枢机，来和解表里，所以还要用小柴胡汤。这个病有三阳的证候，但关键在少阳，还用小柴胡汤，把甘草去掉了，来和解少阳、和解表里，来解这个错杂之邪。小便不利，所以加上桂枝、茯苓。这两味药能够行太阳的气和太阳的津液，就有利小便的作用。加大黄，因为有谵语，所以泻阳明的里热。泻里热，就是和胃气，胃一不热了，谵语就好了。他还有惊啊，惊得厉害，所以加龙骨、牡蛎、铅丹，有镇惊、镇胆气之怯。

为什么这一条和桃核承气汤互相连接？我个人体会，这些病都有精神上的问题，桃核承气汤是讲狂，精神如狂，这一条讲惊。狂和惊是两个不同的症状了，但是都是一些精神上的问题，这里就有互相鉴别、互相区分的意义，这是第一点；第二点，桃核承气汤是少腹急结，这一条是胸满，有上下对比的意义；第三点，桃核承气汤是小便自利的，而这一条是小便不利。什么叫辨证？这个辨证啊，往往张仲景就采取互相对比，寒热对比、虚实对比、上下对比，用很多对比的方法，叫你对某一个证的特点有区别、有分类了，这里就有一个辩证的意义在里了。比如表证，有汗者就叫表虚就用桂枝汤，无汗者就叫表实就用麻黄汤。这个也一样，都是精神病，这个说胡话，而且烦惊；那个是如狂，这个精神是一阵就或是或非，瞪着眼睛握着拳头就像要打人，一会儿就好了。那个就是小肚子急结，这个就是胸满，在上边。那个小便就自利，这个尿尿就不利了，“小便不利”。有没有对比啊？从精神方面，从病位方面，从症状方面都有一些对比的意思。更重要的，一个是在血分有病，热与血结，一个是少阳的气机不利，而是在气分有病，气和血还都是有联系的。

柴胡加龙骨牡蛎汤里有铅丹，铅丹是个毒药，现在用这个方子要注意了，有的人就改了，就不用铅丹，用生铁落代替。用这个方子的时候，里面的铅丹用一个纱布把它包起来，用线扎紧了。为什么？铅丹要是放在药汤里，把它和了，把铅喝进去，有的时候要出毛病。所以一定要布包，把它扎好了。这是一个要求。因为有吃柴胡加龙骨牡蛎汤铅中毒的报道,这里有教训的,这一点儿,要记住了。第二,剂量不能太大了,这个方用一两半,就是一钱半,所以不能说搞个三钱几钱的,那可不行,小剂量,用个一钱啊就可以了,顶多用一钱五,不能多用。第三,这个药不要连续总吃,连续吃、总吃就要铅中毒。另外,这个方子大黄是后下。

这个方子在临床也是被一些医学家们所喜欢使用的。柴胡加龙骨牡蛎汤临床效果是很好的,关于这个方面的医案是很多的,限于时间就不能一一解释了。这个方子临床能治什么病?一个能治癫痫病,再一个能治精神分裂症,再一个能治小孩的舞蹈病。在临床我都治过,确实有效。我举个例子,就是治小孩的舞蹈病,甘肃张掖党校有个同志的小孩,大概是十一二岁吧,就是舞蹈病,直蹦直跳的,手舞足蹈、蹦蹦跳跳。这是个老大难的病,听说北京来了医疗队了,北京中医学院的,人家专门让我们过去看,组织上说就给看看吧,我们有三个人,一起会诊就看这个病,就是开的柴胡加龙骨牡蛎汤这个方。后来有个老师说加上点儿祛痰的药吧,病人确实还有点儿痰,就加上点儿什么胆星啊一些化痰的药。过了两三天,我们就走了,等回北京时又过张掖,这个同志就来向我们感谢,说那孩子已经好多了。所以柴胡加龙骨牡蛎汤治小孩的舞蹈病的确是有效的。

伤寒腹满评语,寸口脉浮而紧,此肝乘脾也,名曰纵,刺期门。(114)

伤寒发热,啬啬恶寒,大渴欲饮水,其腹必满,自汗出,小便利,其病欲解,此肝乘肺也,名曰横,刺期门。(115)

第114条是讲腹部的问题,讲肝和脾胃的关系,第115条讲肝胆和肺的关系。

这两条是说明肝胆和脾、肝胆和肺的关系。一个叫纵,一个叫横。横就不念横héng,过去苏秦有纵横之说,就念横(hèng),说是这人太横(hèng)了,就是横。木气犯金,叫以小犯上,所以叫横(hèng)。

这个病,是从伤寒发起的,出现肚子胀满、说胡话,"腹满评语",是阳明里实、有燥热的表现。脉应该见沉实有力,就是阳明病了,但是这条"寸口脉浮而紧",寸口就包括寸关尺,"脉浮而紧"就是说弦脉,因为紧有弦象,脉浮而弦,就是脉见弦脉。胃的腹满谵语,出现了少阳肝胆的弦脉。"此肝乘脾也",这个病就叫肝乘脾,脾也就是包括脾胃。根据五行学说,肝属木,脾属土,这是叫木克土,是肝木之邪来乘于脾胃。从这两者的关系来讲,木是能够克土的,咱们讲"邪高痛下",肝之邪,要往脾胃方面来,从发展规律上来看它有这样一个规律,"名曰纵"。"纵"是放纵,肝放纵它的势力来乘于脾胃,是肝气盛,影响于脾胃的问题。所以,就不要只看到腹满谵语是阳明的,中焦的问题,应当看到肝的影响,所以,在治疗的时候要刺期门,期门是肝的募穴,一刺期门就要泻肝胆之有余，就来解救肝胆对脾胃的影响。这是一个。《伤寒论》有点儿五行学说的，还就是在这两条比较明显，讲生克啊，讲纵横啊。但是，有很多注家认为有缺文，怕有遗漏，就像不全面。体会这个意思，就是说伤寒里出现了中焦燥热热实而又见了肝脉的，就是说肝乘脾，肝胆之木盛来乘凌于脾，脾胃里才有热才成实，是肝胆的放纵而加于脾胃的，就要刺期门，以泻肝胆之气，使它不乘于脾胃，那么病就好了。

第115条，“伤寒发热，啬啬恶寒”，这是一个肺的问题，肺合于皮也，“发热，啬啬恶寒”是皮毛上头的邪，也可以说表有邪、肺气受邪。肺还有通调水道的作用，肺能行治节，通调水道，以利三焦的作用。肺要有病，通调水道而行治节的作用就受到影响，可以小便不利，可以使津液发生凝聚，不能够运化敷布，这样就外有啬啬恶寒之表，内有口渴欲饮水、小便不利之里的问题。“其腹必满”，大渴欲饮水，肺的治节之令不行，津液不布，同时肝气中焦，脾气也不运化，所以肚子也要发生胀满。总之，既有肺的问题，也有脾的问题。肺病原因和肝气之盛来犯肺、来影响肺是有关系的，所以，叫木邪来侮肺金。金能克木，现在木反来侮金，这个叫以小犯上，其气必横，没有节制了，甚至连它本来畏怕的肺都敢侵犯，所以这个气是很横了。

治疗就是刺期门，以泻肝的横气，使肺气不受肝气影响，肺气利了，外能汗出，内能小便利，“其病欲解”，这个病就好了。全文就是这么个意思。这里应该有脉，上一条有脉，“脉浮而紧，此肝乘脾也”，这一条没有，所以这一条只能说它的一个大致意思，具体证候可能有所脱落，就不大好系统地理解。

在柴胡证的底下，说了两条肝病的问题，因为我们讲的是胆，小柴胡汤少阳证，肝乘脾，肝乘肺啊，曰纵啊，曰横啊，就是说肝胆是相连的。肝是厥阴病，没到厥阴病怎么就提出了肝了？因为肝胆是相连的，所以在发病的时候有共同点儿，有互相的作用，所以，说明这么一个问题。第二个问题，肝病了，不是静止的、局限的，它既能影响脾胃，又能影响到肺，也能够使三焦不利，外边有表邪，内里可以出现饮水，小便不利，说明这么些问题。我们要体会这种精神，具体的症状、临床的脉搏、症状舌苔，那就需要我们作具体分析，光看这个条文是不够的，是不足的。

太阳病二日，反躁，反熨其背，而大汗出，大热入胃，胃中水竭，躁烦，必发谵语，十余日，振慄、自下利者，此为欲解也。故其汗，从腰已下不得汗，欲小便不得，反呕，欲失溲，足下恶风，大便硬，小便当数而反不数及不多，大便已，头卓然而痛，其人足心必热，谷气下流故也。(116)

下面12个条文都是关于火疗的问题。后汉时期有水疗、火疗，这12条讲由于火疗误治产生的一些坏证。

先从思想上给大家提高认识，我们现在学这个火证有没有用处？张仲景是在后汉时期，当时有用一些火疗，火疗都是为了出汗，为了治疗一些伤寒病，现在我们也没有火疗了。现在没有这个方法了，我们学这个还有啥用，是不是这几条就不用学了。我认为还是要学，不是非要纠偏、救误，学这几条要吸取其中的病理变化。火邪也是个致病因素，一种热邪影响到人体以后，有伤阴的、有伤阳的、有动血，这些病理变化，这些病理变化指导其他一些疾病的治疗是有意义的。

下边从第116条开始，“太阳病二日，反躁，反熨其背而大汗出，大热入胃，胃中水竭，躁烦，必发谵语，十余日，振栗、自下利者，此为欲解也”，这是一段。下面再另起一段，“故其汗从腰以下不得汗，欲小便不得，反呕，欲失溲，足下恶风，大便硬，小便当数而反不数及不多，大便已，头卓然而痛，其人足心必热，谷气下流故也”。这一段很有意思，在临床很有指导意义，同时，也扩大了我们的眼界，扩大了我们的思想范围。

“太阳病二日，反躁”，太阳病刚一得，到了第二天这个人就躁了，这是不应该的。躁，就是烦躁，太阳病邪在表，邪在表还有躁？我们过去学过了，说是“伤寒一日，太阳受之，脉若静者，为不传；颇欲吐，若躁烦，脉数急者，为传也”，“伤寒二三日，阳明少阳证不见者，为不传也”，这些咱们都讲过了，“太阳病二日，反燥”，一见躁了，就是阳热有余，邪气就要入里，就倾向于阳明了。在这样的情况下，“反熨其背而大汗出”，医生这时用火法，用熨背之法，熨背，古时一般都用瓦。汉朝的汉瓦就很讲究，把瓦烧热的时候，用布把它包好，然后贴在皮肤，瓦往外散热比较慢，这样后背为阳啊，这么一熥，这人就要出汗，这叫瓦熨，也叫瓦煨。是用一块瓦还是两块瓦，这个咱们也不知道了，反正是大汗出了，这还是不一般的汗出。汗出就要伤津液，所以就“大热入胃，胃中水竭”，就迫使汗出，下面就说这种汗叫“劫汗”，这种发汗的手段带有一种胁迫性，你出也得出，不出也得出，非出不可。大汗一出，胃中就燥，烦躁就有往阳明的倾向性，这样一来就更使大热入胃，胃中水竭了，所以就“躁烦，必发评语”。这是一个误治，构成了阳明胃家的燥热的这样一个问题。

在这样一个情况下，“十余日”，经过了十来多天，如果火热之邪逐渐衰退，而胃里的津液，由于十几天饮食将养啊，阴气、津液得以恢复。这样，正气驱邪外出，就“振栗，自下利者，此为欲解也”。也是战栗，振栗，振者，战也，浑身战摇，心里发冷叫栗，然后自己大便下利了。为什么？因为火邪不从战汗而解，而从战栗而解，这同样是一个驱邪外出的道路。这一条开阔了一个眼界，病有战汗作解的，也有通过下利把邪气排出体外的。脾家实腐秽当自去，“虽暴烦下利日十余行，必自止，以脾家实，腐秽当去故也”。也是这个意思，就是肠胃之邪从下利这个途径排泄出去。这就给我们增加了知识,邪气作解,要是偏于外的,甚至是半表半里,往往是汗解,战汗而解;如果邪到肠胃,胃里的津液恢复,热邪退却,它也会有振栗、下利作解。这是好的,一下利病就好了,"此为欲解也"。不要认为人家下利,还给用什么补药啊,还有什么治肚子的药,用不着了。这意思,还没完,所以下面又另起一段。

"故其汗从腰以下不得汗",在没有作解的时候,还没振栗、大便自下利,只是上身有汗,下身没有汗,所以"故其汗从腰以下不得汗"。为什么?因为火迫劫之,阳热之势力偏于上,正气、真正的阳气不能够下达,就成了一个隔绝的病态。所以出汗在上边,头上也可能出点儿汗,脖子上头也能出点儿汗,阳气不能下达了,所以"从腰以下就不得汗",惟独腰以下不能得汗。阳气不能下达,而被火邪郁积于上,阳气上逆,所以"反呕"。阳气不能下达,在下边就出现"失溲"。失溲,包括大便、小便,我们现在说解大溲、解小溲都是这个溲;失溲,控制不住大便、欲小便,或者足下恶风,脚底下还怕冷。这是指的阳气来说的。

然后就说津液。阳郁于上,津液也不能下达,所以大便要硬结,不言而喻,会有躁烦、谵语,而"小便当数而反不数及不多",大便要是硬了就意味着津液不能还于胃中,当小便偏渗,小便多,胃肠燥热得厉害了。阳明病燥热,要逼迫阴液往外出,要丢失津液。丢失津液,一个是叫外渗,"阳明病,法多汗",就是浑身出汗,或者是腋窝出汗,汗越多,津液就越燥;还有一个是偏渗,就是小便多,小便越多,津液不能还于肠胃,大便又干燥;再一个是下渗,就是大便下利清水,大便拉一些清水,就是不拉屎,燥屎在里出不来。这一系列都是液体向外排泄。如果这时候,"而反不数及不多",小便也不频数,小便也不多,这种情况就是说津液能够还于胃中,调和肠胃之燥的,这样他就能够下来大便。

"大便已",能够下来大便一方面意味着津液能够下达,另一个方面是阳气也能够下达,津液和阳气是并行不离的。津液下达,阳气下达,胃气就下达,这个都是统一的。"大便已,头卓然而痛,其人足心必热,谷气下流故也",大便下来以后,津液阳气也下达了,阳气也下达了。阳气下达以后,他有一个不适应的问题,以前阳气郁于上,现在阳气往下这一来,头为诸阳之会,阳气往下一来,这时候头"卓然",卓然就是不平凡的、不普通的、比较显著的,"头卓然而痛",头疼一下子。这时候"其人足心必热",足不恶风了,以前是怕冷怕风,现在足心也变热了,小便不得,或者反呕,或者欲失溲,这一系列的问题都可以解决了。为什么?"谷气下流故也",阳明的谷气能够下流了,不是像以上的那个样子,阳气郁结于上,谷气不能够下流。这里面有很多可以指导现在的临床。

我看过一个放羊的病人，是个彪形大汉，那个时候已经很暖和了，他穿着棉袄棉裤。大家看着很怪，个子很高，天这么暖和怎么还穿着一身棉衣？他就叙述他的病情，就是身上总怕冷，到了夏天也得穿着棉衣。医生一看就说虚，虚就补啊，越补身体越虚，不能干体力劳动了，所以后来让他休息了，挺大一个个子叫他放几个小羊。原来方子用附子用到一两，都解决不了问题，我一看这个人二目炯炯有神，三十多岁，面色黑黑的，也不像虚弱的样子，脉沉而弦，按之有力，小便黄，大便也有点儿不痛快，舌苔是黄苔，心烦起急脾气大。根据这个就判断是个阳郁于内，就开了个大柴胡汤。等到两付药吃完再来，上面的棉袄就脱了，棉裤还穿着。大家说你怎么棉袄脱了，他说我没那么冷了。后来又吃了两三付，棉裤也脱了。这时候阳气通达了出来。所以阳气阻于上、阻于内的现象临床上都是有的。如果只根据现象是怕冷畏寒就用附子，那是不行的。这一条在病理上给我们很大的启发。

太阳病中风，以火劫发汗，邪风被火热，血气流溢，失其常度，两阳相熏灼，其身发黄。阳盛则欲衄，阴虚则小便难，阴阳俱虚竭，身体则枯燥。但头汗出，剂颈而还，腹满微喘，口干咽烂，或不大便，久则谵语，甚者至哕，手足躁扰，捻衣摸床，小便利者，其人可治。（117）

这一条也是火劫发汗，构成了一个火逆的重证，涉及到预后生死的问题。

太阳病中风，风是阳邪，应该用桂枝汤解肌发汗，这为治疗之顺。医生以火劫发汗，用各种火疗方法劫迫使发汗，这种发汗叫劫汗法，意在言外，汗出的要多。后果是“邪风被火热”，这样的汗是解决不了太阳中风的问题的，风邪又加上火的热，“被”就是加上。

“血气流溢，失其常度”，邪风又加上火热之邪，就使人体的血和气流溢，血气运行不正常了，所以叫流溢，“失其常度”，就失了生理上的常度。这说明受火劫后，气血先受伤，气血的运行不正常了。“两阳相熏灼，其身发黄”，风阳和火阳是两个阳，互相熏灼，就要发黄色了。为什么出现黄色，咱们过去不是讲过温病吗？“太阳病，发热而渴，不恶寒者，为温病。若发汗已，身灼热者，名风温”，“若被火者，微发黄色，剧则如惊痫，时瘛疭；若火熏之，一逆尚引日，再逆促命期”。这个意思和那个意思是相同的，因为高热再加上邪热的熏灼，血的流溢，血液被破坏，所以身上就要发黄。

“阳盛则欲衄，阴虚小便难”，阳盛是指邪说的，内里火热很盛，阳邪伤于阳络，阳络伤就衄，鼻子就出血。“阴虚小便难”，阴是指正气说，阴气虚了，津液少了，所以小便就困难了。“阴阳俱虚竭”，这也是指正气说的，阳和上边阳盛的阳不同，那个是阳邪，这个只是阴阳，只是气血。阴阳气血津液都虚竭了，不足了，营养身体皮肤肌肉的气血不足了，所以身体就枯燥了，枯燥是个病态，皮肤干枯，甚至肌肉也瘦了。

阳热之邪在上，阳热之邪愈想从汗而解。如果从汗而解，叫做热越，现在热气盛，阴气虚，热越不出去，所以是“但头汗出，剂颈而还”。“但”有局限的意思，仅是头汗，头上出汗，汗出的界限只到颈部，再往下就没有汗了，都是干燥的。

热邪出不去就在人身体内攻内伐，影响到中焦，伤了脾胃之阴，就腹满，影响到肺就微喘，影响上焦就口干咽烂，影响到肠津液不润，就不大便。不大便久了，这人就要说胡话，谵语，“甚者至哕”，这个病再要加重，都能到了哕。胃热不是光是谵语，哕是呃忒，胃阴虚了，这个人就出现呃忒。火劫的咱们没看见过，那属于温热病的晚期，这个俗语称呃忒温，呃逆声挺大的。这个病还挺厉害得。

“手足躁扰，捻衣摸床”，这个人躁扰了，手足、四体躁扰而不安，这是阳热之邪的反映。四肢为诸阳之本，阳热之邪太盛，手足就躁扰不安，而且出现捻衣摸床的动作，精神有一点儿混乱，像下意识，有点儿傻乎乎，捻衣摸床，搓空理线。这不但是一个肢体上的问题，而且精神也不正常了。这就反映阳热之邪太盛了，正气也就是阴分也太虚了，这个病是很危险的。胃为水谷之海，胃气有点儿败了，胃里的津液枯槁，甚者至哕，手足躁扰，捻衣摸床，躁扰到如此程度，精神也昏聩了，预后是好还是不好，有没有危险，可治不可治，这个要看看它的化源，阴阳的化源，津液的化源。

“小便利者，其人可治”，如果这个人小便还利，没有小便不通、小便困难，说明阴气还未竭，阳气化源还存在，这样是“其人可治”。反过来说，小便不利了，意在言外，这个病就危险了，预后就不良了。

《伤寒论》讲阳气为主，寒邪伤阳，所以四逆汤、真武汤、附子汤，到了三阴经是以扶阳为主的。温病伤阴，到了晚期是以扶阴为主的。这都对，但是《伤寒论》里也讲到亡阴的问题，拿这一条来说，这说的多形象啊。后世温病学家说的搓空理线、捻衣摸床，这些张仲景《伤寒论》里都有。“两阳相熏灼，其身发黄，阳盛则欲衄，阴虚小便难”，先有小便难，“阴阳俱虚竭，身体则枯燥。但头汗出，剂颈而还”，底下“腹满微喘，口干咽烂”，一层一层的，说明邪气的发展，邪气对于正气津液的危害，对于气血的危害，最后邪热出不去了，热邪不能够外越，得汗而解，只能头部出汗，周身无汗，齐颈而还，然后就是“腹满微喘，口干咽烂，或不大便，久则评语，甚者至哕”，五脏六腑一层一层的，说明火热之邪伤阴，伤阴动血，描写的很细。

我们学习这一条的时候，不要被火邪给固定了思想，凡是阳热之邪伤了阴分，也包括温热之邪，同样也可以用这个病理的发展情况加以分析。在伤阴这一方面，有些老大夫就提出这么一个见解来，说伤寒如果用了火劫了，是这样的问题；如果温病误用了麻桂，也就是像伤寒用了火劫一样严重。这样《伤寒论》就学活了。

伤寒脉浮，医以火迫劫之，亡阳，必惊狂，起卧不安者，桂枝去芍药加蜀漆龙骨牡蛎救逆汤主之。（118）

桂枝去芍药加蜀漆龙骨牡蛎救逆汤方：

桂枝三两，去皮　**甘草**二两，炙　**生姜**三两，切　**牡蛎**五两，熬　**龙骨**四两　**大枣**十二枚，擘　**蜀漆**三两，洗去腥

上为末，以水一斗二升，先煮蜀漆，减二升，内诸药，煮取三升，去滓，温服一升。

这一条讲伤寒误用火劫而导致惊狂亡阳的证治。

伤寒脉浮，这是表不解，应当用发汗之法，而医生用火疗剧烈发汗，导致亡阳。这个亡阳是指心阳说的，和麻黄汤汗出太多，或者下之后亡肾阳不一样，这是指心阳说的。由于发汗太多，汗是心之液，又加上火邪的逼迫，就亡了心阳，亡当丢失讲，使心阳有所丢失。心属火，心的火是以照耀为意，心为阳中之太阳，一个是它要能动，心主血脉，不动怎么能行；另外心主神志，神是心的灵，也是阳气的反映。古人有水火两个比喻，说火能助物，什么叫助物，比如屋里很暗，点儿个火就能助物，能照耀，火有火光，有光明，能照耀万物；水，水能鉴物，就是说水能像镜子一样，水能鉴物。人的精神，一个精一个神嘛，肾之精和心之神两个要合作，外能助而内能鉴，外面能够照耀，所以说火是外明，水是内明。“所以任物者谓之心”，我们每天看很多材料，这都是心神的作用，然后一个一个把它条理化，把它记住，加以反映，这里既有心的作用，也有肾的作用。

这个讲的是心的生理，肾的生理。我在大连看过一个病人，五十多岁了，挺胖，有一天他去厕所大便，大便解完一站起来头就晕了，晕了就跌倒了，后来家里人知道了就把他扶到家里去了。到家里，儿子、老伴、家里人他都不认识了。这个人就等于是个傻子了。这是个什么病，是心肾的精血大亏。后来就用了一些补心、补肾的药，补心就是补神，补肾就是补精，火以助物，水以见物。后来他就好了，也能认识人了。

现在，心阳亡失了，心就不能主神，又加上火邪的扰乱，所以“必惊狂”，就要惊狂。惊狂是精神上的病了，惊而且狂。由于心神惊狂，神气不敛，精神不安，所以“起卧不安”，成无己本叫“起卧”，其他本子都叫“卧起”。考古代文献材料都叫“卧起不安”，栀子豉汤证、栀子厚朴豉汤证也叫卧起不安。由于惊狂了，手足躁扰啊一系列的问题就出现了，不是光精神上，身体上也有所反

映，能不能睡好觉啊？当然睡不好，这些都可以类推。惊而又狂，卧起不安，四肢躁扰，不寐问题就存在了。

这个病怎么治，这个病是火逆，逆就是不顺，治疗就用桂枝去芍药加蜀漆牡蛎龙骨救逆汤，后世就叫它救逆汤。

这个亡阳和少阴的亡肾阳不同，亡肾阳要用四逆汤，用附子、干姜，这个不能用，因为它这个亡阳是亡心阳，心阳一亡，所以心的神就为之变，神就不安，神不守舍，同时就出现了一些精神上的症状。这里就有一个有争议的问题，惊狂的发现，是亡阳了，这个要承认，他是亡了心阳了，这个没有争论。争论在方子为什么加蜀漆。桂枝汤去芍药容易理解，"太阳病下之后，脉促胸满者，桂枝去芍药汤主之"，去芍药就是桂枝甘草汤了，桂枝甘草汤是补心阳的，加姜枣调和营卫，是治胸满的。这个方子也是一样，因为心阳虚了，用桂枝甘草补心阳，姜枣调和营卫，加龙骨牡蛎是敛神的，镇静安神，使神能守舍。这是一个方面。为什么要加上蜀漆？蜀漆这个药是祛痰之药，祛痰祛饮，开豁痰饮，治疟疾的，这药还挺有力量，药性接近常山。

常山、蜀漆总是祛痰、祛水、祛饮、治疟疾的，为什么用这味药？有的注家说这是火逆，是散火邪的；有的注家说这还是祛痰祛水的。不外这两种意见。我认为，这个方子加蜀漆是很有道理的。这个病，亡阳必惊狂，卧起不安，实际有点儿精神分裂症那个样子。心阳一虚，心的正气不足，胸中就容易产生痰水。现在一般说痰迷心窍，杂病里有痰迷心窍，温病里也讲芳香开窍，开心窍。心阳虚了，阴气用事了，那么它就要产生痰水，这个痰水也必然影响心神，所以发生惊狂。这样来认识，这个病亡阳同时夹痰，所以桂枝去芍药加蜀漆牡蛎龙骨救逆汤，一个是补心神，一个是镇静安神，一个方面是祛痰的，使痰饮之邪去掉了，不影响心神，这个病就好了。

我治精神分裂症有一个方，里面有蜀漆水焯，一钱到一钱半，然后有大黄、黄连、远志、菖蒲。这个药治疗精神分裂症带有热性的，带有热痰的，效果很好。吃了这个药以后有两个方面的问题要注意，有的就吐，有的就泻，有的是上吐下泻，服了它得活动，吐一些痰，泻也泻一些黏黏糊糊的东西，一下子就好了。这个方子还挺管用的。蜀漆在水里焯一焯，根据身体情况用一钱到一钱半，还是有效果的。吃了以后这人精神就清亮了，有的时候晚上睡不好觉，失眠，有的打人骂人摔东西，吃了它以后就稳当了。所以蜀漆不能光理解为去火邪的，它还是祛痰的药，治疗痰迷心窍，由痰而影响心神的惊狂的，这个药是个好药。

根据陈修园的见解，龙骨和牡蛎这两味药都有化水的作用，也不是完全是收敛药，镇惊安神的药，应该看到它有化水的作用，虽然化水利饮的作用不是太理想，但是这一点儿也应该说出来。如果按照陈修园的观点，龙骨、牡蛎、蜀漆这三味药，龙骨、牡蛎不但镇惊安神，潜敛神气，而且帮助蜀漆祛痰化水，这个意思就更完整了。因此，救逆汤是补心阳，这是补虚的，另外它有镇惊安神，祛痰水的作用，这是一个虚中夹实之证。

这个方子要先煎蜀漆减二升，一定要先煎蜀漆，不要把药拿着就一块儿煎。这里蜀漆是三两，用量比较大，但是是"煮取三升，温服一升"，所以三钱蜀漆一回吃一升，也就一次吃一钱。按照现在的煎药法，一付药煮两遍，先吃头一煎，第二煎熬渣，用蜀漆的时候量还要减一减，所以我说用一钱到一钱半。一般用的时候要用水把它焯一焯。

形作伤寒，其脉不弦紧而弱。弱者必渴，被火者必讝语。弱者发热、脉浮，解之当汗出，愈。（119）

这一条是讲温病不可用火劫汗。

"形作伤寒"，就是症状的表现象是伤寒，实际上不是伤寒。不是伤寒又像伤寒，这就是伤寒的类证。以往我们讲的都是狭义伤寒，现在他像伤寒，实际上不是。是什么病？比如温病初期，有发热、头痛，甚至是微微恶寒，这些很像伤寒，但是他不是伤寒，是温病。"其脉不弦紧而弱"，伤寒脉是弦紧的，温病之脉相对是弱的，不弦紧脉就是弱，弱是对比之辞。不是伤寒，所以脉就不紧，桂枝二加越婢一汤不也有这样一个提法吗，发热恶寒，热多寒少，脉微弱者，此无阳也，不可发汗。"弱者必渴"，"弱者发热"，这是温病。温病就要按照温病的治法了，甘寒啊，辛凉啊，要照顾阴气。"被火者必讝语"，如果用一些火疗之法治疗，不是按照温病的治法，温热之邪加火疗，火能助阳，都是劫汗，既伤阴又伤阳，必谵语，因为胃中水竭，所以要谵语。

刚才一个同志问我，这个火疗太厉害了，是不是什么病都不能用火疗治了？火疗是物理疗法，什么烧针啊，瓦煨啊，艾灸啊，这些不是不可用。我们说不可用，是指有伤寒或者温病表邪，不要用这个法子发汗了。至于说沉寒痼冷，腰腿寒痛，或者是寒性腹痛下利，用火灸一灸啊，用热东西熨一熨，那还是可以的，不是都错了，所以要区别对待。

太阳病，以火熏之，不得汗，其人必躁，到经不解，必清血，名为火邪。（120）

脉浮热甚，反灸之，此为实。实以虚治，因火而动，必咽燥唾血。（121）

这两条讲火邪能动血。这两条是相对的：一条是热伤阴络，一条是热伤阳络。热伤阴络，就要清血，大便下血；热伤阳络，"必咽燥唾血"，血要从上边出来。所以火邪伤人动血，有动阴络之血、动阳络之血的不同。

"太阳病，以火熏之"，太阳病是表证，以火熏之，是为了发汗。一熏可以熏出汗,这又有一个情况,“不得汗”,没出汗,阳郁之热就出不来,另外又增加了阳热的势力。火劫能够叫人发汗,能叫人出挺多的汗。头一条说得不是很清楚吗?“太阳病二日,反躁,反熨其背,而大汗出”,所以火劫有的是大汗出。但是这一条恰恰相反,“以火熏之,不得汗”,没出汗,大汗出是一种形式,不得汗,又是一种情况。不得汗,邪热就无从越出,火熏的热,又助长了阳邪的势力,阳郁不宣,所以“其人必躁”,这个人燥动不安。

“到经不解”,因为是太阳病,太阳病时他就用火熏之了,又没有发出来汗,经过七天了,叫七日来复,“太阳病,头痛至七日已上自愈者,以行其经尽故也”,七天了,又到了太阳经了,那么邪气应该行其经尽了,正气恢复,邪气退却,病应该解了,现在到了第七天,没能够行其经尽,所以发热、头痛、烦躁这些症状不解。热没有出路,火热为病,要是下伤阴络,“必清血”,清和“圊”是一个意思,就是到厕所大便。大便下血,张仲景说了,说是当医生的,不要给他治大便下血,要知道“名为火邪”,这个病的名字叫火邪,由于这个熏蒸,使阳热闭郁,汗不得出,阳热不宣而往里攻,下伤阴络,热迫血行,大便就要下血。大便下血也是一个病,这是由火邪来的。意在言外,我们处理这个问题还要治火邪,和一般的大便下血要有所分别。

这是火热之邪伤了阴络。第121条,“脉浮热甚,此为实”,脉浮,发热还很重,这是表实,因为他没有汗出,为太阳的表邪实。表邪闭拒,阳气不宣,所以发热脉浮,如果“实以虚治”,已经是表实了,阳气郁结了,还用治阳虚的办法去治疗,“而反灸之”,赵本有“而”字,成本没有。灸用艾柱,艾是一个通阳之药,陷下则灸之,阳气虚用灸法,灸能生阳、通阳。一灸啊,“因火而动”,就因艾灸之火就要动血了,“必咽燥唾血”,必然要发生咽喉干燥、唾血。这是热伤阳络。

我们总结一下。“形作伤寒,其脉不弦紧而弱”,这是温病似伤寒,不能用火来治疗。那么,麻黄桂枝这些温热药可以不可以用啊?也不能用,用麻黄、桂枝治疗发热而渴的,同样属于误火。下边这两条,一个是不得汗的,第二条也没说发汗,这两条一个是伤阴络的,一个是伤阳络的,重点是在动血,由于误火动血。

微数之脉,慎不可灸,因火为邪,则为烦逆,追虚逐实,血散脉中,火气虽微,内攻有力,焦骨伤筋,血难复也。(122)

这一条是讲虚热证误用灸法而致的动血变证。

后世医家称这一条为四字真言。“微数之脉,慎不可灸”,数主热,“数脉为阳热可知,直将君相火来医”,但是见于微,脉数而无力,这叫微数之脉。这种脉是因为虚热,而且多属于内伤,正气不足。所以“慎不可灸”,这句话提醒医生要谨慎,不可灸微数之脉的患者。为什么?这人本来是正气虚,不是有邪气,有些发烧是自身阴阳不和的问题,并非是有什么外邪。灸是助阳的,能够动阳,已经是有虚热了,正气虚或者是阴虚有热,再给他一灸,“因火为邪,则为烦逆”,不但不能去病,反而成为一个致病因素了。烦逆,我的意思不要说得很具体,烦是心烦,逆是呕逆,这样讲意思就窄了,我的意思是“因火为邪,则为烦逆”,烦就是热的意思,逆就是火逆的意思。

由于火邪引起来的火逆之证,不要局限于症状上。要理解“追虚逐实”,追虚就是追逐其虚,逐实就是追逐其实。微数之脉本来就虚,本来属于阴虚有热,现在用艾火一灸,就追逐其虚,阴分就更虚了,追逐就有增加的意思。虽然是有热,这个热根本是虚热,不是个实热,现在一灸,追逐其实,虚热就变成实热。这说明两个问题,一个更追逐其虚,一个热更追逐其实,这就叫“因火为邪”。这样一来,人的正气的损伤也是很严重,是“血散脉中”啊,散就是消散,散失于脉中。上面所说的圊血啊,唾血啊,是血出来了,这个虽然没有出来,在脉管里就已经是消散了,血也受了相当的影响了,血就更伤了。

下面强调“因火为邪”,让人重视这个问题。“火气虽微,内攻有力”,虽然灸火之力很微弱,但是它往内里攻伐人的血液、阴气、津液,还是很有力量的。能达到什么程度?“焦骨伤筋,血难复也”,这有点儿夸张,骨头都焦了,筋都受了伤了。为什么?“血难复也”,血液难以恢复。筋骨是五体最里层,也是人体运动的最主要的一个结构,火邪伤了血,血消散于脉,当然血液就不足了,血主濡之,现在血散亡了,濡养滋润的血液丢失了,这个火还就要“焦骨伤筋”了。

“焦骨伤筋”是一种夸张的说法,是说这个病很厉害,不是说筋骨都要烧焦了。“血难复也”,血液伤得厉害,很难恢复了。古代文法有四个字一句的,这都是四言一句的,在平脉辨脉里,还有四言一句的。据一些学者考证,认为四个字一句的还真正是张仲景的原话,有的说是王叔和编的,这里有争论。

张仲景是讲究保护阳气的,大家都知道,其实话也不能说得绝对,张仲景还是很重视血液的。看看这一条,对于血液的重视啊,反复叮咛,说它的危害性,“火气虽微,内攻有力,焦骨伤筋,血难复也”,这话说的多好,所以不要伤阴,用药的时候不要把血给伤了。这个意思要推广,不是说用艾火伤阴这么一个问题,用药也是一样,附子、干姜、川乌,这些燥热之药也有火的意义,也是动血伤血的,只是这个血没有出来。这三条,一个是圊血,一个是唾血,一个是血散脉中。就数这条最厉害,血散脉中,伤血伤的最严重。

脉浮,宜以汗解,用火灸之,邪无从出,因火而盛,病从腰以下必重而痹,名火逆也。(123)

这一条论述了火痹证的形成及其临床表现。

脉浮，是病在表。病在表是应该以汗解除表邪，"用火灸之"，是错误的，"邪无从出"，因为灸是助阳的，所以邪气就没法出来了，不但是邪出不来，阳气就更盛了，"因火而盛"，表邪闭郁的阳气。一不出汗，二表阳盛，阳盛就不能下达，为什么不能下达，阳气都是在上，上为阳，下为阴。阳壅盛于上，下边就得不到阳气的温煦，那么"病从腰以下必重而痹"，就是从腰以下，四肢沉重而痹，痹就有麻痹不仁的意思。

这一条要和第116条的"故其汗，从腰已下不得汗"，什么欲失溲，小便不利，足下恶风啊，要联系起来看，意思是相同的。阳气壅于上，而不能下达，就形成了阴阳不能沟通，阴阳上下不能顺接，下面得不到阳气的温通、温煦，所以就"必重而痹"。

上一条说的是血，这一条说的是气，阳属于气的，阳气壅盛于上，不能够下达的病机。不但用火是这样，就是用热药，用助阳之药有时候也出现这个问题。我在临床看一个病人，男性，阳痿，医生总认为阳痿就是阳虚，所以治疗就助阳，什么附子、硫黄啊，大补阳气，越吃越痿，就是补不起来。后来一看，实际上是阳郁，不是阳虚，阳气太盛了，不下达了。用龙胆泻肝汤、大柴胡汤，一疏导，就好了。就像这一条，"病从腰以下必重而痹"，道理是一样的。大家学过《内经》"痿论"，治痿应该治什么？"诸痿皆因肺热生，阳明无病不能成"，治痿要治肺热，"阳明无病不能成"，因为阳明是水谷之海，病在下而求于上。所以痿证，麻痹不仁等下肢的病往往由于上热，营卫气血津液不能下达，出现了下痿。所以不要只看到痿，要看到上边，看看上边是不是阳气壅盛了，是不是肺气不能下达了，是不是营卫津液不能下达了。要从这些理论上进行分析，不要看到下边凉了，就说是虚寒，就赶快用附子、干姜。这一条不要光看成是一个火灸的问题，一个火逆的问题，实际上从病理上讲，这一条是带有普遍性的东西。

欲自解者，必当先烦，乃有汗而解。何以知之？脉浮，故知汗出解也。（124）

这一条承接上条论述病有自解之机。

疾病有自解的机转，但是要作解，就有条件，有脉证的反映。如果火邪渐衰，正气有点儿恢复，能够使邪气还出于表，所以"必当先烦"，心里先烦热，然后就出汗，汗出这个病就解了。"何以知之"？怎么能知道他病好？"脉浮，故知汗出解"，脉又浮了，脉浮主邪气还于表，正气拒邪于表，他就有作汗自解之机。自己出汗，也有点儿像战汗，但是这个不冷，先烦热，有汗就解了。这就说明，火逆虽然是成痹了，如果时间长一点儿，正气有所恢复，火邪有所减轻，正气逐邪于表,汗出而解。

烧针令其汗,针处被寒,核起而赤者,必发奔豚。气从少腹上冲心者,灸其核上各一壮,与桂枝加桂汤,更加桂二两。(125)

桂枝加桂汤方:

于桂枝汤方内,更加桂二两,共五两,余依前法。

这一条论述了烧针取汗,引发奔豚的证治。

烧针,把针烧红了,然后就刺人,就是让他出汗。后面有一条,太阳伤寒加温针,温针也是一类的,都是很吓人的。在座的不知受过烧针治疗没有,我是受过,那是让人害怕,扎针人就有点儿害怕,尤其小孩,针烧得通红,一扎刺啦一声,大人也害怕,其实不疼。我扎过两针,那时在农村,腿上长了个脓肿,扎了两针,现在还有痕迹,以为挺疼的,其实还不是太疼,但是很害怕,让人很恐慌。古代这种办法还很多,张仲景在《伤寒论》里就有所反映,不是偶然的问题,比较多见。

"烧针令其汗,针处被寒,核起而赤者",烧针的地方,扎的时候是挺热的,后来拔针以后又受了一些寒邪,这样针眼起了一个红核。这个过程要搞清楚,医生给人用烧针,目的是发汗,这个也许是伤寒、外感。扎完烧针,针处又受寒了,怎么知道受寒了,因为"核起而赤",针孔有红核起来了。这样必发奔豚。奔豚是古代的一个证候名,就是"气从少腹上冲心",从小肚子往上冲到心的。开始这个人没有这个病,就由于这个烧针核起而赤,才发了奔豚,出现了"气从少腹上冲心"。

怎么救治?"灸其核上各一壮",用艾在赤核上灸一灸,灸各一壮,什么叫各一壮啊?因为扎的那个火针不是一个地方,也许扎了三针,也许扎了几针的,不是一个针孔,每个针孔上头都要灸一灸,灸到多大的时候?一壮就可以了,一壮就是一次,灸一灸人觉得挺疼了,疼得挺厉害的时候就得了,就一壮,一个艾炷灸完就可以了。然后,还要吃药,吃桂枝加桂汤,在桂枝汤基础上,更加桂枝二两。

现在说一说什么叫奔豚,为什么烧针就发生奔豚?发生奔豚的证候有两个方面。一个就是《金匮要略》所说的,"病有奔豚……从惊发得之",一受惊就容易得奔豚病。烧针令其汗,人是受了惊了,人一受惊,气就不足,气就乱了,"怒则气上,喜则气缓,悲则气消,恐则气下,惊则气乱",乱者就是散乱也,所以人这一惊心气可就散乱了。因为心属火,坐镇于上,它一散乱,六神无主,下焦的寒气,就是奔豚气,是肾之气,就趁虚而上,这个病就从底下向上来了。第二个方面,就是从这个具体到证候而言的,他有核起而赤,针孔受了寒,用现在的话说,可能也有点儿感染。邪气就从针孔而入,而诱发肾气发动。古人就认为,针处被寒,寒是寒邪,寒气和人身上的寒气,就是下焦的阴寒之邪勾结。所以它就能够发动奔豚之气上冲。针处被寒和惊发结合起来,所以就足以能够构成发生奔豚的病机了。

奔豚是什么意思?根据巢元方《诸病源候论》“奔豚者,是气下上游走,如豚之奔,故曰奔豚。”奔豚病,气从底下上来然后又下去这么游走,就像豚之奔,像小猪,豚就是小猪,猪之小者谓之豚,像小猪的那样奔跑那样地急速冲。在临床是有的,不是一个很罕见的病。这个气到哪个地方,哪个地方就难受,凡气之所至之处,这个地方就不舒服,但是到肚子这个地方人能受得住,觉得问题不多大,一旦到心口窝,人就不行了,就憋气了。其上冲胸、冲心,等到了胸里,胸满、气短、心慌、憋气,等到了嗓子眼,咽喉堵塞,这时候人就感觉“我完了”,“我死了”,有一种濒死的恐怖感。

我看过一个罕见的病,那时候在东直门医院带同学实习,有一个姓崔的妇女,她是从两条腿的内踝,觉得有一股气,顺着阴股就往上冲上来了,先冲到小肚子,小肚子就觉得胀,然后往上冲,冲到肚子里发胀,等到了胸里,胸闷憋气,到嗓子眼人就要不行了。后来无意之中她吃了一种叫镇痛片的西药,一吃缓解一些,所以她口袋里装着都是镇痛片,等这个病一来的时候吃镇痛片能够好一点儿。从脚的内踝部开始往上冲,没有文献记载,我在临床上发现这么一例,就是这样的。同学们就问这个算不算奔豚,我说是。按正理说也得算奔豚,反正它是从底下往上来。张仲景说从少腹上冲心者,她怎么从脚往上冲?我说脚这个东西也属于少阴的经脉,它里侧,内侧,也属少阴经脉,咱们就按奔豚给治。我就开了桂枝加桂汤,再给她吃一二钱黑锡丹,就开三付药。又过了一个星期,这老太太来了,说我吃药见好。为什么用黑锡丹?有两个目的,一个黑锡丹上边能够纳气,纳气归元;二是她带下特多,带下还有点儿像白饮,黑锡丹治疗肾气不固的带下、白饮、白浊。

为什么这个方子叫桂枝加桂汤?桂枝汤大家都学了,桂枝汤外调和营卫,解肌祛风,内里调和气血,调和气血就是调和脾胃,调和脾胃就调和阴阳。加桂枝有两个意见,方有执《伤寒论条辨》说加桂是“非枝也”,不是加的桂枝,是加的肉桂。我们认为这种说法是不对的,因为它的提法很有分寸,灸其核上各一壮,与桂枝加桂汤更加桂二两也,如果加肉桂,他就叫加桂,加桂二两,是不是了?所以人家是“更加桂二两”,从这个“更加桂二两”来说还就是原来的桂枝。但是临床上加桂枝有效,加肉桂的也有效,这个要说开了。从原文上来看是加桂枝,三两桂枝加上二两,就成五两桂枝,不是加肉桂。

这个病为什么要加桂枝?桂枝为什么能治奔豚气?所以就希望大家要看一看《神农本草经》,桂枝这个药能治三个气,一个是上气咳逆,其凡是往上来的,像咳逆,悸,心跳啊,只要气从底下往上来的,上气咳逆,桂枝都有下气的作用。根据陈修园、张令韶的意见,桂枝是能够疏肝的,苓桂术甘汤,厚姜半干参汤,桂枝甘草汤,还有麻杏甘膏汤,还有干姜附子汤,其实是五脏辨证,有个肝的问题,心脾肾都有了,那么肝是哪个?苓桂术甘汤,怎么就知道是肝气上逆?水邪上冲,水它不能够往上来,水性润下,火性炎上,这是五行特性,所以水能够上,得有东西激它,这个激发是什么?往往和肝有关系。陈修园注解《伤寒论》,他就讲肝,所以桂枝有疏肝、下气的作用。我们陈慎吾陈老用逍遥散,去掉薄荷加桂枝,就根据这个理论来的。桂枝能够下气,治气上冲,气上冲者用桂枝。日本的一些医学家把这一条,气上冲的用桂枝,"太阳病,下之后,其气上冲者与桂枝汤",理解气上冲就是气往上冲,就和这一条结合在一起,桂枝有下气的作用,凡是下焦之气往上头顶的,往上逆的都用桂枝。这一条作为一个主证他抓得很瓷实,坚信不疑。第二个,桂枝能够开结气,结气喉痹,结就是凝结,气凝结住了,为什么桃核承气汤里有桂枝,因为它能够通阳开结。气结了它能够开,气上了它能够下,这是第二个气。第三个,桂枝还有点儿补中益气的作用。桂枝汤有强健脾胃的作用,桂枝甘草汤治疗心慌,都是桂枝有益气、益心气的作用。

桂枝能够治上气、结气,它还能够益气,有这么三个气的作用,所以下焦的阴气上逆、上冲,阴来犯阳,用桂枝的意义就很大了。一个它能够补心阳,桂枝甘草汤能补心阳,这回加大了剂量,三两用成五两了,大于芍药的几乎一倍了,所以它下气的作用、补心的作用就突出了,这些药还是调和脾胃、调和阴阳,重点突出了桂枝下气的作用、通阳的作用、补心的作用,所以它能治疗这个病。所以上一次我说梅核气,嗓子眼堵,吐之不出,咽之不下,如物哽于喉间,介介然而不能下者,就是用一些什么紫苏、厚朴、半夏、茯苓啊,吃了不行,不管用,后来加上桂枝,苓桂术甘,吃了它就下去了,为什么?桂枝能下气,还能开结气,治这个结气喉痹。临床上心脏病人,心律不齐,腾一下子上嗓子眼堵了,桂枝是特效药。

为什么要灸其核上还各一壮?不是说这个是火逆了吗?火逆就别再用火了,你还用火,这不是互相矛盾了吗?我们说灸是一个治疗方法,灸的方法本身没有问题,关键就看用的对不对。现在针处被寒,核起而赤,古人认为那个红包包就是因为感受寒邪诱发内里的寒气,下焦的寒气上冲,这个病就叫奔豚病,用一个灸法就是来散针孔的寒邪,使针孔不受寒邪的干扰,内里再吃桂枝加桂汤。古年间有大灸之法,要求得把皮肤都烧烂为止,得灸五六十壮,治疗阴寒、阴毒啊,灸丹田、气海、关元这些穴位。这个轻轻淡淡灸一壮就完了。我们现在来看也有一些消炎、解毒、预防的作用。

火逆，下之，因烧针烦躁者，桂枝甘草龙骨牡蛎汤主之。（126）

桂枝甘草龙骨牡蛎汤方：

桂枝一两　甘草二两　牡蛎二两，熬　龙骨二两

上为末，以水五升，煮取二升半，去滓，温服八合，日三服。

这一条论述火逆而致心阳虚烦躁的证治。

“火逆，下之”，“下之”两个字不大好理解，有的注家就认为这是衍文，可以把它删掉。有的注家认为这恐怕是汗之的误字，所以将这两个字改作一个“汗”字。

“因烧针烦躁者”，烧针就是火逆了，烦躁是惊狂的轻微阶段。“医以火迫劫之，亡阳，必惊狂”，这条没达到惊狂的程度，由于伤心阳，邪扰心神，所以烦躁不安。也是伤亡心阳以后，心神不得潜敛，因此烦躁，症状轻，没达到惊狂程度，用桂枝甘草龙骨牡蛎汤主之。桂枝甘草补心阳，龙骨牡蛎潜敛神气、镇静安神而治烦躁。

这是桂枝去芍药加蜀漆龙骨牡蛎救逆汤的轻证。根据这个道理，我们在临床上治疗一些心阳虚而见烦躁的，可以用桂枝甘草龙骨牡蛎汤。

太阳伤寒者，加温针，必惊也。（127）

这一条论述太阳伤寒病以烧针取汗，会导致惊恐。

温针也是烧针，属于烧针这一类的。太阳伤寒病，不发汗解表，以烧针以取汗，病人一定会惊恐。为什么？因为烧针这种治疗就是叫人害怕。同时烧针还没有用小针的，烧针都比较长。治疗时，把烧得通红的针，往人身上扎，病人一定要惊恐，“必惊也”，这个“惊”未必是一个证候，就是这个患者必定要害怕，必定要惊怖、惊恐。他这一惊恐，就心微而必惊。惊心就怯，一惊了这个心就怯了，心气就不足了；惊则气乱，营卫气血也乱了，担惊心怯，就很容易造成一些病的发生，很多疾病在这时候出现。

日本人山田正真说这一条应当放在前边那些条的前头，作为一个头前的纲领，底下再说奔豚、必惊狂、必烦躁什么的。他有这样个意见，我认为这个意见也可以参考。

十二条关于火逆的治疗方法算是介绍完了。火疗是个古代的物理疗法，疗法本身是无可非议的，它能够祛寒痹，能够治疗一些疼痛。问题出在什么地方了？要看什么病，这十二条所说的这些病用火疗治是错误的。所以张仲景总结这一方面的教训，《伤寒论》这部书有正面的，有反面的，正反两个方面的问题都有。我们学习这十二条，不要消极地学习，能够跳出于条文之外，举一反三，要把其中的道理引申开来，这才是咱们今天讲这十二条的本意。

太阳病，当恶寒发热，今自汗出，不恶寒发热，关上脉细数者，以医吐之过

也。一二日吐之者，腹中饥，口不能食；三四日吐之者，不喜糜粥，欲食冷食，朝食暮吐，以医吐之所致也，此为小逆。(128)

这一条论述太阳病误吐而致胃气虚寒的证候。

太阳病，应当恶寒发热。现在已经自汗出，也不恶寒、发热了，表证好了。因为表和了，所以就有汗，表邪解了所以就没有恶寒发热。但是关上脉细数者，关上脉细数就活看了，不要看太死。这个人胃有问题，关是候脾胃的，关上脉细数，数而无力，数是主有热，那么细数就是虚热，不是真正的热，实际上是个胃气虚的问题。“以医吐之过也”，是因为医生用吐法的过错，有什么过错？因为他关上脉细数，关上脉细数反映胃气受伤。

“一二日吐之者，腹中饥，口不能食，三四日吐之者，不喜糜粥，欲食冷食，朝食暮吐”，这个一二日，三四日就不要机械地数天数。怎么来理解？就是说他误吐以后病情有轻的，有重的，一二日就是病轻的，三四日就比较重一点儿。“以医吐之过也”，过就是过错了，是错误了。错误能造成一些什么证候？刚才光说脉细数，细数是个病脉，不是一个正常的脉，脉跳得很快还没有劲儿，很细，很数，这是胃气虚的数。“一二日吐之者”，伤胃还伤得比较浅一点儿，所以这个人还知道饿，腹中饥，肚子里饿，但是口不能食，到了嘴里咽不下去，不乐意吃。这是误吐以后伤了胃气，伤的胃气比较浅一点儿，肚子还知道饿，但是口不能食。这种脉细数，以后还讲这个问题，“数为客热不能消谷”，以后有总结。所以这种数不是胃气真正有热，是伤了胃气以后的一个虚性的兴奋，所以张仲景叫客热，实际上是阳气虚。这种数而细、数而无力的“数”是假象，已经意味胃气虚了，所以不能吃。总之。肚子里还知道饿，所以胃气虽然是受伤，但是伤的不是太重。

“三四日吐之者”，稍微重一点儿了，这个人就不喜糜粥。糜者，烂也，就是烂粥，烂粥都是热粥。连热稀粥都不乐意喝，他干吗？“欲食冷食”，愿意吃一点儿凉东西。吃了冷食了，乐意吃就给他吃吧，朝食暮吐，早晨吃的晚上就吐出来了，不能够腐熟，不能够消化。为什么他不喜糜粥，欲食冷食呢？因为他胃虚热，有热所以乐意吃点儿凉的，但是吃了这些东西以后他真正的阳气，胃脘之阳又是虚的，不能够腐熟消化，所以最后还把它吐出去，朝食而暮吐。朝食暮吐是个寒象，食而继吐者谓之热象。实际上前面讲的胃是个虚寒的，这个就比前一个就重了。头一个腹中饥，口不能食，没有吐，这个虽然是乐意吃点儿凉的，朝食暮吐，还把它还出去，“以医吐之所致也”，这个就因为医生误用吐法伤了胃气了，胃的正气受伤了，这个病是这么来的。这个为逆，是治疗错误。

为什么叫小逆？这个逆叫小不是大逆，叫小逆，火逆就没加那个小字啊？

因为他所好的吐法,气是向上的、向外的,所以它有解表的作用。为什么吐能解表?因为人这一吐啊,这个胃气向上向外一呕啊,他就很自然的就要出一点儿汗,这个气是向外的,所以它可以把表邪解掉。但是里受伤,就是表和而里未和。表虽然是已经解了,但是胃里脉细数,关上脉细数,腹中饥不欲食啊,朝食暮吐啊,这里气胃气不和,叫做小逆。实际上这是胃虚寒的症状,误吐以后胃气虚寒了,别看它脉数,脉数也是虚寒。

太阳病吐之,但太阳病当恶寒,今反不恶寒,不欲近衣,此为吐之内烦也。(129)

这一条承接上一条,讲太阳病误吐以后而出现阳明胃不和的燥热证候。

太阳病误吐了,吐之就是误吐。当然太阳病当恶寒,"今反不恶寒",吐了以后不恶寒了,不恶寒表邪就解了。表邪解了病是不是完全好了?没好。不欲近衣,这是怕热了,不但不恶寒,反倒恶热了。这是里有热,为"吐之内烦也",是吐了以后,伤了胃里津液,胃燥就发生内烦,这是阳明有问题了。

这一条与第71条"发汗后,恶寒者,虚故也;不恶寒,但热者,实也。当和胃气,与调胃承气汤"有共同点。事情是一分为二的,"发汗后,恶寒者,虚故也",发汗后有虚的,有阳虚的;也有"不恶寒,但热者,实也"属于胃的燥热成实。所以这个吐,也是这么两个方面。第128条的吐就是胃寒。胃寒,也有假象,假热,乐意吃凉东西。但是吃完了以后,朝食暮吐。这是胃弱,胃弱了就成了热了。表邪解了,也是同样,吐有解表的作用。但是,吐了以后伤了胃液,胃的津液一伤了,胃气就燥了,这个人就不欲近衣,他就有恶热。所以这就叫内烦,内就是指阳明,阳明胃气燥热了。这样的一种烦热,不是虚证,名字上也是同样。是不是用点儿调胃承气和和胃气啊,可以。因此,第128条和第129条是对比的,一个是虚寒的,一个是热的。

病人脉数,数为热,当消谷引食,而反吐者,此以发汗,令阳气微,膈气虚,脉乃数也。数为客热,不能消谷,以胃中虚冷,故吐也。(130)

这一条是总结,解释前面朝食暮吐、脉数的病机。

"病人脉数,数为热",热能够化物,"当消谷引食",应该是消谷,引者,进也。能够饮进食物,多吃东西,但是现在"而反吐者",为什么吐?"此以发汗,令阳气微。"因为发汗以后,"阳气微,膈气虚",膈包括胸膈、胃脘,阳气微,膈气虚了,脉就数了,这是阳气虚了以后的脉数。

这个脉数不是一个实热,而是一个虚性的现象。正气虚了,有的时候也是脉数,脉跳得反快。这种数脉一般是脉细而数,脉微而数,脉数无力,有这样一个特点。不是数而有力,都是数而无力。这个"数"是一个假热的现象,是在阳气微,膈气虚的前提之下所产生的。这个热不是一个真正的热,是个客热。

客热就是假热，不能消谷。所以"胃中虚冷，故吐也"，本质还是胃中虚冷，所以才发生呕吐。

这一条虽然是指着发汗说的，"此以发汗，令阳气微，膈气虚"，误吐以后胃脘的阳气虚了，有的时候脉也见数。这个虚性的病，心脏虚了，虚了它应该跳得慢啊，有时候脉跳得更快；胃虚了，有时候也是跳得快。这种脉都是没有力量的。所以张仲景头一个，脉细数在关上，就是没有劲，细它还能有劲吗？脉细数它无力。客热就是个假热，它不是真正的热，所以它不能消谷，实际上是胃里有寒。

太阳病，过经十余日，心下温温欲吐，而胸中痛，大便反溏，腹微满，郁郁微烦。先此时，自极吐下者，与调胃承气汤。若不尔者，不可与。但欲呕，胸中痛，微溏者，此非柴胡证，以呕故知极吐下也。（131）

这一条讲太阳病过经传变与误用吐下致变的证治及其与小柴胡汤证的鉴别。条文要分三个段落来加以解释。第一段是说太阳之邪往里传变的反映，第二段是说经过极吐下的一些反映，第三段是这个病类似少阳证，但是它不是少阳证，所以不能给它吃柴胡汤。但是这一条不好讲，很多注家认为这一条不太好讲的。根据钱天来《伤寒溯源集》对于这一条的解释还比较好，可以看一看这本书。

太阳病已经过经十余日了，就是说表证已罢，过了太阳经，往其他经传了。出现心下愠愠（温同愠）欲吐的症状，愠愠，是一个反悔貌，就是心里又烦又乱。首先传到什么地方？因为胸为太阳之分，临近太阳，所以邪气入里必先胸。邪气在胸，它就影响人体，出现心里发烦，闹腾得慌，就是愠愠欲吐这样一个症状。同时，邪气使胸中不利，胸中也有疼痛。

"腹微满，郁郁微烦"，邪气往里来，里气不和，所以出现肚子微微地胀满，还郁郁微烦，这是热的现象。如果已经结而成实，大便就应该干燥。现在，虽然是腹微满，郁郁微烦，光是一个热邪凝结，但是大便反溏，就是大便还是稀的，而不是干燥的，反映一个什么问题？是说邪气还没有炼结成实，没有到阳明胃家实的程度。这样，不要给他吃调胃承气汤。

第二段，"若不尔者"就是没有发现上述的太阳之邪的入里的有关的证型，病人就先其时极吐下，在这个病证以前用了吐下之法，吐下之法有轻有重，这个"极"，当一个"尽"字讲，极尽吐下之能事，就是用的吐下不是一般的，用的还是很凶的。这样，这个人胃气受伤啊。不但胃气受伤，更重要的是胃里的津液也受伤了，导致心下愠愠欲吐，但是大便还反溏。就是说胃里有热，大便还反溏。胃里还没有成燥热，邪气乘虚入里，可以出现胸中痛，也可以出现肚子微微的胀满。胃气不和，胃中津液虚，津液不能调节胃气，胃气发燥，有的时候也可以郁郁微烦。这怎么办啊？和太阳的传入之邪实不同，症状可能有点儿相同，但是本质不同，一个是未经吐下，是一个传入之邪；一个是经过吐下。怎么办？张仲景说“与调胃承气汤”。要给他点儿调胃承气汤，稍稍与服之。调胃承气汤是调胃的，不是泻下燥屎的。少给他吃点儿调胃承气汤，和和胃气，来解决心下郁郁微烦、欲吐。“若不尔者，不可与”，指上面那个未经吐下的，就不要用调胃承气汤。这是第二段的意思。

第三段“但欲呕，胸中痛，微溏者，此非柴胡证，以呕故知极吐下也”。这是张仲景的一个自注之词。以上是两个方面，一个是太阳的传入之邪，一个是极吐下之后造成的，最后说“但欲呕，胸中痛，微溏者”，是概括前面的证候，说这个人啊总想着呕，胸中还疼痛，大便还微溏，和少阳病的心烦喜呕柴胡证有点儿类似，“此非柴胡证”，它不是柴胡证。从太阳往里传的也好，从这个极吐下以后也好，不是柴胡证，不要给他吃小柴胡汤。小柴胡汤不能解决这个问题，因为邪气没有传到胁下的少阳，是在胸、腹。底下“以呕故知极吐下也”。同时因为有呕证，而知道胃气受伤。因为极吐下以后，胃气受伤；或者太阳传入之邪，胃气受伤。要是因为误吐误下的胃气受伤，从这来推理，知道这个人极吐下也。以前经过很厉害的吐，很严重的泻下，胃气受伤了，造成了胃气不和的作呕的一个症状。

这一条就分三段来解释，一个是太阳传入之邪，一个是误治，极吐下的，使邪气内传的一些情况，误吐误下的胃气不和可以用调胃承气汤。太阳的过经之邪往里传了，就不要给吃调胃承气汤。同时也不要吃小柴胡汤。这个误吐，也是结合上面的。误吐，是极吐下，比一般的吐严重一些。

太阳病六七日，表证仍在，脉微而沉，反不结胸，其人发狂者，以热在下焦，少腹当硬满，小便自利者，下血乃愈，所以然者，以太阳随经，瘀热在里故也。抵当汤主之。(132)

抵当汤方：

水蛭三十个，熬　**虻虫**三十个，熬，去翅足　**桃仁**二十个，去皮尖　**大黄**三两，酒浸

上四味为末，以水五升，煮取三升，去滓，温服一升，不下再服。

太阳病，身黄脉沉结，少腹硬，小便不利者，为无血也；小便自利，其人如狂者，血证谛也，抵当汤主之。(133)

这两条是讲蓄血重证的辨治及其与湿热发黄的鉴别。

这是汉朝的一个兜头笔法。“所以然者，以太阳随经，瘀热在里故也”，这是一个括弧句子，是张仲景的一个自注之词。这个病的来路是从“太阳病六七日”，这时候表证还仍在，表证仍在，为什么脉微而沉，反不结胸？这个衔接有点儿突然，根据历代的大家的体会，在这个地方应当有一个误下的过程，底

下“反不结胸”，就接上来了。因为“病发于阳，而反下之，热入因作结胸”。

病发于太阳之表，要给他泻下，往往构成水热互结的结胸，现在反不结胸，邪气虽然由表入里了，但是它没有构成结胸。变成什么病了？这就接着下焦了，说“脉微而沉”就是说脉不见浮了，由浮变沉，沉脉主里，病在里了。“其人发狂者”，这个人就发狂了，发狂就是狂妄不羁了，精神上就不彗了，精神亢奋。这个尖叫啊，打人啊，毁物啊，奔跑啊，嚎叫啊，不避亲疏啊，这些举动就叫发狂。

热结于下焦，是太阳的表邪与传入之热互相郁结在下焦，所以少腹当硬满，小肚子应当硬满，既硬而且胀满。怎么知道它硬？当医生的要有腹诊，得用手摸一摸，满是个胀满。什么心下满啊，绕脐痛啊，少腹硬满啊，这些都要用手摸一摸。要了解胀满的性质，腹肌是软的还是硬的，是喜按还是拒按。少腹硬满，脉沉、发狂，这是一个下焦的实证的问题，不是个虚证的问题。下焦的实证不外两大类，一个是水的凝结，一个是血的凝结。这时候要有一个鉴别的诊断。“小便自利者”，小便没有问题，这个少腹硬满就不是蓄水，是血的凝结。

“下血乃愈”，应当用药，攻下它的凝血，这个病就好了。这个不能用桃核承气汤了。桃核承气汤的主要症状是少腹急结，血自下，下者愈，还有个自己作解的机会。因为热与血刚一凝结，热大于血，虽然是小肚子胀结，很难受，但是势力尚浅，不是根深蒂固的。这一条就不成了。少腹当硬满，少腹又硬又胀满，硬是什么？是有物了。瘀血已经是成形，凝结了，非下不可了。

抵当汤证以逐血为主，桃核承气汤以逐热为主，二者有轻重的不同。在临床两方的鉴别点是：热重的，热与血结而偏于热的，用桃核承气汤；热与血结而瘀血偏重，少腹硬满，其人如狂的，要用抵当汤。“所以然者，以太阳随经，瘀热在里故也”。“所以然者”，导致这个病的原因是什么？为什么脉沉，少腹硬满，其人如狂？知其当然，也要知其所以然。这个病就因为太阳的随经之热入里，热与血结，瘀热在下焦的缘故。所以，张仲景是讲经的，有些人不承认经，不承认经怎么能行？那是不行的。

第133条补充了一个问题，就是说瘀血还会身上发黄。什么脉？上边的脉沉而微，这个说是脉沉而结，结就是脉跳一跳有停止，脉沉而结是气血凝滞不利的一个脉象。身黄有两个可能，一个是湿热发黄，一个是瘀血发黄。这两个都可以出现少腹硬，其鉴别点是湿热凝结的发黄有小便不利，成无几主张是用茵陈蒿汤，后世医家是主张用茵陈五苓散。这都是可以的。小便不利，少腹硬，清利湿热，黄就退了。如果小便自利，还加上一个如狂，柯琴的意见，这个如狂的如字，不要把它看的太死了，不要看作像狂，当助词来理解，就是其人狂,其人发狂。小便自利就不是湿热,就把茵陈蒿汤证、茵陈五苓散证排除在外。那么惟一的就是热与血瘀,热与血结。同时,湿热发黄只能够是心烦,不能发狂。所以说小便自利,其人如狂,到这时候,血证谛也。谛者,就是没有错误了,实实在在的属于血证了,而不是其他。

怎么办啊,要用抵当汤进行治疗。瘀血发黄和湿热发黄是不同的,瘀血发黄的,黄而不鲜泽,黄色有点儿晦黯的样子。湿热发黄,阳黄,身黄如橘子色,它带有亮头的。古人对于瘀血发黄的病机没有太多的阐述。怎么瘀血就发了黄了?没有像现代医学说的那么确切,反正他知道瘀血的患者出现黄疸,不要用茵陈蒿汤,什么栀子柏皮汤啊,那都是无济于事的,要下瘀血,瘀血一下去,狂也好了,少腹也不硬、黄也退了。

这个方子叫抵当汤,其解释法有很多了,怎么叫抵当?有的医学家说这样的下焦的瘀血,是其他的药所不能及、不能治疗的,惟有水蛭、大黄、桃仁、虻虫这几味药能抵挡之。有的医学家反对这样的意见,你说得不对,我给你举个例子,十枣汤,大戟、芫花、甘遂那劲头也挺大,泄水的力量那还有得比吗?它为什么不叫抵当汤啊,它叫十枣汤。大陷胸汤,大黄配甘遂劲头也不小了,它为什么不叫抵当汤,而叫大陷胸汤。到底张仲景为什么把这个方子叫做抵当汤啊?考据之学,考据来考据去,水蛭这个药,陶弘景管它叫至掌,一个名叫至挡。因为水蛭是至挡,至者是抵也,这个挡啊和这个抵啊,所以叫蛭挡汤,蛭挡汤就是以水蛭为主的,因此有的医学家又叫蛭挡汤。现在要说蛭挡汤,都不懂的了,大家都是通俗的,习惯的叫抵当汤了。

这个方子是很厉害的,中药的活血化瘀、破血逐瘀的药可以说是集其大成了,更重要的是它用了一些生物药。生物药不是都是植物药,像水蛭啊,虻虫啊,这都是生物药。它们破血的力量不是一般的,比桃仁红花、三棱莪术劲大。这里还有个小的故事,水蛭这个药发现的比较早,根据刘向的《新序》记载啊,有个叫楚惠王的,吃寒葅,就是凉菜,这个凉菜做的不干净,这里有水蛭,大家看见没有啊?就是一伸一蜷,在水里的那个水蛭啊,东北人管它叫蚂蟥。楚惠王一看有个水蛭在饭菜里,若把这件事声张出去,这个做饭的庖人,现在叫做炊事员,就要有杀戮之祸。所以他感觉不忍,他就连着菜把水蛭吃了。吃了以后,他也没有说,到了晚上了,楚惠王要大便,就把水蛭排出去了。楚惠王有一个老病根,有心腹之疾,就是胃脘疼痛,这样就好了。就因为吃了水蛭以后,大便一泄啊,这个心腹之疾就好了。因此王充在《论衡》里就提出来了,水蛭性嗜血,楚惠王的心腹之疾,盖积血也,是个瘀血病,故嗜血之虫食,积血之病愈。吃了水蛭以后,才能把这个心腹之病给治疗好,这是个瘀血病。从这个记载看,古人就已经知道水蛭能够活血化瘀。

水蛭这个药有点儿咸，以咸而破血。虻虫这个药是带点儿苦的，以苦而破血，咸和苦相配来活血逐瘀，再加上大黄、桃仁，大黄能够荡涤，能够推陈出新破血结，桃仁能滑利，能行血的瘀滞。这四味药合在一起，破血逐瘀的力量是相当厉害的。用水蛭的时候，一定要注意这个问题。水蛭三十个，熬，熬当炒字讲。虻虫三十个也是炒，去脚，去刺。这是这个方子的组成。以水五升，煮取三升，去滓，温服一升。"不下再服"意在言外，已经泻下来了，就不要吃了。现在根据这个条文，谈一谈这个方子在临床的效果。抵当汤是个古方，是后汉传下来的一个方子。古为今用，现在这个方子在临床还很好用，治疗很多的气血郁积的疾病，同时还能够治疗不是一般的疾病，让人感觉到很惊奇。

下面我说两个病例。有一个姓魏的，河南人，女性，30岁，1969年就患精神分裂症，在家里呆不了，住到医院。医院用电疗和胰岛素的疗法，病见好。但是没有完全好，后来就出院了，出院以后，感觉头皮上头发紧，就像裹了一层铁箍。这是一个特殊的症状，再一个，人善忘，记性不好。言听视动，随过随忘，很短的一段时间她就把它忘记了。患者的表现，两目呆滞，精神淡漠，月经的周期还是准的，28天，但是经期的时候小肚子作痛，脉是沉滑的。舌苔有一点儿腻，舌色略暗。《内经》说瘀血在下，使人发狂；瘀血在上就使人善忘。同时有痛经，脉见沉滑，李濒湖说"滑脉为阳元气衰，痰生百病食生灾。上为吐逆下蓄血，女脉调时定有胎。"根据这个情况，我当时就给她辨为有瘀血。于是就开了大黄3钱，桃仁4钱，水蛭2钱炒，虻虫2钱炒，还有半夏、柴胡，配点儿柴胡和半夏舒肝祛痰。吃了两付后她有点儿泻下，不太厉害，像是见点儿好，而又不太明显，大便也没有太泻。后来就转方了，用的是这么几个方子，一个是有有桃核承气汤的意思，一个是有桂枝茯苓丸的意思，一个是有失笑散的意思，这三个方子合在一起了。就是桂枝2钱，桃仁4钱，大黄3钱，丹皮3钱，茯苓8钱，蒲黄2钱，五灵脂2钱，赤芍2钱，主要还是活血。为什么茯苓我用8钱，主要因为她的舌有点儿腻，同时茯苓这个药能治疗一些精神上的毛病，能够理气安定精神。这个药吃了两付，和前面那两付的药的力量可能有所衔接了，也不要只看后面这两付药的力量，她的大便多泻下臭秽之物，泻下之后，就觉得头上的铁箍就解除了，喜忘症状大大的减轻，再一次来的时候，神气啊，面容啊，判若两人。我就问她了，她说忘性吃了药见好，好到什么程度？她说是好了十分之七八。这时候她说她要回河南了，给她开了桃核承气汤加上菖蒲、郁金。

第二个病例，也是一个女性，姓刘，37岁，主诉在两年前由于产后得了感冒，出现眼睛疼，就是眼珠子痛，失眠，睡不着觉。开头就是这么个病，眼睛疼，失眠。以后就不是眼睛疼的问题了，出现视力下降，先从右眼开始的，从1.2

降到0.1，到眼科检查，诊断为中心型的视网膜炎，进行了治疗，见效。右眼的视力恢复到1.0，而左眼反倒从1.5降到0.01，就是左眼不好了。检查眼底，眼底有水肿。这时候她就不找西医看了，找了老中医看，给开了石斛夜光丸，吃了以后，视力降低就控制住了，左眼的视力升至0.08，右眼视力恢复到1.2。但是，这时候又出现了一些症状，就是后背疼痛，小肚子右侧也疼痛，月经期的时候两条腿发胀。同时精神紧张，也是喜欢忘事，但轻得多。脉是六脉沉弦、沉滑，舌质绛暗黯，边上有瘀血斑，舌头边就像豆瓣那么大的蓝色的瘀血斑，辨证就是气血瘀滞，上扰于心，所以心神就被瘀阻所扰乱，惊怖善忘；气血瘀滞，不通则痛，所以她有腰背疼，有后背疼，肚子疼，腿发胀，腰腹疼痛这些疼痛的症状出现。

视力问题我当时没考虑，因为她的眼睛已经比过去见好，所以就给开了一个方子：桃仁五钱，大黄三钱，丹皮三钱，虻虫二钱，炒水蛭二钱，白芍二钱，也就是抵当汤里加上白芍、丹皮，白芍、丹皮是通肝的。这个患者第二次来看病的时候就给我反映了，说是吃了药以后大约在六七个小时吧，出现一个特殊的感觉，就是脑袋后边这个地方就跳动，同时还疼痛，又跳动又疼痛，这是一个感觉。另外肚子这时候就疼了，肚子疼得还很难受的，这是一个感觉，同时就来了大便了，大便拉得很多，尿的颜色她说就像血液，如血汁，尿如血汁。从此以后，她就感觉周身非常轻松，各种疼痛皆见好转。更感觉出奇的是，视力大有好转。以前没给她治眼睛的视力，但是吃了很见好，所以这个病人也挺高兴，我听了也挺高兴的，她见好，所以第二次我就不敢用这个抵当汤了，已经大便泻下来了，尿一些红尿，还敢再用吗，不敢再用了，第二次我就用血府逐瘀汤，加上茺蔚子、决明子，就照顾点儿眼睛。这个方子服了六剂，她就到眼科检查去了。又到眼科去检查去了，那么为什么？她眼睛觉得特别好啊，她要找西医指标化验化验，看一看这个病到底好没好。光是自觉症状不行，还得有点儿客观的指标。她到过去常去看眼睛的那个医院，眼科医生都认识就跟她说，你那黄斑区的那个棕褐色病变现在已经变浅变小了。眼科医生说你这个病还是很怪的，怎么现在突然间变小变浅了？她的视力见好、恢复和这个黄斑区的那个棕褐色的病变有关系，那个地方一变浅变小了，所以她看东西就亮堂了，视力就好了。后来她又来了，来了她就跟我说这个情况，最后开的是血府逐瘀汤加蛴螬，蛴螬是虫子，就地里那个虫子，白虫子叫蛴螬，蛴螬有明目之说，加上土鳖虫、鸡血藤、茺蔚子，后来这个方子吃了几付这个病就好了。在这个方子上，我有一个意外的收获，就是抵当汤也好，血府逐瘀汤也好，能治眼睛，能治这个视网膜中心性的视网膜炎，这个事其实也不是什么怪事，因为《内经》说，"故人卧，血归于肝"，肝开窍于目啊，目得血而能视，手得血而能摄，她这个人产后感冒了有瘀血,瘀血不去影响新血不生,就使血对于眼睛的作用受到了影响,所以吃一些活血化瘀的药,瘀血解决了,瘀血解决了血能养目,肝开窍于目,咱也不知道那黄斑区在什么地方,反正这个就见好了,这是一个医案,供大家参考。

这个方子是很好的一个方子,月经的毛病,妇人产后恶露不下出现的一些精神病或者肚子疼痛等等的,这个方子都好用,限于时间就说明这么几个病例供大家参考。

伤寒有热,少腹满,应小便不利;今反利者,为有血也,当下之,不可余药,宜抵当丸。(134)

抵当丸方:

水蛭二十个 **虻虫**二十五个 **桃仁**二十个,去皮尖 **大黄**三两

上四味,杵分为四丸,以水一升,煮一丸,取七合服之,晬时,当下血;若不下者,更服。

这一条和上一条接近,只是症状轻一些。再论蓄血证的缓治法及其与蓄水证的鉴别要点。

伤寒是病因,有热,续发少腹胀满。少腹胀满,如果属于蓄水,应当小便不利;"今反利者",那就不是水了,"为有血也",由于血瘀,应当下之,"不可余药,宜抵当丸"。热和瘀血两个方面凝结都轻,热的势力不如桃核承气汤,瘀血的势力不如抵当汤,所以用这个丸药缓攻的办法来治疗。

这个药很峻烈,大黄、桃仁、虻虫、水蛭,所以用丸药,它吃的剂量小,吃个四分之一,同时吃的时候是连药渣子都吃,叫"不可余药",因此在剂型方面它有特点,和"汤者荡也"的抵当汤是不同。抵当丸是缓攻之法,虽然是缓攻但力量持久,为什么?因为剂量虽小,但是连药渣都吃,活血化瘀的作用就比汤剂效能、作用都持久一些。

这个方子还是那四个药味,剂量稍微减轻一点儿,"上四味,杵分为四丸",四丸就是四团,把它捣烂了,分四份,药里有桃仁,往一块一捏就像个丸,不用蜂蜜,丸者团也,把它团在一起就得了。吃的时候,以水一升煮一丸,煮四分之一份,取七合服之,不要一下子都吃,连汤带渣这些都吃了,这叫煮丸之法,也有点儿像煮散之法,以后我们学的大陷胸丸,也是这样的服法。

吃了药以后晬时,这个字念"最",陶弘景说"晬时者,周时也"。周时,一天一夜,子丑寅卯辰巳午未这个时辰啊把它对头了,周遍了。譬如,今天早晨吃的药,到第二天早晨这个就叫晬时,一天一宿了,就叫晬时。晬时当下血,经过一天一夜的对头时间,药力发挥了,大便也许能下血;"若不下者,再更服"再吃,所以这个方子攻下的力量比较缓。抵当汤就不是这么个提法,"以水五

升,煮取三升,去滓温服一升,不下再服”,就是说他有泻下,什么时候泻下?就没有晬时这样的一个意思在里了,吃了时间不长就有可能下,那个快这个慢,但是这个力量它是持久的,因为连药渣子都吃了。

现在用抵当丸,治疗妇女的子宫肌瘤,既有消法也有攻法,还是有效的。也有一些月经不来的瘀血病,有一个方子叫下瘀血汤,就是没有水蛭,大黄、桃仁和䗪虫,早晨起来空肚子吃药,吃完了以后“下如豚肝”,就是大便拉的就像是猪肝那样,病就好了。

以上说明下焦蓄血由于轻重不同有三个方子,热重于瘀的是桃核承气汤,瘀重于热的是抵当汤,瘀和热皆轻的,少腹满而不硬的,用抵当丸了,所以抵当丸证也没说还有如狂啊、发狂这些症状。

太阳病,小便利者,以饮水多,必心下悸。小便少者,必苦里急也。(135)

这一条还接着讲太阳蓄水证,和血证并论,有鉴别意义。在太阳发病当中,如果小便利,饮水多就是伤于水,人喝水喝多了就伤于水,食的多了就要伤于食。由于伤水它就变成了水邪了,喝得太多了,脾胃运化不了了就伤于水,水停于心下,在胃里,必心下悸,心下就要跳了,这时候是什么?就是茯苓甘草汤证,发热而渴者那就是用五苓散,不渴者是茯苓甘草汤主之,茯苓甘草汤证心下悸、有振水音。

小便利,饮水多,水还有点儿出路,所以它只能够停于中焦,胃脘有水,水气相搏心下跳动,怵惕不安,心下悸动不安。心下就是胃脘部。如果小便少者,比小便不利还要重一点儿,这个水要停于下焦了,气化不利小便不能出了,所以小肚子要胀满、难受,叫必苦里急。这个“必苦里急”有小便少,和瘀血的少腹硬满不同,这是叫蓄水。所以蓄水有两个来路,一个是太阳随经之热入里,气化不利,小便不利;还有一个就由于饮水多,伤了水了而使小便不利必苦里急。

太阳中篇到这就讲完了,下边大致小结一下。根据成无己的本子,太阳中篇讲了 103 条。从第 32 条接上篇开始的到第 58 条为止,主要是论葛根汤证,葛根汤的加减证,麻黄汤证,麻黄汤的加减证,以至于说是太阳病外证未解,脉浮弱者,或者说是下之后外未解也的桂枝汤证,或者是桂枝汤的加味证,以至于桂枝汤来代替麻黄汤的使用意义。这些都是发汗之法。

然后又谈到了汗后作衄的自愈证,衄以代汗,发汗以后还得作衄,衄以代汗,病就解了,或者衄后仍需发汗的用麻黄汤证,或者自衄做解的用麻黄汤证,血汗同源,也是来解决太阳的表邪的问题。同时谈到了表实而又夹有里虚的禁汗证,尺脉迟尺脉微不可发汗。又谈到营卫不和,时发热的自汗出证就是桂枝汤证。从这个第 32 条到第 58 条就这些内容,重点仍然是在解决太阳的表邪问题。

从第59条到第71条论治病和救逆的原则。纠正治疗的错误叫救逆，救逆的原则是“阴阳自和者病必自愈”，得要使它的阴阳自和，阴阳有不和要达到自和，这是医生治疗的目的，治疗的一个前提，是个原则。以后就谈到了误治以后出现的肺、心、肝、脾、肾及变寒、变热、变虚、变实的种种变证，就叫太阳病的变证和它的救治的方法，这些内容它愈益了六经的辨证的不足之处，含有一定的治疗杂病的成分在内，这些重点是针对表证以后又兼论杂病的辨证的方法，所以辨证和前边的桂枝汤、麻黄汤、葛根汤这是相对的，那个主要是治太阳发汗的，这是治五脏之病的，带有杂病的内容，这是它的重点。

从第72条到第75条论太阳的经病不解而影响于膀胱的气化不利的五苓散证。

从第79条到第85条论太阳之邪内犯于胸的火郁的懊憹证，也就是栀子豉汤证。太阳蓄水的后边就马上接栀子豉汤证，火郁证，水蓄则在下，火郁则在上，有水火、上下的对比的意义，也说明太阳表邪往里传有传于腹和传于胸的不同。

从第87条到第93条论正气为本，邪气为标。有邪应当发汗，要是正气一虚了则又不可发汗，体现可汗法与禁汗法的关系，有其全面的意义。

从第94条至第96条论表里先后，表里缓急的治疗原则，前者是先治表后治里，后者急则治其里，缓则治其表。

从第97条至第99条论太阳病中有三种不同的汗出的形式，一个是卫强营弱，一个是战汗，一个是眩冒之汗。

从第100条到第110条，太阳的表证已经结束，转入到叙述邪传少阳的小柴胡汤和它的加减法，是讲少阳证。为什么？因为太阳的表证已经说完了，治法已经交代完了，由太阳就到少阳了。

从第112条到第115条论少腹急结，其人如狂，小便自利的蓄血证，同时又同胸满烦惊、谵语、小便不利以及胸满、谵语、小便利的这三个证比较。一个是在少腹急结，一个在胸满烦惊，一个在腹满谵语，有上、中、下之分，是胸、腹还是小腹，是烦惊、如狂还是谵语，从精神、症状到病位，这三个证候合在一起来论，互相发明，也有气病和血病的内在关系在里面。大家一看就知道了，桃核承气汤是在小肚子，柴胡加龙骨牡蛎是在胸，胸满烦惊，肝乘脾，肚子腹满，谵语，上中下，同时还都有精神症状，这三个加以对比。同时也有柴胡和桃核承气气分、血分的为病的这样一个关系。

从第116条到第127条论火逆，火逆之变，具体内容就十二条，于引申其意以适用于误食温燥之药治疗温热和阴虚之人，也有同等意义。所以要推而广之,举一反三。

第128条到第131条论误吐的小逆和误吐的内烦,以及胃中虚冷的作吐,邪气入里的心下愠愠欲吐,先其时治其吐下误治后的坏证和柴胡汤的禁忌证,这几条主要讲吐。

从第132条到第135条论热与血瘀的太阳腑证和治法,是抵当汤证和抵当丸证,兼论伤水以后的心下悸与少腹里急的蓄水证。

这是太阳中篇横向来看的内容,它有它的联系性,这是概括,把它按这样顺序地说一说,重点地给介绍一下。

辨太阳病脉证并治法下

[概说]

太阳病的下篇,承上篇、中篇而来,和中篇是有联系的。中篇是讲到了太阳的腑证,太阳病传给少阳经的证候,到下篇太阳之邪还往哪传?表证的问题解决了,腑证的问题也解决了,往少阳传的问题也解决了,那么还往哪儿走啊?邪气还往哪一经,哪一个部位发展啊?

第一个内容,下篇就提出来结胸的问题。栀子豉汤证是太阳之邪由表陷胸,由表往里来先到了胸,热郁结了但是没有痰水一类的实质性的邪气,只是一个火热,所以就叫做虚烦。虚烦治疗用栀子豉汤,现在介绍的结胸,也是由太阳之表误下之后,或者说是不误下,表的邪热郁到胸了,从胸往下发展到心下,但是热邪和水液互相凝结,它就有一种实性的物质。实性物质是什么?就是水,是热与水结,这个病古人就叫结胸证。这个结胸证有不同的类型,有在上的,有在中的,有连及于下的,就有大结胸证、小结胸证、寒实结胸证。

第二个内容就是要介绍一些结胸的类似证。类似证就是像结胸,但是不是结胸,譬如脏结、太阳少阳并病、热入血室等证,这些证症状有点儿类似像结胸,所以张仲景把这些内容排在结胸证的后边,对比、鉴别、发挥,提高辨证论治的效率。

第三个内容就是继结胸以后,由于误下伤了脾胃的中焦之气。中焦之气受伤以后,阴阳升降就发生了紊乱,出现了心下痞。

第四个内容是太阳之邪传入阳明,热邪弥漫,充斥表里,还没有炼结成实的白虎汤证,白虎加人参汤证。中篇挂少阳,下篇挂阳明,以反映太阳表邪和少阳、阳明都是有联系的。

下篇50多条，主要就论这么四个方面的问题，希望大家掌握住要点，下边一看就是一目了然。它分四个重点。一个讲结胸，第二个讲类证，结胸的类证，第三个讲心下痞，第四个讲邪传阳明的白虎汤证。当然还有些别的条文，概括而谈，不能一条一条都说出来。

问曰：病有结胸，有脏结，其状何如？答曰：按之痛，寸脉浮，关脉沉，名曰结胸也。何谓脏结？答曰：如结胸状，饮食如故，时时下利，寸脉浮，关脉小细沉紧，名曰脏结。舌上白胎滑者，难治。(136)

这一条张仲景的文法是用了问答的形式，还用结胸和脏结对比的形式来阐明结胸、脏结的特点以及二者的鉴别要点。这个结，脏结也好，结胸也好，就是凝结。就结胸而言，胸为阳，太阳之邪传于胸中，由胸往下到心下，因为它来路是从胸里进来的，胸就像一个门户，所以阳热之邪遇水凝结，就要出现疼痛，是一个实证。按之痛，一按着它就疼痛，为什么疼痛呢？因为它是个实证。

脏结，脏就是五脏，脏属阴，和胸不一样，胸居于上，脏居于内，脏居于里，脏是属阴的。如果寒邪、寒气和内脏之气互相凝结，寒邪不是热邪，结胸是热邪，脏结是寒邪。结胸热与水结，脏结是寒邪和脏器凝结，所以它也有疼痛。"何谓脏结？答曰：如结胸状"，也有疼痛，就像结胸的症状，实际上它不是结胸。这两个病机是不同的，结胸邪气是由胸到心下，连脏腑还都没进到。而脏结是里边的脏器和寒邪凝结，当然是脏器阳虚而被寒所凝结了。一个是实热之证，一个就是个虚寒之证。一个是在脏，一个是在胸的阳，这是不同的。但是这两个症状都有疼痛，脏结也有点儿像结胸的症状。

从脉象来看，寸脉浮，关脉沉名曰结胸。邪气是由表经胸入里，寸脉是浮的，这个浮言其来路；关脉是沉的，沉者是水也。古人说脉有的时候是以脉代病理，代病机。如阳浮而阴弱，阳浮者热自发，脉里代病机。《伤寒论》、《金匮要略》论脉都有这样一个体裁。总之，结胸的脉是见沉的，底下就说得很具体了，为什么还加个寸脉浮？寸是主胸，邪从胸向里发展而来，热与水结了所以加上一个寸脉浮。主要是在关脉沉，脉沉而紧，这才是热与水结的实证。下边第143条结胸三证，脉沉而紧，心下痛，按之石硬者，就具体化了。

开头说邪气从胸来，所以加上寸浮。何谓脏结？脏结的脉又是个什么脉？脏结的脉，因为也是太阳之邪误下之后，邪气由表入里，所以也带一个寸脉浮，寸脉浮是说它的来路。它的本质是什么？关脉小细沉紧，紧主寒结，小细就代表脏气的不足、正气虚衰。结胸关脉是沉紧的，是热与水结实证，脏结脉小细而沉紧，是正气不足、脏器虚寒。寸脉浮言其来路，都是由于误下之后，寒邪内结，一个是热，一个是寒，这是两个证脉上的不同了。

还有没有什么不同的？还有。结胸为实证，胸中结硬，一般食欲不太好；而脏结是个虚寒性的病，所以它的饮食如故，饮食还没受到很太大的影响。结胸饮食不好，因为它有热，胸膈以上有热，热在上所以不乐意吃东西。结胸大便有点儿秘结，而脏结是个虚寒证，所以时时下利，时时刻刻的就要拉稀。这反映一个是虚寒凝结，一个是实热凝结，有寒热虚实的不同。

从舌苔上看，是舌上白苔滑者难治。结胸舌头上发黄，热与水结有黄有热；脏结舌苔是舌上白苔，还很滑，反映阳气虚而阴寒凝结不化。寒邪凝结舌苔是白的，这是张仲景第一次论舌苔。反过来，结胸舌苔是白苔滑的吗？不是，是黄色而燥的舌苔。这个病难治，怎么难治？难治不等于不治，这个病还能治，但是比较困难，得费力量。因为它在里之阳不振，郁结之邪已深，就是从外边进来的凝结之邪已经很深了，深到什么程度？叫脏结，寒邪都结于五脏。这样，一个阳气不振，一个寒邪凝结又深，结邪非攻不去，寒邪的凝结非攻不去，而五脏又虚，又不可攻，故曰难治。

这一条是宾主的笔法，其实是论结胸的。何以见之？因为它底下就有结胸的治法了，有大陷胸汤啊，大陷胸丸等治法，脏结就不提了，没有什么治疗的方法，所以这一条的重点在论结胸。论结胸为什么把脏结给拉上？这好啊，这样写就比单纯写结胸意思更加突出，辨证观点就更加清晰，一有对比，才看出来寒、热、虚、实的特点。这叫假宾定主之法，用这个宾格来把主题的思想突出出来，是古代写文章的一种方法，问答式的。现在咱们学了《伤寒论》，它的文章到现在已经学了三个法了。一个是条文式的，就是一条一条写的；一个是四言联句，四言一句话，四个字到底；再一个是问答的方法。

脏结无阳证，不往来寒热，其人反静，舌上胎滑者，不可攻也。(137)

这一条承接上条，补述脏结的症状和治疗禁忌。脏结和结胸不一样。脏结无阳证，什么叫无阳啊？“脉微弱者，此无阳也，不可发汗，宜桂枝二越婢汤。”“此无阳”指不是太阳的麻黄汤表实证。这个地方也是这个精神。脏结病要排除的问题：一个是无阳。什么无阳啊？不是阳虚，阳虚不能叫无阳，无阳指没有太阳的表证，就是说这个病不发热也不恶寒，和太阳无关的。

“不往来寒热”，又加个“不”字，“不往来寒热”和少阳经证也没有关系，不是六腑的病。“其人反静”，邪气在里，一般人都烦躁，因为里边有凝结，他还凝结，“反静”，这个人神气很安静，不乐意活动，没有烦躁，这个人也没有阳明证。没有阳经的问题，三阳经排除在外了，等于干姜附子汤“不呕不渴无表证者”，把三阳经都排除以外了，剩下的是什么病？六腑的阳证都排除在外了，这个病是脏结，和腑没有关系，是病发于阴，而不是病发于阳，脏的阳气虚而寒气凝结。

根据“舌上胎滑者”，就是上边说的“舌上白胎滑”，是阳虚而寒邪凝结不化，所以津液就凝结，苔就白滑。“不可攻也”，就是说是难治，上边说“白胎滑者难治”，现在说“不可攻也”，继上文而说。虽然是脏结，肚子也疼得很厉害，是一个五脏气虚寒、阴寒凝，又不可以用攻下之法，就很困难了。寒邪凝结，非下不去啊，而阳气不振，脏气虚衰，正虚而邪实，所以“不可攻也”。

不能用攻下之药，那怎么办？张仲景也没有方。我查了些资料，有一些注家就提出了一个方子，就是理中汤加枳实。它有“时时下利，不欲饮食，脏气还凝结”啊，所以用理中汤先补太阴的中焦的阳气，固后天的阳气，加点儿枳实散散结。这是后世的医生的一个意见了，供大家参考了。脏结这个病很厉害，有的时候还抽，病因是“胁下素有痞，连带脐旁”，痛发能把男性的阴茎都抽进去，那个病还挺厉害，因为它寒邪凝结。这是上面这两条，阐发结胸和脏结的各自不同的症状、脉象和治疗。脏结不能攻，结胸非攻不可。

病发于阳而反下之，热入，因作结胸；病发于阴而反下之，因作痞。所以成结胸者，以下之太早故也。（138）

这一条介绍了结胸和心下痞的成因，也有一个结胸和心下痞对比的意思。“所以成结胸者，以下之太早故也”是一个括弧句子，张仲景的自注之词。

“病发于阳”，发于阳经。什么叫“阳”？“发热恶寒，发于阳也”，比如在表的太阳病，是“病发于阳”。“而反下之”，为什么加个“反”啊？不应该下吧，“病发于阳”，病在表，又用泻下之法，这是错误的，造成什么问题？“热入”，在阳经里的邪化热入里了。怎么进来的？“而反下之”，一泻下，引贼入室，引邪入里，“因作结胸”。结胸证的成因，往往有误下而来的，由于误下之后，在表的邪热因之误下，而热入里，热与水结，构成结胸。

后边还讲心下痞，不是光结胸。结胸为实，心下痞为虚。“病发于阴，而反下之，因作痞”，“病发于阴”是病发于里。“阴”代表里，不是在阳、在表，而是在里。在里是不是都可以下？那要具体分析，在里有可下的，有不可下的。阳明燥热成实，可以泻下。如果不是燥热成实，甚至还有脾虚、虚寒，那就不能泻下。如果泻下，就犯错误，要伤了脾胃之气，“因作痞”，“因”就因为误下脾胃之虚，使脾胃的升降失调，就出现心下的痞塞的病。痞，就是气塞，没有别的东西，就是气阻塞了。也可以说“痞者结也”，气凝结了，“痞者塞也，结也”，气堵住了。痞者是气痞，和结胸不一样。结胸是热与水结；痞，是由于误下，脾胃虚，升降失调，心下之气痞塞。“病发于阴，而反下之”，能不能说出一点儿理出来，举出点儿证啊？哪一条是“病发于阴，而反下之”？大家体会体会，也有注家给提出来了。说“太阴之为病，腹满而吐”，太阴之为病，肚子胀满而吐，“食不下”，吃不下东西，“自利益甚”，大便还腹泻，“时腹自痛”，有时候肚子还疼,这是太阴脾胃虚寒证,是病发于里,病发于阴。如果“而反下之,必胸下结硬”,胸下结硬就是心下痞、心下痞硬。这是一个。

第二个是少阳小柴胡汤证。小柴胡汤证虽然是阳经的病,但是已经半表半里。少阳病误下之后,出现半夏泻心汤证,心下痞那就是半夏泻心汤证啦,所以它这个“病发于阳,而反下之”,没加“热入”,头一个“病发于阳,而反下之,热入”有“热入”两个字,是有表热入了。这个病本来是在里证,还怎么“热入”啊,所以它没有“热入”两个字,而是伤了脾胃自身的阴阳之气升降失调,所以“因作痞也”。不是一个什么外邪的问题,是伤了脾胃之气了,所以它不加“热入”两个字。

“其所以成结胸者,以下之太早故也”,为什么构成结胸病?因为“下之太早”的缘故。结胸病非得要下,“一钱甘遂一升硝,六两大黄立颇疗”,甘遂、芒硝、大黄都是泻下的,非下不可,不下不能好。问题“以下之太早故也”,大结胸证是应当下的,但是你下早了,就是成结胸了,因为它还是“病在阳”,还没完全解离胸中、心下,要是下得太早,邪气不入里了吗?就是“热入”,就“因作结胸”了。这样构成的是“继发性的结胸证”。

前面这三条,一个问答题,一个脏结,一个是结胸和心下痞,是下篇一个总的概论。

结胸者,项亦强,如柔痓状。下之则和,宜大陷胸丸方。(139)

大陷胸丸方:

大黄半斤　**葶苈**半升,熬　**芒硝**半升　**杏仁**半升,去皮尖,熬黑

上四味,捣筛二味,内杏仁、芒硝,合研如脂,和散,取如弹丸一枚;别捣甘遂末一钱匕,白蜜二合,水二升,煮取一升,温顿服之,一宿乃下,如不下更服,取下为效,禁如药法。

这一条讲结胸病的治疗和分类。“结胸者,项亦强”,项亦强(jiàng)也行,项亦强(qiáng)也行。“如柔痓状,下之则和,宜大陷胸丸。”这一条是论结胸邪在高位的证治。结胸是热与水结,太阳之邪入到里边来,和里面的水互相凝结,就构成了结胸的病证,但是热和水结的部位有高、低的不同。

“结胸者,项亦强”,结胸必然是心下硬满而痛,“项亦强”,脖子后边的项部也强硬啦,强到什么程度?是“太阳之为病,脉浮,头项强痛而恶寒”的那个“强”吗?不是,有点儿厉害,“如柔痓状”,就像柔痉。咱们这本叫“柔痓”,赵本叫“柔痉”,意思一样,就是痉病。痉病分两类,一种叫做刚痉,一种叫做柔痉。“痉病项强背反张”,是这个病的特点。“有汗为柔无汗刚”,有汗的叫做柔痉,没有汗的叫做刚痉。结胸,心下硬满疼痛,脖子发强,能仰而不能俯,同时还出汗,就像“柔痉状”那个样子,为什么这样?因为热与水结偏于上,结胸

偏于上，影响项背的经脉，所以就能仰而不能俯。阳气已经内陷，偏于高位，热的蒸腾，所以就汗自出。

既然是热与水结，津液不运，颈背经脉失其所养，项背拘紧不和，说“下之则和”，得用这个大陷胸丸泻下热和水的凝结。“和”，也指“柔痉”的“痉”字而言的，因为痉，它不和了，因为痉是经脉聚集，“项亦强”了，“强”就是不和之貌，用了大陷胸丸把热和水给泻下去，津液能够流通畅达，经脉得其所养，项背就不强了，它就柔和了，心下的硬满疼痛也就好了。

大陷胸丸这个方子要求背下来。大陷胸丸以大陷胸汤为基础，大黄、芒硝、甘遂，这是大陷胸汤。大黄是苦寒的，能够泄热结。大黄和黄连、黄芩不同点在什么？因为它是能够泻下热的凝结，有破结的作用，所以它才能够荡涤肠胃，推陈致新。现在的问题是热与水结，所以用大黄以破热之结。芒硝是咸寒之药，有软坚化结的作用。因为热与水结的势力还是很牢固的，光有大黄还不行，还得要配上一个芒硝。大黄、芒硝这两味药是治邪热坚固凝结的，所以大承气汤要用，大陷胸汤、大陷胸丸也都用。甘遂是泻水邪的一个峻剂。“大戟芫花甘遂平”，这三个药对比之下，甘遂泻水的作用比其他的泻水药要峻烈。这三个药合在一起，相须相成，能够泄水热之凝结，荡涤水邪，排出体外，所以这三个药是大陷胸汤之方。

大陷胸丸以大陷胸汤的方子为基础，又加上了葶苈、杏仁，为什么加上这么两味药？因为它是水热凝结在高位，不是光心下啦，包括胸部、胸膈，甚至上至于项背，胸胁硬满疼痛、短气也是可能出现的，所以要利胸膈、泄肺气。肺气一利，胸膈之气一利，再加上大黄、芒硝、甘遂的攻逐，这样才能够使在上的水邪和水热荡涤无余。葶苈是泄肺的，杏仁是利肺的，利肺就是利胸，所以治胸中之水邪。大陷胸丸这个方子是个峻利之药，攻下的力量很峻。为什么？不峻利，你怎么能够下这个水热的凝结？

我们看一看它的剂量，学理法方药，一定要看剂量。“上四味，捣筛二味，内杏仁、芒硝，合研如脂，和散，取如弹丸一枚，别捣甘遂末一钱匕，白蜜二合，水二升，煮取一升，温顿服之，一宿乃下，如不下，更服，取下为效，禁如药法。”这些药，取如弹丸，弹是一种武器，打弹弓子那个丸，这么大一个弹丸，一回就是吃一个。捣甘遂末用一钱匕，然后还用“白蜜二合，水二升，煮取一升，温顿服之”，它那个意思就像吃大陷胸丸的那个方法。“温”，药不能凉吃。一次把这个丸都吃下去，连汤带渣都吃下去。这个药是峻烈的，但是它的剂量又是比较小，充其量才一个弹丸那么大，甘遂就是一个钱匕。钱匕就是古代的一种衡量药的一个比尺，叫方寸匕。“白蜜二合”，加上白色的蜂蜜，蜜有白蜜，有黄蜜，这是白色的蜂蜜，“水二升，煮取一升，温顿服之”。从这来看，这个方子是个峻利之药,但是用量是比较小的,又加上这个甜药白蜜的火炼,甜就是缓,甘而缓之,它能够恋,使大黄、甘遂、芒硝泻下的作用而恋于上、缓其泻下,使泻下的作用不要太猛,不要太快,不要太急,所以是"一宿乃下",过一个晚上它才能够泻下。

这就具备了以下几个意义:一个就是病在上,泻下而不可急。病在上,"项亦强,如柔痉状",高位之邪,泻下太快了,就有遗邪于上的问题,邪气不能够彻底排泄出来。不能下得太快,药量要小,药量大了,下得就快;同时又加上白蜜,拖着它的劲,在上焦发挥泻下的作用,然后达到治疗的目的。中医治上焦病,往往就有这么个方法,加上点儿甘草,这不能加甘草,因为甘草反甘遂,所以用点儿白蜜,使它在上焦的作用的时间稍微长一点儿,治疗上焦的高位的水邪。"药虽峻而用在缓",药是峻利的,而使用它的方法比较缓和。为什么?因为吃的量一个弹丸大,又加上白蜜,变峻攻为缓攻,是治疗上焦水热凝结的一个策略。"如不下",因为剂量很小,如不下,"更服",再吃,以下为度,"取下为效","下之则和",下之了,这个病项背强就和了。这是治结胸病的第一个方子,叫做大陷胸丸。什么叫"陷胸"啊?这名字叫得很特别,这个"胸"啊,是高位有邪了,这时候治疗就"陷下以平之",用"陷"字,是取它陷下高位之邪之义,以平邪气。

结胸证,其脉浮大者,不可下,下之则死。(140)

结胸证悉具,烦躁者,亦死。(141)

这两条是讲结胸证的预后的问题,两条要合在一起体会,才有意思。这个"亦"字是承上边的,那个"下之则死"的意思,承上文而言的。

结胸证,脉见浮大,脉浮是谓邪在表,还未完全入里,虽然是结胸了,因为结胸的邪从太阳之表来的,"病发于阳,而反下之,热入因作结胸",脉浮就是反映了邪气在表。脉"大"说明里还不实。这样,虽然有一些疼痛,脉证不符,就不可下,禁用大陷胸汤。如果误下,则引邪入里,使在表之邪就往里来,正气先虚,邪盛正衰,这样的结胸病就不大好治了,所以"下之则死"。

治病就是两个方面,一个就是从邪气,一个就是从正气。正与邪是标与本的关系,所以就怕正气虚衰。脏结病为什么会难治啊?就是它正气虚,结胸误下,正气先衰,邪气复结,这个问题不好办,有危险。这一条就是说明结胸证不能下之太早,用大陷胸汤,或者大陷胸丸的时候,脉得见沉紧,沉主里,紧主实,浮大与沉紧是相反的,浮大是正气未虚,邪气还未入里,所以下之过早,那是危险的。

这样人家又产生了一种思想,"结胸病,下之太早,可就死了,这个问题太严重了",那么对于结胸病,我就观望、等待吧。结胸病是一个大证,如果已经具备了大陷胸汤的可下之机，而不因势而泻下之，结果邪气凝结而成实，正气虚弱而不足，“结胸证悉具”，所有这些重要的证候完全都出现了。邪气固结，势力已成，而正气就难治了，所以出现烦躁，在结胸证悉具的前提之下出现了烦躁不安，正气散乱，正不胜邪。这个烦躁和结胸病本身的烦躁是不同的，是在结胸证悉具、邪气势力已成的时候出现，“亦死”，那也是个不好的。是下之早就“则死”，下之晚了也死。早也不行，是晚也不行，什么时候行啊？就是恰如其分。前面失之于猛啦，不应下而下之；第二条犯的错误是过于小心翼翼了，跟不上治疗的形势，同样也是犯错误。从这两条我们吸取一个教训，“应下者，则下之”，掌握病机，掌握病情，这样就不会出现了“下之或早”、“下之或迟”的后果。

太阳病，脉浮而动数，浮则为风，数则为热，动则为痛，数则为虚，头痛发热，微盗汗出而反恶寒者，表未解也。医反下之，动数变迟，膈内拒痛，胃中空虚，客气动膈，短气躁烦，心中懊侬，阳气内陷，心下因硬，则为结胸，大陷胸汤主之。若不结胸，但头汗出，余处无汗，剂颈而还，小便不利，身必发黄也。(142)

大陷胸汤方：

大黄六两，去皮　**芒硝**一升　**甘遂**一钱

上三味，以水六升，先煮大黄，取二升，去滓，内芒硝，煮一两沸，内甘遂末，温服一升，得快利，止后服。

这一条讲太阳误下而致结胸或发黄的变证。分三段来理解。

“太阳病，脉浮而动数，浮则为风，数则为热，动则为痛，数则为虚，头痛发热，微盗汗出，而反恶寒者，表未解也。”这是第一段。“医反下之，动数变迟，膈内拒痛，胃中空虚，客气动膈，短气躁烦，心中懊侬，阳气内陷，心下因硬，则为结胸，大陷胸汤主之。”这是第二段。“若不结胸，但头汗出，余处无汗，剂颈而还，小便不利，身必发黄。”这是第三段。

第一段，从脉证来分析，知道表邪未解。用大陷胸汤治结胸，最怕表邪不解，怎么知道表邪未解？这里有个关键的症状，“而反恶寒”，“有一分恶寒，便有一分表证”，恶寒是为表不解的一个关键症状。

第二段论误下之后，表不解。用了大陷胸汤误下之后，太阳的表邪内陷，“太阳病，下之后，其气上冲者，可与桂枝汤”，有上冲的就有内陷，阳邪内陷，心下硬而疼痛，“则为结胸”，就是“病发于阳，而反下之，热入因作结胸”用大陷胸汤治疗。

第三段的意思，如果不结胸，误下之后，热和湿结，不是和水结，热与水结才谓之结胸。热与湿纠缠着，热不得越，所以就“但头汗出，剂颈而还”。湿被

热所引,而不能够排泄,所以小便不利。这样湿热熏蒸,就要发生黄疸。

"太阳病,脉浮而动数",太阳病,脉浮是对的,浮为在表,"而动数",这个"动"不要当作"动脉"讲,不是《濒湖脉诀》所说的"动脉摇摇数在关,无头无尾豆形团"的动脉,我个人的看法就是它脉浮而躁动,跳得很快,因为脉搏的躁动不是一般的,脉跳得很快,就是脉数急者,所以叫做"动数"。浮就主于风,数就主于热,表有风热。浮动和数脉合在一起,那表还未解,必定身体、体表有所疼痛。"数则为虚",这个"数"也是概括,就是脉浮而动数,邪气在表,里无邪,里还是虚的,表有邪,虽然是脉跳得动数,有点儿要传经往里来,但是还是浮数,还是在表,还未到里边去,所以说"数则为虚"。

"头痛发热",是邪气在表。微微又有点儿盗汗出,意味着邪气有点儿要往里来,邪气由表要入到半里,因为它是风热之邪,所以它往里一来,人阳气盛,一睡觉地时候阳欲入阴,就有点儿微盗汗出。底下又加一句,是不是完全都入里了?是"微汗出",微微有点儿汗出,还未完全入里,大局来说还是在表。"而反恶寒者",虽然是微盗汗出,像是里热,但是"而反恶寒"的,还有恶寒,说明表还是仍未解。

"伤寒一日,太阳受之,脉若静者,为不传;颇欲吐,若躁烦,脉数急者,为传也。"这个"脉浮而动数"有传经的企图,要看到这一点儿,"微盗汗出"有传经的趋势,这也要看到了。但是"而反恶寒者",脉浮还没变的,表未解也,还得解表。解表用什么方子?根据一些注家的意见,有说是用柴胡桂枝汤,因为它有点儿半表半里啦,表邪还有点儿,里边还有点儿微盗汗出,因为"微盗汗出"的情况,往往都属于少阳。邪气往里来,往哪儿去?少阳有盗汗的症状,所以用柴胡桂枝汤。

总之,邪气未入里,医生就不知道这样的"反恶寒者,表未解也",认为"盗汗出,脉数急",已经入里了,而"亦反下之",反倒用下法啦。"动数变迟",动数之脉,现在一变就变成迟脉,为什么?邪气入里,动数之脉就变成迟脉,变成了凝结之脉,热入因作结胸,热与水结,脉跳得反倒要慢了。这个变迟要活看,脉跳得很数,躁动而数,现在误下之后脉变得慢了,理解这个程度就可以了,不见得说是脉跳三下,不要看得那么死。

动数变迟了,浮脉变没变?成无己就说未变,认为脉浮还未变,就跳得慢了,这个观点是错的。为什么?你不要看成无己大家,是注解《伤寒论》的第一者、创始者,难是难在第一位注解《伤寒论》了,他在这个问题上是错误的。对于注家,我再三跟大家说,你得有个人的观点,不要跟他跑,他好的你就要学,他错误的地方你得看出来。为什么?他底下说:"胃中空虚,客气动膈,短气躁烦,心中懊侬,阳气内陷,心下因硬,则为结胸,大陷胸汤主之。"未听说是脉浮的时候还用大陷胸汤的,根本不可能的事情。你敢用吗?脉浮而大者,下之则死。前面不有一个结胸证脉浮,那个是说它的来路,是张仲景以脉代病理,拿这个做理由。有些注家就批判成无己,说成氏因为浮脉还不变的,这是他的错误。

我个人是同意这个观点的,不可能还有浮脉,因为什么?“膈内拒痛”,因为邪气入到内里,正气和邪气相依拒、剧抗,所以就疼痛。“胃中空虚”,误下之后胃中空虚,客气就是邪气,客者对主而言也,不是正气,正气是叫主气,外来邪气动犯胸膈,就出现“短气躁烦,心中懊侬,阳气内陷,心下因硬,则为结胸”,四个字一句,就成结胸了。这里有结胸的病机,结胸为什么“心下硬”,为什么出现“短气躁烦”、心中还“懊侬”?就这么来的,“胃中空虚,客气动膈,短气躁烦”。短气,气有所阻碍,不是少气,少气是虚啊,短气是热与水结。“躁烦”是有热,“烦”是心烦,“躁”是身体不安,这是结胸病本来有的躁烦,和实证的“结胸证悉具,烦躁者也死”那个不一样,这个轻,那个重。用“大陷胸汤主之”,主治这个病。

如果它不结胸,不是热与水结,而热与湿互相纠缠,湿热互相纠缠,湿也出不去,热也出不去,热打算外越,从汗而解,但是不行,因为它湿以引之,热里有湿来牵引住这个热,所以“但头汗出”。“但”就是有局限性,“但头汗出”就是头上出汗,出在什么地方?“剂颈而还”,这个“剂”改成那个“齐”也行,齐者就是齐耳,就在这个地方,到脖子梗这就回来了,底下就没有汗。“余处无汗”,浑身没有汗,说明热气不能宣发。热气宣发,浑身出汗,浑身一出汗,热气就出来了,但是热气出来,它也伤津,就容易构成阳明的燥热证。大汗出,余处无汗,热气不能够发越在外。湿热纠缠,热牵引于湿,湿也不能够从小便而泄,小便就不利。热不得越,则头汗出,湿不得泄,则小便不利。湿热纠缠、蕴蒸,结果就要“身必发黄”,出现黄疸。水热凝结是大陷胸汤证,水湿蕴结就是茵陈蒿汤证,或者说是茵陈五苓散证,要看具体的情况。

大陷胸汤这三味药,成无己解释甘遂为什么能泄水?为什么甘遂名叫“甘遂”?《周礼》里有句话,“夫间有遂”。“夫”,因为我对这个古书念得少,是不是这么个意思,古代的农民都有一些田地,农民得种地,这个种地,一家一个、两个、三个、四个,甚至多个,所以用个“夫”字代表一个单位,代表一个人。种地的时候得有水利,我们现在说就叫“水渠”,古代人管它叫“遂”,是通水的水道,“遂”是为了灌溉田地用的,同“遂”是相通的。“遂”宽三尺,坚三尺,还不小。甘遂这个药,为什么管它叫“甘遂”?它能够利水、通水、行水,所以就取用了这么一个字。“甘遂若夫间之遂”,这句话是成无己引证《周礼》的“夫间有遂”,就像田间的那个遂。

这个方子，“上三味，以水六升”。这三味药先煮哪个药？先煮大黄。“先煮大黄，取二升”，六升水煮取二升，蒸发了四升，“去滓”，把大黄去掉了，还有二升水，“内芒硝”，把芒硝放里了，“煮一两沸”，开一两趟，从甘遂面以后就不用再煮了，“温服一升”，就吃一半，二分之一，“得快利，止后服”，大便拉得很痛快，就不让吃第二顿，这人就好了。

伤寒六七日，结胸热实，脉沉而紧，心下痛，按之石硬者，大陷胸汤主之。(143)

这一条是承上节来叙述大结胸的证候和它的治疗的方法。这一条有三个代表证，就叫结胸三证，一个是脉沉而紧，一个是心下痛，一个是按之石硬者，这个要求记下来。

“伤寒六七日”，这个病是未经误下。上一条是“医反下之，动数变迟”，是由于误下以后邪气由太阳之表热结于里，成为大结胸证。第143条未经泻下，由于太阳之邪六七天不解，时间比较长，未能够及时治疗，在表之邪不解，就要往里传入，传到里边，热和水互相凝结，就成了一个结胸。结胸是个证，热实是它的病理，突出一个热，突出一个实，突出一个结胸，就是它的来路。脉沉而紧，因为表邪已经入里，已经是热实了，所以脉就沉，就不浮了。这个证是一个实证，是一个水证，同时还有疼痛。

沉脉主里，沉脉又主水，说“沉潜水蓄阴经病”，沉脉、实脉主水；紧，一个反映实，一个反映疼痛，这个病疼痛还很重的。“脉沉而紧”反映了结胸热实、水热凝结的实证，而且还有疼痛。证候是“心下痛”，心下就作痛，“按之石硬”，这是腹诊，要求医生见到这样的脉，见到这样的症，应当用手按一按上腹部，按一按他的心下。“石硬者”，“石硬”是夸张的意思，腹肌硬了，现在说是叫“板状腹”，很硬的，不柔和了，同时也有疼痛。

这是什么病？这个就是结胸病。热和水凝结在心下，在心下的什么地方？是在胃里？不是。是在腹肌，腹肌里有一些水液的渗出，根据近代医学，有一些医家就认为这是一些急性腹膜炎一类的病。所以“脉沉而紧，心下疼痛”，这个痛还比较厉害，心下按一按是石硬的，这个就是大结胸证了。用“大陷胸汤主之”，其他的药物是不行了，得用大陷胸汤泻热破水，使水热的凝结荡涤无余，这个病才能够好。第139条讲“结胸者，项亦强”，邪气在高位；这一条“心下痛，按之石硬”是在中间，“心下”是个中，结胸病理变化的部位在心下、在中，下边还有在下的，部位有上、中、下之分。这个是大结胸证，用大陷胸汤来治疗。这三个症，“脉沉而紧，心下痛，按之石硬者，大陷胸汤主之”，要把它记下来。

为什么要记下来？记下来就是一个熟练的过程，到时候才能够反应出来，才能够指导临床。因为我们学的东西还是本本、条文，是继承古人的经验，把它们变成我们个人的东西，能够辨证论治实际应用，这里还有一个吸收、消化、体会、理解、认识的过程。记不住它，印象模糊，到时候反应不上去，在诊断上头带来了损失。这个病这三个证很简单，古人叙述症状就抓要点，不是很复杂的，好记。这里说明一个问题，这些病，腹部的一些疾患，现在说是急腹症，一定要用手摸肚子，这是中医的传统，何以见之？《伤寒论》不就说了“按之石硬者”，你不用手按，怎么知是“石硬”？看一看、问一问就知道“石硬”了吗？现在的中医看病，有的就摸摸脉，寸关尺一摸，蜻蜓点儿水一摸完了就开方子，这不符合中医传统的辨证论治的方法。有一些病得用手摸一摸，不摸是不知道的。《伤寒论》“绕脐痛”、“心下硬结”、“拒按”，都反映这样一个问题。

伤寒十余日，热结在里，复往来寒热者，与大柴胡汤。但结胸无大热者，此为水结在胸胁也，但头微汗出者，大陷胸汤主之。(144)

太阳病，重发汗，而复下之，不大便五六日，舌上燥而渴，日晡所小有潮热，从心下至少腹，硬满而痛，不可近者，大陷胸汤主之。(145)

第144条是结胸而像少阳，第145条结胸而似阳明，这两条就带有一定的复杂性了，和“脉沉而紧，心下痛，按之石硬者”的单纯不能够同日而语。

第144条就是结胸有点儿像少阳。条文里举出三个问题，一个是“热结在里”，一个是“复往来寒热”，一个是“但结胸”。“伤寒十余日”，就是这个病的过程，交代一下这个病的过程，伤寒、发烧之病到了十多天啦，病好没好？没好。没好是个什么样的一个程度了？这个病到什么样的阶段了？是“热结在里”，太阳的表邪化热已经是入了里了，“在里”，还加个“结”字，结者是凝结、聚结，热聚结在里了。这句话的意思是什么？意在言外，有大便秘结、不通之意，所以加上个“热结”，是热结在里，是一个阳明的胃家实证。“复往来寒热者”，“复”当作“反”字讲，说它热结在里吧，它还反见一阵阵冷，一阵阵烧，寒来而热往，热来而寒去，出现少阳的往来寒热的症状。这是个什么意思啊？这是阳明热结，而旁连少阳，也可以说是少阳、阳明的相互为病。这样的一个热，还没有完全的炼结成实，因为它还见有少阳，就不能够用承气汤。“与大柴胡汤”，那么就要给他吃大柴胡汤。大柴胡汤既泻阳明之实，又解少阳的半表半里之邪。

我们读古人的书要有推理，要推敲，既然是热结在里了，它应该有所反应，比如心下急，肚子疼痛，应该联想而知的。阳明有热实，大柴胡汤不还有个心下急，急是什么？难受啊，胀满疼痛的意思。“往来寒热”就是少阳之气不和，枢机不利了。意在言外，除“往来寒热”，也应该有“胸胁苦满”。如果有这样的症状在里，心下也疼，胸胁也闷、也疼、也难受，像不像大结胸啊？它为什么这一条和结胸合在一起来说？就有一点儿像大结胸证。

怎么样和大结胸加以区分？“但结胸，无大热者”，这个“但”字用得好极了，写文章就这一个字就把问题划清楚了。如果是结胸，“但结胸”，没有其他的问题，这个“但”就有局限性。那么，有没有往来寒热啊？没有。结胸怎么会能有往来寒热啊？这是没有的。那么，结胸病有没有像阳明病那样的一些大热？也是没有的。为什么？“结胸者，是热与水结也”，它是水中有热，有些发热，我们在临床上看到结胸也是发烧的，但是和阳明病的“蒸蒸而热”是不同的。所以“但结胸，无大热者”，这是它和阳明、少阳的一个鉴别点，既没有“往来寒热”，也没有阳明的大热，但是这个就是有热的，同时还有心下硬满、疼痛。这个病是“此为水结在胸胁也”，和大柴胡汤证不一样，大柴胡汤是热与气的凝结，这是“此为水结在胸胁也”，热与水在心下，旁边连于胸胁，即使它也有胸胁疼痛，心下硬满疼痛。

同时，“但头微汗出者”，因为热与水结，热被水所郁遏，热在水中，热就不得越，所以浑身没有汗，仅是在头部上头很小的、很微少的有那么一点儿汗，这是热气不能够外越的一个反映，也是水热结胸的一个反映。这个症状是阳明病也好，少阳病也好，都没有这种情况，这是一个鉴别的证候。“大陷胸汤主之”，这个就不要吃大柴胡汤了，大柴胡汤证有往来寒热、心下急、胸胁苦闷，但是它心下不硬，大柴胡汤证有往来寒热，或者说是热结在里的阳明蒸蒸之热的大热，水与热结的结胸没有这个，只有用大陷胸汤治疗。这一条是说结胸病和大柴胡汤证有点儿相似，在临床的时候应该有所区分，要有所比较，从热型、疼痛的性质、按诊、腹诊的腹肌软硬来比较，是不难分辨的，结胸疼得厉害，这是结胸而似少阳。

第145条就是结胸有似阳明。这个病是由太阳病发展而来的，是“重发汗”也好，发汗太重也好，又反下之，一个是伤了津液，一个就使表邪入里。“不大便五六日，舌上燥而渴”，伤了津液，热又入里，胃肠就燥了，五六天未解大便，大便就秘结，“舌上燥”，“燥”就是没有津液，“而渴”就是要喝水，因为缺乏津液，就是要喝点儿水，引水自救。看看像什么？像阳明病吧。

“日晡所小有潮热”，下午三点钟左右叫“日晡所”，“小有潮热”，小者微也，微微地发了那么一阵热，叫“小有潮热”。阳明病有潮热是很厉害的，发热发得是很重，因为阳明是个多气多血之腑，它和邪气斗争的势力是强大的，到下午的时候，阳明气旺，利于邪争，所以它那个热势、那个潮热不是“小有”啦，而是很壮大的。现在虽然是有潮热、像阳明，而“小有”又不像阳明，这是它的发热、大便、口渴。然后就得看肚子了，诊断的依据而且起决定性作用的就在后边这几句话。

“从心下至少腹”，从心的下边一直到小肚子，到耻骨上方，都是“硬满而痛”，“硬”是摸之、按之而硬，“满”是胀满，病人觉得胀满而疼痛。“不可近者”，肚子疼得厉害，患者就是怕疼，不可以叫人近他跟前，摸一摸、碰一碰都不得了，“不行！我这疼！离我远点儿，不要碰我，肚子疼啊”。看一看，这是不是现代的叫腹膜刺激征、腹膜炎这一类的病。这是阳明燥结，抑或是水热聚结的大结胸证？这个病这两个问题都有，有“不大便”，有“舌上燥而渴”，还有“日晡所”，还有“潮热”，有阳明，为什么？太阳病发汗发得太多，又泻下，所以邪热入里，胃肠成燥；又与水结，肠胃以外的腹部里热邪和水就凝结，它的范围是整个腹部，从心下到少腹，面积是比较广，又硬满又疼痛、不可近，这样来分析，就不是一个阳明病的“绕脐痛”、“痞满疼痛”，都不像啦。

为什么？阳明病是腑气不利，它有范围，不可能从心下至少腹硬满而痛，它没有那么大的范围。“阳明胃家实”，肠燥、有燥屎的肚子疼，是围绕肚脐的上下、左右疼痛，不可能从心下至少腹那么厉害。它是结胸，结胸的面积是大的，热与水结，整个的腹部、腹膜。这是第一点。第二点，阳明病的潮热是壮大，这个是“小有潮热”，说明势力还在水热，燥热有一些，但居于次要的地位。阳明有没有热？有热。和这个热与水结的势力孰大孰小？热与水结的力量大，所以这个就是结胸而像阳明证。

曹颖甫《经方实验录》关于大结胸证有一个医案。大结胸证，老先生开始认为是阳明证，因为这个地方很容易和阳明相混，就用了一付大承气汤。吃了药之后见好不见好？大便就拉下来，大黄、芒硝、厚朴、枳实也是泻的，泻了以后松快一会儿，觉得肚子比未吃药的时候是觉得舒服，但是解决不了问题，还是疼。他说是剂数小，再来一付吧，因为张仲景的大承气汤有那么一句，“一下未了，可以再下一次”，再下还不行，以后这个老先生一辨，再一体会，这是结胸似阳明，应当用大陷胸汤，后来一吃大陷胸汤，这病就好了。为什么吃大承气汤解决不了？为什么吃大陷胸汤就能解决了？因为大承气汤泄这个燥热，只限于肠胃，不能够把胸腹的水热凝结荡涤下去，它没有那么大的力量。

用大陷胸汤既下水热之结，因为它有大黄、芒硝，又兼下阳明之燥，可一举两得。从这里说第145条这个大结胸，说为什么管它叫“大结胸”？它的病变的范围是如此之广，“从心下至少腹硬满而痛，不可近者”，疼得也厉害，面积也大，这就是它的特点。把结胸病的这几条，从大陷胸丸开始到在中（心下）的结胸三证，这个类似阳明的第145条到了小肚子，这个结胸结到哪儿去啦？这叫联系、发展，就是到了小腹了，上、中、下部位有高有低、有深有浅、有轻有重。临床辨证结胸，第一个是脉沉紧有力，第二个是硬满疼痛，疼痛的面积和性质严重，同时也说明大结胸证大便也是秘结的。

小结胸病，正在心下，按之则痛，脉浮滑者，小陷胸汤主之。（146）

小陷胸汤方：

黄连一两　**半夏**半升，洗　**栝蒌实**大者一个

上三味，以水六升，先煮栝蒌，取三升，去滓，内诸药，煮取二升，去滓，分温三服。

这一条承接上一条论述小结胸的证治。这两条是有紧密联系的，小结胸是相对于大结胸而言的。“小结胸病”，其他的本子叫“小结胸者”，小结胸与大结胸的证候比较，它的症状、范围和治疗的药物为小，所以叫小结胸，用小陷胸汤。

小结胸的病位是“正在心下”，“正”者就是正正当当的、不偏不倚的，大结胸是从心下至少腹硬满而痛，它这是正在心下，这个部位就小了。小结胸无论怎么样发展，都是“正在心下”，就是在胃脘，不往下边延展。它的疼痛，因为结胸病主要以疼痛为主的，是“按之则痛”，和“硬满而痛，不可近者”，又是为小、为轻。“按之则痛”，意在言外，不按它就不是那么很疼了，但是这个话要活看，临床上小结胸证也有不按也疼的，但是疼得轻，不像大结胸那么严重。

大结胸“脉见沉紧”，小结胸的三证是“脉浮滑者”，脉见浮滑，浮者是有热而浅，滑者是有痰而结，痰热相结部位比较浅。大结胸“脉沉而紧”，水热相结，部位深，这病邪就深。所以“大结胸，脉沉而紧，心下痛，按之石硬”，“小结胸病，正在心下，按之则痛，脉浮滑者”，就看出来小结胸病是热结而浅，不发展到胸胁、小腹，是有局限的，脉浮滑，不沉紧。既然是小结胸，治疗就不能够用大陷胸汤，“小陷胸汤主之”，用三物小陷胸汤来治疗。

大结胸的大陷胸汤是三物，小结胸的小结胸汤也是三味药，但是有轻重缓急轻浅的不同。小陷胸汤是“黄连一两，半夏半升洗，栝蒌实大者”，注意“大者”，用大栝蒌，小栝蒌可不行，用一个，就这三味药。为什么用黄连、半夏、栝蒌实？因为小结胸是热与痰结，不是热与水结，热与痰结而凝结于心下，所以它也有疼痛，也要清热，清热就用黄连。黄连清热的作用就不如大黄了，大陷胸汤的大黄，大黄是泄热破结的，黄连只是泻热而已，泻热作用轻于大黄，所以叫“小”。半夏治疗痰饮的，和甘遂去痰水来比较，它是缓和得多了。半夏去痰去饮而缓于甘遂，所以这也是“小”了。栝蒌实是一个润利之药，有点儿泻下的作用，要和大陷胸汤的芒硝来比，泄热破结软坚，也比不上的。说栝蒌实的运利泻下的作用和芒硝来比，它也是缓和的，不是那么太峻烈的。去热的黄连、去痰饮的半夏、运下热结的栝蒌这三味药和大陷胸汤的大黄、甘遂、芒硝比较，其力量为小，所以就叫小陷胸汤。这个方子就三味药，希望大家把它记住，是中医的一个常用的方，温病也用小陷胸汤。

用小陷胸汤要注意看它的煎服法,“上三味,以水六升,先煮栝蒌,取三升”,得要先煮栝蒌,因为栝蒌在这三个药里起主导作用,它剂量大,有泻下的作用。拿现在的剂量来说,如果一两是30g,这一个大栝蒌接近二两,得60g、70g,要不先煮它,那就不行了。痰热的凝结,用黄连以清之,半夏以散之,栝蒌以润下之,大便泻下一些黄色的黏涎、黏液,病就好了。

要先煮栝蒌。栝蒌外面有层皮,皮还比较厚,整个栝蒌往药锅里一放,就炖这个栝蒌,那多长能把它炖透了,所以当医生的得要把栝蒌用剪子给它剪成条,然后再煮,这个力量就下来了。小陷胸汤的栝蒌占有主要地位,因此对这个栝蒌的性能应该有一个了解。一般,《伤寒论》、《金匮要略》用栝蒌都有一些止疼的作用,比如栝蒌薤白散、栝蒌薤白半夏汤、栝蒌薤白白酒汤,治胸痹的。胸痹包括现在的冠心病在内,有疼痛,“胸痛彻背,背痛彻心”。你看这事很怪,它是疼痛,是心脏的心血管里有一些问题,疼痛,中医说“不通则痛”,也不用红花、丹参,也不用什么破血药,就用一个栝蒌,它怎么就止疼?这个道理就是包括小陷胸汤在内了,也是有疼,所以栝蒌不是单纯的祛痰、泻下、润下,同时还有活血的作用。

栝蒌能够活血通滞,何以见之?说几个根据,供大家参考。妇科病乳痈,就是乳腺炎,红肿疼痛,体温高,一阵冷一阵热,中医有一个比较好的方子,就是用栝蒌。我在临床也用过,大栝蒌一个,酒当归五钱(15g),白芷6g,乳香、没药各3g,萱草10g,甘草10g,用一半黄酒一半水煮,效果很好。这样来看,就是栝蒌这个药有消炎的作用。陈修园将小陷胸汤做了一个方歌,“按之始痛病犹轻,脉络凝邪心下成,夏取半升连一两,栝蒌整个要先烹”,“脉络凝邪”,“脉络”就是血脉、血络,就是有点儿血瘀了,它才疼痛,所以栝蒌有活血的作用。

李东垣有一个治跌打胁下瘀血疼痛的复元活血汤,那里也用栝蒌。我在门诊上治过一个肝破裂术后遗留后遗症的,一逢阴天下雨,右胁肋肝区疼得就受不了,像刀切的那么疼,怎么治也不好,后来我就是用李东垣的复元活血汤,吃了几付就止住了。

太阳病二三日,不能卧,但欲起,心下必结,脉微弱者,此本有寒分也。反下之,若利止,必作结胸;未止者,四日复下之,此作协热利也。(147)

这一条争议很大,我认为是论述素有水饮的太阳病,误下以后变成结胸或协热利的证候。

“太阳病,二三日”,时间不算太长,表邪也就是两三天,不是八九日,出现个什么证候?“不能卧,但欲起,心下必结”,这个人躺不下,就乐意起来活动活动,走一走,坐一坐,心里就舒服啦。为什么要起来?因为“心下必结”,心的下边必有所凝结,如果一躺下,这个凝结就厉害,就胀满难受,所以要起来活动活动,缓解缓解这个心下之结。这样来看,这个人就有两个病,第一个是"太阳病,二三日",是表证已经有两三天,第二个就出现一个"心下必结,不能卧,但欲起",这是一个里证。

看看脉,"脉微弱者,此本有寒分也",太阳之病应该是脉见浮,现在"脉微而弱","脉微弱者"是一个相对之词也,不是说是这脉微弱了,不要那么体会,太阳病,二三日,脉就微弱了,就见了少阴脉了,不是那个意思,就是我们过去讲三个小汗法,"脉微弱者,此无阳也,不可发汗,宜桂枝二越婢汤",按那个去体会,是说太阳的表证,两三天以后,寒邪有点儿化热,脉就不紧了,脉相对的说就微弱了,有化热入里之向。"但欲起,不能卧,心下必结",这又是个什么病?"此本有寒分也",这个"本"是早,原来的、以前的,咱们现在说是个老病,这个人在未得太阳病以前,他本来就有"寒分"了。"寒"就是水饮之类,这个人他内里有水饮,水饮之邪就叫做"寒"。张仲景讲气分、水分、寒分,这是他那个时候的术语,《金匮要略》里就有,有气分。说这是一种寒饮之证,里有饮,外边还有表邪,表邪还有点儿化热。"反下之",应该解表、化饮,现在光看到"心下结,不能卧,但欲起",光看见里,未顾虑到太阳还有表邪的问题,所以不应该下而下之,加个"反"字。这一泻下,引邪入里,就有两种情况。一个是邪上结的,一个是邪下注的。结于上的,"若利止,必作结胸",泄完了以后,拉稀,腹泄完了,止住了以后,热和原来的水饮互相凝结,热与水结,所以"必作结胸"。

这是结于上,如果热顺着泻下,热下注,未与上边水结,就不成结胸,所以下利就未止者,就随着这个泻下以后,泻下未止住。因为是二三日那个时候,三天以后用的泻下,到四天头上大便还"复又下利",大便不止,"此作协热利也",这个就是叫"协热利"。什么叫"协热利"?就是协同表邪而作下利。这一条是这么个体会,这么样理解。不要这么体会,说"脉微弱者,此本有寒分也",把这个"脉微弱"和"寒分"两个合在一起了,这就讲不通。"脉微弱者",是虚寒、脉微弱,泻下怎么能得大结胸证啊?岂有此理,那是不可想象的事情。有一些注家这么解释,我是不同意的。所以这个"太阳病,二三日,脉微弱者",是说寒邪有化热的倾向,脉由紧而变成微弱,微弱是相对而言的,脉不紧了,"脉微弱者,此无阳也"就那个意思。

这一条反映一个什么理?学这一条有什么意义?结胸证有的原来就有水饮,是"本有寒分也",本来就有水饮,因此误下之后是一拍即合。和前面所说的那个就有点儿不同了,那个就不存在"本有寒分",太阳病误下以后也好,或者太阳病几天以后也好,热与水结,这是原来有个病根,"本有寒分"。另外一个意思，说这个病不能下，虽然是“不能卧，但欲起，心下必结”，因为它有太阳表邪未解，不能“下之太早”，下之太早不是结胸，就是协热利。这是我个人的见解了。

太阳病下之，其脉促，不结胸者，此为欲解也。脉浮者，必结胸也；脉紧者，必咽痛；脉弦者，必两胁拘急；脉细数者，头痛未止；脉沉紧者，必欲呕；脉沉滑者，协热利；脉浮滑者，必下血。（148）

这一条是论述太阳病误下后，“以脉测证”之法。“以脉测证”在《伤寒论》里常有这种情况，但是“以脉测证”和“以脉定证”是不一样的。什么叫“以脉定证”？就是说这个人出了一些病，到底是什么病？最后一切脉，“脉浮者，病在表也”，就是不论是什么，“脉浮者，病在表也，当先发汗，与桂枝汤”，就得先发汗了，这个叫“以脉定证”，带有纲领性的问题。这样的脉就起主要作用，在辨证里叫“舍证从脉”，以脉为主。今天这些条所说的“以脉测证”，去推理，和那个纲领性的“以脉定证”就不同了。为什么？它的话说的什么“必结胸”、“必两胁拘急”、“必欲呕”，要是看得太死了，有的时候反倒不符合实际的意义了。这一条解释的方法很多，按照原条文来解释虽然也能解释通，但是有些牵强、不自然。《医宗金鉴》把它改了几个字，提出了一些看法，这一条再讲、再读、再学就比较容易接受、容易理解一些。因此今天咱们讲这一条，就以《医宗金鉴》的观点为主。

“太阳病，下之，其脉促（‘促’改‘浮’字），不结胸者，此为欲解也。脉浮者（‘浮’改‘促’，两个颠倒过来），必结胸也；脉紧者（‘紧’改‘细数’），必咽痛；脉弦者，必两胁拘急；脉细数者（‘细数’改‘紧’字），头痛未止；脉沉紧者，必欲呕；脉沉滑者，协热利；脉浮滑者（‘浮滑’改为‘滑数’），必下血。”根据《医宗金鉴》稍微动一动，比较好理解。太阳病误下之后，有很多变化，带来很多后果，下边就是“以脉测证”。“太阳病，下之后，其脉浮”，浮者就是说是太阳病下之后，其气上冲，是邪热未往里陷入，所以它就不结胸，“不结胸者”。可见表邪的势力也不太重，“未欲解也”，脉浮还在表，这个病就有欲解的希望。“未欲解”，也不是就好了，表邪很轻，太阳之邪还能向上向外，所以这个病不是太厉害。“若脉促者”，误下之后，脉促而有力，和咱们“太阳病，下之后，脉促胸满者”那个“促而无力”是不同的，这脉促，跳得还有劲，这是阳热太盛，邪气就要入里，说“必结胸也”，从这个发展来看，恐怕是要发生结胸，热与水结。要是“脉见细数”，就是伤阴，“细”是阴伤，“数”是有热，这个人嗓子要疼，伤了阴了，少阴之津伤了，少阴的经脉走于牙，所以嗓子要疼，有虚热了。“脉弦者”，出现了少阳之脉了，所以“必两胁拘急”，少阳之脉不和了，胸胁必拘急。“若脉紧者”，脉还是见紧的，“紧”主寒，太阳的表寒还没有去，原来的头痛还未止，就是表寒还有。如果“脉沉紧”，寒邪就入里了，里有寒了，胃里有寒，胃气上逆作呕就要“欲呕”。若“脉见沉滑”，“滑”是主热，表邪误下而见沉滑，是必要“协热利”，要协热下利。要是“脉见滑数”，那就里有热，热伤阴络，大便就要下血。所以这一条就是“以脉测证”之法，也不大好理解，大致的精神掌握就可以了，就按照《医宗金鉴》的意见，把个别字调整调整，就比较容易理解一些。

病在阳，应以汗解之，反以冷水潠之，若灌之，其热被劫不得去，弥更益烦，肉上粟起，意欲饮水，反不渴者，服文蛤散。若不差者，与五苓散。寒实结胸，无热证者，与三物小陷胸汤，白散亦可服。（149）

文蛤散方：

文蛤五两

上一味，为散，以沸汤和一钱匕服，汤用五合。

白散方：

桔梗三分　**巴豆**一分，去皮心，熬黑，研如脂　**贝母**三分

上件三味为末，内巴豆，更于臼中杵之，以白饮和服。强人半钱，羸者减之。病在膈上必吐，在膈下必利，不利进热粥一杯，利过不止，进冷粥一杯。身热，皮粟不解，欲引衣自复者，若水以潠之、洗之，益令热却不得出，当汗而不汗，则烦。假令汗出已，腹中痛，与芍药三两如上法。

这一条通过水结于表，与水结于里的结胸证相对比，寒实结胸与热实结胸相对比，以体现水结有表、里、寒、热不同的证型。

条文中的“小陷胸汤”和“亦可服”都是衍文。

这一段的意思主要是论水结于表。结胸是热与水结在里，这是结在表。这是一个了。第二个意思就是说寒实结胸，寒实结胸和热实结胸就作个对比。同时，这一条也说出了一个水疗的问题，过去我们讲的是火疗，这个讲水疗，都是古代的物理疗法。

“病在阳”，“阳”就是指表，应该有发热恶寒。“应以汗解之”，应当用发汗之法来解除表邪。“反以冷水潠之，若灌之”，医生未用发汗之法，反倒用凉水“潠之”，潠者是喷也，“灌之”是灌溉，是洗的意思，用了水的退热的一些方法。因为这个人发烧，所以用凉水喷一喷，或者用凉水洗一洗来降温，这种治疗的方法是不正确的，所以加个“反”字。结果是“其热被却”，在用这个冷水喷也好，洗也好的，暂时这个热被却了，赵本说“劫”，被劫，当时热可能稍微退一点儿，但是不能根本解决，所以它“不得去”，这个热不能够彻底治好。

“弥更益烦”，事后它的发热不但不能好，而且比用冷水疗法前反倒要加重，张仲景用三个形容词说明发热很严重了，不是一般的。“弥烦”，“其热被

劫不得去,弥烦”也行,“更烦”也行,“益烦”也行,他现在把三个加重的语气词都用在一起,叫做“弥更益烦”。“烦”当“热”字讲,发热更重了,这个“烦”不是“心烦”的“烦”。那么说明了什么问题?

这个热闭郁了,被凉水这么一刺激,皮毛腠理一收敛,热出不去了,“肉上粟起”,“肉”就是皮肉之上,就是皮肤上边起了一些像米粒大的点儿,这是什么?这是受那个寒、水寒,一喷一洗,寒凝于外,热郁于里,所以肉上就起了一些像米粒的点儿。“肉上粟起”是代表寒,“弥更益烦”说它的热未退,反倒加重了,所以这个证发热发得很厉害。“意欲饮水,反不渴者”,“意欲”就是“想”,像有点儿口渴,要想着喝水,“反不渴者”,但是又不渴,也不能喝,这个症状就是又想着喝水,还又不能喝水,这反映热被劫,还在表,还未完全入里,太阳的体表是有水液的,行于三焦、膀胱,则腠理毫毛其应,三焦、膀胱、腠理毫毛体证,所以三焦的水和膀胱的水都是行于体表的,所谓“雾露之溉”。现在热闭了,寒也凝了,那么体表的水液、津液也就不散了,它呈现了这样的一个病理变化。热和水完全在表,而还没有完全入里,症状是想要喝水,但是又不乐意喝水,这和五苓散的那个表证不解、小便不利、膀胱蓄水、消渴比较,这个症状是轻的。

怎么办?“服文蛤散”,文蛤散能够清在表的阳郁之热,又能行皮下之水,对于这个症状是适合的。“若不差者”,如果吃这个文蛤散,好了,那就好了,倘若“不差”,这个病不好,那就说明水和阳郁之热就严重了,文蛤散的力量是比较轻的,也就是一味文蛤,意在言外,这个人可能就不是“意欲饮水,反不渴者”,也可能有心烦、口渴、小便不利等症,可能要有一些太阳蓄水的情况,病重药轻,就“与五苓散”。五苓散既能发汗,又能利小便,使太阳的经腑之邪得到解决,这个病就好了。文蛤散证“其热被劫不得去,肉上粟起”,是一个皮肤的阳气被冷水所刺激,阳气闭郁,皮下的水郁了,当然是这个人也没有汗,发烧也不退,肉皮上还有一些“粟起”,这是水在表的一些症状。

关于文蛤散有两种意见,柯韵伯《伤寒来苏集》认为这个方子应该是《金匮要略》的文蛤散,《金匮要略》在“呕吐哕下利”篇里有一个文蛤散,“消渴”里也有文蛤散,就是麻杏甘膏汤加生姜、大枣,再加上文蛤,七味药组成,有点儿发汗解表的作用,所以柯韵伯说这个地方的文蛤散实际上就是《金匮要略》上的文蛤汤。我个人认为这个事还值得考虑,为什么?因为从文笔来看,它是一证两方,就像是我们先予小建中汤,后予小柴胡汤,也是一证两方。这个“若不差者,与五苓散”,病一个轻一个重,药方也是一个轻一个重,从这样的行文来看,不见得这个地方是用麻杏甘膏汤加姜、枣,加文蛤的那个文蛤汤。还是文蛤一味的文蛤散,这个文蛤就是海里的海蛤,海蛤上头有指纹的就叫做文蛤。

文蛤咸寒,主要有两个作用,一个是能够运肺经,治咳逆上气、喘急烦闷,有利肺祛痰的作用;第二个,就是有利小便,治浮肿、行水气的作用,实际上就一个作用,一个是治肺,一个是利水,一个是开水之上源,祛痰,治肺气上逆,下边就利小便、利三焦,所以能治水肿。这个证,阳气闭郁使皮下的水液停滞不行,所以外边没有汗,里边还高烧不退,想着喝水又不能喝,水热之邪在表,还未完全入里,先给吃文蛤散;如果膀胱气化不利,小便不利、也渴了,那就要吃五苓散,这是一证两方,有轻有重。

"寒实结胸,无热证者","寒实"就是水寒气冷所凝结的痰饮类的东西,这些物质凝结在胸、在心下,就使心胸之阳受阻,出现一些疼痛、痞硬,甚至还有一些疮疡之症,这个就叫寒实结胸。寒实结胸和热实结胸是不一样的,那个是热与水结,这是寒冷和痰水凝结,所以它也疼、也痞硬,甚至还气喘咳逆。寒实结胸和热实结胸的鉴别在什么地方?"无热证者",寒实结胸没有烦渴,没有发烧,没有那些热实结胸的所有的热证,没有热证不等于没有实证。比如脉,大结胸脉是沉紧的,寒实结胸脉也是沉紧有力的,不是个虚脉,沉迟、沉弱就是脏结。虽然,寒热是不同,但是在邪实方面还是相同的,所以脉也是沉紧的,有的大便也是不通的,所以这才叫实。"无热",这是个实证而不是个虚证。这个病给他吃大陷胸汤,那就不行了,大陷胸汤是热与水结,是大黄、芒硝、甘遂,这是寒痰水冷的凝结而阻碍了心胸的阳气,大陷胸汤是不恰当的。

怎么办?给它三物白散。三物白散是桔梗、巴豆、贝母三味药组成,所以叫三物。大便不能泄,大便泄可不能吃这个三物白散。在这三味药中,巴豆是一个辛热有毒之药,能够攻逐寒性的水饮痰湿凝结。过去有句话"巴豆不去油,力大如老牛",巴豆的油要是不去掉,那个力量像牛,很大了。贝母和桔梗,一个是开结的,一个是开肺气的。贝母这个药有开邪气的凝结,能治胸中的气结,也有化痰行水的作用。桔梗走气分,能够开提肺气。肺气一利,胸中的气结也开了,再加上巴豆的大而有力的热性的攻寒逐水的这样的一个力量,就把一切的寒湿、寒冷水饮的凝结排出体外。这个药还有这么两个方面作用,"不吐即下",病在上者则吐之,病在膈以下的,它就泻下。吃了以后,也许吐,也许下,也有吐下交作,病就好了。

这个药是很重的,用的时候要注意。"上三味,为末,内巴豆,更于臼中杵之,以白饮和服","白饮"就是大米汤,为什么用米汤送面药?因为米能和胃,使巴豆之毒还有点儿节制。"强人半钱,羸者减之",羸者就是身体虚羸的,身体不太好的要少吃,身体强壮的人可以吃半钱匕,半钱匕现在多少分量?现在量就是三分,身体差一点儿吃二分,吃一分半。吃药以后还有一个条件,"病在膈上必吐，在膈下必利”。如果“不利”，大便不下利，“进热粥一杯”，喝一杯热粥；要是“利过不止”，“进冷粥一杯”。因为巴豆热而有毒，一吃热东西，它就行它的药力，力量就更凶猛了。如果泄得太多了，喝点儿凉粥，缓解巴豆的力量，同时粥还有养胃气的作用。过去的时候吃了巴豆，误服巴豆，吃了以后就泄，泄的时候怎么办？就是喝凉水，井里的凉水咕噜咕噜地喝，喝了就能缓解。喝完了以后，大便止住以后，有时候嘴里还长疱，口腔黏膜起疱，这个药特热。底下这些“身热皮粟不起”，这些就不要了，是一些衍文，《玉函》、《外台》、钱潢本、柯韵伯本都把这些删掉了，咱们也把它删减了。

三物白散治寒实结胸，结胸到此就算是讲完了。有大结胸，有小结胸，有偏于上的，有偏于中的，有从心下至少腹硬满而痛不可近者，治疗有大陷胸汤，有小陷胸汤，“小结胸者，正在心下，按之则痛，脉浮滑者，小陷胸汤主之”，所以结胸是有大有小，大小就是轻重吧；有寒有热，寒实结胸，热实结胸；还有外、有里，水在里也，热与水结，就叫结胸，在外边这个像文蛤散证，发烧不退，弥更益烦，肉皮粟起，意欲嗜水，反不渴者，这是水在体表了。是不是就只这么一些症状？以发烧为主，身上也不舒服，身上酸疼难受，它有水，所以先用文蛤散，文蛤散就一味药，力量比较轻，小病一般吃了就好了。如果有口渴，又有小便不利，发烧还不退，再给他吃五苓散。寒实结胸在临床上掌握问题，这个人大便不能泄，大便泄可不能吃这个三物白散。因为它是实，寒热是不同的，实还是同的，不是虚证，是个实证，所以它脉也沉紧，大便也是有一些不通才可以吃，这一点就是关键。

太阳与少阳并病，头项强痛，或眩冒，时如结胸，心下痞硬者，当刺大椎第一间、肺俞、肝俞，慎不可发汗，发汗则谵语。脉弦，五六日，谵语不止，当刺期门。（150）

这一条是论述太少并病，太阳和少阳的并病，而类似结胸，治疗用刺法，未用汤药。

为什么要用刺法？因为有少阳的问题，不能发汗，不能泻下，少阳是禁汗、禁下的，所以张仲景用刺法来代替汤药治疗。

太阳与少阳并病，就是先有太阳病，后有少阳病，这就叫并病。并病是有一个前后次第。症状是“头项强痛”和“眩冒”，“头项强痛”是太阳经邪不解，或者出现“眩冒”，“眩冒”是少阳病，“少阳之为病，口苦咽干，目眩也”，少阳病有眩冒。少阳的里气不和，少阳之气不能够疏泄，所以“时如结胸，心下痞硬者”，这个人心下痞硬、痞塞、硬满，有的时候就重了，就像结胸，可能有疼痛，有的时候就好一点儿。什么道理？因为它是太阳和少阳并病，少阳之邪游离于半表半里之间，所以它有的时候向里，就“时如结胸”，有的时候它偏于表，就好一点儿，所以古人就认为这是太少并病，还不是纯粹的少阳本经自病。

既有太阳经证，也有少阳经证，“当刺大椎第一间”，“第一间”就是大椎穴，“当刺大椎和肺俞”，这两个穴都能解太阳经之邪，大椎是在脊骨第一节的陷中，肺俞在第三胸椎下旁开一寸五分，肺合于表，太阳之表，所以能解太阳表邪。肝俞去胆经之邪，因为肝胆相表里，刺肝俞就解决了少阳之邪。这样太阳之邪解了，少阳之邪也解了。“慎不可发汗”，不要认为有头项强痛就发汗，千万不能这样做，要谨慎了。为什么？因为“时如结胸”、“心下痞硬”和“眩冒”，它有少阳证，少阳的邪是不在表的，治太阳可以发汗，治少阳就禁汗。你要是误用了发汗，不能够解除少阳之邪，反伤了胃里的津液，使少阳之邪由肌而克于胃，就要发生谵语。这就是少阳的禁忌之法。

只要出现了少阳证，就不要发汗，也不要泻下，要“治从少阳”。为什么？因为少阳这个病就有这样一个问题，误发少阳之汗，就要谵语。伤了胃的津液，胃一燥，少阳的热邪就乘虚而入，所以就说胡话，胃气不和了。“脉弦”就是少阳的脉，一直到五六日，而且还是谵语不止的，这时候可不可以泻下？这时候有谵语了，谵语是阳明了，是不是用调胃承气汤？不行。为什么不行？因为脉弦就是少阳证，少阳之邪未解，不能够泻下。少阳不但禁汗，也要禁下。

“当刺期门”，应当用针刺之法刺期门，期门为肝的募穴。刺期门做什么？用泻法，“随其实而泻之”，泻胆经之热。胆经之热解除了，这个人就不说胡话了。因此，这一条就是既有结胸的类似证“时如结胸”，也说明少阳病禁汗、禁下的这样的一个道理。

“三阳合病，治在少阳”，凡是阳经的病，只要是出现了少阳证了，就得以治疗少阳为主，这是指用汤药而言的。为什么？因为病已经涉及少阳枢机不利，不给和解少阳，给它发汗、泻下都是无济于事的，同时汗下要伤正气，就带来不良后果，谵语，烦悸而惊，“汗谵吐下悸而惊”，“甚则吐下利不止，水浆不入命难生”，重的时候都有死亡的危险，这个事情一定记住。

妇人中风，发热恶寒，经水适来，得之七八日，热除而脉迟身凉，胸胁下满，如结胸状，评语者，此为热入血室也，当刺期门，随其实而泻之。(151)

这一条与以下两条都是讲“热入血室”证。为什么在这地方添了三个“热入血室”？一个原因是它有结胸的类证，另外它和少阳有关系。张仲景写的文章它有一个内在的联系性，结胸讲水结，少阳讲气郁，那么妇人中风，伤寒热入血室，讲血了，由血影响气，也讲到气血闭结，所以水的关系、气的关系、血的关系，这样在辨证论治里才互相对比、互相发挥，可以提高我们辨证论治的思维和视野，很有意义。

这三条的“热入血室”，病因是不同的，有经水适来，也有经水适断，这是一个不同。第二个不同，有发烧的，有不发烧的，要记住这是个重点。第三个是有胸胁闷的，有往来寒热的，有晚上说胡话的，这三个症状的不同，治疗也就不同。把这三点抓住了，热入血室就掌握了。

热入血室和月经有关，是个妇人病，男人没有。有的人说是男人有热入血室，当然这也是一个证明的问题。我个人观点，认为男人没有热入血室证。阳明篇有个热入血室，没提妇女，那不就是男人了？前面说的是妇女，后边还总说，那不是重复了，所以热入血室是妇女的一个病了，不是男性得的病。

“妇人中风，发热恶寒”，这是表证不解了。“经水适来，得之七八日”是个倒装句，把这个“得之七八日”放在上边，时间已经有七八天了，这个妇女的经水就适来，“适来”就在这时候她恰巧来了月经。来的月经是不是正常周期？这就不好说了。山田正珍就说“经水不期而来，偶然而来，都算适来”，这样它就不受周期范围的限制。经水适来，血室空虚，表邪内犯，热入血室。热入血室以后，表证就解了，“热除而脉迟身凉”，发烧除掉了，脉跳得也不快了，脉也迟了，身也凉了，这表邪解了。但是表邪解，有个脉迟，说明还有点儿凝结。

“胸胁下满，如结胸状”，出现了里证，胸和胁就是少阳的部位，胀满，有的时候还疼，就像结胸，“如结胸”不等于就是结胸。“谵语者”，还说胡话。这是什么病？为什么它自己热就退了？为什么又出现胸胁下满，像结胸？为什么又说胡话？“此为热入血室也”，这个病就叫做热入血室，就是乘月经来后血室空虚，血热就传到了血室。血室是什么？这里有争论，说得很多，我们同意就是子宫，就是胞宫。入了血室了，到了胞宫，为什么还出现“胸胁下满，如结胸状”？因为女子胞和肝经、肝胆之气有联系，“厥阴足脉肝所中，大趾趾端毛际丛，环绕阴器抵小腹，挟肝络胆”，胞宫受邪，血室里有邪热，影响肝胆之气的不和，实际上肝胆之气就疏泄不利了，所以就出现“胸胁下满，如结胸状”，就是血病影响肝胆的气机不利了。

为什么还说胡话？《伤寒论》的说谵语、说胡话，一般都是指阳明而言的，胃络通于心，胃一燥热就说胡话，只有热入血室的谵语属于血分有热。血分有热，诸脉皆上系于心，血脉都和心有联系，血分之热上扰于心，她也说胡话。这个说胡话和大便燥结没有联系，不是阳明，而是热入血室的。它的主要见证不是肚子胀满，而是“胸胁下满，如结胸状”。

这一条一个是经水适来，一个是没有发烧，主要的见证一个是“胸胁下满，如结胸状”，一个是说胡话。怎么治？“当刺期门”，应当用刺法刺期门穴，泻肝胆之邪热。它是月经适来，这时候血中之热可解，这个病也就可以好了，不要用什么泻下之法。

妇人中风，七八日，续得寒热，发作有时，经水适断者，此为热入血室，其血

必结,故使如疟状,发作有时,小柴胡汤主之。(152)

这一条承接上条论述热入血室寒热如疟的证治。什么叫“经水适断”?就是月经未可断而断,月经还不应当断,它正在这时候恰巧就断了。为什么?热入血室,气血闭结,热与血结,月经就断了。这个病也是由外感而来的,“经水适断”应该接在“七八日”的下边,这是一个倒装句,“妇人中风七八日,经水适断者”,这意思应当这么体会。

经水适断以后就热与血结,使肝胆之气不利,所以就“续”,继续,就出现发冷发烧的发作有时,“续得寒热,发作有时”。这种发烧和咱们过去讲的那些发烧不一样。过去讲的桂枝麻黄各半汤,桂枝二麻黄一汤,恶寒发热而如疟状,这个发烧有点儿寒热往来而发作有时,像发疟,是少阳的气不利了,“发作有时”,发作有一定的时间,所以它才像疟,一天有那么三次,或者是四次,或者是两次发冷发烧。怎么办?这个证没有胸胁满,也没有谵语,只是一个“往来寒热,发作有时,其形如疟”,只是这么一个症状的特点,是有发热的热入血室,和前面的那个“热除而脉迟身凉”是不一样的,这样就不要给他扎针了,还扎期门干什么?胸胁满可以刺期门,因为期门在乳下,能治胸胁之满,这是以寒热为主的,正邪居于胁下,所以这时候就要给她吃小柴胡汤,小柴胡汤能够退热,能够解寒热之邪。

根据《医宗金鉴》和后世注家的见解,因为它这里气血闭结,来了月经的时候一得这个病,月经就没有了,这个小柴胡汤还要加上点儿牡丹皮、生地黄、桃仁、红花,稍微活活血。这样的意见对不对啊?在临床是不是这样?对的,比单纯用小柴胡汤要好一些。小柴胡汤基本是气分药多一些,没有血分药,加上一点儿血分药,效果要更好一些。

在临床上我们看到热入血室,经水适断而有寒热如疟的,要用小柴胡汤加生地、牡丹皮、红花、桃仁。如果热出而脉迟身凉,胸胁满,如结胸状,还有谵语的,以刺期门为主,那是经水适来。

妇人伤寒发热,经水适来,昼日明了,暮则评语,如见鬼状者,此为热入血室。无犯胃气及上二焦,必自愈。(153)

这一条是论述妇人热入血室的自愈证。“妇人伤寒发热”,有发烧,经水适来以后是不是还发烧?发烧,未说“汗出而脉迟身凉”。但是这个人有一个特点,“昼日明了”,白天的时候精神很清楚,“暮则评语”,一到晚上就有点儿说胡话,越到晚上精神越糊涂,“如见鬼状”。

精神有些昏聩,这是什么道理?“此为热入血室”,这是伤寒的邪热进到血室里来了。白天阳气行于阳,到了晚上就行于阴,这个人她血分里有热,热入血室了,晚上阳气又行于阴,阴分热邪发作,因此就谵语,精神昏聩,如见鬼状。这是血热上乘,血中之热发作,使心神出现谵语不安。除了这个症状以外,她没有往来寒热,也没有胸胁满、如结胸状,这些都没有,只是一个有发烧,晚上的时候说胡话。

"无犯胃气及上二焦",这个"无"是个禁止之词,"犯"就是侵犯,就是说不要用泻下之药,不要因为她说胡话,就用承气汤类泻下之药侵犯她的胃气。谵语是血分之热,而不是气分之热。"及上二焦",也不要给她扎针,或是给她吃小柴胡汤。为什么?既没有胸胁满,也没有往来寒热,扎针、用小柴胡汤都是多余的了,这就叫"无犯胃气及上二焦"。"必自愈",这个病自己就能好,为什么?因为经水适来,来而不断,和"经水适断"的不同,她有一个热随血除的机转。因为她的病机要点主要是热在血里,所以她晚上的时候说胡话,现在她月经经水适来,血中之热随着月经排出体外,可以自愈的,不用吃药了。

一个是用刺法,一个是用汤药,一个就是"必自愈",这三个不同了。小结一下,这三条:第151条"往来寒热如疟",用小柴胡汤以解其邪;第152条"胸胁满,如结胸状",要刺期门以泻其实;这一条没有上边说的那两个症,只是一个"暮则谵语",所以待其经行血去,而邪热自解。这个病是有的,不是光在月经了。妇女产后,热入血室,根据现代医学就是有产褥热这种病,就是这样,它有神经症状,说胡话,精神有些昏聩。这是三个热入血室,既有结胸的症状"如结胸状",也有少阳证"胸胁下满",它是热入血室,由血分而影响到气分,肝胆之气不和,有血分有热出现谵语这些精神上头的一些症状,所以在太阳少阳并病和结胸以下出现,有相互对比之义。

伤寒六七日,发热微恶寒,支节烦疼,微呕,心下支结,外证未去者,柴胡加桂枝汤主之。(154)

柴胡桂枝汤方:

桂枝去皮　**黄芩**　**人参**各一两半　**甘草**一两,炙　**半夏**二合半　**芍药**一两半　**大枣**六枚,擘　**生姜**一两半,切　**柴胡**四两

上九味,以水七升,煮取三升,去滓,温服。

这一条论太阳和少阳并病。先有太阳病,后出现少阳病,这叫太少并病。

"发热,微恶寒,支节烦疼",这是太阳的表邪问题。发烧,还有点儿微恶寒,为什么?因为伤寒六七天,邪气有点儿化热,但是还是未解的。"支节烦疼"就是疼得厉害,这个"烦"就是疼得厉害,四肢关节很疼的,太阳的表邪还未解。"微呕",呕比较轻。"心下支结","心下痞硬"、"心下痞满"这样的提法是重,"心下支结"比"痞满"要轻一点儿。支就是撑支,就是现在说有点儿顶得慌,支也可以是"边"的意思,有两个意思,就是说是它这个凝结是什么样

的？心的下边顶得慌，有点儿往上边顶得慌，比痞闷要轻一点儿，但这也难受了。另外，这个支结是在心的下边，靠近两边，不是在正当间，是支者枝也，像树有枝，这两个说法都对，在临床的时候都能反映出来。

“微呕”和“心下支结”，是少阳的里气不和，但是它轻，因为少阳病是“喜呕”的，呕比较重，少阳病的心下痞闷应当比较厉害，现在是“微呕”、“心下支结”，症状都轻。虽然是轻，但是它是有了少阳证，就叫“太阳少阳并病”。太阳少阳并病，要估计一下两经谁重谁轻？太阳病重，少阳病轻，所以古人就叫“七表三里之证”，就是表证要占七成，少阳的里证要占三成。“外证未去者”，因为它发热恶寒，太阳的外证还没去，单纯用柴胡汤不行，因为它有“支节烦疼，发热微恶寒”，太阳病的表证还没去。

怎么办？“柴胡加桂枝汤主之”，小柴胡汤基础上加桂枝汤，加桂枝、芍药，就是小柴胡汤和桂枝汤两个方合在一起，这样能够和解少阳，治“微呕，心下支结”，同时也治“支结烦疼”、发热微恶寒的太阳病，这个方子多少就带点儿发汗的意思。少阳病要禁汗，为什么这一条又要柴胡加桂枝，还有点儿治太阳解肌表的意思？这就像大柴胡汤，少阳病禁下，要是“呕不止，心下急，郁郁微烦者”，那么还得在柴胡汤的基础上加上点儿大黄、枳实吧。这个它也是在柴胡汤之上，它不加麻黄，它加桂枝汤，调和点儿营卫，解解太阳之邪。这是言其变也，禁汗、禁吐、禁下是言其常，可以加大黄，可以加桂枝，言其变。太阳少阳并病，不加柴胡汤，只用桂枝汤行不行啊？那是错误的，因为柴胡桂枝汤，在柴胡汤治少阳的基础上兼治太阳，它就可以了。大柴胡汤以柴胡治少阳的基础上加点儿大黄治阳明，那也就可以了，那和单纯的承气汤是不能够混同的。

柴胡桂枝汤临床使用的机会很多。小柴胡汤和解表里的，桂枝汤调和营卫、调和气血，两方一合，人身表里内外、气血上下，治的范围面就广泛了。根据我个人的体会，这个方子能治什么病？柴胡桂枝汤的条文是治太阳少阳并病，我拿它治肝炎，慢性肝炎，早期肝硬化，加上一点儿红花、茜草类的活血药，加上点儿鳖甲、牡蛎类的软坚药。因为桂枝、芍药是调和营卫、调和气血，柴胡是疏利肝胆，再加上鳖甲、牡蛎软坚消痞，红花、茜草活血通络，效果很好，同时这个方不太凉、不太热，可以久服，吃个十付、二十付都不出现问题。早期肝硬化，柴胡桂枝汤把大枣去掉，因为胁下痞硬去大枣。第二个就是治神经官能症，就是肝气窜，效果也很好。一生气，感觉一股气在浑身上下左右窜，他个人感觉我的气窜到这个地方，用手这一打，赶着往外打嗝，一打嗝他就好了，西医就叫神经官能症，中医说是肝气不疏，用小柴胡汤疏肝，加上桂枝、芍药调和营卫、调和气血。第三个，治痹证。痹就是现在说的关节炎，而且还夹有肝气的，关节炎四肢疼痛，所以它这个病不仅是支节烦疼，疼得很厉害，而且里又有胸胁苦闷，也有一些堵得慌，还夹有肝气，脉还见弦，柴胡桂枝汤效果非常好，又疏肝胆，又治浑身疼痛。这是柴胡桂枝汤。所以把这个道理体会清楚了，就可以同病异治，异病同治，发挥它的作用，灵活性很大。

伤寒五六日，已发汗而复下之，胸胁满，微结，小便不利，渴而不呕，但头汗出，往来寒热，心烦者，此为未解也，柴胡桂枝干姜汤主之。(155)

柴胡桂枝干姜汤方：

柴胡半斤　**桂枝**三两，去皮　**干姜**三两　**栝蒌根**四两　**黄芩**三两　**牡蛎**三两，熬　**甘草**二两，炙

上七味，以水一斗二升，煮取六升，去滓，再煎，取三升，温服一升，日三服。初服微烦，复服汗出，便愈。

这一条论述因伤寒误治而导致的邪传少阳，气化失常，津液不布的柴胡桂枝干姜汤证。这个方子和大柴胡汤是一个对比的方子。大柴胡汤治少阳之邪归并入阳明，阳明燥热，所以既解少阳，又下阳明，是治实证。这一条柴胡桂枝干姜汤是少阳之邪不解而有脾寒和气阴、气津受伤，气化不利，所以它夹有一定的虚寒，也可以说就有阴证的机转，有太阴病这个阴证的机转，所以用柴胡桂枝干姜汤。这个病来于伤寒五六天，已经发汗，而又用泻药下之，汗下就伤津液，汗下就要伤正气，所以这个人有一个正气不足的问题。

误下之后太阳之邪传到少阳，少阳的枢机不利所以"胸胁满微结"。少阳之气不利就"胸胁满"，"微结"就是说气有郁结，但是郁结得不是太重。"小便不利"，津液虚了，气化的作用也不太好，再加上少阳还有"微结"，所以就小便不利。"渴"，津液虚了就口渴，这种口渴不是胃里停饮，所以"不呕"。"小便不利"和"渴而不呕"连起来看，如果是停水的口渴，小便不利就往往要"欲呕"，现在它是津液虚，不是停水，所以"渴而不呕"，这个提法有鉴别诊断的意思。"但头汗出"，由于津液虚了，气也虚了，正气不能越热以外出，所以浑身没有汗，头上出一点儿汗，热邪不能从汗而解。少阳有邪，所以"往来寒热，心烦者，此为未解也"，这个病未好。问题的焦点是少阳有邪、津液虚，气化功能也不好，所以小便不利，汗也出不来。这个病很像是湿热凝结，小便不利，湿不得泄，但头汗出，很像那个湿热发黄的那一条，但是这不是湿热，这是津液虚，因为它有口渴。

这怎么办？一方面还得和解少阳，用小柴胡汤，一方面加桂枝、干姜助气化，加上天花粉生津液、布津液；加牡蛎，是小柴胡汤的加减法，胸胁满微结有凝结了，牡蛎咸寒软坚，能去肝胆之气的凝结和肝胆的痞硬，所以要加上牡蛎，去大枣。这个方子既有养津液也有助阳气的作用，同时兼和解少阳，临床能治

疗三种疾病，非常得力。

根据《伤寒论》条文，我们发展了这个方子，一个是治少阳病有阴证的机转，就是见有太阴病了。少阳邻近太阴，少阳是阴阳之枢，少阳之邪过渡就到太阴，临床就有少阳证而又有太阴病的，什么下利，肚子胀满，这个可以用柴胡桂枝干姜汤。比如我们现在治慢性肝炎、迁延性肝炎，往往出现这个现象，口苦、咽干，肝胆有热，但是肚子又发胀，大便也拉稀，脾胃还有寒，可以用柴胡桂枝干姜汤，既清解少阳之热，同时又温中焦的脾胃之寒，效果很好，尤其是治肝炎病的大便不调、下腹腹胀，这效果是非常地显著。说重点，少阳证是个阳证，但有阴证的机转了，出现了太阴病的苗头了，要用这个方子。

第二个，这个方子治糖尿病效果非常理想，尤其是慢性肝炎、迁延性肝炎继发的糖尿病。因为它治口渴，糖尿病有口渴。糖尿病很不好治，三四个"+"总下不去，吃了以后血糖和尿糖降低很显著，效果很明显。在上述的症状基础上有少阳的病机，而且口渴、心烦，又能喝水，有这样的情况的糖尿病，用柴胡桂枝干姜汤效果很好。

第三个，这个方子能治寒性疟、发疟。发疟是发冷发烧，定时发作，发冷发烧，有发烧多的时候，有发冷多的时候，柴胡桂枝干姜汤治疟的发冷恶寒偏多，发热对比之下偏少，这个方子也好使。这三点儿要记住。

第四个，我们在临床看见一些肝炎病，它有这么一个特点，就是肝区疼，往后边拽，往上边能到肩背，往下边能到腰部，疼得很厉害，而且手指头发麻，甚至碰一碰、打一打都不知道疼，脉弦而缓，下腹还有点儿胀，这个方子特别好使。

《伤寒论》治少阳证，一个是大柴胡汤，是兼阳明，一个是柴胡桂枝干姜汤，是兼太阴。柴胡桂枝干姜汤是从气化开始，为什么加桂枝、干姜？桂枝、干姜是通达阳气，温化脾气，干姜是理中汤的主药，这个方子里甘草配干姜，半个理中汤，它温暖脾家之寒；加桂枝通阳气，行三焦，行津液，利小便。它这里还有瓜蒌根，所以这个方子治疗阳气气化功能不利，脾的运化不利，三焦气化不利，津液不足而又有少阳肝胆气郁。

吃完这个方子以后还有一个反应，这个大家要注意了。柴胡姜桂的煎服法，"上七味，以水一斗二升，煮取六升，去滓，再煎，取三升，温服一升，日三服，初服微烦，复服汗出便愈"，吃了药，有的时候心里发烦，发烦以后就汗出，汗出了，这个病就好了。什么道理？因为邪气郁结，气和液两伤，吃了柴胡姜桂汤以后，柴胡就要疏解少阳，又加上桂枝、干姜和天花粉（瓜蒌根）通阳气，止津液，气液一恢复了，正气足了，邪气通过小柴胡汤的力量要有点儿微烦，有点儿汗出，也就是正胜邪出的一个反应，吃了药以后有时有这个现象。

伤寒五六日，头汗出，微恶寒，手足冷，心下满，口不欲食，大便硬，脉细者，此为阳微结，必有表，复有里也。脉沉，亦在里也。汗出为阳微，假令纯阴结，不得复有外证，悉入在里，此为半在里半在外也。脉虽沉紧，不得为少阴病，所以然者，阴不得有汗，今头汗出，故知非少阴也。可与小柴胡汤。设不了了者，得屎而解。（156）

这一大条总的精神是辨什么是"阳微结"，什么是"纯阴结"。"阳微结"的证候有点儿像"纯阴结"，阳证似阴，如果不进行辨别，就容易发生阴阳诊断的错误。"阳微结"和"纯阴结"是古人的证候名。

分三个段落来体会。第一个段落就是说"阳微结"的脉和证，什么叫做"阳微结"，就是"必有表，复有里也"，到这个地方就是一个小段，是第一段。第二段是"阳微结"和"纯阴结"的鉴别。"阳微结"属于阳气结了，阳气结了它就有点儿类似阴证，所以仲景就把"纯阴结"与"阳微结"进行对比分析。第三段就是"阳微结"的治法。

先讲第一段。病是由伤寒而来，伤寒表还是未解了，有"微恶寒"，"有一分恶寒，便有一分表证"，所以表还没有解。同时出现了里证，不是单纯的表证，"心下满，大便硬"，心下满，大便也硬，这是里证。这是里的阴证、阳证啊？从"大便硬，心下满"来看，这是阳明凝结，是个阳证。表证是"微恶寒"，里证是"大便硬，心下满"，表里证都有了，表里的阳气都不利，都受到邪气的凝结。

同时出现手足冷和头汗出，为什么手足冷、头汗出？这反映阳气闭郁而不宣达。"头汗出"意味着浑身没有汗，只是头上出汗。如果阳气外越，正气出表，邪气由汗而解，会有周身出汗。现在里还有热，"心下满，大便硬"，汗只能出于头部，而"余处无汗"，阳气不能够向外宣通。为什么？因为它有凝结，气就不达，阳气就不能够达于四肢，所以手足就冷。"手足冷"和"头汗出"是里有热，阳热凝结而不能够宣达的一种表现。

为什么阳气不能宣达？因为这个病有表也有里，外边有恶寒，里边有大便硬、心下满，表里之气不和，阳气怎么能够宣达？是不是表里不和都能"手足冷"？咱们过去讲的那些表里不和怎么都没出现"手足冷"和"头汗出"？"脉细者"，脉还见弦细，这个"细"里一定要加个"弦"字，不加"弦"字就不好讲。脉细，又有弦脉又有细脉的意思，是少阳之脉。表里之气得借少阳之气的疏泄和通达，现在脉见弦细，少阳气机不利，所以阳气才郁，不能够通达，这个叫"阳微结"。

为什么叫"阳微结"？因为阳结于里，"心下满，大便硬"，表还有"微恶寒"，邪气还没有完全入里，这样"结"，阳邪的结热是轻微的，少阳还有问题，这是一种散漫之邪，太阳、少阳、阳明都有一点儿，所以叫做"阳微结"。"必有表,复有里也”,说这种“阳微结”必然有表证,光有表证也不叫“阳微结”,还“复有里也”,还得有里,“里”是什么?指阴阳说的,这个病既有表证也有里证,这样才管它叫“阳微结”。第一段到这里就完了,说明什么问题?就是“阳微结”有表也有里,而少阳的气机不利,手足厥冷。将来我们讲四逆散,“柴芍枳草四逆散”,治阳气郁的手足厥冷。如果不涉及到少阳,光有一个表里,那还不至于手足厥冷,因为阳微结和少阳的枢机不利有关系,何以见之?因为脉见细弦。

第二段就进里了。《伤寒论》讲辨证,辨证就要阴阳、虚实、寒热作比较。“脉沉,亦在里也。汗出为阳微,假令纯阴结,不得复有外证,悉入在里。此为半在里半在外也。”这一段即使脉还见弦细,假设脉沉,脉沉就属于里,里就属于阴,这个病属于里、属于少阴,辨它不是一个“阳微结”,而是“纯阴结”,所以就从“纯阴结”这一方面来找理由。假设这个人脉沉,见了少阴脉了,“亦在里也”,也算它是在里属于少阴了,那么为什么还“汗出”?汗出阳微,阳气虚了就汗出。这样是“假令纯阴结”,“假令”是说病是“纯阴结”,没有外证,完全是一种阳虚寒证,属于少阴病了。“不得复有外证”,假令纯阴结,少阴病了,离开了三阳,还能有外证、有阳证吗?那就不可能还有什么身痛、发热、恶寒,这些都不应该有了,只能够出现少阴阴寒的阴证了。“不得复有外证”是“悉入在里”,完全地在里了,“在里”是什么证?是一个“纯阴结”,是个阴寒的凝结。

和这个证来比,“此为半在里半在外也”,和“纯阴结”不一样,它是有表里证,有一半还在外一半还在里,外头有太阳,里还有阳明,这样,“脉虽沉紧,不得为少阴病”,脉虽然是沉紧,也不能管它叫少阴病。为什么?“所以然者……解”是括弧句子。“阴不得有汗”,阴证不能有汗,阴证哪能有头汗出?头为诸阳之会,只有阳经循行聚会于头,所以阴证不易得汗,头上也不会出汗的,出汗就是阳气外越,越而不得出的现象。“今头汗出,故知非少阴也”,头上已经出汗,就知道它不是少阴病。不要因为手足厥冷,头上汗出,汗出为亡阳,手足厥冷是阳虚,就认为这个病属于少阴病,为什么不是?因为它有表里证,有“大便硬”、“心下满”,外头还有发热恶寒。

怎么办?脉见弦细,外有微恶寒,也可以包括发热,里有心下满,大便硬,手足还冷,头还汗出,阳气不达了,“可与小柴胡汤”,可以给他吃小柴胡汤,吃小柴胡汤疏少阳枢机,阳气一通达,表里就和了,手脚也就不凉了,这个病就好了。吃了小柴胡汤以后,“设不了了者”,设是个推理的意思,假设这个病还是有点儿不太痛快,还有点儿“不了了”,就是说阳邪郁结于内,肠胃里还有一些热结、心烦、里热的。“得屎而解”,大便结硬而未下,大便下来,这个病就好了，意思说是可以稍微和和胃气，吃一点儿调胃承气汤。

这一大段是“阳微结”和“纯阴结”的疑似之辨，又像又不像，涉及到手足冷的问题，涉及到脉细或者脉沉这一方面的问题。通过学习这一段，解决这么个问题，阳热郁结有的时候好像是阴证，但是它不是阴证，通过分析“头汗出”、“阴不得有汗”，“复表”还得“复里”，不但有表证还有里证，“半在里半在外也”，这样的一个对比的分析，来确定“阳微结”。“纯阴结”是五脏的病，“阳微结”是六腑的病，这不一样。同时说明，阳气郁结，有时候手脚凉，用小柴胡汤治疗。

伤寒五六日，呕而发热者，柴胡汤证具，而以他药下之，柴胡证仍在者，复与柴胡汤。此虽已下之，不为逆，必蒸蒸而振，却发热汗出而解。若心下满，而硬痛者，此为结胸也，大陷胸汤主之；但满而不痛者，此为痞，柴胡不中与之，宜半夏泻心汤。(157)

半夏泻心汤方：

半夏半升，洗　**黄芩**　**干姜**　**人参**以上各三两　**黄连**一两　**大枣**十二枚，擘　**甘草**三两，炙

上七味，以水一斗，煮取六升，去滓，再煮，取三升，温服一升，日三服。

这一条是论述误下少阳以后出现的三种不同情况，很有辨证意义。第一段是“伤寒五六日，呕而发热者，柴胡汤证具，而以他药下之，柴胡证仍在者，复与柴胡汤。此虽已下之，不为逆，必蒸蒸而振，却发热汗出而解。”第二段是“若心下满而硬痛者，此为结胸也，大陷胸汤主之。”第三段是“但满而不痛者，此为痞，柴胡不中与之，宜半夏泻心汤。”

少阳病就是“呕而发热”，“呕而发热者，小柴胡汤主之”，呕还发热，这是少阳受邪，气机不利，所以“呕而发热”是小柴胡汤的一个概括证候、代表之症。“柴胡汤证具”，小柴胡汤的证候已经具备，应该用小柴胡汤和解少阳，“而以他药下之”，未用小柴胡汤，而用了其他药物泻下了。这是错误的治疗，违反了禁汗、禁下、禁吐的少阳“三禁”。到了金元四家的时候，李东垣还说“禁利小便“，“三禁”变成“四禁”了。误下以后有没有变化？如果这个人身体好，虽然是误下了，是“柴胡证仍在者”，少阳之邪未内陷，小柴胡汤的证仍然还存在的，就“复与柴胡汤”，还得给他吃柴胡汤。为什么叫“复与”？因为第一次就应该给他吃，如果误下以后柴胡证仍在，不要犹豫，还给他吃柴胡汤。“复与柴胡汤，此虽已下之，不为逆”，还不算错误，为什么？这个人的邪气没变。

“必蒸蒸而振，却发热汗出而解”，服小柴胡汤后作解，就和“未经误下，吃柴胡汤作解”有点儿不同，不同在什么地方？误下以后，虽然是柴胡证仍在，

毕竟是正气，脾胃之气受到了一定的挫伤，再吃小柴胡汤透热、和解少阳之邪，这种“作解”就要形成战汗而解。“蒸蒸”形容正气由里向外抗邪；“而振”，农村叫哆嗦、发冷，这一振二三十分钟，然后“却发热”，“却”字，然后，先恶寒却后又发热，这一发热，正气拒邪而外出，所以汗出而解。有的说叫战汗作解，为什么战汗作解？因为他误下了一次，有这么个情况。大家可能读这一条以后就得出这个结论，误下少阳证以后，再吃小柴胡汤，就得战汗作解。不错，《伤寒论》是这么说的，这事儿也不能太机械，有人没经过误下，吃了小柴胡汤也有“蒸蒸而振，却发热汗出而解”的。这是一个情况，误下少阳以后，还可以吃小柴胡汤。

“若心下满而硬痛者，此为结胸也”，倘若不是“柴胡证仍在”，而是出现心下结满，按之石硬而硬痛的，这就变成结胸了。少阳的半表半里，半表之热就进来了，热与水结就成结胸了。这是个新提法，和过去咱们学的不一样。因为“太阳病下之后，热入因作结胸”，误下太阳，热入因作结胸，这是误下少阳，是少阳之邪构成的结胸，所以跟过去那个病的来路不同。既然是构成结胸了，那没有别的，还是大陷胸汤主之。

“但满而不痛者，此为痞”，如果这个人心下满，还是接着要心下满，但是不痛，只是心下满，“但”是局限的意思，“但满”就是发满，没有其他硬、疼的问题。“此为痞”，这个就叫“心下痞”。“柴胡不中与之”，柴胡汤也不中给他了，大陷胸汤也不可以给他了，为什么？因为这是“心下痞”，“心下痞”是由于误下少阳以后脾胃之气受伤，脾胃的升降之气失调，反映在心下，心下这个地方气的往来、交通、出入就发生了痞塞的病变，所以他的心下就痞。

另外，这个病的来路是“呕而发热者”，呕都是胃气不和，胃里有痰，所以它构成半夏泻心汤证的这种心下痞，这种心下痞古人就叫“痰气痞”。“痞”当什么讲？痞者塞也，就是痞塞了，不通了，壅塞了。为什么壅塞、痞塞？因为脾和胃的升降之气不调，如果气能升而升，气能降而降，升降都正常，就不在这里堵得慌了。现在升降不利，胃气降，降不下去，脾气升，升不上来，所以在这个地方就痞了。那么为什么在心下痞，不会到肚子去痞？因为胸属于阳，腹属于阴，“胸为阳，腹为阴”，心下是个夹界，在中的夹界，上不承上，下不承下，不上不下，这个地方就是阴阳交换的地方，所以这个地方发生痞塞是有道理的。

少阳之气不和，就是半表半里之气不和，半表半里之气不和是从横面上看的，是这么来看的，半表半里之气不和是横面的。这是横面的，这是纵面的。这么来看这个地方是个半上半下，要这么来看是半表半里，所以都处在一个阴阳枢纽的地方，对不对？所以脾胃的阴阳之气，脾属阴，胃属阳，脾胃的升降之气失调了，它的病变反应是在心下，半夏泻心汤、生姜泻心汤、甘草泻心汤这三个方子都叫和解之法，都是“去滓重煎”之法，都是小柴胡汤的变化之法，应该看到这一点。这里为什么说是“柴胡不中与之也”？第一段是说的柴胡，第二段是说的大陷胸汤，底下这一句话概括来说，是柴胡汤也好，大陷胸汤也好，可是都不能吃了，为什么？因为这个病似少阳而非少阳。堵得慌、心下痞，有点儿像少阳，但又没有胸胁苦闷的主证，所以它非少阳。在辨证的时候，不要以为是个小柴胡汤证，它现在没有少阳的胸胁苦闷，只是心下有点儿“闷”。似结胸而非结胸，心下有硬满，心下硬满有的时候也像结胸，但是它不疼痛，不是“按之石硬”，所以也不是结胸，大陷胸汤也不可以吃。应当吃什么？应当吃半夏泻心汤。

半夏泻心汤是三个泻心汤里的主方。生姜泻心汤、甘草泻心汤、半夏泻心汤都叫泻心汤，都治脾胃不和的心下痞塞。这三个方子里，半夏泻心汤是个打头的，是泻心汤的一个主方。半夏泻心汤的主证，一个是有呕，心下痞它有呕，一个是大便有点儿不调，倒不见得腹泻了，为什么？因为这个病是“以他药下之”，所以脾气不升，它就有一点儿大便不调，胃气不降它就有点儿呕，同时心下痞。这个痞是个气痞，它和结胸的热与水结是不同的。半夏泻心汤为什么以半夏为名？一个因为它有呕，半夏能够治呕，能够去痰水，《神农本草经》说“半夏能治疗伤寒寒热，心下坚（心的下边就坚，坚者坚硬也），胸胀咳逆”，所以半夏能治心下的痞结。半夏能治心下的痞结。气的痞塞，而且还很牢固的，就叫“痞结”。张仲景的用药方法不是后世的本草学，而是汉朝的一些用药的规律，所以学《伤寒论》，了解《伤寒论》的方子，有的时候得看《神农本草经》，《神农本草经》还反映了张仲景用药的一些规律。

半夏能治心下痞、心下痞结，我们说半夏泻心汤是三个泻心汤的代表方，道理就是在这个地方。半夏泻心汤是七味药组成的，实际上就是小柴胡汤减去柴胡，加上黄连，生姜变成干姜，换了一味药，改了一味药。小柴胡汤把柴胡去了，因为不是胸胁苦闷，它是心下痞，是胃的问题，不是少阳的问题。这个方子有三组药，一个是辛味药，半夏、干姜是辛味药；一个是苦药，黄芩、黄连是苦药；一个是甜药，人参、甘草、大枣这都是甜药。古人概括地叫“辛开苦降甘调之法”。

“辛开苦降甘调”之法，这是古代解释药方的方法。你看成无已《注解伤寒论》，他解释药都很朴素的，不是像后世说的那么花哨，说的那么详细，人家就是说的“苦以降之，辛以散之”就完了，他就是根据古代的用药的方法来解释的。《黄帝内经》说“酸苦涌泄为阴，辛甘发散为阳”，阴阳的概念很朴素的，不是那么太细的。阴阳之气痞塞了，具体说是脾胃的升降之气在这里痞塞了，堵住了，交通不利了，治疗得调和脾胃，所以这个方子叫和解之法。脾属于寒的，胃属于热的，各代表阴、阳一方，黄芩、黄连降胃气之逆，它往下来，苦降；干姜、半夏这个辛药，能够散脾气之寒；再加上甜药，人参、甘草补中益气，调和脾胃，补中气。为什么它脾胃的升降气失调了？主要还是由于条文说的误下之后伤了脾胃。在临床不见误下，脾胃虚弱也可以出现脾胃不足的升降失调，所以必须加上人参、大枣、炙甘草来补脾胃之气，脾胃之气足了，升则升，降则降，病就好了。

《伤寒论》的这三个泻心汤治疗胃病，我们现在在内科杂病叫"胃病"，给治疗胃病开了一个阀门，一个治疗的方法。为什么？因为这个病单纯寒，单纯热，都好治，就怕寒热错杂之邪，也有寒、也有热，这个很不好治。治寒它还有热，治热还有寒，如果不学到泻心汤的方义，没有理论指导，在临床治这个病就难了，也有点儿效，但总不彻底。一会儿用香砂六君子，觉得好一点儿，好像也不行，又烧心烧得厉害了，吐酸水吐得厉害了，用之有热了，赶快用点儿黄连清清胃；一清，酸水少一点儿，嘈杂好一点儿了，大便又拉稀了，还是两个问题，总不平衡。我在门头沟带学员，第一次开门办学，有一个患者就是胃气不和，心下痞，吃了一百多付药都没解决，喝几付泻心汤，半夏泻心汤、生姜泻心汤，五六服就好了。现在这个病包括近代医学的胃炎，急性、慢性的胃炎，也包括一些溃疡病，胃溃疡、消化道溃疡里的一些胃气不和的病，还有肝炎，只要是有这些症状，心下痞，寒热升降之气不和，这个方子都有效。

半夏泻心汤证心下痞叫痰气痞，内里有痰，有没有根据？以前我对这个问题都不太相信，反正古人就这么一说呗，反正因为它有半夏了，有半夏就说有痰，叫痰气痞。有一次就治一个病人，司机，好喝酒，就得了这个心下痞，恶心呕吐。脉弦而滑，按之无力，"脉弦滑"就属于有痰饮，"按之无力"是脾胃虚，又是心下脾胃的呕吐，这是半夏泻心汤证。半夏泻心汤的原方就上去了，吃完了以后，他是个司机，说话也很直，说"吃过药就好了，行了，我的病好了"，我说"怎么的？"，他说"这里不堵得慌了，药还挺有劲的，吃药以后拉了一些痰沫子，拉了一些就好了。"我一听，这不是痰下去了嘛。吃小陷胸汤拉黄涎，吃半夏泻心汤能拉那个白色的，是痰的那种东西，所以《医宗金鉴》就管它叫"痰气痞"，是有实际基础的。

太阳少阳并病，而反下之，成结胸，心下硬，下利不止，水浆不下，其人心烦。(158)

这一条论述太阳少阳并病误下而致结胸，证似太阴的危候。

这一条有两个解释，成无已有个独特的见解，是其他的注家所没有的。成无已认为，这个病分两层，一个是太阳，一个是少阳，因为太阳少阳并病，误下之后，太阳之邪往里来就变成结胸，少阳之邪往里来就出现了下利。这种解释法是独特的解释法,别的注家里没有这样的解释法。

这个对不对?这个值得考虑,可以参考。因为是大家之言,也有些道理。太阳少阳并病,应该用小柴胡汤,或者是柴胡桂枝汤以解太阳少阳两经之邪。“而反下之,成结胸”,要泻下,这就反了,不对了,所以它就变成结胸了。太阳之邪入里,热与水结,就成结胸了。成结胸以后,心下硬,心下就发硬,我们过去都学了,结胸病大便是秘结的,甚至是结胸似阳明,“不大便六七日,日晡所小有潮热”,那是对的。这个不对,这个结胸似太阴,还“下利不止,水浆不下”。“下利不止,水浆不下”,似太阴病,“太阴之为病,腹满而吐,食不下”,“食不下”就是水浆不下,“食不下”就包括饮食,连吃带喝。太阴病是“食不下,水浆不下”,“自利益甚”,太阴病的下利是“自利益甚”,是越拉越厉害。它这个“下利不止”,提法有点儿相似。过去讲的结胸病而似阳明,这一条是结胸病似太阴。

为什么出现心烦?正气虚了,脾胃之气虚了,同时心下还硬,还有结胸,正虚而邪实,所以心里就发烦。这一条是说误下之后,太阳和少阳之邪往里来而构成了结胸。误下之后伤了脾胃之气,尤其是伤了太阴之气而出现“下利不止,水浆不下”,这个病是很危险了。邪盛正虚,所以喻嘉言就认为这个病就是没有辙了,但是张仲景没说是死证。成无已就认为分两层,太阳之邪误下就成为结胸,少阳之邪到里边来了,就是说是肝胆之气乘于胃,所以就出现“下利不止,水浆不入”。

总之,“下利不止,水浆不下”就是脾胃受伤,正气受伤,所以不愿吃东西,大便还拉得不止,心下还硬。但是这里体会,它没说出来疼痛,意在言外,大便有点儿拉稀,所以心下凝结的实邪可能比上边所说的那些结胸要轻一点儿。根据一些注家这一条的对分析,这里不能用陷胸汤。陷胸汤受得了吗?已经是“水浆不下,下利不止”,还用大陷胸汤,人是受不了的。脾胃都虚了,就像治伤寒表实,已经是尺脉迟、微,正气虚了,就得用小建中汤,不能用麻黄汤。这也是一样,里气虚了不能用陷胸汤。

到底用什么方子,谁也没有说得很具体。有的说可以用理中汤温一温的,反正得要补了,侧重于温补之法。我个人的意见,这个可不可以用柴胡桂枝干姜汤?因为他心下还有点儿硬,柴胡桂枝干姜汤有点儿开解的作用,干姜、甘草也有点儿温太阴的作用。这是个人的看法了,提供大家作个参考了,也不见得对。

脉浮而紧,而复下之,紧反入里,则作痞。按之自濡,但气痞耳。(159)

这一条是讲伤寒表实误下而成痞证。

“濡”也可念“软”,按之自濡、按之自软都可以。“脉浮而紧”,就是伤寒表实证,应该用麻黄汤发汗。“而复下之”,医生反倒用下法,这一泻下“紧反入里”,“紧”指寒邪,寒邪就入里了,寒邪入里则作痞。痞的特点是什么?和结胸不一样,是“按之自濡”,不是“按之石硬”,“按之石硬”就是结胸。痞,按之很软,非水非食,就是气,“但气痞耳”就是一个气的痞塞了。

这一条和过去讲过的要作一个比较,“太阳病误下之后,热入因作结胸”,“热入”,热与水结,是以阳而加入阴。因为水是属阴的,表邪化热入里了,是阳加于阴、热加于阴了,热与阴结、热与水结,所以叫结胸。这一条提出来“脉浮而紧,紧反入里”,这个“紧”是“寒”,寒属于阴,误下之后寒邪入里了,阳气受伤。热邪入里了,和阴两个凝结,和水凝结,就成为结胸;误下之后伤了脾胃,外边的寒邪入里,“阴来乘阳,阴加于阳”,气是属阳的,脾胃之气不和,所以它就成痞,气就痞塞了。热入而与水结,这是“阳加于阴”;寒入而与气塞的,是“阴加于阳”,但是它没有实体的东西,非实、非血、非痰,只是一个气,所以“但气痞耳”。

“心下痞,但气痞耳”,这个话很有意思,我们过去在临床没发现这个问题以前,总认为它是心口下边,上腹部里有气痞塞住了,实际上有的病有时候鼓出来,在心下鼓个包,有的像鸡蛋那么大,有的像小拳头鼓出来了,就像是长了肿瘤,但是用手这么一按就进去了,也不硬,没有抵抗感,但是回手后又鼓起来了。什么东西?“但气痞耳”,就是一股气,没有什么东西,这个同样也得用泻心汤。

心下痞有没有疼痛的?张仲景说是不疼痛。“但满而不痛者,此为痞也”,加个“但”字,“但满而不痛者”。这个话说得很局限了,只是胀满而不疼痛的。这个可不尽然,心下痞有疼痛的,疼痛也是一样的可治,但是这个疼痛和结胸的疼痛是不一样的,比较缓和。这一条说出来痞的特点,是一个气痞。和结胸作比较,结胸是“热入因作结胸”,是实证;痞是“紧反入里”,属虚寒。

太阳中风,下利,呕逆,表解者,乃可攻之。其人漐汗出,发作有时,头痛,心下痞,硬满,引胁下痛,干呕,短气,汗出,不恶寒者,此表解里未和也,十枣汤主之。(160)

十枣汤方:

芫花熬　甘遂　大戟　大枣十枚,擘

上三味等分,各别捣为散。以水一升半,先煮大枣肥者十枚,取八合,去滓,内药末。强人服一钱匕,羸人服半钱,温服之,平旦服。若下少病不除者,明日更服,加半钱,得快下利后,糜粥自养。

这一条介绍最后一个结胸的类证,也就是《金匮要略》所说的胁下悬饮十枣汤证。为什么在这讲十枣汤证?是和结胸证心下石硬的水热凝结作个比较。“此表解里未和也”是括弧句子。

这一条说明在太阳病中风的过程当中，而又继发了水的凝结。水的凝结，有两个情况：一个就是水的巢穴，水的根。水的巢穴在什么地方？水的巢穴是在胁下，就是它的根。另一个是水的影响，水邪影响在三焦，上中下三焦不利了，同时也导致营卫之气不和。在辨证的时候要分这么两个问题，一个要找出它的根本，一个要看到它的影响，然后这个病就会治了。

“太阳中风”，由于又出现了胁下有水，而水邪导致三焦不利，出现在下边则下利，在上边则呕逆，在肌表则营卫不和。“表解者乃可攻之”，这个水邪要攻下，攻下你得表解，太阳的表邪解了，才可以“攻之”，这是个前提。下利、呕逆是概括的提法，在前头点一下子，未具体说。下边就是具体说了，“其人漐汗出”，“漐汗出”，汗不是太多，但是有汗。漐，言浑身还有一些小汗。“发作有时”，一阵出汗一阵不出汗，是水邪影响了营卫之气不和了，有点儿像太阳中风，所以它有汗出。水邪上逆就头痛，水邪凝结中焦就心下痞、硬满。这个结病很像结胸病。

“引胁下痛”，这是病根，“引”是牵引，又当“掣”字讲，掣引。心下痞和硬满掣胁，“胁”就是胁下疼痛，这是在临床辨证的一个根据。这个人翻个身，一走动胁下也疼，说话声音一大也疼，一咳嗽一扯也疼。根本就在胁下，所以加个“引胁下痛”。“引胁下痛”是广泛性的，不是光心下痞硬满，引胁下痛，咳嗽、大声出气、行动翻身，稍一不注意都能够牵引胁下疼痛。为什么？因为水，它是巢穴，在胁下，所以叫悬饮。水邪淫于胃，胃气上逆就干呕；水邪注于肺，肺气不利，所以他短气、汗出还不恶寒。这就不是太阳病的中风了，属于水邪使胃气不和。

从这一条来看，上中下都有水，在上边是头痛，在中焦的心下痞硬满，在下焦是下利，在肺里就短气，导致表气不利就汗出。“水邪浩浩荡荡，莫之能御”，是哪儿都有。在辨证的时候，应该一个一个抓住根本，头痛是怎么回事？为什么又干呕？短气又是什么事？这么辨来辨去，怎么辨也抓不住根本，越辨越复杂。这些是病的一些影响结果，主要是有心下痛、心下痞硬，牵扯着胁下痛，胁下痛是根本。临床上如果出现了很多的，上中下、表里内外复杂的气机不利问题，如果其中“胁下疼痛”比较突出，动也不敢动，一动就扯住这里疼痛的，那么应该考虑是胁下有水气，是个悬饮的问题。

那怎么办？得用十枣汤。十枣汤治胁下水，小青龙汤治心下水，这是张仲景的两个水。学习这个方子，还要和《金匮要略》的论述合起来。《金匮要略》的“悬饮”是“四饮”之一，悬者是悬挂起来的悬。为什么管它叫“悬饮”？第一个意思，悬者是挂起来了，这个肋叉子地方，上下之中，上不从上，下不从下，就在中间挂起来了,这叫悬饮。第二个意思,悬饮靠一边,和结胸不一样,结胸在正当间,悬饮靠边,悬者是靠着边的意思。水饮在胁这个地方停留了,这个地方是“左右者,阴阳之道路也”,是个阴阳的一个道路,所以它一有病,影响营卫不和,影响三焦不利,导致水气泛滥了,有一些兼见之症,但是巢穴病根在胁下。

《嘉定县志》有这么一个记载,有一个叫唐德明的医生,治病水平很高。他给太仓(地名)的一个姓武的女人治病。这个女人得的什么病?站起来、坐着像好人一样,挺好的,就怕躺下,一躺下这气就上不来,就要死了,“卧者气厥如死”,一躺下这气就厥了,就像要死了。请了很多医生,怎么治也治不好,站起来还挺好,一躺下这气就堵得慌,一堵就不行了,那赶快还得坐起来,就这么个病。唐德明就去看了,断出来这个病叫“悬饮”。“悬饮”为什么一躺下气就滞塞了?因为一躺下,水就壅塞于上,肺气就不利;为什么站的好?因为这一站立,水就往下来,上边就不堵了,当然也有胁下痛、短气这些症状。后来他就用了十枣汤,吃了药以后病人就泻下,病就治好了。

我说这个例子做什么?胁下水是个有形之物,可以阻碍气机,《伤寒论》里就没提,《金匮要略》说是“支饮,咳烦胸中痛者,不卒死,至一百日或一岁”,这个病要是堵的时间长了,要是到了一年或是一百天,就有轻有重,这个人还能有预后不良,所以这个病还是很厉害的。

总之,胁下痛、心下坚满、咳逆短气而呕、引胁下痛这几个症把它抓住了。这类病人的面色往往发青,或者黧黑,为什么发青?因为胁是肝的部位,又加上水是阴邪,所以面色往往是青,或者有黧黑,黧黑是水之色。十枣汤就是“大戟芫花甘遂平”,就是这三个药,去水的峻剂都有了,用大枣,不是小枣,很大的大枣煮汤,把那个汤煮得黏黏糊糊的,大戟、芫花、甘遂五分到七分,不能多,最多是七分,用枣汤给它喝下去。什么时候喝?“平旦服”,早晨空肚子喝。喝了以后大便就要得“快利”,“快利”,痛快地下利,这个病才能好。如果不得痛快下利,还得给他吃。

这个方子为什么叫“十枣汤”?胁下之水是非攻不可的,而正气之虚又不可不顾。光去攻邪去了,正气之虚咋办?大戟、芫花、甘遂集泻水之大成,这么一举而下之,大小便哗啦哗啦往下流。在这时候,尤其是在用大戟、芫花这样的峻下药的时候,要考虑到正气的问题。正气就是人身上的东西,那样的泻下水,把水是排泄出去了,那么人身上津液就会受伤,脾胃之气也会受伤。大戟、芫花、甘遂都是有毒的,很峻烈,那么要驾驭它们,得有一个药来制裁、制约,使它们只能祛邪而不能伤正,两个方面都得兼顾。所以,张仲景就告诉了,你要用大戟、芫花、甘遂逐邪的时候,不要忘了人的正气和津液,“保胃气,存津液”,然后才能够有“阴阳之和,必自愈”这样的条件。这样,方子里加上又肥又大的十个大枣,用枣汤来送大戟、芫花、甘遂面,是正和邪来比较,正气还是主要的,你祛邪的目的是为了什么?为了保存正气,为了使正气恢复,从这个意义上来看,所以就叫它“十枣汤”。我们大家一提到十枣汤,既知道它是一个逐水的药,同时也想到逐水的时候不要忘了扶正气,不要忘了存津液。

这个方子用人参、黄芪行不行?不行。不用大枣,大戟、芫花、甘遂加上五钱黄芪、五钱人参,这不也行吗?不行,因为大戟、芫花、甘遂是三员猛将,用人参、黄芪一补气,这么一扯后腿,补而不能补,泻而不能泻,那不行。那用甘草行不行?甘草也不行,因为古人认为甘草和这几个药都相反,“藻戟遂芫俱战草”,是十八反的。大枣是一个脾胃之果,它味甘而肉厚,越嚼越有那么一股津液,大枣里有油气,比如我们做点心有枣泥馅的。为什么枣泥成呢?别的能行吗?因为它有油气,所以大枣补气、补津液。《神农本草经》开头就把大枣的功能提出来了,一个是少气,就是能补气,还有一个是少津液,津液不足。它能够补气又能够补液,就在这样的前提之下,大枣和大戟、芫花、甘遂配合,这是非常恰当的。所以它又能够补脾,又能够恢复津液,同时它味是甜的,甜的就有点儿缓性,“甘以缓之”,使大戟、芫花、甘遂峻烈之性不至于损伤人的正气。

在北方用十枣汤,因为张仲景是河南南阳涅郡的,秦始皇分三十六郡,涅郡。河南的大枣都是肥大的,咱们北京的粽子叫小枣粽子,自己就说小枣,那枣子特小。人家叫十枣汤,用大枣,你整像小豆粒那么大的小枣,用十个煮壶汤送大戟、芫花、甘遂,能够补少气、少津液吗?这个汤清汤寡水的,除了枣核以外没有多少肉,那不行。如果用小枣,就要多用,二十个、三十个,得加倍,为什么?一个小,两个不就多了,加倍用就补偿了。所以要从实际出发,不是说张仲景用十枣汤,就机械地用十个枣,得看枣的大小,看看这个肉是厚是薄,否则的话就受不了,这个药泻得可厉害了。

昨天我去开会,科技报有一个姓林的同志,南方人,是来报道的。他说他小的时候得胸膜炎,胸膜腔有水了,憋得够呛,挺难受的。X光这么一照,长的水位还很高。他父亲是个中医,想用这个十枣汤,拿不定主意?所以把他父亲的一个师兄找来,帮他拿了主意。“小林这个造影是用十枣汤,还是不用十枣汤?商议商议吧”,这个师兄说用十枣汤,别无他法,只有用十枣汤一攻。吃了十枣汤,一下就好了,一试而愈。所以这个林同志,他参加我们这个中医的科研会议,非常地热情。他说“我父亲是中医,我小的时候得过这个病,就是吃十枣汤好的”,他问我“刘老,你知不知道有十枣汤?”,我说“我知道,我现在正讲着这个”。那也没抽水就好了,所以我们说十枣汤能治胸膜炎、肋膜炎。

杂志上的报道就不止一个例子了，很多了。

太阳病，医发汗，遂发热恶寒，因复下之，心下痞，表里俱虚，阴阳气并竭，无阳则阴独，复加烧针，因胸烦，面色青黄，肤瞤者，难治；今色微黄，手足温者，易愈。（161）

这一条主要是说误治之后，构成了心下痞，心下痞又加上烧针了，表里之气皆虚，预后就有好的、有坏的。

“太阳病，医发汗”，这是对的。“遂发热恶寒”，“遂”当“继续”讲，还继续发热恶寒，就是表邪还未解，未解怎么办？再发汗，咱们过去讲过，一次汗不好，可以再发一次。医生因为发汗不好，就“因复下之”，用了泻下之法，这是错误的。这一泻下就伤了脾胃之气，同时也使在表之邪因之而内入，就构成了心下的痞塞。由于它的治疗过程，发过汗，又经过泻下，所以“表里俱虚，阴阳气并竭”，表里都虚了，“阴阳”也是表里的意思，表里之气“并竭”，“竭”当作“竭乏”讲。什么程度？“无阳则阴独”，“无阳”，就是表邪没有，“则阴独”里边存在心下痞。这时候，医生一看心下痞硬，就认为里有寒了，所以“复加烧针”，又用了烧针，这个烧针不是竭汗，而是治心下痞的。

“因胸烦”，加烧针以后，出现胸烦。什么胸烦？有心烦，没有胸烦，所以这个胸烦包括胸里热、心里发烦。这是烧针以后火热扰于心胸，心胸不宁的一个反映。这时候还有心下痞，还有表里气俱虚竭，还有一个阴火误治的虚烦，所以这个病正气是虚的。

“面色青黄，肤瞤者，难治”，脸面的颜色又青又黄。青黄色也就是绿色，黄是脾之色也，青是肝之色也。面色青黄不华，不滋润，出现了肝木来克脾土的一个颜色。又加上皮肤和肌肉的瞤动，“扑扑”直跳，这是肺脾之气皆虚。肺者合皮也，脾者合肉、肌肉，肺脾气虚，肌肉的气就不足了，所以皮肤就跳动。“面色青黄”是一种相克之色，木来克土，肝来克脾，“肌肤瞤动”而又是肺脾气虚的一个现象，所以这个病就不好治了。“难治”不等于说就是死证，就是在治疗上有些困难，时间要长，不是一付药、两付药所能够治好的。假令色不发青了，有微黄之色，是得脾胃的正色；手足而温，就是说阳气也不虚，脾气能够达于四肢，这个病是容易好的。所以误治以后出现了心下痞证，如果脾胃之气不衰，这个病都是好治的。那么意在言外，心下痞证，如果脾胃气衰，肝气又来乘之，面色出现了青绿之色，这个病就不大好治。

心下痞，按之濡，其脉关上浮者，大黄黄连泻心汤主之。（162）

大黄黄连泻心汤方：

大黄二两　黄连一两

上二味，以麻沸汤二升渍之，须臾绞去滓，分温再服。

这一条介绍火痞的脉证与治法。痞有水、有火，心下痞有属于火的，有属于水的。

这条文太简单了，主症是什么？就是“心下痞”，这个人心下堵塞、痞塞，气不通。那么一说心下痞，就要进行腹诊，医生用手摸一摸、按一按。因为要跟结胸鉴别诊断，说“按之濡”，“按之软”，按之不硬，不是“按之石硬者”，也不是“按之疼痛者”，而按着软软乎乎的，没有什么东西，不是什么水、痰、血、食物。“按之濡”这三个字很有诊断意义。

然后就要切脉了，因为这“心下痞，按之濡”很多了，半夏泻心汤等都是。“其脉关上浮者”，突出“关上”，“关上”就是关脉，关脉之上出现浮的，出现了阳脉，这个“浮”就是阳脉的意思，不要拘紧地说关脉就是见浮脉了，但是见浮脉可以，见数脉也可以。凡是见阳脉了，属于阳性的脉，大、浮、数、动、滑这都是阳脉。那么“关”就属于脾胃，“关候脾胃，寸候心肺，尺候肾肝”，这地方见了浮，见了热象的脉了，那么就反映这个热痞于心下，这个心下痞属于有热的，而不是有寒的。联系脉诊和证候，就知道这个人是火热之痞。如果它是水痞、结胸，脉应当沉。现在是脉浮，是阳脉，在气分，比较轻浅，而不是凝结在里，所以它的心下就软，按之而无物，是火热之气痞塞而不散所致的。

这么说在临床上我们就把这个症搞清楚了？不行。还得加上一些问题，加什么问题？既然是有热，“其脉关上浮者”，其脉关上数，或者说其脉关上滑，只要见了阳热之脉，当然是反映心下里有火热之邪。既然有火热之邪，这个人要心烦，所以大黄黄连泻心汤一个主要的证候还有心烦，心的发烦。另外，小便发黄，大便通，大便不是秘结。因为它是气痞，大便虽通而不爽，总像是拉不完。这样的心下痞，伴有心烦，舌头红绛，大便虽通而不爽，小便发黄，才知道它是热痞。这是一个方面。也有的患者在心下痞的同时出现衄血和吐血。

怎么办？“大黄黄连泻心汤主之”，用大黄、黄连两味药来治疗这个病。大黄黄连泻心汤这两个药都是苦寒的。大黄有点儿泻性，以荡涤肠胃，能破热结的，黄连能够清热，但是它又是厚肠胃的。在这个剂型里用麻沸汤“二升渍之”，就是翻滚的开水，开水就叫麻沸汤，“渍之”就是浸泡大黄、黄连，泡的时间不要长。“须臾”就是片刻，片刻之间，时间就是很短了。“去滓”，就是把大黄、黄连的渣子去掉。然后就喝泡的药汤，“分温再服”。大黄黄连泻心汤不是用煎法，是用泡药的方法。为什么要泡？因为大黄、黄连为苦寒涌泄、苦寒泻下之品。心下痞是热邪痞，但是它是个气分的痞塞，没有实在的物互相凝结，只是火热之气的痞塞，如果不用苦寒药，怎么能把热气、热邪给它消除？它又没有什么有形的东西，还不能够泻下。在这样的一个前提下，张仲景就用泡药、渍药的方法，“取其气而保其味”，就是取大黄、黄连的寒凉之性而保其味。泡的时间很短，苦味不太厉害，因为苦才泄，这样就能够治心下的痞热，也不至于很泻下。大黄黄连泻心汤是不用水煮，而用热水泡一泡就可以。

我喜欢用这个方子，在临床没少用。治鼻子衄血、牙疼、吐血、心下烦、睡不好觉，就是用点儿大黄、黄连，砌一碗茶，泡一会儿，喝一喝，效果非常好。这个方稍微有点儿泻下，要说一点儿泻下作用没有也不现实，但是不是太厉害。大黄黄连泻心汤加上黄芩，就是三黄泻心汤。这是个古老之方，也不是张仲景的。太仓公淳于意的诊籍里有一个“火齐汤”，据说就是三黄泻心汤。古人用它治妇女心火不能下降，所以“胞脉闭也”，月经不来。因为心主血脉，通于胞，通于子宫。如果心火总往上来，不往下降，月经就不来了。月经不来了，这个人烦躁，很难受的，就是月经病了，所以用泻心之法。一泻心火，心火一下降，心的血脉下达了，月经就来了。唐容川《血证论》治热性的吐血，头一个方子就是泻心汤。泻心汤治血证，效果是非常好了。这里是治热痞，用大黄黄连泻心汤，要用泡药之法。

心下痞，而复恶寒，汗出者，附子泻心汤主之。(163)

附子泻心汤方：

大黄二两　**黄连**　**黄芩**各一两　**附子**一枚，炮，去皮，破，别煮取汁

这一条承上条，论述热痞兼表阳虚的证治。

如果上边所说的那个大黄黄连泻心汤证，那个热痞，“而复恶寒汗出者”，反倒出现怕冷，同时自己就出汗，这就是寒热痞，上焦有热，下焦有寒。下焦阳虚有寒，阳气不能够温肌表，所以就恶寒；阳气不能摄阴，所以就汗出。这个病是上热下寒，上边热是心胃之热，下边的寒是肾气之寒，是少阴的肾阳虚寒。为什么“恶寒”在前头？是突出阳虚，“阳虚生外寒，阴虚生内热”。用附子泻心汤来治疗，寒热并用之法，用大黄、黄连泻心，用附子固表扶阳。

大家就要问了，有这样的病吗？是有的。凡是上热的，往往容易导致下寒，这个不光是大黄黄连泻心汤证。因为人身的阴阳是互相协调的，如果一个地方阳气偏郁，阳气不能够照入这个地方，不能互相沟通、互相往来，就形成了某一地方的寒证。咱们中医的生理不是说心肾相交，心火得要下到肾温暖肾阳，肾水要上来制约心火，这样才能阴阳交通，水火既济。心下热痞，心的火能不能往肾里交了？它就不能往下交，它在上面痞了，痞者是阻塞，痞塞了，所以阳热于上，下边有时候有寒。这就是说在病理上头有这样的可能性，这个不足为怪的。

咱们毕业的同学有一个姓赵，她的父亲得了肝炎，来找我看。什么症状呢？就是口干，干得厉害。我用了滋阴之法，又是沙参麦冬、玉地麦沙汤，后来

白虎汤都用上了,结果就是解决不了。没辙了,我就问他睡觉怎么样?他说睡觉不好,晚上睡着就做梦。我一看舌头,舌尖偏红,后来我一想肾水不能上升,都是因为心火不能下降的,我开黄连阿胶鸡子黄汤。这个黄连阿胶鸡子黄汤吃了以后,马上口里就不干了。你看这事怪不怪?所以中医讲这个理,还是真得服。黄连、阿胶、鸡子黄里它没有多大的生津养液的药,它是苦寒的药,能够使肾水上交,睡觉也好了,口腔里也有津液了。火不往下来,下边寒;水不往上来,上边就热,所以形成了上热下寒。这是第一个原因。第二个原因,因为这个人本来肾阳就有点儿虚衰,又得了心下痞,也可能出现这样的问题,所以上边有心下痞,下边有肾阳虚衰,"阳虚生外寒",这是不足为怪的。

附子泻心汤这个方子,大家看一看。"一枚附子泻心汤,一两连芩二大黄",就是黄连、黄芩、大黄,加上一个附子。这个方子和大黄黄连泻心汤不同,它是用开水泡三个黄,大黄、黄连、黄芩,而"专煎附子",专门煮附子,然后把两个药汤兑在一起喝下去。"专煎轻渍要参详",附子是专煎的,三黄是,轻轻地一泡,这么样的一个剂型。为什么要用这样的一个方法?"渍三黄,而专煎附子",因为阳虚是人身上的正气虚了,所以这样的治疗是扶阳为重,泄热为次,这是寒热并行不悖之法。

本以下之,故心下痞,与泻心汤;痞不解,其人渴而口燥烦,小便不利者,五苓散主之。(164)

这一条讲水痞的证治,痞有水痞和火痞之分。这是互相对照的。

"本已下之,故心下痞",痞的成因就是本已下后,而成心下痞。下后,伤了脾胃,脾胃之气升降不利,所以就出现心下痞塞,心下痞闷。"与泻心汤",应该给泻心汤。什么泻心汤?没说,不外乎生姜泻心汤、半夏泻心汤这些方子。"痞不解",心下的痞不解除,"其人渴而口躁烦",这个人口渴,口里干燥。"口燥烦",也许是口里燥得很厉害,所以加个"烦"字。有的认为"其人烦渴而口燥",把这个"烦"字用在"渴"字上边来,认为渴得很厉害,口里还很干燥。口渴很严重,舌头还很燥,这里就有津液不足和津液凝聚不化两个问题。"小便不利者",小便不利了,这个口渴就不是津液干燥的口渴,而是水蓄津液不化的口渴。水邪下蓄,津液不化,所以他就烦渴、小便不利。水蓄于下,而气逆于上,所以出现心下痞塞。这种痞叫水痞,和火热之痞是不同的。不同在什么地方?火热之痞有心烦、有热、有火,这个是小便不利,突出了一个烦渴的症状,突出了津液不行的一个证候。水痞和火痞就是相对而言的。怎么办?吃泻心汤是解决不了问题的,得要利小便,"五苓散主之",就用五苓散,所以这一条就是补充了五苓散治疗的一个方面。过去学五苓散,只说是表不解,水蓄膀胱,小便不利,微热,消渴能饮,没说到心下痞,这是补充了一个心下痞。如果小便不利，而心下作痞，舌苔水滑，舌头还有一点儿胖大的，这个属于水痞，应当用五苓散利其小便。

伤寒汗出，解之后，胃中不和，心下痞硬，干噫食臭，胁下有水气，腹中雷鸣下利者，生姜泻心汤主之。（165）

生姜泻心汤方：

生姜四两，切　**甘草**三两，炙　**人参**三两　**干姜**一两　**黄芩**三两　**半夏**半升，洗　**黄连**一两　**大枣**十二枚

这一条承上文论述水气痞的证治。

这个病也是继发于伤寒以后，伤寒表邪解了。“伤寒汗出解之后”，就是表已经解了，这病就应该好了，但是他里气未和、脾胃不好，所以就“胃中不和”，胃里不和，“胃”就是包括脾胃。脾胃不和，气机升降不利，所以就心下痞硬。“干噫食臭”，这个“噫”也有说念作“嗳”，嗳气的意思，“干噫”就是干嗳气，伴有消化不良的食臭味。

“胁下有水气，腹中雷鸣下利者”，这是水的不消化。因为脾胃鼓胀，“中央土以灌四旁”，脾土是运化水湿的，如果脾不能够运化水了，胁下的旁边有了水邪，水饮之气停留，那么肚子里雷鸣。“雷鸣”是个形容词，是个夸张词，不是肚子响像雷打，到不了那个地步，是肚子响声很大，咕噜噜直响，不但个人能觉察，对面有人也会觉到。这是肠鸣音亢进，意味着消化不良，脾胃之气不好。“下利者”，这个人还下利，腹泻。从整个状态来看，是一个消化不良的证候，上边胃气逆，打食臭嗝，下边肚子咕噜噜响，大便还拉稀，中间还有一点儿痞硬，两边还有水气。怎么知他有水气？有时候胁部里有疼痛。

生姜泻心汤证胁部有点儿微疼，有疼痛感，这和半夏泻心汤不同。这个病是脾胃气虚而有水湿的心下痞，用生姜泻心汤治疗。据我们临床的观察，生姜泻心汤证是带有水饮的，所以这一条放在五苓散的下边，是说它在某种情况之下有点儿像五苓散证，但是它比五苓散证的症状轻。在临床上看，有的人有下肢浮肿，脚面Ⅰ°的浮肿，或者还有点儿小便不利。但是它比五苓散证多一个消化不良的特点，有干噫、食臭、腹中雷鸣。《医宗金鉴》吴谦、钱斗保等人认为生姜泻心汤应当加上茯苓。

在临床看见生姜泻心汤证，上面打饱嗝，有一种食臭味，下面下利，肚子咕噜噜直响，胁下还有点儿疼痛，下肢有点儿浮肿，小便还有点儿不利，用生姜泻心汤要加上茯苓，加四钱，就是现在的12g、15g，效果很好。生姜泻心汤是在半夏泻心汤里加上生姜，所以这个方子用两个姜，生姜也有，干姜也有。干姜的剂量要少，用一钱、一钱半就可以。生姜的剂量要大，用四五钱，切成片，为什么？因为这个病是脾胃皆虚，升降不利，心下痞塞，所以要健胃散水。生姜

是个健胃的药,味辛,能够促进胃的消化,是一种饮食调料以及处方里不可缺少的东西。生姜有健胃的作用,同时它又有散水的作用,去胃中之水邪。茯苓甘草汤是苓桂术甘汤去白术加生姜,就是因为生姜能够健胃,又能够去水饮。生姜泻心汤是辛开苦降甘调,但是辛开的作用就强大了,要用五钱、四钱生姜,还得加上干姜。因此它的心下痞为痞硬,也就是痞得厉害了,不是一般的痞,所以"辛以散之,苦以降之,甘以和之",要增加辛味药的剂量。

伤寒中风,医反下之,其人下利,日数十行,谷不化,腹中雷鸣,心下痞硬而满,干呕,心烦不得安。医见心下痞,谓病不尽,复下之,其痞益甚,此非结热,但以胃中虚,客气上逆,故使硬也,甘草泻心汤主之。(166)

甘草泻心汤方:

甘草四两　**黄芩**三两　**干姜**三两　**半夏**半升,洗　**黄连**一两　**大枣**十二枚,擘

上六味,以水一斗,煮取六升,去滓,再煎取三升,温服一升,日三服。

这一条论述误下胃虚,痞利俱甚的证治。

不论伤寒也好,中风也好,都应该发汗,"医反下之",这是治疗的错误。这样的错误就伤了脾胃之气,所以"其人下利日数十行",腹泻还是很严重的,每天有数十行,就是下利为重。上边我们讲的半夏泻心汤、生姜泻心汤都没强调下利的严重性,这个突出了"下利日数十行",就是腹泻是非常地频繁。腹泻非常地频繁,就是脾气的下陷,脾气的不升,脾气的不得运化。可以想象,脾就更虚了,所以"谷不化,腹中雷鸣,心下痞硬而满",脾胃的消化的功用降低了。一天总这么拉稀,他受得了吗?所以消化不良,出现了心下痞硬而满,脾胃之气升降失调,所以"痞硬而满"。"干呕,心烦不得安",由于饮食不化,胃气不和,胃里总有一些潴留的食物,就有"干呕,心烦不得安"。这是胃气不和的一个现象。

"医见心下痞,谓病不尽,复下之",医生一看这个人虽然是下利了,心下还是痞硬,误认为这个病不尽,胃里还有一些凝滞、邪气,怀疑第一次下得不干净、不彻底,又作出了一个错误的诊断,"复下之","复"当作"又",又用下法,"其痞益甚",是越泻下,心下痞就更甚了,为什么?"此非皆热",因为这种心下痞不是热的凝结,不是阳明胃家实。

"但以胃中虚","但"就是因为胃里虚了,"客气上逆","客气"就不是"正气",正气叫主气,客气就是消化不良的那些食物,那样的一些东西使胃气不和了,说"故使硬也",心下、心里发硬。这是张仲景在临床上看到的实际情况。由于心下痞,心下痞是按之软,是一个虚性的脾胃之气不和的问题。这个当医生的就是一次泻下,第二次又泻下,就是虚证当作实证来治了。这是张仲景亲眼看见的,从他的记录来看,这不是一个个人写文章编的,可能是一个临

床的记录。

怎么办？用甘草泻心汤。因为这个人大便拉稀，纳呆，大便越拉，脾气越虚、胃气越逆，所以要用甘草。甘草有补中益气的作用，能够使心下的痞硬得以解除，这个药侧重于补中焦之虚。所以原方用四两甘草，以甘草为主，甘草的剂量要加大了。针对什么？针对“大便下利，日数十行，谷不化”来的。这个方子没有人参，后世的一些医家，甚至是其他的一些书都有人参。由于这个方证由“下利日数十行，谷不化”，而又“复下之，其痞益甚”而成，所以应该加人参。

甘草泻心汤在临床应用的时候应该掌握什么问题？就是心下痞而又腹泻严重。这是一点。另外一点，有“心烦不得安”，突出心烦。“心下痞硬而满”，痞和下利成正比，是下边下利越多，“心下痞硬而满”也越重，还有“心烦不得安”，抓住这些证就可以用甘草泻心汤了。甘草泻心汤治脾气虚而客气上逆，所以古人管它叫“客气上逆痞”。什么叫“客气”？就是胃里消化不好的水谷之气的上逆。所以口腔黏膜溃烂，有的时候前阴黏膜也溃烂，有时候肛门也溃烂，有一股味，有味就不好。有的西医同志跟我说这个病总不好，还容易癌变。这是甘草泻心汤。

伤寒服汤药，下利不止，心下痞硬。服泻心汤已，复以他药下之，利不止，医以理中与之，利益甚。理中者，理中焦，此利在下焦，赤石脂禹余粮汤主之。复利不止者，当利其小便。（167）

赤石脂禹余粮汤方：

赤石脂一斤，碎　**禹余粮**一斤，碎

已上二味，以水六升，煮取二升，去滓，三服。

这一条论述下焦不约的下利滑脱证治并兼论治利四法。

第一次的泻下是用的汤药，是“伤寒服汤药，下利不止”，由于下利不止伤了脾胃之气，所以“心下痞硬”。这样误下之后，心下痞硬，“服泻心汤已”，要给他吃泻心汤，根据具体情况，或者甘草泻心汤，或者生姜泻心汤，或者半夏泻心汤，“已”就是这个病好了。

“复以他药下之”，医生看见心下痞硬，不了解这是一个脾胃之气不和的问题，误认为里有东西，是一个实性的病变，“复以他药下之”，就是第二次泻下，“他药”就不是汤药了。前面是汤药，第二个泻下加个“他药”，其他的药，可能是当时的丸药，譬如巴豆制剂、甘遂制剂这样一些峻猛泻下的丸药、成药，“医以丸药下之”，就是这样的一个意思。这是第二次泻下。

第二次泻下比第一次泻下又重了。为什么又重了？因为他用的药不是汤药，它是一种成药。汉朝的时候成药泻下就两个，一个是巴豆制剂，一个用甘

遂制剂。这两个泻下药都很厉害,结果是“利不止”,这一泻下,腹泻就止不住了。所以请大家注意这个问题,“心下痞硬”这个症,后汉时期的医生往往犯错误,把它当作胃里的凝结、胃家实证,用了泻法来治。这个问题提出来,我们要注意了,我们在临床也不要犯这个错误。

“医以理中与之”,医生知道不对了,误下之后下利不止,痞硬当然也不好,所以“以理中与之”,给理中汤。“利益甚”,吃了理中汤以后腹泻益甚,腹泻还越重了。什么道理?理中汤补脾胃去虚寒。“理中者,理中焦”,如果中焦虚寒了,吃理中汤就好了,现在他吃为什么不好?因为“此利在下焦”,这个利是在下焦的下利。下焦下利就是肠子滑脱,由于一次、再次的泻下,大肠没有收缩,下焦不能约束了,这个就叫做“下焦下利”。既然是下焦下利,大肠不固,就要填补下焦,收涩固脱。“赤石脂禹余粮汤主之”,得用收涩之药,“其方石剂,涩以固脱”,用收涩的药才能够固脱。赤石脂、禹余粮这两味药都有收涩止利的作用,也有填补下焦的作用,能够固涩大肠,治下焦的下利。

用赤石脂和禹余粮这样的药来固涩大肠,使下焦的滑脱之利得到收敛,能把它固住了,这是很不简单的。以后我们讲少阴篇,还有个桃花汤,对这个问题还得要多说一些,所以治下利有一种固肠止利涩大便的方法。大肠滑脱了,下利不止了,顺着屁股流了,就得用涩药、固涩之药,使大肠能够紧固,使下利能够得到止住。“复利不止者”,吃了赤石脂禹余粮汤以后,“复利不止”,下利还是止不住。如果这时候“小便不利者”,要是小便还不利的,是水湿渗于大肠,清浊不分,阑门不利,这时候要“利小便以实大便”,清浊也就分了。“利小便即所以实大便”,小便一利了,水湿走于小便了,大便就干燥成形了。这是利小便、分清浊、止下利的一个方法。

从上边来看,仲景告诉我们治下利有四个方面:痞利,用甘草泻心汤;寒利,用理中;下焦滑脱下利,用赤石脂禹余粮;小便不利,水走大肠,“当利其小便”,应当用五苓散。这是治利的四个法则。这都是一些肠胃的病。痞是胃病,胃气不和;下利也是个脾胃病,所以有“痞气利”。不是说张仲景这个人没有本事,第一个方子给你用,不见好,改了第二个方子,再不好,再改第三个方子,这样来理解那就错了。这是告诉我们治利有四个方法。

赤石脂禹余粮汤就是两味药,本草书有言:“涩可去脱,石脂涩以收敛之,重可去怯,余粮之重以镇固”。分量是相当大的,“赤石余粮各一斤,下焦下利此汤欣,理中不应宜斯法,炉底填来得所闻”。为什么要大?大家想一想啊,下焦的滑脱,要用小剂量是不行的。我们在临床上认为光吃汤也不行,研点儿赤石脂的面,越细越好的细面,拌一拌,用药汤给送下去,固肠止泻效果更好。《寓意草》的作者喻嘉言就很体会张仲景的意思,他有这么一个病例。这个人下焦下利，大肠不约，他就是用赤石脂、禹余粮研成细面，吃饭的时候撒上点儿，拌饭吃，那你想想得吃多少，这样才能够把下焦固住。下焦的滑利很厉害的，它一点儿控制不住，顺着肛门往下滑，滑脱了，没有约束力了，所以要用这个法子。

伤寒吐下后发汗，虚烦，脉甚微。八九日，心下痞硬，胁下痛，气上冲咽喉，眩冒。经脉动惕者，久而成痿。（168）

这一条论述了因误治而导致阳气受伤，以致水气上冲，和阳虚不能化津，筋脉失养成痿的病变。

"伤寒吐下后"这个"后"字改成"复"字，"复发汗"。

"伤寒吐下"，经过吐，经过下，"复又发汗"，又给他发汗，这个人就是汗、吐、下都经历过了，伤了正气，正气一虚，阳气又衰了，所以"脉甚微"，脉跳得很微了，没有劲。病人还有点儿发烦、虚烦，没有什么东西就是虚烦。正气虚、阳气微的发烦，往往属于"阳虚而阴乘之"，阳气虚了，而阴气乘之，所以心烦。经过八九天以后，心下痞硬、胁下痛，由于汗吐下以后伤了阳气，阳气虚了，阳气就不能够制阴，阳气就不能制水，所以它水饮之邪就上逆，"心下痞硬"是水饮之邪，"胁下痛"也是水饮之气不化。"气上冲咽喉，眩冒"，水气是往上冲的，水气是寒气，由于水饮之邪是个有形的东西，它还能有水的寒气往上冲于咽喉，觉得有气往上冲于咽喉。"眩冒"，头目眩冒、昏冒，是水气上蒙清阳，所以这里"眩冒"，是水气上冲所致。阳虚而有水，周身的阳气也虚，还有水邪，所以"经脉动惕者"，浑身的经脉动惕、跳动，实际上也就是有惊惕肉瞤这样的一些证候。这个病阳虚而有水，水不去而津液不生，筋脉、筋骨失其所营养，所以"久而成痿"，时间长了，这个人就要发生痿了。痿者，不用也，胳膊、腿就不利索了。

这一条是说由于汗吐下以后，阳气受伤，水邪泛动，从心下的部位开始，心下痞，就像我们说的苓桂术甘汤心下痞硬、心下逆满，然后就是气上冲胸，气上冲咽喉而有眩冒，水邪蒙蔽清阳的眩冒，还可能出现虚烦，在外头身体诸肢节百骸得不到阳气的滋润，而且还有水邪导致的津液不化，筋脉失去津液的濡润，"久而成痿"。这是汗吐下以后正气虚衰而水邪泛动的一个问题，治疗可以考虑苓桂术甘汤和真武汤的合方。因为它有上冲，所以要加桂枝，有经脉动惕，所以要加上真武汤。

伤寒发汗，若吐，若下，解后，心下痞硬，噫气不除者，旋覆代赭石汤主之。（169）

旋覆代赭石汤方：

旋覆花三两　**人参**二两　**生姜**五两，切　**代赭石**一两　**大枣**十二枚，擘　**甘草**三

两,炙　**半夏**半升,洗

上七味,以水一斗,煮取六升,去滓,再煎,取三升,温服一升,日三服。

这一条是讲由于肝气不和、脾胃虚弱、痰气上逆引起的心下痞硬。

发汗,或者吐后,或者下后,伤了脾胃之气,脾胃之气受伤,就要生痰饮。这时候肝气来乘犯胃,所以肝之气加痰饮就使胃气不和,出现心下痞硬和噫气不除。"噫气"就是往上头嗳气。

什么叫"不除"?有三个意思:一个因为有心下痞、有噫气,医生一看很像生姜泻心汤证,就给他吃生姜泻心汤,吃了生姜泻心汤"不除",这个病未减,除者就是减了,所以"不除"第一个意思就是已经吃过生姜泻心汤了。第二层意思,一般情况,嗳气打嗝对于心下的痞硬有缓解作用。虽然这个噫气尽管很频繁,但是心下痞硬得不到解除,这是第二层意思。第三层意思,"噫气不除"就是说这个人的嗳气是持续而不断,持续而不减,言其噫气之重的一种语词。以上这三个意思都要考虑进去,对于"噫气不除"的认识、体会、理解才能够深刻。

由于胃虚,痰饮之邪和肝气合而上犯于胃,使脾胃之气不和,就出现心下痞硬,胃气加上肝气、痰气的上逆,所以就"噫气而不除"。这怎么办?这里有个肝的问题,内科说叫脾虚肝乘、土虚木乘,不是光一个痰气的问题,生姜泻心汤、半夏泻心汤没有治肝的,这个问题解决不了。同时这个噫气症状还是很厉害的,比生姜泻心汤的噫气要重,比甘草泻心汤的干呕也要重,它不是干呕,是噫气,所以用"旋覆代赭石汤主之"。

这个方子一方面调和脾胃,一方面消散痰饮,一方面镇肝降逆,镇肝理气降逆,心下痞、噫气就得到解决了。这个方子是由旋覆花、人参、生姜、半夏、代赭石、大枣、炙甘草这些药物组成的,以旋覆花为主,所以就叫旋覆代赭石汤。旋覆花有两个作用,一个它能够散凝结之气,治心下之痞,它为什么能够散结气而治心下之痞?因为这个药既能够疏肝,又能够利肺。《神农本草经》说旋覆花还带点儿咸味。按照中药的植物来说,花一般是在上头的、上行,但是旋覆花虽然是花,它有点儿咸味,所以它能够利气,又能够下气,既能够利肝气,也能够利肺气。肝肺之气一利,痞结之气能够散,噫气、嗳气也就治好。《金匮要略》里也有旋覆花汤治肝着,就肝痹。代赭石是一个矿物药,有镇坠的作用,可以镇肝降逆,还有一点儿活血的作用。光用旋覆花疏肝利气还不行,因为肝气非常的横逆,所以加上一点儿金石之品,加上这个代赭石以镇肝气。镇者,镇服也,使肝气有所畏惧,使它镇服,就不逆了。

这两个药合在一起,一利一镇,一个是疏利的,一个是潜镇的,这样肝气就不上逆了,所以这两味药是主药。为什么用半夏、生姜?因为胃气不和、有痰饮，半夏、生姜健胃，辛开散结，消化痰水，能治疗心下的痞硬。人参、甘草、大枣是补益中气，这个病是由于伤寒吐下后，脾胃之气虚了，所以要加上甜药，补中气的。治痰气的是半夏、生姜，治肝气的是旋覆花、代赭石，补脾胃的是人参、甘草、大枣。

用这个方的时候要注意一个“去滓再煎”的问题。“以水一斗，煮取六升，去滓，再煎，取三升，温服一升，日三服”，这个“去滓再煎”，因为它也是有点儿和解的意思，所以要一天吃三次。这样的服法才能使肝气不逆、胃气下降。这个方子药物的剂量组成提出了一个重点来，一个是代赭石，代赭石用的剂量很小，是用一两，一两就是现代的一钱了。生姜是五两，五两就是五钱，这个要把它记住，就是旋覆代赭石汤的生姜要多用，代赭石要少用。这个比例记不清楚，就要影响疗效。“心下痞硬，噫气不除者”，要用五两生姜，一两代赭石，不要用一两代赭石，三片生姜。什么道理？因为它是心下痞，矛盾的焦点在心下，心下痞还是脾胃之气不和，所以在方里重用生姜，健胃消痞，去痰饮，旋覆花疏肝利肺散结，少用一点儿代赭石镇肝下气就可以了。

代赭石本身是一个重坠之药，如果代赭石用的剂量过大，它就直走下焦。代赭石还有点儿轻微腹泻的作用，要是大便干燥，吃点儿代赭石就能够解大便，所以妊娠妇女不能用代赭石。妇女妊娠恶阻，往往要往外吐，代赭石可就要注意了，它是个妊娠禁忌药。代赭石的剂量用的过大，“病在中焦，而治在下焦”，把药味一下子都领到下焦去了，所以就没有效了。这个方子生姜是微辣的药，用得多，使它在胃里发挥作用，稍微用点儿代赭石镇肝降逆就可以了，剂量不要用得太大。

旋覆代赭石汤不光是治这个病，现在临床报道噎膈、反胃，甚至是食道长瘤子了，食物下不去了，有的时候也用旋覆代赭石汤。那样的病就另当别论了，代赭石可以重用，用一两都可以，要具体问题具体分析。像这一条，病“心下痞硬，噫气不除者”，代赭石不要重用，不要一开方子就写上一两代赭石。现在我们在临床治杂病，治肝胃气逆，就是心下不痞硬的，光有噫气，而不见得都有心下痞硬，这个方子也管用。

下后，不可更行桂枝汤。若汗出而喘，无大热者，可与麻黄杏子甘草石膏汤。(170)

这一条论述误下太阳之后，邪热内陷于肺的证治。发汗以后，邪热不解，影响了肺，或者下后，表邪影响了肺，而致肺热作喘。这条与第64条所论内容相同，不同之处仅在于一是汗后，一是下后而已。

太阳病，外证未除而数下之，遂协热而利。利下不止，心下痞硬，表里不解者，桂枝人参汤主之。(171)

桂枝人参汤方：

桂枝四两，去皮　**甘草**四两，炙　**白术**三两　**人参**三两　**干姜**三两

上五味，以水九升，先煮四味，取五升，内桂更煮，取三升，温服一升，日再，夜一服。

这一条讲述太阴虚寒兼太阳表邪不解的证治。

我们上边讲过痞利，痞利就得用泻心汤，如果表不解，“当先解表”，表解了，然后才可以用泻心汤。这是指什么痞？是指用大黄黄连泻心汤。大黄黄连泻心汤是热痞，所以如果表不解的时候，先要解表，后用大黄黄连泻心汤攻其痞。这一条它虽然是表不解，它这个痞不是热痞，它是寒痞，同时它又是“利下不止”，就是腹泻很严重，不止者言其甚也。这样的表里不解，就不要先解表后治里，和大黄黄连泻心汤意思不同，所以就采取表里两解之法，用桂枝人参汤。这是总的精神。

这一条的“协热而利”，和“太阳病，桂枝证，医反下之，利遂不止，脉促者，表未解也，喘而汗出者，葛根黄芩黄连汤主之”，两条都是协热利，但有不同。葛根芩连汤的协热利是表里皆热，所它“脉促”，“脉促者表未解也”。这一条的协热利是表里皆寒，以心下痞硬为主，和葛根芩连汤证比较，一个是表里皆热，一个是表里皆寒。

“太阳病，外证未除，而数下之”，这是治疗的错误。“而数下之”，不是下了一次，下了一次已经错误了，频数地用泻下，那就是更错误了。由于这样误治，“遂协热而利，利下不止”。“协热”，协表热而下利，就是太阳表证还有发热，同时又出现下利不止。下利不止，中阳虚而有寒，所以就“心下痞硬”。这时候还有外证存在，外边还有一些发热、恶寒，还有表证，里边心下痞硬，而下利还不止，所以“表里不解者”，表里，太阳之表和里边的下利不止、心下痞硬都不解除的。这怎么办？“桂枝人参汤主之”。用桂枝解在外之风寒，用人参汤，人参汤就是理中汤，以补脾虚，以温散中焦寒邪的凝结，以治心下的痞硬、下利。桂枝人参汤就是由桂枝、甘草、人参、白术、干姜五味药组成，白术和干姜是去寒湿，人参、甘草是补中益气，人参、甘草是甜药，补中益气，治脾气之虚，白术、干姜去寒湿之凝，是温中的，桂枝是解肌表风寒之邪的，所以这个方子是表里兼顾之法。

注意煎服法，“上五味，以水九升，先煮四味，取五升”。“先煮四味”就是煮人参汤，先煮人参、白术、甘草、干姜这四味，取五升。“内桂，更煮”，然后桂枝后下，再煮，五升里就取三升。“温服一升”，白天吃两次，晚上吃一次，这三付都吃完了。这里就很有意思了，《伤寒论》讲理法方药，桂枝人参汤为什么先煎人参汤，后煎桂枝？因为后纳桂枝，使桂枝在这些药中有一个越出于表以

解表邪的作用。因为桂枝后下，理中汤先煮，煮的时间很长，然后才把桂枝下进去，桂枝进去以后煮的时间较短，所以桂枝就不会受到人参、甘草的滋腻的影响，它能够解表，去在表的风寒。不这样煮，在一块煮，就把桂枝的芳香走表的轻发作用变成温中的作用，那就起不到表里两治的效果。现在我们也是这样的，你比如开个方子，药里有薄荷，薄荷都后下，为什么？薄荷轻清，所以要后下，时间一长了把它的挥发作用破坏了，效果就不好了。

伤寒大下后，复发汗，心下痞，恶寒者，表未解也，不可攻痞，当先解表，表解乃可攻痞。解表宜桂枝汤，攻痞宜大黄黄连泻心汤。(172)

这一条是讲热痞兼表证不解的标本缓急治法。

上一条是说，如果有痞，还有表不解，以桂枝人参汤温中补脾，解表去寒。本条以大黄黄连泻心汤为例，和人参汤的心下痞不一样，这条是热痞。“伤寒大下后，复又发汗”，治疗颠倒了，应当先发汗，他先泻下，导致心下的痞硬。这个心下痞是由于大下之后形成的，表解没解啊？“恶寒者，表未解也”。“恶寒”前边应该加“发热”两个字，“发热恶寒者，表未解也”。为什么要加上“发热”？心下痞有阳虚的附子泻心汤的心下痞。附子泻心汤证是“恶寒汗出者”，也有恶寒，但是没有发热。为了使症状更清晰，所以后世医家认为“恶寒”前面有“发热”。又有发热，又有恶寒，这才是“表未解也”。既有太阳之表，发热恶寒，复有心下的热痞，心烦，心下痞，大便不爽，小便发黄，这也是“表里未解者”。

表里不解，则“不可攻痞，当先解表，表解乃可攻痞”，这样就不要用大黄黄连泻心汤来治疗他的心下的痞热，应当先给他解表，发汗治表邪。为什么？要一攻痞，表邪会乘虚而入，所以要先解表，“表解乃可攻痞”，表解了之后才可以用大黄黄连泻心汤来攻解其痞。“解表宜桂枝汤，攻痞宜大黄黄连泻心汤”，这是有层次的。为什么大黄黄连泻心汤证要先解表后治痞，而桂枝人参汤证有表就可以表里两解？因为后者是个虚证，人参汤和桂枝同用是可以扶正祛邪的。黄连泻心汤证虽然也是一个气分之痞，比较来说是个火痞、热痞，正气不算虚，可以先发汗解表。发汗解表对于正气没有什么不好，然后攻痞，这样的治疗为得当、合法。

条与条之间它都有一个内在的联系。旋覆代赭石汤和桂枝人参汤，桂枝人参汤和大黄黄连泻心汤，是有层次的。旋覆代赭石汤是讲胃气不和，心下痞硬，噫气不除；桂枝人参汤是讲脾虚，利下不止，心下痞硬。桂枝人参汤证的表里不解和大黄黄连泻心汤证的表里不解，一个是着重于正气，一个是着重于邪气。桂枝人参汤证由于利下不止，脾气虚寒，这样的表里不解桂枝、人参可以并用，以扶正为主。大黄黄连泻心汤证的表不解，以祛邪为主，所以先发汗，后攻痞。意图不一样,证候的要求也不一样。正虚了就要先扶正,正不虚就先祛邪,要体会这样的一个精神。

伤寒,发热,汗出不解,心下痞硬,呕吐而下利者,大柴胡汤主之。(173)

这一条是讲少阳兼有阳明里实的证治。本条大柴胡汤证主要的症状有三个:第一个是发热,这个发热还汗出不解;第二个症状是心下痞硬;第三个症状是吐利,呕吐而又下利。大柴胡汤证我们讲过了。“呕不止,心下急,郁郁微烦”属于大柴胡汤证,当时我们强调了一个问题,这个人应该有大便秘结,不通,是少阳和阳明的并病,少阳的阳热之邪影响到了胃,阳明胃肠燥热就出现那样的一些证候。这一条是从伤寒来的,有发热恶寒这些症状。在治疗过程中发过汗,汗后病未解,底下就说“心下痞硬,呕吐而下利者”,不提恶寒了,只提有发热、心下痞硬、呕吐下利,看起来这个病和以上介绍的泻心汤证有一些相似,但是又不同。

不同在什么地方?一个是发热,一个是心下痞硬。大柴胡汤证讲心下急,这一条说心下痞硬,心下痞硬和心下急联系起来,可见这个心下痞硬就不是一般的,不是一般的生姜泻心汤证、甘草泻心汤证、半夏泻心汤证那样的程度,这个心下痞硬非常严重,不严重怎么能用大柴胡?第二个是呕吐,把呕吐放在前面,说明呕吐重,“呕吐而下利”,“呕不止,心下急,郁郁微烦”,所以这条的呕吐也要重,也不是一般的。以上那些泻心汤证只说呕,不加“吐”字,这个是呕吐。心下痞硬很急,呕吐也很重,又下利,事实上还有一些发热,这就不是脾胃气虚、升降不利的寒热痞证。

这是什么症状?这是肝胆气火迫挤肠胃,逼迫肠胃,导致胃气上而逆,就呕吐。因为它是有热,不是有寒,所以“而又下利”,变成热利,显而易见,这种下利就不是一般的腹泻了,而是现在的一些所谓的痢疾,大便虽然是下泄,而又有一些不痛快,下重难通,是痢疾之利了,而不是腹泻的那个利。这样的症状不是脾胃气虚的里气不和,而是肝胆气火交遇的逼迫肠胃的一个实证,所以才用大柴胡汤。

古人认为大柴胡汤有两解的作用,既解少阳,又解阳明,所以叫两解之法,既能够退热,也能够治疗心下痞硬和呕吐下利的气火凝滞。这个心下痞硬是个实证,不是虚证。是不是也可以出现疼痛?是不是也可以用手按一按这个心下痞硬,按之而痛?这都是可以的。读古人的书得要举一反三,联袂发明,“观其前而知其后”,这样才能突出重点,才能够突出辨证的意义,否则的话这就不好理解了。

有一些注家说应该改个字,这个“下”字改成“不”字,“呕吐而不利者,大柴胡汤主之”,这是错误的。他说了理,“既然是下利了,焉有用大柴胡汤治里乎?"其实正是下利,才用大柴胡汤。胡希恕胡老治疗痢疾就用大柴胡汤,例子很多。因为痢疾病和肝胆的疏泄不利有关系,有肝胆的疏泄不利的里急后重,大柴胡汤有大黄、芍药、枳实、黄芩,既能够疏肝利胆,也能够清肠胃之热,所以它能够治下利。因此不要改,一改反倒错了。

我在一个医院带俩同学实习,一个病人下利,里急后重,脉跳得也快,滑数,我就告诉进修的同志,说你给开个白头翁汤,因为它是热利。吃了白头翁汤以后,这个人又来了,说是吃药见好,怎么见好?拉的似乎有点儿轻了,一摸他的脉,脉还是滑数,我看他舌苔,舌苔黄了,跟着我的这位同志就说"刘老师,是不是再给他开白头翁汤?"我说得加大黄,他就问我什么道理?我说你看一看,吃白头翁汤为什么舌苔还发黄?就是说肠子里有滞热,光用清法不行的,白头翁汤有黄连、黄柏、白头翁、秦皮,非泄不可的,一泄这热就有出路,才能好,所以开了小承气,加上一点儿其他的药,吃了一拉就好了。"下之黄自去",一泻下以后舌苔的黄就掉了。我们在临床治疗下利用"通因通用",下利而用大黄、枳实并不新鲜。张洁古、李东垣都有芍药汤。"芍药滞下便脓血,腹痛芩连芍药归",芍药汤有一个加减法,就是"大便频数,而下重难通者,加大黄",它也得加大黄。因为湿热凝结成利,不加点儿大黄,肠子里的凝结是去不掉的,所以大柴胡汤治呕吐而下利,属于实热性的,这个不足为怪的。

这一条和桂枝人参汤证互相作个比较。一个是以扶正为主,是虚寒为主,外边有发热恶寒,里边下利不止,表里不解者,用桂枝人参汤。这个它有发热未恶寒,"心下痞硬,呕吐而下利者",这也是以祛邪为主,不能补,一补就坏了。所以它的脉搏是有力的,脉弦滑而有力,舌苔要发黄,舌质要红,这些意在言外,一定是这样。"呕吐而下利",呕吐比较重,而且还有下利。那心下痞硬还有发热不解,肝胆的火气逼迫肠胃,胃肠不和,上边呕吐,下边痢疾,要用大柴胡汤。

病如桂枝证,头不痛,项不强,寸脉微浮,胸中痞硬,气上冲咽喉,不得息者,此为胸有寒也,当吐之,宜瓜蒂散。(174)

瓜蒂散方:

瓜蒂一分,熬黄　赤小豆一分

上二味,各别捣筛,为散已,合治之,取一钱匕。以香豉一合,用热汤七合,煮作稀糜,去滓,取汁和散,温顿服之。不吐者,少少加,得快吐乃止。诸亡血虚家,不可与瓜蒂散。

这一条讲胸中痰食的证治。用吐法。

这一条的精神是什么?就是胸中寒。"此为胸有寒也",这是张仲景的自注之词。胸里有寒,关于这个寒,古人有两个解释,一个是广义的,一个是狭义的。广义的“寒”就当“邪”讲，“此为胸有寒也”就是“此为胸有邪也”，古人“寒”和“邪”通用。《孟子》上有一句话，“而寒者致瘵”的“寒”就是当“邪”字讲。第二个是狭义的，这个“寒”就当“痰”字讲。痰，吐痰的“痰”，“此为胸有寒也”就是“胸有痰”。《伤寒论》说“痰”就得了，为什么说个“寒”字？有一些医学家考证，战国时期，就是《内经》、秦汉这时候还没有这个“痰”字。《金匮要略》上头所说的“溢饮”、“痰饮”，实际上原来那字是个“淡饮”。真正的痰饮，那个时候没有。到了魏晋，从陶弘景的《名医别录》才有这个“痰”字。因为咱不是做考证工作的，不过是看注家的书的时候有这方面的意见，所以和大家讲一讲，“胸有寒”就是“胸有痰”。这个痰是个实性的物质，也是一个病理的产物，反过来它又是一个致病的因子，所以这东西在哪个地方哪个地方就会生病。

“胸为阳位似天空”，胸是上气海，是阳气汇聚之处，胸里有痰邪，就要阻碍胸阳，胸阳就受到阻碍了，它就开发不利，所以它就有点儿表证。因为营卫都是从胸中开发于体表，现在胸里有痰了，胸阳不利，卫阳之气不利，所以这个人也有一些像桂枝证。桂枝证是什么？发热，汗出，恶风。“病如桂枝证”，“如”字是“像”字，那么意在言外，它不是桂枝证，发热汗出像有点儿表邪。但是“头不疼，项不强”，头也不疼，项也不强，桂枝证“太阳之为病，脉浮，头项强痛而恶寒”应该有太阳经脉之证，它这没有，说明它又不是桂枝证，只不过相似而已，这是胸阳不利而导致表气的不和。

大结胸汤证“结胸者，项亦强，如柔痓状，下之则和，宜大陷胸丸”，水热结胸证有的时候头项也强，也像是有点儿柔痓，有汗出。胸为高位，阳位受邪之后，就有类伤寒证。胸里阳气有病了，有的时候出现类似伤寒证，像有表证。“寸脉微浮，胸中痞硬，气上冲咽喉，不得息者”，这是论它的脉证。怎么知道胸上有寒？“寸脉微浮”，根据古人的记载，“上部有脉，下部无脉，其人当吐，不吐则死”，“上部有脉”就是寸脉，“上部”就是寸脉，“下部无脉”就是指关尺说的，如果见了这样的脉，“其人当吐”，应当给用吐法，如果不吐，能把人憋死。根据文献记载看，寸脉微浮是关脉、尺脉都比较沉伏不起。为什么？因为气机闭塞、气道不利了，所以它脉也就不起了。

为什么寸脉微微有点儿浮？一是邪在胸而有上越之机，正气要使邪气“在上者，因而吐之”，有上越之机。“胸中痞硬，气上冲咽喉，不得息者”，胸里痞硬，这人胸里痞塞、硬闷，有气往上冲、往上顶，顶住嗓子眼，而使呼气不得利。“而不得息者”，顶这边喘气都不得利了，这是什么？痰气上逆，痰气上逆要吐，他又吐不出来。虽然有痰气上越之机，但是又吐不出来，所以“气上冲咽喉，而不得息”，这个病是很厉害的。“此为胸有寒也”，胸里有寒痰，因为它已经有往上的机转,“气上冲咽喉”,那么寸脉也微浮,应当因势利导,“病在上者,因而越之;病在表者,汗而发之”,所以“宜瓜蒂散”,给他吃瓜蒂散。瓜蒂散一吐,把痰邪给吐出去,胸阳之气得升,这个病就好了。

瓜蒂散这个方子,一个是瓜蒂,“熬黄”,就是炒黄;另一个是赤小豆,“赤小豆一分,瓜蒂一分”,等量。这个煎服法注意了,“上二味,各别捣筛”,瓜蒂和赤小豆分开捣,捣完用细罗筛一筛,“为散已”,为成面者,然后“合治之”,把瓜蒂和赤小豆合在一起,把它搅拌匀了,“取一钱匕”,现在就是三分,不要多用,而用三分,“以香豉一合”,豉,有臭豉、香豉,用一合豆豉,“用热汤七合,煮作稀糜”,稀者就是烂,烂烂乎乎的,像稀粥,然后去渣滓,用水和药面,“和散,温顿服之”,“不吐者,少少加”,三分要不吐,可以加到四分,“得快吐乃止”。“诸亡血虚家,不可与瓜蒂散”,这个吐药还很厉害,使胃里翻肠倒肚的,把东西全吐出来。所以要是身体软弱、亡血,气血虚衰的人、年老的人、有什么脑病、心脏病的瓜蒂散就不大好用了。

现在就讲一讲瓜蒂散的作用。古人就认为这是酸苦涌泄之法。瓜蒂又叫苦丁香,这个药特苦,就是咱们夏天吃的甜瓜的底、尾巴。赤小豆微微带点儿酸味,一苦一酸,就是酸苦就作吐,酸苦涌泄为阴。瓜蒂这个药是个吐剂,能吐胸中的实邪,没有实邪可不行。为什么要用香豉?豆豉是个清宣的药,有点儿宣阳、清宣的作用,所以它清轻能载药上浮,而能够帮助瓜蒂涌吐胸中痰湿,它是个辅助之药。一般吃药后吐什么东西?有的时候吐菜汁,就像是咱们青菜拧出的汁,有的是绿色,有的还有黄色,也有吐出稠黏的痰涎,扯不断的黏涎,一吐出来就舒服了。吐得是满头大汗,浑身出汗,吐有解表的作用,就体现在这个地方了。因为吐的时候是很难受的,恶心难受,脸也红了,血管也都鼓出来了,脑门出汗,浑身也出汗,所以吐的时候都有见汗,见汗就要怕风,所以要避风。这是一个了。第二个,在吐以前最好用宽一点儿的布带子把肚子勒紧一点儿,这样吐得快。把肚子勒上,腹肌一使劲,就往上吐了。第三个,吐的时候往往有头晕,所以告诉患者吐以前闭目以待之,把眼睛闭上,闭上等待,不要睁眼睛,会头晕。

吐也得恰如其分。“吐不止者”,吐得不止,已经都把绿沫子、黄沫子、痰涎吐出来了,还吐。怎么办?这时候用大葱瓣熬汤,把它喝下去,就止住了。吃了瓜蒂散以后,心里直闹腾,吐不出来,那怎么办?那就看情况了。一个就是说是“少少加之”,第一次吐不出来,少少加之,也可以探探嗓子,助吐法,也可以给他吃一块砂糖,吃了就吐,一见甜东西就吐。吐得要快,所以说“得快利则止”,吐得很痛快,“哇哇”吐出来就好了,和下利“得快利乃止”道理是一样的。问题是什么?把这些胸上、胸中的寒、痰、邪倾囊而出,都吐出来了,不能遗留。

汗、吐、下是祛邪的三法。“病在表,汗而发之;病在上,因而吐之;病在里,下而竭之”这都是古人的祛邪三法。金元时代有一个叫张子和的,写了一本书《儒门事亲》,尽讲汗、吐、下之法,那也是一个名医了。现在是汗法、下法比较常用,吐法不大敢用了。有当一辈子大夫的吐法一次都没用过,所以这个法有点儿名存实亡。

吐法也不局限瓜蒂散这一个方子,白矾也能吐,吐的药还是有几种,但是瓜蒂散是比较常用的,所以我们要提倡用这个吐法。同时我们也要记住,正气虚,身体不好的,有肺病、结核、心脏病,用这个药可就要注意了。那时候中医学院有一位老师,他的老婆就是得病了,我也不知道。他那天就来找我,说“刘老师,这个瓜蒂散怎么个用法?”我也不知道他为什么问,我就给他简要说了说。好,他回去就给老婆用了。他老婆有点儿像神经官能症,她就吐了。经过多长时间,这个老师对我说“老师,这个瓜蒂散太厉害了。”我说“你怎么知道厉害?”他说“我给家里吃了,还真吐了,半个多月没缓过来。”后来吃了些补药。

胸中痞硬是胸有痰邪,胸阳闭塞,气机不利,营卫不和,所以这个病有点儿像桂枝汤证,症状特点是“胸中痞硬,气上冲咽喉,不得息”,并且是六部脉皆沉,没有寸脉微浮的,这是邪气要从上越而出,所以因势利导,用瓜蒂散以引吐之。

病胁下素有痞,连在脐傍,痛引少腹,入阴筋者,此名脏结。死。(175)

这一条讲三阴脏结的死证。

胸和胁,胸中痞和胁下痞是互相联系的。胁下痞不是新病,是一个老病,因此加上“素有痞”,“素”就是平素,就是未病以前就有这样的病。什么病?是胁下觉得痞闷,痞塞不利。它的范围多大?“下连脐傍”,从胁下连接到肚脐一旁。这个描述是既往史。“痛引少腹,入阴筋者”,现在发作了,因为感寒而发,所以他就,胁下、脐旁疼痛。“引”是掣引、牵引,疼痛掣引到小腹,疼得很重。到什么程度?“入阴筋者”。就男性而论,把外生殖器都抽进去了,入者进也。

这是个什么病,为什么疼得如此严重?怎么还往里抽?“此为脏结”,张仲景就告诉了这个病的名字叫做脏结证。这个脏结与前边同结胸对比的那个脏结就不同了,这个叫三阴脏结。“胁下素有痞”,是足厥阴肝经就有寒。“连带脐傍”,脐腹属于太阴,肝之寒邪而乘于太阴之脾,这个肝的寒邪、脾的寒邪影响到少阴的肾,小肚子和肾有关系。阴筋既关系厥阴,也关系少阴,所以“寒主收引”,寒邪的收引,它的势力强大,把外生殖器都抽进去了。显而易见，阴寒独行其事，脾、肝、肾三脏无阳以化，无阳以温，不温不化，没有阳和之气了，所以这个病是一个死证。这种脏结不是一脏的问题，而是肝脾肾三脏的问题。这个脏结的寒邪的势力已经到了阳气竭绝，阳气不能够温，阳气不能够化，不温不化就是一派阴寒用事，所以寒邪收引才达到如此之甚，达到了入阴筋的这样的一个程度。

伤寒病，若吐、若下后，七八日不解，热结在里，表里俱热，时时恶风，大渴，舌上干燥而烦，欲饮水数升者，白虎加人参汤主之。（176）

这条是讲阳明热证兼有气阴两伤的证治。

病从伤寒而来，中间经过“若吐”，吐则津液亡于上，“若下”，下则津液亡于下。吐、下伤亡阳明的、胃家的津液。这个病未好，时间是“七八日不解”，延续到七八天这个病还没有好。

“热结在里”，这个“结”字不要当“凝结”讲，当作“集结”讲。由于吐下，胃中的津液受损，在表的邪热就乘着这样的一个机会集结在里。“里”是对于表而言，邪离开了太阳之表，而入阳明之里了。病变的部位不属于太阳而属于阳明了。阳明的热，“热结在里”，集结在里。这个热如果未炼结成实，还未达到燥屎凝结的程度，仍然是阳明胃气的燥热，所以它就要表里俱热。头一句话叫“热结在里”，第二句话叫“表里俱热”，这样体会就好理解了。热邪在里，但是气达于外，就是邪热弥漫周身，充斥表里。

显而易见，这个热不是炼结在肠胃，不是承气汤证的燥结之结，而是太阳的表邪集结在阳明的一个问题，所以这个就是阳明病的热证，而不是阳明病的实证，这个要分清了。“时时恶风”，意在言外，当有汗出而多、腠理不固的这样的一个证候，因为表里俱热，热邪腾达，腠理开泄，津液外越，所以就有汗出。

因为阳明病多汗，腠理不能固密。它是一个开泄的，所以时时而恶风。恶风和恶寒是个互词，下边这一条就讲“背部微恶寒”。另外一个原因就是由于它的热甚，热甚伤津，津液就外渗，就有汗出。热也能伤气，所以气也伤了，津液也伤了，就出现气阴两伤的症状。

津液受伤，而热邪还不去，所以“大渴，舌上干燥而烦”，出现一些燥热伤津液的症状。热要伤气，所以就有“时时恶风”这样的症状。“时时恶风”有两个机理，一个是热伤气，一个是腠理不能够固密，两个因素都有。恶风是伤了气，渴是伤了津液，两个对比之下是哪个重哪个轻？伤津液伤得厉害。我们说白虎汤证有“四大症状”，其中有个“大渴”。“大渴”的话从哪里来？就是《伤寒论》这一条有个“大渴”，“大渴”就不是“小渴”。怎么知道他大渴？是“欲饮水数升者”，患者不喝水则已，一喝水就得喝那么好几升，这个渴就是“大渴”了。

渴,就有一个干燥的症状,他有一个津液干涸的症状,所以他才饮水自救,他才要喝水。“舌上干燥而烦”,这个人“舌上干燥”,舌头上干燥,这句话说得科学性相当的强。人口里干燥,以哪儿为突出?主要在舌上干燥了,这才真叫干燥。怎么知道舌头干燥?这里有自觉症状,有他觉症状。自觉症状就是说是患者感觉舌头上干,他觉症状是当医生的要看舌苔,一看舌苔,舌面上头没有津液,是干的。这样行不行啊?不行。医生得把手洗干净,用手指头摸一摸,一摸,干的。看是视觉,用手指头摸一摸,这叫触诊。这样干才说得上干燥。

“烦”有两个意思,烦者甚也,就是舌上的干燥和渴不是一般的,而很严重,所以骨头节疼痛叫“烦疼”,疼得很厉害,所以这个“烦”不当作“心烦”来体会,当作病情很重。有的注家就不解释为心烦,“舌上干燥而烦”,干燥得很严重,很厉害。但是白虎汤证确有心烦,下边我们就讲了“口燥渴,心烦”。因为“四大症状”大烦、大热、大渴、脉洪大,所以白虎汤证它有心烦,难道说那样的燥渴,他就不心烦吗?就把心烦排除出去了?那也不可能的。所以这一个“烦”既有燥渴严重的意义,也有心烦的意义。因为内有热,胃有热,所以他心就发烦。由此看来,这个病是阳明热邪弥漫周身,周身大热。

伤了津液,伤了气,气阴两伤,津液的干燥到了严重的地步,怎么治疗?“白虎加人参汤主之”,用白虎汤清热生津,加人参,既能助气,又能够生津。单纯的白虎汤就不行了,因为有“时时恶风,大渴,舌上干燥”,得加人参,人参既能够补气,又能够滋生津液,这是张仲景用药的一个规律。比如小柴胡汤有口渴的,去半夏,加栝蒌根,另外人参的剂量得要增加。

为什么要增加人参的剂量?因为人参这个药又能够补气,又能够助阴,《神农本草经》说“人参,味甘,微寒,无毒,主补五脏,安精神,定魂魄,止惊悸,除邪气,明目,开心益智”。它为什么说“补五脏”?因为五脏为阴,五脏属于阴的,所以人参这个药有补阴的作用,当然它也能补气,能补肺脾之气。如果热甚津枯而气分衰了,气为阳,津液为阴,阳生阴长,阳杀阴长,不把肺胃之气扶起来,津液是不好滋生的。光用知母行不行?那是不行的,所以要加上人参。茯苓四逆汤证是阴阳两虚,四逆汤补阳,茯苓、人参补阴,这是张仲景那个时候用药的一些思想、一些规律。有的时候和近代的一些药书、本草有一些不同。

伤寒无大热,口燥渴,心烦,背微恶寒者,白虎加人参汤主之。(177)

这条意思和前条是接连的,再论阳明热盛,气阴两伤的证治。“口燥渴”、“心烦”这都是说阳明有热了,阳明气分之热而伤了津液。“背微恶寒者”,这不是周身的“时时恶风”,“时时恶风”和“背部微恶寒”从病机上来讲是一致的，表现的形式是不同的。背为阳之腑，是阳气出入的一个部位。背部恶寒比较严重，不烦不渴，身无大热，而口中和的，口中和就不是口中干燥，往往反映少阴的阳气虚衰。

白虎汤证背部恶寒的特点是“微恶寒者”，微微的有一点儿恶寒，同时有口燥渴、心烦、舌上干燥。这个证它也有汗出，汗出就是肌腠疏泄，由于热邪伤气，卫气不能固密，这样反映在阳的部位、背的部位有点儿微微的、轻微的怕冷。这也是一个气阴两伤、热邪伤气的反映，和少阴阳虚背恶寒是不同的。

“白虎加人参汤主之”，用白虎汤清热生津，加人参补气以生液，固密体表，所以就解决了背部微恶寒的问题。一个是恶风，一个是恶寒，这是互文见义，恶寒的时候也有点儿恶风，恶风的时候意在言外也包括恶寒。所以白虎汤证辨别不是困难的，难在阳邪见背恶寒，有的时候混淆诊断。

伤寒脉浮，发热无汗，其表不解者，不可与白虎汤。渴欲饮水，无表证者，白虎加人参汤主之。(178)

这一条是讲白虎汤的禁忌证和使用原则。

“伤寒脉浮”就是太阳的纲脉，“太阳之为病，脉浮”，这个病在太阳。“发热无汗”也是病在太阳，太阳伤寒就是发热无汗，“发热无汗”里有没有“恶寒”？也可以包括恶寒在内。为什么提“发热”、不提“恶寒”？因为错用白虎汤往往是由于有发热。发热了，是表热还是里热？是热结在里还是热郁于表？界限划不清，白虎汤就用之太早，在太阳的阶段就用了白虎汤。所以张仲景就是切中这样的一个弊病，在这里提出来了，“伤寒脉浮，发热无汗，其表不解者”，太阳的表邪还没有解除，“不可与白虎汤”，不可以给他白虎汤吃。

因为邪在表，风寒闭郁，阳气不宣，闭则发汗，这种发热非发汗而不解。白虎汤这个方子是一个重剂的凉药，在温病上叫辛凉重剂。如果邪在表而给他吃白虎汤，寒凉重剂就要郁遏阳气，导致脾胃虚寒，造成阳邪内陷之机，在表之邪就困郁、闭塞，不得外出，这个问题可就严重了。所以不要认为石膏这个药什么时候都可以用，张仲景说得很清楚，表不解的这种发热，脉还浮的，不能够用白虎汤。

什么时候可用？一定得“热结在里”，热邪集结在里，表已经解了。“渴欲饮水，无表证者”，“渴欲饮水”一句话就是阳明的里热伤了津液，里热已成了。“无表证”，没有发热恶寒的表证，脉也不浮，这时候才可以用白虎加人参汤。这很有意思，短短的几句话提醒我们，当医生的要注意啊，不要一发热就用石膏，卫分之热的时候不能用石膏，那个时候是阳气闭郁，应该发汗。

我就犯过这个错误，表邪不解就用了石膏了。旧社会我在大连当过职业医生。有一个患者是女性，姓周，发烧，是表不解的发热。我也没分风寒、风热,就给她开银翘散加石膏,吃了烧不退,这家对我还是挺信任的,过去看过病,都好了,这回还找我。再看一回吧,又一看,还感觉石膏用的劲小了,所以石膏剂量又加大,烧还是不退,还有点儿神昏谵语,这我就没有辙了。大连和山东是一海之隔,烟台有一位老大夫姓方,就请人家来了。人家就问了"你们没找当地医生看吗?"说"找了,找刘渡舟看的",把药方拿出来看看吧。一看,老大夫直晃脑袋,说他用石膏用得太早了。所以叶天士为什么讲卫气营血?有道理的、有层次的。你在卫分的时候用气分药能好吗?就冰伏了,像冰,把邪气伏在里了。这怎么办?现在邪气都闭郁到这样的程度了,发越不出来。

这个老大夫有经验,说"你这样,你家里有没有养过鸡?找个公鸡"。把公鸡找出来,拿个小刀把那个鸡冠给划开,拿个小碗接点儿鸡冠血,带点儿黄酒,把它摊开了,放点儿蜂蜜,热黄酒、蜂蜜、鸡血一和,给她喝下去,喝完以后,盖被出汗,就这么样了。盖了被,喝了鸡冠血,有黄酒,还有蜂蜜,这个人就出了汗,汗出以后前胸出了一大片白色像针尖大小的白瘾疹,不是白蓓,没有浆,烧退,病就好了。这事我都不知道,他的男人后来告诉我的。以后我看《本草纲目》,《本草纲目》有颜氏家传方治麻疹不出、豆疹不出有这么个方,就有鸡冠血,就这个方。

从那以后我用石膏就非常地谨慎了。不要一开方就把石膏用上去了,得分在什么阶段。再学习《伤寒论》张仲景这一句话"伤寒脉浮,发热无汗,其表不解者,不可与白虎汤",就感觉非常亲切。所以为什么《伤寒论》有法有方。岳美中岳老说《伤寒论》有法有方,"法"是什么?这些地方就叫"法"。什么叫"可"?什么叫"不可"?给你分析出来两方面的问题,就有法了,就有所遵从了。

太阳少阳并病,心下硬,颈项强而眩者,当刺大椎、肺俞、肝俞,慎勿下之。(179)

这一条与第150条相互呼应,共论太少并病的治法和禁忌。先有太阳病,后出现少阳病,这叫并病。症状是"心下痞硬,颈项强而眩者",这是太阳和少阳两经的证候先后出现了。治疗要用刺法,不要吃汤药,刺大椎、肺俞以解太阳之邪,肝俞以解少阳之邪。"慎勿下之",叮咛之词,千万不要用泻下,不要因为心下硬而用泄法。这一条就和前面讲的第150条,意思是相同的。第150条是禁汗,不能发汗,"发汗则谵语"。这一条是禁下,如果误下则变成结胸。这两条意思是一致的。

太阳与少阳合病,自下利者,与黄芩汤;若呕者,黄芩加半夏生姜汤主之。(180)

黄芩汤方:

黄芩三两 **甘草**二两，炙 **芍药**二两 **大枣**十二枚，擘

上四味，以水一斗，煮取三升，去滓，温服一升，日再夜一服。若呕者，加半夏半升，生姜三两。

这一条讲太少合病下利的证治。

“太阳与少阳合病”，同时发病，既有太阳的症状，也有少阳的症状。“合病两三经同病”，两三经病同时出现，不分先后次第，这样就叫合病。在合病的基础之上，还有一个特点是“自下利者”。“自下利”就是未经过泻下自己就有下利。这是个什么道理啊？太阳和少阳合病出现下利的特点，反映了少阳之热已逼入里，逼入肠胃。下利是个里证，这个里证见于太阳、少阳合病的基础之上，所以是少阳的热邪逼迫肠胃。在这样的情况下，如果按照太阳治，给他发汗，就不对，因为已经出现少阳病，少阳是禁汗的。如果用泻下之法，也不对，因为少阳是禁下的。汗下皆非所宜，都不可用。

目前的情况是少阳之热逼迫于肠胃而作下利，所以就要用清法，得先清少阳之热，使少阳这个热邪一解，下利就自止了。少阳之热去了，肠胃之热就解了。肠胃之热一解了，下利就解除了。下利一止，少阳的热邪就减轻了，少阳的热势一减轻，少阳的枢机也就因之而利，太阳之邪因而得解。所以这是一个清少阳之热，助少阳之枢，使太阳之表自然而解的一个治疗方法。所以要给他吃黄芩汤，清少阳之热。

“若呕者”，如果这个人胃气上逆，或夹有痰饮而作呕，“与黄芩汤”，再加上半夏、生姜和胃降逆以治呕。这个意思和葛根汤“二阳合病，必自下利，葛根汤主之，若呕者”，也可以加半夏，意思一样。

黄芩汤由黄芩、甘草、芍药、大枣组成，“枣枚十二守成箴，二两芍甘三两芩，利用本方呕加味，姜三夏取半升斟”，治少阳热邪下利。太阳阳明合病下利，用葛根汤，少阳阳明下利用大承气汤，这个用黄芩汤。黄芩是苦寒之药，清肝胆之热。芍药能够养肝胆之阴，能于土中伐木，在脾胃当中伐肝胆木气的横逆，还能够治疗腹痛，因为下利往往有点儿肚子疼。黄芩清肝胆之热，芍药平肝木而和阴，因为是热邪之利，所以这两个药为主。大枣、甘草补中扶正，而治利后之虚。如果呕逆，胃气上逆而夹饮邪，加半夏、生姜蠲饮以治呕。后世有一个方子叫芍药汤，“芍药滞下便脓血”，实际上就是从黄芩汤发展而来的。一个清热，一个平肝养阴，治腹中疼痛。黄芩汤是清肝胆之热，治肝胆热性下利。下利和一般的腹泻就不同，因为它是热性下利，所以下利黏腻，肚子疼，有些像痢疾。

伤寒胸中有热，胃中有邪气，腹中痛，欲呕吐者，黄连汤主之。(181)

黄连汤方：

黄连 甘草,炙 **干姜 桂枝**去皮,各三两 **人参**二两 **半夏**半升,洗 **大枣**十二枚,擘

上七味,以水一斗,煮取六升,去滓,温服一升,日三服,夜二服。

这一条是讲上热下寒,腹痛欲呕的证治。

这一条注意两个“有”字,“胸中有热”的“有”,“胃中有邪气”的“有”。有者,就是原来就有的意思。“胸中有热”是上热;“胃中有邪气”是胃里、中焦有邪气。

什么邪气?这里指寒邪之气。就是上边有热,中焦还有寒,这样一个病理反映到证候上来,胃里有寒,所以肚子就疼痛;胸中有热,就是“欲呕吐者”,总想着要呕吐,但是又吐不出来,所以加个“欲呕吐”,这是上热而中寒。上热而中寒,这也是一个阴阳升降不利的关系。胸中之热不能下行,所以热在上而寒在中,凡是这样的寒热错杂之证都和阴阳的升降有关系。

这条的特点和脾胃升降不利的心下痞硬不同。不同点在什么地方?一个它没有心下痞,一个它有腹中痛、肚子疼。说明如果寒热之邪痞塞于心下,它就作痞、心下痞,心下痞我们就用泻心汤。如果热在上而寒在下,肚子疼痛,寒凝于中,而不作痞的,不是塞于胸之下、腹之上的半上半下那个地方,它分开了,热就是在上边,寒就在腹中、下边。这样就是腹中痛,它虽然是补脾,它肚子一定要疼。为什么要疼?它有寒。为什么“欲呕吐”?它上边有热。热只在上,而寒只在下,未构成一个交通痞塞的病机,就不作痞。痞证往往从条文上来看,由于误下,“病在阴而反下之,则作痞也”,误下伤了脾胃,总之,脾胃它得受伤,然后作心下痞。这是胸中有热,胃中有邪气,原来就有,不是说是由于误下,来路不同,所以张仲景加上两个“有”字,有者是自身原有的,不是什么原因造成的。

这样怎么办?“黄连汤主之”。我们在临床上看这个病,有大便腹泻的一面,这个条文上头没有写。“欲呕吐,腹中疼”,也有时候大便不调,大便不好,就是说夹有腹泻,这个腹泻不是下利,不是痢疾,就是大便不调,一天拉个两三次。所以“热病于上,而欲呕吐,寒病于下,而腹中作痛”,或者出现下利,是上热下寒,也属于阴阳升降的失调,但是没有形成心下痞,这是黄连汤证的一个特点。半夏泻心汤证、生姜泻心汤证、甘草泻心汤证都有心下痞。黄连泻心汤实际上就是半夏泻心汤,把黄芩减掉,再加上一味桂枝,同时黄连的剂量稍微大一点儿,和半夏泻心汤意思差不多。

虽然这个方子以黄连为名,叫黄连汤,但是从药味的组成来看,热药重于寒药。苦寒下降之药只有一个黄连,干姜、桂枝、半夏、人参、大枣、炙甘草这些都是辛温之药。这样来看,虽然是一个热上寒下之变,但是从治疗来看是侧重

于温，温补的作用要强烈一些。泻心汤的芩连是并用的，以解寒热错杂之邪，黄连汤把黄芩去掉，又加上一个桂枝，所以通阳去寒的作用就要强烈一些，泻热的力量就少一点儿。大家可以有这样的意见了，那不用黄连行不行？不用黄连可不行。古人有一个方子叫连理汤，就是理中汤里加上黄连。连理汤和理中汤的作用完全不一样，比如腹痛下利，看着像有寒，用理中汤止不住，用理中汤加上黄连后，马上就见好了，也不腹泻了，吃了药就挺舒服。

为什么要加桂枝？干姜和桂枝，张仲景常配合在一起用，最典型的就是柴胡桂枝干姜汤。干姜是个守药，守而不行，补的力量很大。下利用干姜能补是守，桂枝能行，能温通，这两个药都是热性药，一个是守的，一个是行的，这一守一行，上下的寒热才能互相交通，这个意义就更好了。桂枝有温通的作用，温通上下，温通内外，同时它还有理气的作用。在临床的时候，上面想呕吐，下面还腹泻，寒热错杂的，黄连汤是一个很好的方子。

伤寒八九日，风湿相搏，身体疼烦，不能自转侧，不呕不渴，脉浮虚而涩者，桂枝附子汤主之。(182)

桂枝附子汤方：

桂枝四两，去皮　附子三枚，炮，去皮，破八片　生姜三两，切　甘草二两，炙　大枣十二枚，擘

上五味，以水六升，煮取二升，去滓，分温三服。

若其人大便硬，小便自利者，去桂枝加白术汤主之。(183)

去桂加白术汤方：

附子三枚，炮，去皮，破　白术四两　生姜三两，切　甘草二两，炙　大枣十二枚，擘

上五味，以水六升，煮取两升，去滓，分温三服。初一服，其人身如痹，半日许复服之，三服都尽，其人如冒状，勿怪。此以附子、术并走皮内，逐水气未得除，故使之耳，法当加桂四两。此本一方二法：以大便硬、小便自利，去桂也；以大便不硬、小便不利，当加桂。附子三枚，恐多也。虚弱家及产妇，宜减之。

风湿相搏，骨节烦疼，掣痛，不得屈伸，近之则痛剧，汗出短气，小便不利，恶风不欲去衣，或身微肿者，甘草附子汤主之。(184)

甘草附子汤方：

甘草二两，炙　附子二枚，炮，去皮，破　白术二两　桂枝四两，去皮

上四味，以水六升，煮取三升，去滓，温服一升，日三服。初服得微汗则解。能食，汗出复烦者，服五合，恐一升多者，宜服六七合为妙。

这三条是关于风湿病的条文，是伤寒的类证，属杂病范围，所以《金匮要略》中也载有三方。三方都能治疗风寒湿痹，但桂枝附子汤为风湿偏重于表

而设；去桂加术汤为风湿偏重于肌肉而设；甘草附子汤则为风湿偏重于关节而设。

伤寒脉浮滑，此表有热、里有寒，白虎汤主之。（185）

白虎汤方：

知母六两　**石膏**一斤，碎　**甘草**二两　**粳米**六合

上四味，以水一斗，煮米熟，汤成，去滓，温服一升，日三服。

这一条是讲阳明热而未实的脉证治法。

关于“表有热，里有寒”，注家有多种认识。结合临床实践，我认为应该在“表”底下加一个“里”字，此“表里有热”。“里有寒”这个就简略了。就是“伤寒，脉浮滑，此表里有热，白虎汤主之。”

突出一个脉，因为脉浮滑，大浮数动滑，这都是阳脉。脉浮而滑，是阳气有余，阳明有热，气分有热。气分有热充斥于表里，表里有热，口燥渴，心烦，汗出这些症状也是自在言外了。如果气还没有伤，只是伤了津液，就用白虎汤就可以，不要加人参。

白虎汤由知母、石膏、粳米、炙甘草四味药组成。知母有些苦味，很滋润，能滋养津液，还有点儿养肾阴、肺阴、胃阴的作用，对于肺、肾、胃这三个脏器的阴分，知母都能够滋养。白虎汤证口干燥，口苦，因为热伤了阴分、伤了津液，所以要用知母。知母既能清热，因为它苦而滋润，它又能养津液，所以这个药在白虎汤里非常重要。

为什么白虎汤不用麦冬、天花粉、石斛、玉竹，但用知母？大家要考虑考虑，等将来我们讲竹叶石膏汤，它就用麦冬、不用知母了。因为知母不但生津液，它还有清热的作用，那些药，一般说扶津液、滋津液、扶正气有余，清热的能力就不行了。知母既能祛邪也能养正，能养肺、胃、肾的阴精。为什么叫知母？就是知道肺阴是肾水之母。母，金水相生。所以它这个药能滋肾阴，滋肺阴。石膏是辛寒之药，成无己说它是甘寒的。石膏是清热的，是个大寒之剂，能清气分之热，肺胃之热，它之所以能生阴，就是它能清热，把热要是去了，津液它不受消耗了。

石膏这个药是清热的，是寒性药，能清肺胃之热，又能清卫气之热，所以石膏是个非常重要的药，治伤寒、治温病。又一本书叫《疫疹一得》，这个书中用石膏，用到一斤，二斤，二斤、三斤的用。这是个积数，不是一下就用二斤，为什么？就是有一种疫症，就是特热，非石膏不可。但是这个药近代医学研究不出来什么东西来，所以石膏这个东西怎么化验也化验不出来，石膏叫什么，叫钙质。

石膏和知母又清热又生津液，这是个主要的药，按着白虎汤的意思来说，

知母是占第一位的，石膏还是第二位的。药太凉了，又怕脾胃之气受伤，所以加上了炙甘草，有点儿甘温，加上粳米。米是五谷之一，一个是补中益气，一个是借谷味补脾胃的后天化谷之源，同时还制约石膏知母的寒性。

伤寒脉结代，心动悸，炙甘草汤之。(186)

炙甘草汤方：

甘草四两，炙　**生姜**三两，切　**桂枝**三两，去皮　**人参**二两　**生地黄**一斤　**阿胶**二两　**麦门冬**半升，去心　**麻子仁**半升　**大枣**十二枚，擘

上九味，以清酒七升，水八升，先煮八味，取三升，去滓，内胶烊消尽，温服一升，日三服，一名复脉汤。

这一条是讲太阳之邪传入少阴而阴阳两虚的证治。

脉结代和心动悸是有联系的，因为心主血脉，心总是搏动的，但是人不知其心动也，这是正常现象。现在的问题是，病人感觉到心跳了，心跳也有轻有重，这个跳的就厉害了，叫“心动悸”，加上一个“动”字，不是一般的心跳。过去有“心动悸”吗？只有心悸啊，“发汗后，心下悸，桂枝甘草汤主之”。“伤寒，心烦悸，小建中汤主之”，没有加“动”字。现在加上一个“动”字，就像厥阴病，“气上撞心”，加上个“撞”字，现在加上个“动”字，那么“言其甚也”。这是一个病态，就是现在所说的心律不齐了，早跳啊，期外收缩，心律不齐啊。

由于心律的不整，脉就见结代了。结脉和代脉是两个脉，都是动而中止，跳一跳它停一下子，然后再跳。它们和心动悸是相联系的，是一致的。心律不齐反映于脉，脉见结代，结脉、代脉都属于阴脉，能至、缓者，名为结。停一下，自己还能回来，继续还能跳的，这叫结脉。不能自还的，跳一跳，停了，待会儿再跳，跳完了还跳的很快的，就叫代脉。这反映心脏的气血虚衰。

心是五脏六腑之大主，心一虚，脉就见结代，这不是个小事。这是邪气和心脏的正气发生了关系了。这时候以正虚为主，以邪气为次，所以这时候“伤寒，脉结代，炙甘草汤主之”，就不管伤寒还是其他的问题，那是次要的，主要是心脏的问题，要积极地扶正，要调整血脉，要补益气血，使心脏的跳动恢复正常，所以用炙甘草汤主之。

炙甘草汤这个方子里有一些甜药，甜药是补中益气的。为什么要补中益气？因为气血是生于中焦，脾胃为气血之源。中焦气血足了，血才能得养而充于血脉。这个方子里还有生地黄、麦冬、阿胶、麻子仁润燥滋液补血，使血液得到补充，使血液能够养心，因为心主血脉，血也能够养心。气也有了，血也有了，但是血属于阴的，阴不得阳不化，所以要加上点儿阳性药，加上桂枝、生姜、还有清酒，煎药时加上清酒使阳气推动血脉，使血脉通利，使阿胶、生地、麦冬不发生黏滞。这样对心脏、血脉是有利的，所以炙甘草汤又叫复脉汤。吃了这

个药以后，脉能恢复，不结代了，所以叫复脉汤。

总之，炙甘草汤的特点有滋阴，滋阴就是补血了，还能补气、养心，而能够通利血脉。怎么能说是通利血脉？根据《名医别录》所说，甘草能够通血脉，利血气。近代的药学发现甘草中有一种物质叫甘草苷，有强心的作用，以此说为什么这个方子叫炙甘草汤，炙甘草这味药对于“心动悸，脉结代”是起主要的治疗作用。

我个人的体会，这个方子也有它的流弊，吃炙甘草汤应当注意几个问题。一个是这个方子吃多了要肿，腿和脸上发肿，第二个是吃多了大便要作泄，要有腹泄，为什么？虽然这个方子中有清酒，有生姜、有桂枝，但是滋阴药多，大家看看这个药方，炙甘草四两，生姜三两，桂枝三两，人参二两，生地黄一斤，阿胶二两，麦门冬半升，麻子仁半升，这个方子滋润的药特多，吃多了就出现浮肿。以前没有体会这个问题，有个风心病病人，吃炙甘草汤挺见好，他拿个方子就走了，总吃这个方子，对心脏有好处，后来腿就肿了，脸也肿了。以后不是这一例了，好几例，其他的心脏病心肌炎，脉结代，中医一看属于气血虚，血脉不足的，用炙甘草汤的，吃了一段时间后往往浮肿、腹泻。

另外，根据我个人体会，“脉结代，心动悸”，加上些五味子效果还会好。加人参、麦冬、五味子就孙思邈《千金要方》里的生脉散。柯琴的意见是去掉麻子仁，加上酸枣仁，他说加上酸枣仁效果会好些。

什么叫清酒？汉朝时没有白干酒，都是米酒，像醪糟之类的酿成的酒，那种酒古代分成两种，一种是白米酒，叫清酒。一种黄米酒叫浊酒。

太阳病从“太阳之为病”开始，最后到伤寒脉结代，心动悸，炙甘草汤，手少阴心脏病为结尾，这有什么道理啊？因为太阳和少阴为表里；少阴，一个是肾一个是心，足少阴肾、手少阴心。太阳病开始发病发热恶寒，开始抵抗，邪气郁于表，最后以手少阴心脏的虚衰作为结尾，从邪气开始到正气虚衰，太阳又和少阴相表里，有这么个内在的联系。

同时太阳病也很容易诱发一些少阴病，足少阴的阳气虚衰，和手少阴的气血虚衰，一个是四逆汤证，一个是炙甘草汤证，这样来体会就更加好一些。

脉按之来缓，而时一止复来者，名曰结。又脉来动而中止，更来小数，中有还者反动，名曰结阴也；脉来动而中止，不能自还，因而复动，名曰代阴也。得此脉者，必难治。（187）

这一条是讲结代脉的特点，并以此来判断疾病的预后。

结脉与代脉均属于阴脉，主脏气虚衰，正气亏损，如果见到两脉，病多半难好。所以说“得此脉者，必难治”。

现在给太阳下篇做一个小结。下篇 52 条，主要讲了以下几个内容：第一个内容是结胸证、结胸的类证；第二个内容是心下痞和心下痞的类证；第三个内容是阳明内结于里，热邪充斥表里，气阴两伤的白虎加人参汤证和它的禁忌证，之后又论述了太阳少阳并病，太阳少阳合病的治法和黄芩汤证以及上热下寒的黄连汤证。第三个内容主要是讲清法的。第四个内容是讲伤寒的类证，寒湿痹痛，这个留在《金匮要略》讲。最后是以少阴病心动悸，脉结代而作为全篇的结束，开始于太阳结束于少阴，由阳及阴，是这样一个意义了。

辨阳明病脉证并治法

[概说]

阳明病的概说包括阳明的生理、病理、病因、症状以及它的表里的关系。

阳明是生理上的，指足阳明胃和手阳明大肠，这叫病位；病理就是病所，病的处所，在胃和大肠。阳明叫两阳合明，两阳就是太阳和少阳，中间是阳明。什么叫做明？明就是阳气很昌盛、阳气很强的意思。太阳叫巨阳，“言其大也”，太阳之气布护周身，面积很大；阳明，“言其强也”，阳明之气是最强盛的。所以古人为了说明阳明的强盛，叫两阳合明，它夹于太阳和少阳的中间，以它的阳气最旺。

阳明从生理来讲，是一个多气多血之经。阳明属胃，胃是水谷之海，所以它是一个多气多血之经，它的抗邪的能力是相当积极、相当强大的。因此邪热由太阳之表到了阳明，阳明属于肠胃的，肠胃属于里的，所以在八纲就叫里证。到了里了，就和阳明作斗争，阳明之气就要抗邪，呈现亢奋的、积极的、进行性的一个状态。所以正邪斗争是有利的，根据这个特点，它是外感热性疾病的继起的阶段，太阳是开始抵抗了，到了阳明，抵抗有力了。

阳明病的成因有两个方面，一个是原发的，一个是继发的。原发的阳明病属于阳明在经之邪不解，由经及腑而构成阳明病，就是阳明经的本身的邪气传到了它本腑，或者胃里有一些宿食、有一些凝结，不经过其他经的影响，而属于本经致病。继发的阳明病，一般是太阳表邪不解而内传阳明；或者在太阳、少阳病的阶段由于发汗、吐下伤亡了胃里的津液，津液干燥而续发阳明病。

继发的阳明病有两种形式，一种是传经之邪，一种是伤了胃中津液，胃中干燥，这样邪气就传于阳明了。太阳病对于发汗就要非常谨慎，原因就是说发汗不当，不是亡阳就是伤阴；亡阳就容易病于少阴，伤了津液就容易邪客阳明。

阳明病以里实证为主,八纲辨证既是里又是实,里是它的病所,实是它的病性。

为什么变成实证了?因为阳明是燥热内结,阳明是阳气昌盛,阳热有余,所以这种热就不是一般的热,最能伤津液,所以叫燥热。阳明的热和少阳的热不同,和其他的热不同,叫燥热,燥热就内结,粪便、糟粕排泄不出来,就凝结了。燥热凝结,大便不能排出体外,腑气不通,六腑以通为顺,所以就形成了肠实而胃满。这样的病理连锁反应,古人总结叫痞、满、燥、结、实,就形成了腹部的痞满。

肠里的燥结形成了阳明的实的病理变化,什么叫实?实者有物也。六腑的病,肠胃的病,这样的病理变化反映于内就出现大便燥结、腹满、疼痛拒按,反映于外的就是身热汗出、不恶寒、反恶热也。因为这个燥实啊,那么阳明的气也盛,阳气有余,邪气也有余,大便也不排泄,所以它就要蒸蒸而热,濈濈汗出,不恶寒。里实证不是表证,所以它不恶寒,反恶热,这是阳明病的主要证候。

阳明和太阴是相表里的,脏腑、阴阳、内外,是表里的,所以脾和胃是互相联系的,这种联系是通过经络的。在发病过程当中,如果阳明之热被太阴的湿邪所郁遏,因此就不从燥化。阳明属于燥热,燥热就要伤津液,它有汗出、小便数这样的证候。如果阳明之热和太阴之湿互相结合,它的热就被阻了,就不能伤阴液,变成了湿热病。因此,湿热郁蒸中阳明之热不能外越而为汗,湿又不能下泻从小便而外出,所以这个人就头汗出,而身无汗,小便不利。湿热纠结就可以发生黄疸,影响胆液的排泄,就可以发生黄疸病。所以阳明篇里还有黄疸病,说明阳明和太阴是有关系的。

阳明病除了腑证外,还有经证。阳明有经,内里叫腑,外面叫经,它有经证,它有热证,还有寒证,还有虚证,就是阳明病包括腑证、阴证、寒证、热证、虚证。但是辨证的要点以"胃家实"的腑实为主,作为辨证的重点要求,以阳明腑实为主要的问题。所以阳明篇的提纲是"胃家实",提出了"阳明之为病,胃家实也"。就是阳明病虽然有多种的变化,但是主要以"胃家实"为主,以腑证为主。

阳明病的治法,由于它的多样的证候,所以也是比较复杂的。有清法、有温法、有汗法、有下法,但是也有重点,这个重点和它的证是相适应的,阳明病的证是以"胃家实"为主,所以它的治疗也以泻下为主,因此有大承气汤、小承气汤、调胃承气汤三个承气汤。

问曰:病有太阳阳明,有正阳阳明,有少阳阳明,何谓也?答曰:太阳阳明者,脾约是也。(188)

正阳阳明者,胃家实是也。(189)

少阳阳明者,发汗,利小便已,胃中燥烦实,大便难是也。(190)

这三条论述了阳明病的病因、病理和脉证。

阳明病是里证,主要表现为大便秘结。突出这个问题,阳明是里证、实证,反映里实证的具体症状就是大便拉不下来。这是总的问题,又分为不同的程度,并与其成因有关。因此,这一条就解决了三个问题,第一个是阳明病大便解不下来了,第二个是有不同的程度,虽然不下来了,它程度不同。第三个问题是它还有不同的来路,"病有太阳阳明,有正阳阳明,有少阳阳明"。

"太阳阳明者,脾约是也"。第一个问题讲脾约,就是太阳的表证,阳明就是大便下不来,就在太阳病头痛、发热恶寒的时候,这个人已经形成了大便秘结了。这个管它叫什么病?张仲景说这是太阳阳明,为什么在太阳的时候就出现阳明?脾约是也,因为这个人有脾约病。脾约是个证候名,张仲景对于五脏都有个病,脾叫脾约,肾有肾着,肝叫肝着,肺有肺痈肺痿,只有心脏,没有个名,其他都有名。

什么叫脾约?就是胃里素燥,胃的燥热太盛,脾阴受了约束,就被胃的强大的燥热所约束。脾约的约,有两个意思,一个当约束讲;一个当节约讲,我们现在所说的节约,就是不要浪费、要节约。脾与胃是相表里的,阳明属于阳,脾属于太阴,现在胃的燥热素盛,所以脾的阴分,脾为胃行津液的那个津液,就被胃的燥热所约束,同时也被胃的燥热所逼迫,所以这个人就津液不能还于胃中,肠胃就干燥。第二个就是肠胃的燥热逼迫津液下渗,这个人的小便反多,这时候小便反倒尿的多了。形成了干燥的就干燥,津液的偏渗更偏渗,大便越解不下来,小便反倒越多,这就是人身上的阴阳不能调和了。阴阳自和者必自愈啊,现在阴阳两个对立了,这就叫脾约。

表现在症状上就是大便经常干燥,按现在的话就是习惯性便秘。这个人解大便相当困难,五六天才解一次大便,解大便时出一身汗,很不容易,费很大劲,解出来的大便都是粒比较小、还挺硬的一些粪便,屎小而硬。硬到什么程度?我们伤寒教研组有个韩老师,他说这事我看见过,他小时候玩啊,有一个街坊老年人好大便秘结,一个蛋一个蛋的,还挺黑的,他就拿个东西捅,扎不动,坚硬。为什么?就是大便被燥热所炼、所焦灼,里没有津液所以干燥。这个问题是原来就有的脾约病,他又感冒了,得了太阳病,发烧,阳气和津液都受点儿影响,所以脾约病就要加重了。

"正阳阳明者,胃家实是也。"正阳阳明就是阳明的阳明,什么叫做阳明的阳明?这个病不是太阳的脾约,也不是由于少阳的发汗利小便引起的,是由阳明的本身构成的胃家实,所以叫正阳阳明,这个正字就排除了太阳阳明和少阳阳明。所以这个正阳阳明就有两个,一个是成无己的注解,邪至阳明经,传至阳明腑,谓之正阳阳明,由本经之邪传到本经之腑。另外,也有的人胃里燥,或者由于吃了些东西,有些宿食化热成燥。由经入腑也好,或者腑里就有燥热也好,凡是没有和太阳、少阳这样的一个传经关系,都管叫做正阳阳明。正阳的阳明,胃家实是也,它的病理变化就是胃家实。什么叫做胃家实?里实证有不同的程度,脾约是一个,底下大便难是一个,胃家实比脾约、大便难都要严重。燥屎已成,大便成硬,是一个大承气汤的主证,叫做胃家实。下边咱们再讲,因为下面还有"阳明之为病,胃家实是也。"

"少阳阳明者,发汗利小便已,胃中燥","烦实"这两个字不要了,是多余的字。"胃中燥,大便难是也"。少阳阳明就是由少阳病而构成的阳明病,怎么构成的?就是胃中燥,少阳病应当用小柴胡汤和解,误用发汗利小便以后伤了津液,胃里就干燥了。胃里一干燥,大便就困难了,解下困难,那么就也构成了阳明病。

阳明之为病,胃家实也。(191)

这一条为辨阳明病的提纲。

阳明的胃病就是胃家实。阳明篇提纲的提法和其他五经是不同的,其他的五经都是提的证候、脉证。阳明病提的是病理变化。"太阳之为病,脉浮,头项强痛而恶寒。"有脉、有症。"阳明之为病,胃家实",没提脉也没提证,就提了一个实,一个胃家实,胃家实是一个病理的变化,这有什么意思?张仲景一个人写的书为什么前后体例不一样?张仲景以脉证为提纲,叫人通过脉证,了解病机变化。

阳明之为病,胃家实,阳明就是足阳明胃、手阳明大肠,因为它是包括手足而言的,就叫做胃家,胃家就是胃和大肠。《伤寒论》的六经是讲脏腑经络的,胃家不是胃和大肠吗,这是六腑的两个腑。一提这样一个纲领,读条文的就理解到这个病是在胃肠。"实"虽然是一个字,但是很关键,是以病理来言的。我个人体会,张仲景是叫你通过脉证来了解病理,也有通过病理来了解脉证。所以提出一个"实"字来,胃家实,实就是病的一个性质,胃家是病位,实是病性。

为什么造成了实?这就是一个理论问题,通过这个病的理使人辨证的时候抓住"实",这个"实"是一个辨证的重点,辨阳明病如果辨出实来,那就达到辨证的目的和要求了。所以这一篇讲阳明病,阳明病的重点是胃家实,要辨出实来,确确不疑了,就达到了辨证的目的。所以要千方百计、反反复复的叙述,就是叫你了解什么是实,什么是不实,实到什么程度?就是这么一个辨证的精神。

实是对虚而言的。六腑以通为顺,六腑者,传化物而不藏,它是行阳道的,饮食水谷入于胃,胃辅助水谷以下行,那么饮食入胃,胃就实了;等到水谷腐熟以后,水谷下移,那么肠实而胃虚。开始的时候,是胃实而肠虚,吃了东西,到了胃,还没有到肠,胃是实的,肠是虚的,虚实是相对而言的;等经过消化,腐熟以后,食物往下来,那么胃虚而肠实。所以人在饮食的新陈代谢,消化吸收的过程当中是有虚有实的,也可以说是虚实交替更迭,这样饮食物才由上到下,最后变成糟粕,从肛门排泄出去。所以叫六腑传化物而不藏也,又说六腑以通为顺。这体现六腑的生理功能。什么叫做腑?腑者是有出有入,像个仓库,不能够有所堆积,不能够有所凝结,一堆积了,一凝结了,一堵塞了,就要出现病态了。

现在的问题是胃家实,就是胃和肠成为一个实证了。邪热传到阳明,阳明胃中燥热,由于燥热伤了津液,因热成燥,因燥成实,伤了津液,就使糟粕代谢的粪便成了一种燥屎,干燥、硬结的屎块,在肠子里排泄不出去,肠中有燥屎六七枚,有那么六七块,总拉不出去,肠就实了。肠子不就实了吗?正常人一天解一次大便,还有解两次的,它是七八天,八九天大便总下不来,是不是实啊?是实了。肠子一实,胃气就不下行,因为肠和胃是互相衔接的。

肠实而胃满,而胃一燥热,所以就出现了一些燥热的实证,由于大便排泄不出来,有腹部的症状,痞啊、满啊、疼痛啊、大便燥结啊、绕脐痛啊,另外还有潮热、汗出、烦躁、谵语。这些证候,关键是什么?关键在胃家实,要把实给解决了,燥屎一下去了,这些病就迎刃而解。所以有燥屎五六枚也,燥屎已成,非大承气汤荡涤而下之不能解。

这是由病理而到症状,把这个实的病理给抓住了,张仲景叫你从病理上头推论症状。胃不能太实,它是虚实更迭、新陈交替的,它是代谢的。它得把一些老的废物排出体外去,这是它的生理。如果糟粕,一些代谢的东西排泄不出去,在大肠里堵住了,那个就叫胃家实,肠实胃满,燥热凝聚而不下,就成了阳明的实证。所以实是有物的。这样来看,胃家实就是纲领。

问曰:何缘得阳明病?答曰:太阳病发汗,若下、若利小便,此亡津液,胃中干燥,因转属阳明。不更衣,内实,大便难者,此名阳明也。(192)

这一条接着上一条,讲太阳病误治,伤亡津液而成阳明病。

阳明病就是胃家实,是由于太阳病阶段发汗或者泻下或者利小便,亡了胃肠的津液,胃中干燥,“因转属阳明”,“因”就是指的上面的发汗、泻下、利小便,亡津液。转属和转入,是有些分别,转入就是太阳之邪完全属于阳明,也可以说叫传经。转属的意思是太阳之邪,有点儿转而未全的意思,太阳之邪虽然到阳明,但是还没有彻底转到阳明,太阳在表还有一点儿邪气。这叫转属,或者叫转系,实际上这里有太阳阳明并病的意思。

不更衣就是不上厕所，古代的那么一个制度，“更衣入厕”，把衣服换下来再去厕所。古人穿的衣服都是很宽大的，也可能还讲究点儿卫生，所以到厕所的时候短打扮，完了再把衣服穿上，实际上就是代表上厕所，不更衣他就不上厕所了，不上厕所意味着就不大便了，不大便就成阳明内实了。不更衣就形成了阳明的内实。一个叫不更衣，一个叫内实，一个叫大便难，我的意思不要再作为三个证候来分了。不更衣就是一个，因为他已经是不更衣了，不能上厕所了，大便已经秘结了。有这个秘结就成了内实，造成了阳明的内实了。

“大便难者，此名阳明也”。这是个总结语。不大便形成了内实，这种大便困难，就是阳明病。也可以理解不更衣、内实，不更衣是一个现象，内实是病理，或者说还有大便困难的，这样讲不太好讲。我的意思，大便难是个概括以前的意思，由于不更衣，阳明内实了，大便已经难以解下，那么这就属于阳明。这一条说明治疗太阳病不能够伤津液，一伤了津液，太阳之邪就要转属于阳明，或者说是传于阳明。一传到阳明，大便就下不来，变成阳明的里实证了。阳明里实证形成以后，医生如何能够了解？阳明胃家实而凝结于内，见其外而知其内，从反映于外的证候，就可以了解到阳明里热成实。

问曰：阳明病，外证云何？答曰：身热，汗自出，不恶寒，反恶热也。（193）

这一条是讲阳明病的外在表现，以区别于太阳病。

既然形成内实，不更衣、大便难了，它反映于外的那个外证是什么样子？答曰：一个是身热，叫身热而不是发热。里燥热成实，因为阳明气是最旺的，正邪斗争有力，燥热之气由里透外，所以身上才有热。这个热叫蒸蒸而热。蒸就像做饭、做馒头，开了锅了，底下锅里的热气上来以后，热气腾腾的样子。热叫蒸蒸而热，由里向外而有力。

在临床上用手摸一摸，怎么知道叫蒸蒸而热？怎么叫淅淅发热？都是发烧，太阳病的发热是淅淅发热，用手一摸，烫手，刚一用手摸皮肤，他很热，等时间稍微长了，就感觉这个热不足道了。阳明病的蒸蒸而热，用手摸皮肤、摸胸腹，手掌底下怦怦然而热，热劲很大，时间越长，感觉热的程度越严重。这样的一种强烈之热，由里往外来，人身上的体液、阴分就难免随之而出。

这样强大的热气，从里向外，所以人身上的体液就要出来了，就汗自出了，濈濈汗出，汗出也比较多。汗出既是热邪的蒸腾逼迫的，也是一个汗出散热的自卫的生理的本能。这两者兼而有之，热邪那么盛，从里向外逼迫着汗热出，阳明病的规律就是多多地出汗。另外，也要看到人里热这么厉害，大便不通了，再不出点儿汗不就憋死了吗？所以他也出一点儿汗，也多多少少散一散里热。

底下的这两点就是鉴别诊断了，“不恶寒，反恶热也。”阳明病的汗出是里热的汗出，和太阳中风营弱卫强的汗出是不一样的，那个汗出出的少，是微微的汗出，皮肤潮润而已，这是汗出濈濈，同时太阳中风要有恶寒恶风啊，而阳明病的蒸蒸而热，濈濈汗出而不恶寒，反恶热。为什么，燥热的实证，越清凉觉得越好。从外证来看，蒸蒸而热，濈濈汗出，汗出就伤津液。这时候里已实了，肠胃已经成燥矢了。这文章写得很好，一环扣一环，这个要记住。有人学阳明病，就记住痞、满、燥、结、实，转矢气，这方面下的工夫挺大，都能背下来。一问阳明病的外证是什么啊？呦，阳明病还有外证，阳明病是里证啊，没有外证，这就不行了，这一条主要的忘了。所以这个一定要记住了。里证反映于外的就叫外证，它不是表证，身热，汗自出，不恶寒，反恶热也。

问曰：病有得之一日，不发热而恶寒者，何也？答曰：虽得之一日，恶寒将自罢，即自汗出而恶热也。(194)

这一条是讲阳明病初起而见恶寒的原因，以及转属阳明的辨证要点。

太阳之邪传给阳明的时候，应该出现阳明的蒸蒸而热，这个病就离开太阳之表，入了阳明之里。但是，在太阳往阳明过渡的期间，中间有一个过程。

“病有得之一日，不发热而恶寒者，何也？”邪已经是到了阳明，第一天不发热，还恶寒的，它应该发热了，现在它不发热，还恶寒。太阳之邪刚传于阳明，可以恶寒而不出现发热，就是问这么一个问题。

“虽得之一日，恶寒将自罢，即自汗出而恶热也。”虽然是得了一天，一日就是开始的意思，有点儿恶寒，邪气还没完全入里，但是它的倾向是要入里的。“恶寒将自罢，即自汗出而恶热也。”它这个恶寒啊，怕冷啊时间不会太长的，也就是一天半天有一点儿恶寒，这个恶寒很快就停止，就出现阳明的汗出而恶热。所以这一条就是说邪气往阳明传入的时候，它有一个过程，它不能说是一下子就到腑、到了肠胃了。在它的邪气还没有完全入到肠胃里的时候，它可能有一点儿恶寒，但是这个时间是很短的，恶寒就要停止，就要出现发热、汗出等阳明的主证。

问曰：恶寒何故自罢？答曰：阳明居中，土也，万物所归，无所复传。始虽恶寒，二日自止，此为阳明病也。(195)

这一条接着上条讲恶寒自罢的机理。

阳明居中，属于土。土是万物所归，所以邪气到了阳明，就像万物归于土。“无所复传”，到了阳明，到了阳明了时间就很长了。这就说明和上面阳明它有经有腑，那么经邪的时候，它可以传，到了腑了，腑就聚了，成了实了。经邪在经，不能够凝聚，所以经邪可以变动，可以传变；那么到了腑，邪气就凝结，构成了胃家实，它就不像经邪那么样的灵活的传变了。所以这样是“始虽恶寒”，开始还没到腑的时候，在经的时候，还有点儿恶寒。“二日自止”到了第二天，已经到了阳明腑了，就不恶寒而发热汗出。

“此为阳明病也”。这个就叫阳明病。突出这么个精神，阳明有经证有腑证，经证是在外头的，腑证是在里的，有传到经和传到腑的不同。在阳明经的时候，邪气不能够凝集，因为“经者径也”，只有到了腑，到了胃肠，它才能够凝结，所以古人就作了个比方，胃属于土，邪气等到了胃，就像万物归于土，就无所复传了。

本太阳初得病时，发其汗，汗先出不彻，因转属阳明也。(196)

这一条讲太阳病汗出不彻，转属阳明。

太阳病也有“发其汗，汗先出不彻”的转属阳明的，和这个意思不一样，两个方面的意思都有。第196条，本来是太阳病，太阳病刚一得病，医生就用了发汗之法，这是顺、不是逆，发汗解表治疗太阳是对的。但是，“汗先出不彻”，汗虽然是出了，“不彻”这个“彻”字当个“除”讲。这个字的说法很多，有的注家说“汗先出不彻”是汗出不彻底；有的注家说是汗先出“不达”，通达的达；也有当“除”字讲的。我认为还是当个“除”字讲好，因为以后还有“彻”当“除”字讲的内容。如果这个地方讲作“不达”，底下就矛盾了。

虽然发了汗，邪气可没解。为什么没解？发汗一次不解还可以再发汗，也可能是发汗发的不得法，所以不能够说因为发了汗，邪气都解，也有邪气不解除的时候。由于汗出而邪气不解除，“因转属阳明也”，太阳的表邪转属阳明，这个转属阳明和“何缘得阳明病，太阳病，发汗或下，利小便，亡津液，胃中干燥，因转属阳明”的意思不一样，那个是发汗、利小便亡了津液，这个没亡津液。所以《伤寒贯珠集》的作者尤怡提出个人的见解，我认为是很好的，为什么？就是这两个都是转属阳明，前面那个亡津液的转属阳明就是成了阳明的腑证；这个因转属阳明属于阳明经证。太阳之邪没往里去，传到阳明之经，为什么？这个它没伤了胃中的津液，还没有传到阳明之腑。以此为别，伤津液的就传到阳明腑，没伤津液的传到阳明之经。

伤寒发热无汗，呕不能食，而反汗出濈濈然者，是转属阳明也。(197)

这一条讲伤寒转属阳明的见证。

太阳之邪传到了阳明以后有一个特殊的反映，就是濈濈汗出。“伤寒发热无汗”，这是邪在表，是麻黄汤证。“呕而不能食”，出现了呕还不能吃东西，这是里气不和，胃气不和。里气不和，太阳的表邪有内入的倾向，从呕不能食来看，很有点儿像邪气要往少阳经传入。“而反汗出濈濈然者”，假如呕不能食是少阳之气不利，应该出现少阳证，如胸胁苦满、往来寒热、心烦喜呕，现在这些少阳证不见，以前没有汗，现在反倒“汗出濈濈然者”，濈濈就是汗出连绵不断的意思，濈濈者，水流之貌也。有位同学问陈慎吾老大夫什么是濈濈汗出，陈老就说出完一身又出，连绵不断。学生说，到底什么是濈濈汗出，我怎么总还不明白啊。陈老就说，这么说你还不明白，那怎么办啊，那时候正是热天，六月天，他说你到操场上跑两圈后，喝一碗开水，体会体会这个意思。这个学生跑完两圈，喝了一碗开水，劈头盖脸地出了汗，说：陈老，这回我知道了。

汗出很多啊，一身未了，又出一身，这种汗是只有阳明才有。阳明有热，燥热外蒸，所以汗出较多，这种汗一出来，是转属阳明也。这个是伤寒的表邪就要转属阳明了。这个不是转属于少阳，不要因为呕而不能食，谓之少阳。实际上是转属阳明。何以见之？因为濈濈汗出，阳明里热盛逼津液外渗，所以他才能出这样的汗。少阳出汗只能合目汗出，是盗汗，不能出这样濈濈之汗。这个濈濈汗出，反映邪传阳明，这是很有诊断意义的。因为这个时候，肚子胀满、疼痛、大便秘结都还没有出现，只出现了一个濈濈汗出，就知道邪气传于阳明了，所以这个症状很有诊断意义。

伤寒三日，阳明脉大。（198）

这一条讲阳明主脉，以此来反映病机。

阳明的脉象是大脉。这个大，包括现在所说的洪脉，因为这个脉来的面积宽阔洪大，所以古人就比喻了，叫做洪，“水之大着，谓之洪”，发了大水了叫洪水泛滥。大水就有波涛，用波涛汹涌形容人的脉象、脉状，“洪脉来之拍拍然，去衰来盛似波澜”，脉来的面积很大，来势也很凶，很有力量，这是洪脉的特点。

“伤寒三日”是言过程，伤寒就是外感病，三日就不是一日，开头的时候是太阳受之。“伤寒一日，太阳受之”；“脉若静者为不传”，“伤寒二三日，阳明少阳证不见者为不传也。”意思是一样的，到了三天，不是开始阶段了，如果传经了，就可以传到阳明了。伤寒三日，邪传阳明，阳明的阳气昌盛，胃的气血充盈，所以抗邪有力，阳气有余，形成阳热证，所以脉来洪大，“阳明脉大”。大脉和实脉不同，大脉不等于实脉。实脉是言其力量，所以李濒湖还把实脉和洪脉作了个比较。“洪脉来势拍拍然，去衰来盛似波澜。”洪脉和实脉的对比，实脉就是按之比比而坚，跳得很有劲；洪脉是来盛去衰，它的力量不如实脉。

阳明病的胃家实证脉是沉实而有力的，这个为什么脉大？因为是伤寒三日，时间不太长，邪气将入阳明，还不可能构成肠中有燥屎五六枚，还没有达到那样的程度，而处于阳气旺盛，抗邪有力的阶段。所以它是洪大脉。如果因热成燥，因燥成实，大便七八日而不下者，那脉就见实了，脉沉实而有力。所以，阳明脉大和伤寒三日要联系起来看。大者，脉在指腹，就是指头肚以下面积宽阔而大。大是个面积，也可以说是脉搏的范围比较大。大脉的反面就是小脉，大小是相对的。

伤寒脉浮而缓,手足自温者,是为系在太阴。太阴者,身当发黄;若小便自利者,不能发黄。至七八日,大便硬者,为阳明病也。(199)

从这一条到第212条的重点基本上是论阳明的湿热、寒湿以及胃虚、胃冷的一些情况,同时还有一些不可泻下的意思在里面。这样对比,加强了辨证的能力,就是要一分为二地看阳明的问题,既要看到阳明的因热成燥、因燥成实,也要看到阳明的因热而成湿,或者是因寒而成湿。

这一条讲太阳与太阴、太阳与阳明的脉证鉴别,说明阴阳病证有出入转化的机制。从阳明和太阴的表里关系来讲,阳明主燥,太阴主湿,燥和湿不同气,这两经一个是阴经、一个是阳经,是不同的,但是它们有内在的联系,通过脏腑、经络相表里建立起来的联系。这一条就论阳明病的时候和太阴是有关系的。不要就看到胃,还要看到胃有阴阳互相转化的机制,这一条具体来说明这个问题。"伤寒脉浮而缓",这个提法在大青龙汤证有过。伤寒应该脉浮而紧,为什么"脉浮而缓"?缓就是紧去了,紧脉变缓了,太阳之邪化热,脉就不紧了,因为紧属于寒。

表邪由寒化热就有变化了,就要往里来,化热入里有阴阳之别,一个是入阳明,就是太阳之邪化热入里传到阳明,另一个是入里而传太阴。它是入阳明还是入太阴?这得有一个鉴别,有一个比较啊,"手足自温者,是为系在太阴。"如果这个人手足一身皆热,而且还有烦渴的,就叫"系在阳明"。现在这个,身上不发热,只有"手足自温者",手脚发热,周身不发热,这就不是"系在阳明",而是"系在太阴"。什么叫做"系"?"系"就是联系,凡是联系的都是有双方的问题,两个方面的问题才能叫做"系"字。

现在这个病是太阳,"伤寒脉浮而缓","浮"是太阳,有太阳之表。紧脉变成缓,浮脉还是没有变,邪还在太阳。怎么就"系在太阴"了?这实际上有点儿太阳、太阴并病的意思,就是太阳之邪还没有解,而太阴之邪已经出现了。脾以四肢为表,脾主四肢,所以他手足自温。这个自温,就是说太阳之热在太阴了,而不是寒在太阴。寒在太阴可能手足自冷,手足自温是热在太阴。

"太阴者,身当发黄",既然是邪气不在阳明而在太阴,太阴主湿,脾有了病了,不能运化水湿,它就从湿化,与系在阳明的燥化是相对应的,那么湿还加上热,湿热蕴蒸,这个人就应该浑身发黄了。这叫湿热发黄,怎么知道湿热发黄?因为他手足自温。湿热发黄有一个小便不利的症状,因为它有湿,小便就困难了,湿邪无路可出,在里郁积,和热邪互相熏蒸,而变成发黄。

"若小便自利者,不能发黄",这是推理,倘若这个人小便自利,湿邪有出路,能随着小便的排泄而排出体外,那么光有热、没有湿,就不能发黄。因为湿热蕴蒸才能发黄,现在,小便利,湿有出路,只有热而没有湿,所以不能发黄。

不能够发黄,是湿去而热留,到了七八天,“大便硬者”,小便利了,大便就变成了硬的。这是太阴外出于阳明,热化燥了,大便就硬了。大便一硬,就成了胃家实,“为阳明病也”。

湿有小便不利,燥有大便当硬。无论是在《伤寒论》,还是在内科杂病的治疗中,这都是一个有指导作用的理论。小便不利,湿热凝结,就要出现发黄。有湿就小便不利,等小便利了,湿去热留,外出阳明而燥化,大便就硬了。太阴主里,阳明主表,所以邪气由里出表,由阴出阳,从湿热而变成燥热,可以见到阳明和太阴的表里的关系、内在的联系。这就是中医的病理学的理论,要品尝它的味道,慢慢地体会它的精神。

伤寒转系阳明者,其人濈然微汗出也。(200)

这一条承接上条论述邪传阳明的见证。

既然转于阳明了,大便就硬了。“伤寒转系阳明者,其人濈然微汗出也。”这一条还是联系上一条来说的,说伤寒的邪气如果是转系于阳明,不但是单纯的小便自利,而且“其人濈然微汗出也”。阳明里热一盛,热蒸于内,汗出于外。怎么知道邪气已经转系阳明了?大便硬。那是至七八日啊,不是马上就知道的。要是一二日、二三日你怎么知道邪气已经转系阳明了?是濈然微汗出。邪气只要是转系阳明,热蒸于内,汗就要出于外。

微汗出和濈然是不矛盾的,因为阳明的腑热刚成,时间不很长,它刚要一作汗,这时候汗出的不太猛。但是它已经出汗了,不是太甚,濈然而连绵不断。开始的时候就要见微汗出,一定要是濈然的、连绵的,越出越多的。这样就形成了阳明发多汗。什么问题得有开头、末尾,刚一出汗的时候,可能是出的少一点儿,但是阳明的汗总是濈濈之汗,连绵不断的。

这一条和上一条是联系的。伤寒之邪不转系太阴,转系阳明。转系太阴,手足自温;转系阳明,一身手足尽热,其人濈然微汗出。这是由伤寒而转系来的,下边的,太阴之邪,小便利了,湿去而热留而外出于阳明,至七八日从燥化,大便硬了,在七八日以前,如果邪热到阳明的时候,其人也可能出现濈然微汗出也。

阳明中风,口苦咽干,腹满微喘,发热恶寒,脉浮而紧;若下之,则腹满、小便难也。(201)

这一条是论阳明病经腑俱病不能下之太早。

阳明中风是阳明受阳邪所伤,这和伤寒不同,伤寒是被阴邪所伤。被阳邪所伤,化热就很容易了。伤在什么地方?就是经也有邪,腑也有邪,经腑俱病,也即是阳明的表里为病。里边不和,阳明胃家也有点儿实,它就腹满,气机不利就有微喘。肺与大肠相表里,中焦已经成实,影响肺气,所以就微微有点儿喘。这是个里实证。“口苦咽干”是言其热很盛，口也苦，嗓子也干，阳明的胃热啊，内热挺盛。

“发热恶寒”，说明，还有阳明的经表之证。阳明的在经之邪还没有解，所以还有发热恶寒。“脉浮而紧”，浮是主有表，紧是主实。阳明病的脉浮紧和太阳病不同。太阳病的脉浮紧指风寒，阳明病的脉浮紧是指既有表邪，里气也实，紧代表实证。这样阳明的经腑俱病、表里俱病，应当先解其表，后泄其里，或者表里两解。“若下之”，倘若光看到腹满微喘、口苦咽干的燥热问题，用泻下的方法，这样就下之太早，后果是在表的邪气趁着误下就中于里，腹满又严重了，“小便难也”，外面的热气也入里了，津液更受伤了。

阳明病，若能食，名中风；不能食，名中寒。(202)

这一条以中风、中寒两个邪气来辨别阳明病胃腑的一些具体情况。

阳明病涉及到胃，有一个能食和不能食的问题，因为阳明主里。太阳主表，有一个汗出和无汗的问题。太阳的中风它就汗出，伤寒就无汗。“阳明病，若能食，名中风，不能食，名中寒。”风是阳邪，阳邪中了阳明，阳气杀谷，就能够运谷、化谷，所以就能食。寒邪伤了胃阳，胃阳虚了就不能、消谷，所以就不能食。这一条以能食和不能食来分析中焦的寒热。

这里分析中风还是中寒，实际是在分析疾病的寒、热的性质。阳明是个腑病，它的来路有两个方面，一个是传经之邪，一个是自受之邪。传经之邪都是风寒化热入里，所以这个病是见于热性病多一些，病理变化热证偏多。阳明自守之邪不是从传经来的，是阳明本身受的邪气，它在化热问题上和传经之邪稍微就有点儿不同。阳明本身自受之邪，不见得非得化热，阳明可能是被热所伤，也可能被寒所伤，所以不受化热的限制。

自受之邪有两个，一个是风，一个是寒。风容易化热，寒伤阳气、易成寒证。所以胃腑受病分寒热、分风寒是很重要的。从哪里分？就看能食还是不能食。能食者一般是热，属于阳的；不能食，属于寒，属于阴。这和病人胃气的盛衰有关系。

阳明病，若中寒，不能食，小便不利，手足濈然汗出，此欲作固瘕，必大便初硬后溏。所以然者，以胃中冷，水谷不别故也。(203)

这一条具体联系一个病讲中寒。

这是个什么病？张仲景自己说是“胃中冷”，冷就是寒。由于胃中有寒，阳气就虚，所以水谷就不别了，结果小便就不利，大便就初硬后溏，二便就失调了。阳明病中寒就不能食，因为阴寒邪气伤中了胃阳，胃阳受伤，腐熟水谷无权。

为什么还手足濈然汗出？阳明燥热逼迫津液外渗，才有手足濈然汗出，现在这人是中寒,“胃中冷”,水谷不腐别,为什么还手足濈然汗出?这一条很重要,如果分析不清,就会导致下边的第205条“阳明病,不能食,攻其热必哕。所以然者,胃中虚冷故也。以其人本虚,故攻其热必哕”,也分析不清,容易把虚寒证当成燥热证来治。“胃中冷”的手足濈然汗出,和阳明病的手足濈然汗出是不同的,阳明病的手足濈然汗出啊,一般汗都是热的,胃中寒的手足濈然汗出一般是凉汗。手足濈然汗出,其汗必冷,此乃胃寒而阳气不固之象。这个出汗是指阳虚不固之汗,和阳热蒸腾之汗,有本质的不同。一个是热实,一个是虚寒。

这样一来,胃已经有寒了,水谷就不别,应走小便的不走了,应走大肠的也发生障碍了,所以二便发生改变,一是小便不利,二是大便溏泄,不成形。“初硬后溏”。“初硬”就是大便开始的那一段是硬的,后边是溏的。“初硬”是现象,后边的“溏”是本质。胃阳不振,胃阳不固,水寒内凝,一个方面小便不利,另一个方面大便初头发硬。这个“初硬”不是燥热而是中焦的阳虚,水寒之邪内凝,津液不利,所以初头是硬的。“后溏”正是肠虚有寒的反映。虚寒证往往有一点儿假的现象,像是有热、有燥,实际上不是。阳明病的大便燥结,那就不是个初头硬的问题了,那是燥屎六七枚啊,很硬的,像算盘子,一块一块的下不来。这个是将解大便的那一块很硬,有点儿困难,等着把那块解下来,后边都是稀的,都是不成形的溏便。这反映胃阳虚水谷不别,寒气凝结,津液利。

这个病,从古代医学上来看,“此欲作痼瘕”。“痼”就是坚固,“瘕”“气聚也”,这是古代的一种证候名,就是胃虚而有寒,寒气还要凝结,就要作痼瘕之证。这种痼瘕之证,很像大便的燥结,大便初头硬,也像阳明有燥热,手足濈濈汗出,实际是寒凝的问题。寒凝,阳虚不化,津液不守,所以手足濈濈汗出。不能够拿着“初头硬”来代表一切,和阳明的燥屎那是不一样的,这是个假象,不是个本质的问题。本质的问题是在大便的溏泄。所以这个病还是胃中冷,水谷不别的古代的所谓的寒气凝结的痼瘕之证。有似于阳明的燥热,实际上不是的。

胃中虚寒,水谷不别,颇类似于阳明的燥实证。有濈濈汗出,大便还初头硬。意在言外,肚子还有点儿胀、还有点儿疼。因为它有痼瘕,瘕者,气有凝聚。但是这都是虚寒的,不是燥热的。这样来加以鉴别,如果将这个病错误地认识为是阳明的实证,用泻下之法,而不是用温法,后果是什么样子?我们看第206条。

阳明病,欲食,小便反不利,大便自调,其人骨节疼,翕翕如有热状,奄然发狂,濈然汗出而解者,此水不胜谷气,与汗共并,脉紧则愈。(204)

这一条说的是阳明病的中寒不能食,“阳明病欲食”,不能食就为阳虚啊,能食就是胃阳不虚。能吃,还愿意吃,说明胃气好,胃气一好,它就不欲作痼瘕了,就不是大便初硬后溏了。它的大便自调。大便自调和初硬后溏不一样,阳明病欲食和第203条的不能食不一样,这两条要对比。

"小便不利",说明还有水湿之邪,"其人骨节疼,翕翕如有热状",不但是里有湿邪,在体表也有一些寒湿之邪,骨节疼痛是体表有邪、寒湿作疼。"翕翕如有热状",发热不是太厉害,言外之意,不是外感的风寒,是水湿之邪的闭郁。虽然有些阳气怫郁,但是热比较温和,不太厉害。

阳明的胃气还好,还能吃东西,大便还自调。这样,水湿之邪也有,不是太厉害的,阳明的胃气还比较强盛,正气还是占据优势,邪气也不太重,所以它有自解之机。"奄然发狂,濈然汗出而解者","奄然"就是忽然间就发狂了,精神烦躁不安。狂代表阳气的发动,要和水湿之邪要进行一下搏斗,反映正邪斗争,胃阳之气要驱邪外出的一个表现。等到正气能够把邪气拒之于表,它就濈然汗出而解,浑身出了一身透汗,邪气就解了,骨节疼、翕翕发热,水湿之邪的郁闭也解了。

"此水不胜谷气",水湿之邪打不过胃中的胃阳之气,"与汗共并"就是邪气跟着出汗一起出来了。这时候,"脉紧则愈"。这里有争论,有的说脉紧则愈就是看看脉跳得挺有劲的,正气恢复了,邪气去了,所以它脉紧。紧言其脉搏有力。也有的说脉紧去则愈,因为这个病有一些水寒、水湿之邪,可能脉有点儿紧,出汗以后,脉紧去,脉就不紧了这个病就好了。总之,关于脉紧有两个观点,一个说脉紧是反映正气恢复了,一个说脉紧是反映邪气去了。

我个人认为,应该把两个观点都结合起来,因为正气恢复,邪气当然就虚了;邪气去了,正气当然也就恢复了。从病机上来说,应该是一致的,至于"脉紧则愈"这个"脉紧"是在前面还是在后面?这个不敢说,病都好了以后,脉还见紧,体会这个精神就可以了。是不是真正的脉还见紧啊,还是以前脉紧现在脉不紧了,这个事没法定论。日本的学者丹波元坚氏说"姑从成注"。成无己的说法"阴阳气平,两无偏盛则愈。"所以这一条和上面那一条是做比较的,上边那一条是"胃中冷,水谷不别故也。"下边这一条是"此水不胜谷气,与汗共并,脉紧则愈。"

阳明病欲解时,从申至戌上。(205)

阳明病要解的时候得在阳明气旺之时。阳明病的气旺和自然界是有联系的。人体和自然界是一个整体,古人观察到从申至戌是阳明气旺之时。申酉,属于金的,金的气旺,阳明以燥气为主,因为燥是金之气;戌属土,凡是六经作解的时候,都要带点儿土,代表胃气,所以从申至戌上,这个阶段是阳明气旺的时候。自然界的金气旺,燥气旺,而人身上就阳明气旺,这是有助于正气驱邪的有利条件,对于阳明病解、邪气退却是有帮助的。

读这句话不要把它看死了,不要下这样的结论,阳明病到从申至戌上就好了,就不用治疗了,还用吃大承气汤、调胃承气汤干嘛？不是这个意思。就是阳明病欲解时,它加了个“欲”字,有斟酌的意思。阳明病具备病解的条件,倾向于病解的时候,在从申至戌上作解。在这时候有反应,如“日晡所潮热”,阳明病潮热,就是申时到酉时。为什么那个时候潮热？因为那个时候阳明气旺,能和邪气作斗争,它亢奋,所以发热就要突出,就像涨潮它有信,很准确的,一到那个时候,一到下午高潮就上来了。

六经病都有一个欲解时,这是借助人体和自然界的关系,借助自然界、气候的对人身的脏腑的盛衰的调节,借助自然界有助于人体的正气对邪气的斗争的有利的条件,来驱除邪气、恢复正气的问题。《内经》对于这一方面的论述就更多了。一脏之病,肝病啊,肺病啊,在什么时候重？在什么时候轻？始于什么时候？古人都有一套认识的方法。这个东西啊,我们还不能轻率的下结论说是反科学的,是不科学的,现在这种结论还不好下。我们应当很好地观察,好好地研究。

阳明病不能食,攻其热必哕,所以然者,胃中虚冷故也。以其人本虚,故攻其热必哕。(206)

这一条承第203条,讲述胃中虚冷反攻其热产生的不良后果。

“阳明病不能食”,刚才说的,手足濈濈汗出,大便初头硬,如果误认为是阳明的热实证,而用苦寒泻下之药攻阳明之热,因为它没有热,没有热而攻其热,那就错误了。结果造成两个问题,一个是对于胃阳来说,阳气本虚,这一攻,胃阳之气就更虚了。另一个是,本来胃里就有寒,现在又给它一攻,又增加它的寒,寒邪就愈盛。误攻的结果就是胃阳愈虚,胃寒愈盛。胃气又虚,胃寒又盛,寒气上冲而逆,所以必哕,打嗝,膈痉挛。为什么出现哕？“胃中虚冷故也”,“以其人本虚”,本来就是虚,虽然是手足濈濈汗出,虽然是大便初硬后溏,这都是虚的,本来不能吃东西吗,胃中有寒吗？你还攻其热,伤其无辜,这是错误的。所以攻其热必哕。

阳明病脉迟,食难用饱,饱则微烦,头眩,必小便难,此欲作谷疸,虽下之,腹满如故。所以然者,脉迟故也。(207)

这一条讲寒湿郁滞欲作谷疸的脉证及治疗禁忌。

湿邪发黄有两种,一个是湿热,一个是湿寒。“阳明病脉迟,食难用饱。饱则微烦,头眩”,迟脉属于寒湿之脉,阳明病是个阳病、腑病,迟脉是见了太阴的脉,阳病而见了太阴之脉,等于太阳病应当脉浮反见少阴脉的脉沉,阳明病脉迟是见了湿寒、阳虚有湿有寒的脉了。

胃虚有寒湿,故“食难用饱,饱则微烦,头眩”。吃东西不敢吃饱,“食难用饱”,就是难以吃饱,不是不能吃,这个人他能吃,但是不敢吃饱,要是吃饱了,“饱则微烦,头眩”,饱了心里就烦,头也眩晕。少吃一点儿还好一些,一吃多了,“饱则微烦,头眩”。为什么?因为有寒湿,胃气虚,一吃饱了,胃气就被谷气所挤,不能腐熟水谷了,上焦不行,所以就要“微烦,头眩”。“微烦,头眩”和胃气的消化功能是有关系的。谷气不得消磨,在胃里不下,但是胃气还得要消化水谷,它有腐熟水谷的作用,但是又不能够彻底解决这个问题,所以胃气低迷,胃气郁遏,就出现了微烦,头眩,这些上焦之气不行的一些证候。

“必小便难”,因为脉迟,有寒有湿,所以它小便还要困难。“小便难”的底下还应该有“腹满”两个字,肚子还胀满,为什么胀满?因为脾胃虚、有寒湿。“此欲作谷疸”,这个病要发黄,由于胃气不能消谷,水谷不能变成精微而成湿邪,所以成了一种寒湿性的黄疸,是叫做谷疸。胃虚不能够消谷,这样就叫谷疸。

“虽下之,腹满如故。”肚子胀满,用泻下之药治疗,他的肚子胀满如故。如故就是不消,原来有腹满、小便难,这种胀满是寒湿的,不是燥热的,所以泻下,腹满还是如故。为什么?因为泻下是祛实,这是一种虚寒、寒湿,所以越是泻下肚子越是胀满。“所以然者,脉迟故也。”为什么腹满如故?就是它脉迟。脉迟属于脾胃气虚而有寒湿,寒湿之邪使脾胃之气不运,肚子胀满,所以这个病不能用泻下法,应该用温中的方法。

上面一个讲湿热黄疸,一个讲寒湿黄疸。这个病虽然是阳明病,而属于太阴脾,见了太阴脾脉的迟脉,所以肚子才有胀满,胀满和太阴的寒湿分不开。所以这一条又透出来一个问题,中寒一般不能吃东西,不能食谓之中寒,能食则为中风吗,也有这样一种情况,虽然是脉迟、有寒,他还能吃,但是不能吃饱,一吃饱了就微烦头眩,这个实际上还是不能吃。胃不能腐熟水谷,一吃多了,就消化不了。谷气在胃里得不到消磨,在那里积蓄了,上焦不行就出现了微烦、头眩的这些症状。同时它有湿,所以小便就难。湿邪使脾气不利,所以肚子就发胀,寒湿之邪加上谷气不化,所以要作谷疸,要发黄。这种发黄是寒湿发黄,不是湿热发黄。如果医生用泻下之法,因为肚子胀满,就泻一泻吧,下之,腹满如故。为什么,因为它脉迟啊,脉迟属于寒,属于湿啊。脉迟不能够泻下。

阳明病法多汗,反无汗,其身如虫行皮中状者,此以久虚故也。(208)

这一条是以有汗与无汗辨阳明病的虚实。

第200条讲“伤寒转系阳明者,其人濈然微汗出也”。一到阳明,就要出汗,因为表邪入里化热,到了阳明,阳明是水谷之海、津液化生的源泉,阳明燥热,逼迫津液外出就必然汗出,这个汗出是在有一定的发热的前提之下。

汗出的时候一定要热,“问曰:阳明病外证云何?答曰:身热汗自出。”明显有身热。不是哗啦哗啦出汗,浑身冰凉,他是先有热,“身热汗自出,不恶寒反恶热。”太阳病表证的汗出,我们说是叫中风的表虚证,无汗的叫做伤寒的表实证。阳明就恰恰相反,阳明要是有汗的就叫实证,没有汗就是虚证。“阳明病法多汗”,所以阳明病按照它的发病的规律来说应当是多汗的,法就是它的法则,它的规律。

“反无汗,其身如虫行皮中状者”,应当出汗而没有出汗,所以加个“反”字,肉皮里就像有虫子爬,麻麻酥酥的,窜至浑身,“虫行皮中状者”这是什么问题?“此以久虚故也。”这是张仲景自己的解答,说这种没有汗,皮中像虫子爬,就是他这个人“久虚”,“久”就时间比较长了;“虚”是指胃气虚。这个人过去本来胃气就虚,很长时间了,胃气一虚,水谷的津液不足,所以就无汗了。这就是一个问题的两个方面,阳明病有有汗的还有无汗的,有汗和无汗的关键在于胃气的盛虚,胃气盛就有汗,胃气虚就没有汗。

为什么“如虫行皮中”?皮的里就是肌肉,外头一层皮,五体皮、肉、脉、筋、骨,皮的下边就是肌肉,阳明外合于肌肉,脾胃就主肌肉,所以在皮中就是在肉皮里,在肌肉之上,像虫子爬,这就是一种胃气虚的反映,也可以说是中气虚的一个反映。

阳明病,反无汗,而小便利,二三日,呕而咳,手足厥者,必苦头痛;若不咳不呕,手足不厥者,头不痛。(209)

这一条承接上条,进一步讲阳明虚寒而又夹寒饮上犯的证候。

“反无汗”继续前文而言,阳明病反倒没有汗,那就是说明这个人不是虚就是寒,意在言外。如果实还有热,一定是濈然汗出。“而小便利”,小便还是利的,小便没有问题,说明里没有湿邪。“二三日呕而咳,手足厥者,必苦头痛.”到了两三天,“呕而咳”,“呕”就是胃气上逆作呕,而且咳嗽,手足还厥冷、手脚发凉。“阴阳气不相顺接便为厥。”“厥者,手足逆冷是也。”这样下了一个“必”字,这样的一个证候,这个人必定是头痛很厉害,“必苦头痛”。“苦”就是很痛苦,脑袋疼得很厉害。什么道理?胃里有寒。

胃里有寒,胃气也虚,那么寒气它就上逆。凡是寒气上逆,多少都带一些水饮,有点儿寒饮。饮寒上逆必动水,阳热上亢必动风,这是一个规律。寒邪上逆,就要有一点儿水饮,必然的产生一点儿水饮的上逆,所以又呕又咳,影响了胃气就呕,肺气不利就咳。为什么“手足厥者”?他胃里虚寒,胃虚而寒,中焦之气不能禀于四肢,不能充养于四肢,所以手足厥冷。“必苦头痛”就是说寒气往上逆，上犯于清阳，头为诸阳之会，阴寒来犯清阳之位，所以头痛很厉害。从呕而咳，到必苦头痛，这是往上冲的一个体现。到了胃就呕，到了胸肺就咳嗽，再往上到了头就必苦头痛。这是一种胃的寒邪上逆，中间也可能加了一点儿这个阴邪，水饮之邪，同时，胃阳之气不能够充养于四肢，寒邪发动的时候，胃阳之气就更不足了，所以手足要厥冷。

这个病是不是总是这样啊？一天总是这样咳啊，呕啊，头痛啊。不是的，因为这是个虚寒。"若不咳、不呕、手足不厥者头不疼。"倘若不咳、不呕，寒气还没有往上攻的时候，手足也温的，头也不疼。第208条在周身如虫行皮中状，胃气虚寒，"是以久虚故也"。第209条不但胃虚，而且还有寒逆，往上攻了，临床上有没有这样的病啊？是有的，连呕带咳嗽、带头痛，这是有的。用什么方治？没处方。注家里七言八语说了很多的方子，根据我个人的意见，应当吃吴茱萸汤，吴茱萸汤是治胃寒的，也能治手足厥冷。

阳明病，但头眩，不恶寒，故能食而咳，其人必咽痛；若不咳者，咽不痛。(210)

这一条属于胃里有热。胃里有热也上逆，胃热上逆，就要带点儿风。热者，阳也；寒者，阴也。

阳明有热，不是有寒，和第209条做比较的。阳明有热，表邪也没有了，里还有热，所以就不恶寒。"但头眩"，头目眩晕，阳热之邪动点儿风，往上来，所以头目眩晕。"故能食而咳"，因为有热，他就能吃，中风就能食，中寒就不能食。热主杀谷，热火化食，所以他能够吃。"而咳"是火热上逆，导致肺气不利。同时，手太阴肺经中焦生，下入大肠，出贲门，所以太阴的脉和胃口是分不开的，行于胃、下络于大肠，还循于胃口，胃里有热，太阴的肺气就不利了，所以会有咳嗽。

"其人必咽痛"，"咽"有两个管，一个是喉管，是连于肺的；一个是咽管，是连于胃的。咽和肺、胃都有关系，胃有热，咽就疼。"若不咳者，咽不痛。"说明胃的热邪不往上攻冲，嗓子也就不疼痛了。第209、第210这两条一个说的是，阴寒上逆，一个说的是火热上攻；一个是不能食，一个是能食；一个有手足厥冷，一个就不恶寒，这都是互相对比的。一个是苦头痛，一个是但头眩，寒邪伤阳，就以头疼为主；热邪上来它有点儿动风，所以以眩晕为主。这两条是做对比的，要有机地联系起来。

阳明病无汗，小便不利，心中懊侬者，身必发黄。(211)

这一条讲湿邪为患，湿热发黄的成因及先期症状。前面我们不都讲了吗，怎么张仲景这么重复？"阳明病脉迟，食难用饱……此欲作谷疸。""伤寒脉浮而缓，手足自温者，是为系在太阴……太阴者，身当发黄。"又讲湿啊！这不重了，这个有点儿意思。别看条文很短，它的临床指导意义是非常大的。“阳明病无汗”，它贯彻前面的精神，“阳明病法多汗，反无汗。”这一条底下分出来一条了，所以还是承上文来的。

阳明病是有汗的，在临床上这句话很有用处，辨证阳明病首先问有汗没有汗，“反无汗”，就是说阳明如果有热，这个热还不能够蒸发汗出，阳明的热就不能从外而越，出不去了。为什么阳明的热不能够往外发越啊？因为它这里有一个扯后腿的，热里夹湿邪，湿是个蕴邪，湿郁而热不得越。热不能够腾越而从周身汗出，所以阳明病的无汗，是因为热中夹湿。

上面讲的是阳明病无汗是有寒，这一条是夹湿。是不是一点儿汗都没有，个别的人有汗就是“但头汗出，剂颈而还”，就是脑袋上有一点儿汗，齐者脖子就没有汗了，余处无汗，周身无汗。这样也是叫无汗。这是因为有湿。“三焦者，水谷之道路也。”“三焦者，决渎之官，水道出焉。”三焦是水道，是一个沟渠，能把湿邪排泄出去。现在，“小便不利者”，这个湿里还有热邪，热邪扯着湿邪，这样小便不利了，湿不得泄也。湿不得泄，热不得越，湿热两邪郁蒸于内，所以这里有一个成郁的病理反映，这个难解难分的湿热影响胆液的排泄，就要发生黄疸。

为什么心中懊侬？心中懊侬是发黄的一个前驱证候，所以说“心中懊侬者，身必发黄。”先有心中懊侬，后周身才出现黄疸。为什么要心中懊侬？湿热郁蒸在里、在胃，胃里的湿热使人非常地难受。懊侬，这个烦，懊侬不是烦吗？这种烦是一种郁结的，不是显露于外的，心里懊侬得很，无可奈何，说也说不出来，怎么这样难受？特别难受，古人就叫懊侬，自己恨自己，十分不舒服。有了这样一个症状，这时候，身必发黄，出现黄疸了。

上边两条谷疸都没有说到懊侬的问题，所以这一条不是一个重复。另外，这一条说明阳明病无汗啊，也不光是虚寒的问题，也有湿热的问题。湿热的问题，怎样才能作这样的一个结论？要有小便不利，小便不利和没有汗，或者说是头上有汗，身上无汗，心里特别懊侬的，小便黄黄的，这时候巩膜上头有黄色了，那就要发黄了。

阳明病，被火，额上微汗出，小便不利者，必发黄。(212)

这一条论由于被火而继发的身上发黄。

阳明病在治疗当中用了火疗。“被”者，就是加也，用了火的疗法，叫被火。火疗是古代的一些物理疗法，这里没细说是用什么火。被火以后，如果汗出很多，火就助长了阳明的燥热，燥热由里向外蒸腾，濈濈汗出，燥热成实，大便燥结形成阳明的实证。

现在，“额上微汗出”，只是前脑门微微出一点儿汗，其他部位没有汗。这是热郁，阳明之热就内郁，不能发越于外，所以仅是额上最高点儿出那么一点儿汗，身上是无汗的。阳明之热不得发越，这事可以想象的，那么为什么以火劫之都不出汗？“小便不利者”，小便不利就因为他有湿，湿结。汗不出者，为热郁；小便不利者，为湿凝结。热郁和湿结，湿热相蒸，所以周身发黄。

这一条的发黄是因为误治形成的。虽然是误治，但也说明这么一个问题，就是阳明病如果不从燥化而从湿化，津液是不受伤的，不但津液不受伤，相反，津液有一点儿凝结，所以既不见汗又不见小便不利。这和阳明病的燥热逼迫津液就不一样了。阳明病燥热逼迫津液一个是法多汗，周身出汗；一个小便数多，尿得也多。如阳明篇“趺阳脉浮而涩，浮则胃气强，涩则小便数，其脾为约。”就是麻子仁丸证，阳明燥热逼迫津液，外边出汗，下边的津液偏渗，小便也多，所以从燥化。津液都跑出去了，肠胃就干燥了。如果外边不出汗，虽然是有热，汗也不能出来，也不能从小便出来，这意味着从湿了。从湿化，湿热郁结，发热，是成湿热了而不是燥热了。所以燥热和湿热的为病是互相对立的，证候是不同的。所以阳明病里既有燥热也有湿热，这样来做比较，就使人的印象更加深刻了。

阳明病，脉浮而紧者，必潮热，发作有时。但浮者，必盗汗出。(213)

这一条是介绍经证腑证，同时点出经证有盗汗出的证候。

阳明病的脉浮而紧和太阳病的脉浮而紧不一样。太阳主表，阳明主里，所以不能够解释脉浮而紧是表有寒。应该怎么解释？这个“紧”反映了阳明的里实，脉紧是主于实，这个实属于胃家实，是主阳明的腑证。胃肠成实，所以它的脉就有力量，就紧。脉浮是说还没有完全彻底地成为腑证，浮是反映阳明的经邪还没有解。所以脉浮而紧就是经表和里腑之邪共病。

里已成实，“必潮热，发作有时”。已经到了阳明，构成了燥热而实，所以就出现潮热。潮者，就是按时而至，像海水之潮，到那个时候就来了。阳明病的潮热一般发生在日晡所，到下午就要高烧，所以它“发作有时”。潮热这个热型是阳明胃家实的一个特点。“阳明病欲解时，从申至戌上”，阳明在那个时候气就旺，旺就和邪气互相争，所以这时候就潮热。这个热是正气抗邪的现象。

“脉浮而紧”，看起来里证重于经证。虽然是阳明的经证腑证表里有病，但是从“必潮热，发作有时”来看，腑证大于经证。邪气很快地就要由经入腑，完全地构成腑证了。“但浮者，必盗汗出。”“但浮者”就是没有紧，只是浮，里面的肠胃就不实了。因为它不见紧脉，可以推测邪气还没有传到肠胃，只在阳明之经。阳明之经和太阳之表也不同，阳明之经有邪，虽然里不实，这个热和太阳的热不同。阳热在经表也是比较盛的，这样就要盗汗出，一睡觉的时候浑身出汗。

为什么睡觉时出汗？因为阳加于阴谓之汗，阳明的经热还比较盛。阳明的阳气盛，阴气相形之下就不足。所以阳入阴的时候，阴液受阳热的逼迫，就出汗。因此，成无已下了一个结论："阳明里热者自汗"，就是阳明里热的濈濈汗出；"表热者盗汗"，表热就是经热，就是睡觉的时候才出汗。阳明病法多汗，但是汗也不一样，有自汗、有盗汗。自汗就是汗出比较多，是在腑，里有热蒸发的。在经的，在表的热比较浅一点儿，所以不是自汗，是在睡觉的时候，阳气入阴了，阳气强大，阴气受到逼迫，他要出汗，就是盗汗。

这一条要同第201条"阳明中风，口苦咽干，腹满微喘，发热恶寒，脉浮而紧……"联系起来看。第201条也是脉浮而紧，是阳明经证和阳明腑证，不能下的太早，下的太早"则腹满小便难也"。这个没有说腹满，说的是潮热，必发潮热。必发潮热和腹满有没有关系啊？有关系。所以前后的条文要把联系起来，前后联系，左右联系，一条一条的组成一个有机体。这样去读《伤寒论》，不要一条一条的，那是不行的。

阳明病，口燥，但欲漱水不欲咽者，此必衄。（214）

这一条还是强调阳明的经证，指出阳明经热致衄的机理和见证。成无已说："阳明之脉起于鼻，络于口，阳明里热则渴欲饮水，此口燥但欲漱水不欲咽者，是热在经而里无热也。阳明气血俱多，经中热甚，迫血妄行必作衄也。"古人是讲经的，否则不好理解。

阳明病不但要出汗，还有口渴、口燥。这一条的辨证重点就在此。口燥就要喝水。如果里有热，已经津液虚了，必饮水自救。水要咽下去了，大口的喝水，一次能喝多少？"饮水数升者"，就是说七八升、八九升、五六升。一升合60~80ml，如果一下子喝个七八升的，也有五六百毫升了。这是一次量，不是一天量，"欲饮水数升"，要一喝水就要喝那么多，然后白虎加人参汤主之。所以他是乐意喝水的，这是阳明白虎加人参汤证，这是一个阳明的热证，热没有炼结成实，充斥表里周身内外。

这一条不是这样，而是"但欲漱水不欲咽者"，虽然口里干燥，但欲漱水，润一润口，不往下咽。为什么？因为热只是在口而没有在胃。胃里不燥，就不乐意咽。这是阳明的经中有热，而腑还没有热。阳明之经有热，所以口里干燥。也有的注家是说腑有热叫气分有热，所以阳明气分有热，口渴、喝水。经中有热是叫血分有热，经脉吗，经血啊，所以就漱水不欲咽。经中有热，热迫血行，阳明之脉起于鼻之交额中，它的经脉和鼻子有关系。这样，热迫血行从清窍而出，所以它要衄血。后世的，就宋朝的有，清朝的《医宗金鉴》也有，说是阳明的经证，"缘缘面赤额头疼"，就是头痛。"发热恶寒而无汗，目疼鼻干卧不宁”。为什么和鼻子联系？因为阳明的经脉和鼻子是有联系的。

《伤寒论》是兵火残余之书，“缘缘面赤”是有了，“鼻子衄血”也有了，没有宋朝人说的那样具体，所以后代才补充。这两条都是说的经证，阳明经证里有伤阴的问题。大家注意了，一个是盗汗，一个是衄血，阳明经中有热的时候，它有点儿伤阴。汗是什么？汗不也是血之液吗？这两条是说经有热的。

阳明病，本自汗出，医更重发汗，病已差，尚微烦不了了者，此大便必硬故也。以亡津液，胃中干燥，故令大便硬。当问其小便，日几行。若本小便日三四行，今日再行，故知大便不久出；今为小便数少，以津液当还入胃中，故知不久必大便也。(215)

这一条重点论述阳明病热燥便硬后，由大便和小便的关系来判断是否可以攻下。

阳明病燥热凝结，伤了津液，胃中干燥，都不大便，但是在治疗也好，发病的过程的病理变化也好，有不同点，不能够混为一谈。阳明病本自汗出，阳明病法多汗，出汗的时候，它有发热。医生不知道这个热属于表还是里，当作太阳病的发热汗出，“医更重发汗”，又给他发汗，这是错误的。

错误的怎么还说“病已差”？发汗以后，汗也不出来了，发热当时可能好一点儿。什么道理？因为热邪，一发汗，伤了津液，本来阳明病就伤津液，阳明病法多汗！又一发汗，这么一来啊，这个津液就更亏了，津液虚了，热邪就要，往里凝结了。看着像好了，实际上病没有好。“尚微烦不了了者”，还有人微烦，烦代表烦热，既有精神症状还有热。不是完全光烦躁，还有些烦热，而不了了者，还没有好。这个热是从哪里来的？“此大便必硬故也”，是肠子里的大便已经硬了，这样一个缘故。

为什么就知道他大便硬了？“以亡津液，胃中干燥，故令大便硬。”亡了津液了，以前就本自汗出，又重给发汗。亡，当亡失、丢失讲。就因为亡了津液，“胃中干燥”，胃中包括肠子。肠胃干燥了，“故令大便硬”，所以大便就硬了。

大家请注意了，这个大便硬是因为重发汗，亡津液，故也。这个亡津液的大便硬，和阳明，和太阳之邪化热入里的化燥变实意思不大一样，那个属于热结，这个属于亡津液。热结，燥热内结，非下不可。这个就不是这样了，由于胃中干燥，亡失津液，故令大便硬，侧重于正气的虚，津液也是正气。那个是侧重于邪气，这是侧重于正气。由于肠胃津液的不足，不能够滋润，所以大便成硬，当然里也有热，不能说一点儿热都没有，热结也不能说一点儿津液不伤，但是各有侧重。

这两个问题，一个是非泻下不可，另一个津液自和而不下有自愈的机转。因为燥热不太厉害，只是津液虚，因此“当问其小便”日几行，“当”是应当，指医生应当问问他的小便日几行？尿几次？底下举一个例子，“若本小便日三四行”，倘若小便一天尿个三次四次，“今日再行”，今天得了这个病之后，重发汗，胃中干燥、大便硬以后，就尿了两次。一天三四次，今天两次，尿就少了。“故知大便不久出”，因为小便少了，所以就知道大便不久就排泄出来了。为什么？小便的数与过去比少了，津液当还于胃中，又回到肠子里去了，不是说尿回到胃里边去了，不要这么理解。

《伤寒论》常说，胃中必有燥屎五六枚，胃中怎么会有燥屎？是肠子里。《伤寒论》六经，以足经概括手经。所以他说胃，实际是津液还于肠子里，这是津液自和。咱们过去不是学过，发汗泻下之后，“其人小便不利，勿治之，得小便利，必自愈。”就是因为津液能够自我调节，可以恢复，所以不治也可以好。这个也是一样。这个，明显的小便由多而少了，人体阴阳津液能够自我调节，肠子得接受调节，肠子里燥热还不是太厉害，所以津液能够还于肠中，这样，时间不长，他自己大便就排泄出来了。

伤寒呕多，虽有阳明证不可攻之。(216)

阳明病，心下硬满者，不可攻之。攻之，利遂不止者死，利止者愈。(217)

这两条论述了阳明病禁下证，以及误下的变证和预后。

病是从伤寒来的，“呕多”，多呕，也可以说喜呕，往往属于胃气不和、胃气上逆。呕是上逆，偏于胃而未及于肠，这时候，“虽有阳明证”，虽有阳明不大便、肚子疼，像是可下之证，“不可攻之”，不能用承气汤攻下。为什么？因为呕是，胃气上逆，在胃而到肠，你攻下是泻下大肠，针对性不强。后世的注家说，呕多，属于，少阳之气不利，少阳病喜呕，所以虽然是阳明病，但见了少阳证喜呕这个症状，怎么可以用阳明之法？总之，胃气逆也好，夹有少阳证也好，胃气上逆用泻下之法是不对的。这是阳明的禁下之证，阳明证见了呕多的要禁用承气汤泻下。

“阳明病，心下硬满”，而腹不硬满的，“不可攻之”。心下硬满，就是心下痞，有蒸蒸潮热、不大便等阳明症状，但是腹不满，肚子不胀满。从病位来看，心下硬满是邪气在高位，在胃，是胃的升降之气不和，还没有完全到肠，所以肚子没胀满。“不可攻之”，不可攻了，应当调和脾胃。如果不知道这个道理，误用攻下，就伤脾胃了，所以说“利遂不止者，死”。“遂”就是继续，就是随着泻下之后，这个人继续泄得很厉害，止不住了，脾气不能升，下焦不能固，是脾胃衰败的现象。这样预后不良，很是危险。“利止者愈”，大便虽然拉了几次，拉完就停止了，这是说明脾胃之气还能够恢复，邪气去掉了，正气恢复，这病也就好了。

从这两条来看，第 217 条有一个预后的问题，一个是死，一个是愈。第

216 条没提出预后的问题，但是可以想象，阳明病呕多者，也有泻下的问题，一攻就泻下了，也有一个伤脾胃之气的问题，预后也是不良的。所以张仲景在这两条中，叫人用下法的时候要加以注意，从病情上来说，从病位上来说，多呕者不可攻之，“心下硬满者，不可攻之”，如果误攻，会预后不良，造成“利下不止”，脾胃衰败的这样的一个证候。

阳明病，面合赤色，不可攻之，必发热色黄，小便不利也。(218)

这一条继续介绍阳明病的禁下证，指出阳明经证不可下及下后发黄的变证。

“阳明病，面合赤色”，面，就是人的脸面；赤，比红色还要深。脸面和赤色相和了，就是说满面出现了赤红之色，它不是嫩红，而是赤红。别看这一个字，这有辨证的意义，因为人的脸面发红比较浅比较淡，往往属于阴虚有热、虚热上泛；“面合赤色”，红得比较深的，属于实证，是阳气闭郁，不得宣泄的一个反映。

面是足阳明胃经所循行的部位，风寒之邪郁遏阳明之经，经气不宣，故尔面色赤红。所以说，缘缘面赤，就是满面通红，不是红在面部的某一个病位。鼻子尖红，是酒糟鼻子，两个颧骨红，是肺结核，那都不是。缘缘面赤，满面都通红的，所以叫“面合赤色”。

“面合赤色”是经中有热，是风寒闭郁而来的，也就是经有邪了，是阳明经证。阳明经有邪，为什么“不可攻之”？就是说，如果还有大便秘结，阳明腑也有实证，但是还有经表之证，那也“不可攻之”，不能用承气汤泻下。

如果只看到大便秘结，没看到面合赤色还是经中之邪未解，下得太早，“必发热色黄，小便不利也”，阳明经的邪就内入，如果系在太阴，热和太阴湿结合，湿热蕴蒸，所以“小便不利”，而“身必发黄”，就出现黄疸了。

总结一下，伤寒呕多者，邪气向上，甚至有少阳证的，虽然有大便秘结，也不能用承气汤攻下；心下硬满而肚子不胀满的，是胃气不和而有心下痞硬，不见得是实证，不可攻下，若攻之，“利遂不止者，死”；阳明的经表之邪，“面合赤色”，也“不可攻之”。从这几个不可攻，我们要体会一个精神，攻，是攻胃家实。如果不实，就不能攻，这是一点。第二点，病邪还浅，在经，或者说在胃的上脘，还没达到肠子，也不能攻下。第三点，邪在经表，即使有胃实，也要先解经表，后边才能泻下。如果下得太早，也会出问题的，体会这三个方面的精神。

阳明病，不吐不下，心烦者，可与调胃承气汤。(219)

从第 219 条到第 225 条讲阳明病可下和不可下的辨证，可下不可下有程度的不同，有的可以用大承气汤，这叫可下；有的不应该用大承气汤，而是应该用小承气汤，那么小承气汤是下法吗？小承气汤当然也是下法，但是比较大承气汤而言，这里边就有轻重的不同。也包括什么时候可以用大承气汤，什么时候可以用小承气汤。当然也包括不可以下，就是大、小承气汤都不可以用的一些情况。张仲景论述问题是一分为二的，既言其可下，又言其不可下，既言其可用大承气汤，又言其不可用大承气汤。同时又指出阳明病的一些预后的问题。

这一条有争议，就在"不吐不下"这四个字上。什么叫"不吐不下"？成无己就把"不吐不下"作为一个治疗的过程，认为治疗过程中没吐、也没下。吐后发生的心烦叫内烦、虚烦。现在没经过吐、下出现的心烦，叫实烦，这是阳明胃里燥热不解，"可与调胃承气汤"。另外少数人认为不吐、不下是阳明证的症状，说是阳明证的患者，他不呕吐、也不腹泻，就出现心烦。

我个人倾向于第二种见解。因为"不吐不下，心烦"，从行文来看，不是经过治疗的吐、下，这么认识有点儿牵强。阳明病有一点儿大便秘结，不吐不下就心烦，这样更好理解。不吐不下的心烦和有吐有下的心烦就不一样了，因为心烦往往有兼证出现，吐而心烦者往往是少阳证，这个不吐不下心烦属于胃家实、胃里有燥热。但是他没有腹胀满，疼痛，拒按，也没有潮热和"濈濈汗出"，只是胃里燥热，所结者尚浅，"可与调胃承气汤"，可以吃点儿调胃承气汤。调胃承气汤可以调和胃气，能够和胃燥，因为有大黄、芒硝、甘草。把胃里的燥热一解，心就不烦了。当然调胃承气汤吃了也要泻下。

阳明病脉迟，虽汗出，不恶寒者，其身必重，短气，腹满而喘，有潮热者，此外欲解，可攻里也。手足濈然而汗出者，此大便已硬也，大承气汤主之；若汗多微发热恶寒者，外未解也，其热不潮，未可与承气汤；若腹大满不通者，可与小承气汤，微和胃气，勿令大泄下。(220)

大承气汤方：

大黄四两，酒洗　**厚朴**半斤，炙，去皮　**枳实**五枚，炙　**芒硝**三合

上四味，以水一斗，先煮二物，取五升，去滓，内大黄，煮取二升，去滓，内芒硝，更上微火一两沸，分温再服。得下，余勿服。

小承气汤方：

大黄四两　**厚朴**二两，炙，去皮　**枳实**三枚大者，炙

已上三味，以水四升，煮取一升二合，去滓，分温二服。初服汤，当更衣，不尔者，尽饮之；若更衣者，勿服之。

这一条辨什么时候可与大承气汤，什么时候可与小承气汤。

阳明病出现脉迟，前面介绍了一条了：谷疸，"阳明病脉迟，食难用饱，饱则微烦，头眩"，小便不利，"欲作谷疸"。那个脉迟是以胃寒而论的，当然迟脉就是跳得没劲。以后还有阳明病脉浮而迟，就有点儿浮缓的意思。这一条阳

明病腑实证而脉见迟，所以不同了。脉迟有时主表，经表有邪，脉浮迟而汗出多、恶寒的，是桂枝汤证。这一条的脉迟是由于肠胃结实，腑气不利，脉道就不利，脉跳就慢了，但这个脉迟是有力的。

"虽汗出"的"虽"字，有的注家说应该放在脉迟的前边，"阳明病，虽汗出脉迟不恶寒者"，这样合乎文法。何以见得？我们讲太阳病，"疮家，虽身疼痛，不可发汗"，"疮家"是一个证候，"虽"字在"疮家"的后边。这个阳明病底下就应该放这个"虽"，"虽脉迟"，这个措辞文法是前后一致的。为什么加个"虽"字？就是阳明病一般说得脉见沉实、沉紧，不应当脉见沉迟。虽然脉迟，但是脉迟有力，还有汗出、不恶寒，显然可见，这是阳明里热成实，不要看是脉迟，就认为是阳明虚寒。

"其身必重，短气，腹满而喘"。阳热太盛，阳气壅盛不得流通，所以身上就沉重。"其身必重"是热盛阳气壅塞的一种反映，不是寒证，也不是虚证。"短气，腹满而喘"，中焦燥实，所以肚子就胀满，上下之气不利，所以就短气，还有点儿喘。这是一些实证，一些阻塞之象。"有潮热者"，这样一些症状出现而且还有潮热出现的，下午发生潮热的，"此外已解，可攻里也"，就是经表之邪已解，可以用承气汤攻里了。"手足濈然汗出者，大便已硬也，大承气汤主之"，前面讲"虽脉迟汗出"，已经有汗出了，前边濈然有汗出是一个广泛性的汗出。到了这一条，濈然汗出就不但全身后背前胸都出汗，连手足都汗出了。这个汗出的是比较广泛，连手足都汗出了。不要理解这个病只是手足汗出，因为前面也有个汗出，周身出汗，手足也濈然汗出了，这是指大便已硬也，津液外越，里热盛，大便就硬了。这时候用"大承气汤主之"。大承气汤治疗范围，一个要有汗出，一个要有潮热，一个要有腹满，一个要有不恶寒。这几个症状要抓住了。

下边是大承气汤的主证，可下之证。"若"就是推理了，又说另一个方面的问题。"若汗多微发热恶寒者，外未解也"，倘若不是前面所说的那样，汗虽然是出得很多，"微发热恶寒者"，发热很微，同时还有恶寒，"外未解也"，外就是表，表邪还没解，不能用大承气汤。"其热不潮"，或者虽然是汗出很多但没有潮热，"未可与承气汤"，还不能用大承气汤。从这句话里体会出两种精神：一个是汗，一个是热。阳明病是热盛、汗多，这两个是成正比的。汗出的多、出的厉害，还有蒸蒸潮热，这时候用大承气汤是可以的。因为热和汗是一致的，下边"若汗多微发热恶寒者……其热不潮"，两个主要的证候中只具备了一个汗多，没有潮热。"其热不潮"，不可以泻下。因为什么？因为它不典型了。不泻下怎么办？可以吃小承气汤。这是第一个。第二个，如果有点儿热，但是热微、不重，阳明病的热是壮热，这个热微，还有点儿怕冷，说明邪气还在表，还没完全集中于里，这个还不能够完全泻下。所以阳明病里实证的热和汗是很主要的，如果只有其中一个，不典型，不能贸然用大承气汤。所以大家要看张仲景就像现在和我们说话了，“未可与大承气汤”，“可”与“未可与”，这个话里都带商量的口吻。

“若腹大满不通者”，虽然没有潮热，但是大便没有下来，肚子大大地胀满，即使是腹大满不通，也不能用大承气汤，可以用小承气汤。微和胃气，勿令大泻下。为什么？大承气汤的证候不典型，“若汗多微发热恶寒者，外未解也”，要先解表。“其热不潮，未可与承气汤”，就不可使大承气汤。那怎么办？意在言外，可以用小承气。阳明证可下证有好几条，我们学的时候要在几条里互文见意。什么是大承气汤的证，什么是小承气汤的证，什么是调胃承气汤的证，然后把它们归纳在一起，心里就有数了。

下边就看一看大承气汤和小承气汤。什么叫做承气？什么叫做大承气？大承气是对小承气而言的，小承气是对大承气而言的。“制大剂服”，“制小剂服”。药味的剂量大，泻下的力量就大，就叫大承气；药味少，分量也比较少一点儿，泻下的力量缓和一点儿，就叫小承气。什么叫做承气？承气的解释有好几种。成无己说：“承者顺也”，承字长个顺字形，承顺。阳明病胃家实是有实无虚，肠子里边有燥屎，腑气不通，所以出现痞满燥结实的病理变化和症状的反映，就要用承气汤，“承者顺也”，把这些燥屎污物之气排出去，使胃肠腑气得以通顺，这就叫承气，这是第一个解释。第二种解释，“承”有承上启下的意思，承者上，承上。因为这个病燥热很严重很厉害，燥热凝结，药方里有大黄、芒硝，是泻下的，通过苦寒、咸寒的泻下的作用来使在上边的燥热结实得以解除。方有执《伤寒论条辨》说：“承上以待下，推陈以致新。”也有把这个和《内经》“亢则害，承乃治”联系起来的，比如火在上边，下边不得有水吗？一有水上边就不敢亢了，“以水承制之”，所以也有人按这个精神来解释大承气汤。山田正珍的《伤寒论集成》同意成无己的注解，他说那几个说法都靠不住，只有成无己的注解比较贴切合理。所以承者就当顺讲，使肠胃之气得以通顺，达到使腑气正常的治疗目的。

大承气汤四味药，厚朴、枳实、大黄、芒硝。这个病有腹满，厚朴苦温，能够消满。这个病不是光满，还有痞，“上下气不通谓之痞”，所以药里有枳实，枳实苦寒，能够消痞。这两个药都是气分药，一个是热性的，一个是寒性的，厚朴能够治腹满，枳实能够消痞，两个药可以通达肠胃之气。这是第一个方面。第二个方面，这个方主要是泻下，用大黄、芒硝，借助厚朴、枳实的推动作用，把燥屎秽物排出体外。如果光用大黄、芒硝，不加上厚朴、枳实使肠胃之气往下通顺，泻下的作用就小，所以厚朴、枳实第二个作用是帮助大黄、芒硝加强泻下的作用。正常情况下，每个人每天都得解一次大便，有的人大便挺通畅，有的人大便很困难。大便的下达得通过肠胃之气，所以厚朴、枳实这两个药得先煮。大承气汤的煮沸法，“先煎二物”就是先煎厚朴、枳实，后边才下大黄，最后才下芒硝。厚朴、枳实既能消痞满，同时使胃肠之气下达，往下边通顺，和着大黄、芒硝的泻下大便的作用，推动燥屎排出体外。

芒硝是个咸寒药，因为肠中燥结，没有水分，形成的燥屎块比较小，但特别硬，黑色的。这种便一般排不出来，光用大黄不行，一定要加上芒硝。芒硝是为燥屎而设的，芒硝能咸寒软坚，同时能增加肠道里中的水分，可以使燥屎不能停留、凝结，松动了就能往下边来。所以芒硝是治坚的，痞、满、燥、坚，厚朴、枳实是解决痞满的，芒硝是解决燥坚的。有厚朴、枳实的推动作用，又有芒硝的咸寒软坚作用，再加上大黄的“荡涤肠胃，推陈致新”，通大便，开凝结，大便就下来了。大承气汤这四个药的作用是相辅相成的，既有气分药也有血分药，芒硝、大黄可以说是血分药，厚朴、枳实是气分药，在泻下这个问题上，对于肠胃的推陈致新上，是互相协助、缺一不可的。古人说“通可去滞，泻可去实”。大承气汤是个通泻之药，它荡涤肠胃，能够去滞、泻实，解决胃家实。所以胃家实要抓住这个“实”字，把白虎汤排除在外，就是这个道理。“实”就实实在在有实物的东西，没有实物的东西不叫“实”。

根据我个人的临床经验，还有一些注家的注解，大承气汤证的胃家实，一定要腹诊。这要注意了，患者的肚子，古人说是“腹如合瓦”，“合瓦”就是两个瓦肚扣起来，指肚子胀满。大肠里有燥屎，气不通，十来天八九天，大便解不下来，肠胃之气不能下来，堵住了肚子就要胀满，胀满像合瓦。不光胀满，腹部还硬满，一按之就疼痛。舌苔黄燥，甚至起刺，脉来沉实有力，还有潮热，还有汗出，这样就可以用大承气汤。泻下以后，肠子里燥屎是否都去净了，是再吃了，还是不吃了？《伤寒论》原文中说：“得下，止后服”，实际上在临床中，吃完大承气汤之后，还得继续检查一下，再摸摸他的肚子，尤其是在肚脐的上下、左右，也就是升结肠、降结肠的部位，用手按一按。如果下后，按腹脐的左右，还有硬、还有疼痛，可能是下之未尽，可以考虑再下一次；如果一摸，肚子挺软，这个就好了。所以临床用大承气汤要进行腹诊，这是很重要的。这是大承气汤，把大承气汤的意思了解了，小承气汤、调胃承气汤互相一对比就可以明白了。小承气汤没有芒硝，虽然有痞、满、实，但是燥结得不厉害，所以就没有芒硝。调胃承气有大黄、芒硝，又加上了甘草，连厚朴、枳实都没有，所以它以和胃为主的，泻下是为次的。

有的医家对三个承气汤进行了这样的分析：调胃承气汤是治燥热在胃，虽然也泻大便，主要在胃而不在肠，方中甘草使大黄、芒硝缓恋于上，解决胃的燥热问题。因此,调胃承气汤证有不吐不下,心烦,蒸蒸而热,与燥屎、大便秘结的问题联系不太密切。小承气汤是在肠,虽然大便已经成硬了,但是没成燥屎。大便不是一般的软便了,是已成硬了,但是还没达到燥屎的程度,所以有的医学家就认为小承气汤证的病变在小肠。小承气汤证在小肠,调胃承气汤证在胃,大承气汤证大便的燥屎已经成,是在大肠。这个分类方法,使大家容易记住病的深浅的程度。

看一看煎服的方法,大承气汤和小承气汤的煎服方法不一样,大承气汤是先煮厚朴、枳实,然后去滓,纳大黄,然后再去滓,纳芒硝。芒硝不能先煮,一煮就没有力量了。小承气汤就是三味在一块煮,不分先后次序。"小承微结好商量,长沙下法分轻重,妙在同煎切勿忘。"

阳明病,潮热,大便微硬者,可与大承气汤;不硬者,不与之。若不大便六七日,恐有燥屎,欲知之法,少与小承气汤,汤入腹中,转失气者,此有燥屎,乃可攻之;若不转失气者,此但初头硬,后必溏,不可攻之,攻之,必胀满不能食也。欲饮水者,与水则哕。其后发热者,必大便复硬而少也,以小承气汤和之。不转失气者,慎不可攻也。(221)

这一条是讲燥屎已成未成、可下不可下的辨证,以及大小承气汤的使用方法。

条文分四个小段理解,"阳明病,潮热,大便微硬者,可与大承气汤;不硬者,不与之。"这是第一个小段。"若不大便六七日,恐有燥屎,欲知之法,少与小承气汤,汤入腹中,转矢气者,此有燥屎,乃可攻之。"这是第二小段。"若不转矢气者,此但初头硬,后必溏,不可攻之,攻之,必胀满不能食也。欲饮水者,与水则哕。"这是第三小段。"其后发热者,必大便复硬而少也,以小承气汤和之。"这是第四小段。"不转矢气者,慎不可攻也。"这是个叮咛之词,张仲景让我们提高警惕。

在提法上,字里行间里有商量之意。要体会这个精神,张仲景告诉我们要慎重,不可孟浪。"阳明病,潮热,大便微硬者",阳明病,大便硬还有潮热,可与大承气汤。为什么?因为有潮热,有大便硬,所以是阳明病的可下证的一个有力的根据。

第二个小段"若不大便六七日,恐有燥屎",如果阳明病不大便六七日,"恐有燥屎",恐怕他有燥屎。这时候用大承气汤给他泄吗?不行,这时候不能用大承气汤,因为虽然是六七天不大便,但是从某种程度上说,大承气汤证还不够齐备。比如我们上边说的热的问题,汗的问题,有的不够齐备,不是典型的大承气汤证。所以医生就处在一个踌躇不前的阶段,又像是有燥屎,又不典型。这时候,"欲知之法",就是要进一步诊断到底是有燥屎、没燥屎,"少与小承气汤”,小承气汤有一个剂量的问题,现在不是给用小承气汤治病,而是通过小承气汤来确定底是不是有燥屎,所以少给点儿小承气汤。不是一付小承气汤都喝了,而是少与一点儿小承气汤。“倘若腹中转矢气者,乃可攻之”。服小承气汤以后,“转矢气者”,如果肚子里有燥屎,小承气汤又吃的分量很少,不是“多与”,是“少与”,小承气汤的药力很小,燥屎凝结的比较重,所以燥屎就不能下,但是也不能一点儿影响没有,燥屎有点儿转动,但是下不来。一转动,就矢气,这个屁特臭。“乃可攻之”,然后就可以用大承气汤了。这是第二小段。

如果大承气汤证的诊断不明确,大承气汤不要轻易用。像有燥屎,又怕不准,医生可以先给他吃点儿小承气汤,吃了小承气汤有燥屎就要转矢气,就可以用大承气汤。“若不转矢气者”,倘若吃小承气汤没转矢气,就没有燥屎,“但初头硬,后必溏,不可攻之”,没有燥屎,大便也是六七天不解,这是什么道理?这是初头硬,而后必溏,贴近肛门的粪便是硬的,下不来,后边是软的,甚至是溏的。大便虽然下不来,但不是燥屎,而是初头硬,后必溏,所以就不能用大承气汤攻之,因为大承气汤是治燥屎的,它里还有溏便的,你怎么好用大承气汤?攻之必胀满不能食,欲饮水,不成实,这样的不成实的一个大便,根本没什么燥热,反用大承气汤峻下,这叫虚其虚而实其实,必伤脾胃之气、必伤脾胃之阳。脾胃气伤,就肚子胀满,不能吃东西,不但不能吃东西,“欲饮水者,与水则哕”,甚至喝水就呃逆。意在言外,中焦变寒了,所以饮水则哕。这是第三个小段。

有的注家说这以后的是衍文,注到“不可攻之,攻之必胀满,不能食也”,底下就不说了。咱们还得讲完,底下这段说明,泻下以后又发热,必大便复硬而少,这是阳明实热复聚于肠,还得泻下,往下就不要用大承气汤,用小承气汤,因为前边用过大承气汤了。这个解释有些牵强,前后文衔接的不是那么严密。“其后发热者”,这“其后”根据什么?大便泻下之后应当病好了,为什么又发热?阳明之邪热又复聚、凝结,必大便复硬。这时候就不要用大承气汤了,因为已经泻下一次了,现在就可以用小承气汤了,调和就好了。

“不转矢气,慎不可攻也”。怎么不可攻?这是个叮咛嘱咐之词。如果吃了小承气汤不转矢气的,千万不可攻了,要是攻了那就错了,“必胀满不能食也”。我们从这些条文中抽出点儿什么东西来?就是用大承气汤的要有发热、大便硬。怎么知道大便硬?这个人他转矢气,我们上一次讲到小便利与不利,津液能不能还于胃中,那是从小便来说的。现在讲的转矢气,一般会想到大半是总得先吃点儿小承气汤,看转不转矢气,转矢气就用大承气汤,不转矢气就不下了。当然,这条是这么个意思,但不是教条的。大便燥结,不用小承气汤，也会转矢气。另外一个就是可攻不可攻。这样的转矢气是可攻；"初头硬后必溏"的不能攻，要是当大便燥结攻下，"必胀满不能食"，"欲饮水者，与水则哕"，就伤了脾胃之气。

夫实则谵语，虚则郑声。郑声重语也。(222)

这一条讲根据患者的声音来辨别疾病的虚实。

"夫实"，指阳明胃家实，邪气盛了，这时候就出现谵语，谵语就说胡话。因为胃络于心，胃里有燥热，燥热扰心神，这个人就要说胡话。这个谵语，说胡话，声音响亮，属于实证，所以说"夫实则谵语"。

"虚则郑声"，如果胃虚有热，就不谵语，而出现郑声。郑声是重语，重者指重复，就是说话总重复。重复之语，古人也叫"喃之语"。郑声和谵语不同，谵语说话声音高亢响亮，说的内容没有头绪，没有连贯性，胡说八道；郑声不是这样，郑者是郑重也，郑重其事，很恭敬，声比较小，就那一句话，不敢多说，这是个正气虚的形象。为什么要做这样的分析？就是张仲景告诉我们，临床上这个说胡话，有谵语，有郑声。"谵语为实声长壮，乱言无次说更短"。谵语属实，郑声属虚，实则可泻，虚则不可泻，要有个鉴别诊断。

直视谵语，喘满者死。下利者亦死。(223)

这一条是讲阳明燥热伤及五脏所导致的死证。

直视，眼球不会瞬动，不会左顾右盼、上下调整。凡是热性病，高烧的病人，如果一方面说胡话，另一方面眼睛不会动，这反映下焦肝肾的阴津不能上承滋润瞳孔。肝开窍于目，肾之精谓瞳子，肝肾之阴被阳明之热所伤，下焦的肝肾之阴不能向上灌注于目，因此就直视。

"喘满"是喘而胸满，肺被胃火所伤，肺阴绝了。谵语属于心，也属于胃，因为心主神，阳明胃的燥热先伤了心，所以就谵语；又伤了肝肾，所以就直视；又伤了肺阴，所以就喘闷。肝、心、脾、肾，脾胃，胃和脾有关系，五脏之阴都有竭乏，所以这个现象是不好的。

"直视，谵语，喘满者死"，死在什么？就是正气、阴分太衰，而邪气特盛，这就是亡阴，是死证。从行文来看，直视放在前头，"谵语不见得死人"，就怕直视而且说胡话，这个问题是严重的，要注意。温病也好，伤寒也好，就怕眼睛直视。"下利者亦死"，"直视谵语"，如果不喘满、光下利，阳明胃家实谵语一般伴有大便干燥，现在还下利，这意味着什么？上边谵语，下边下利，这说明阴液下脱，中焦燥热太甚，阳邪要逼迫阴液，阴液下竭了。这也是一个邪盛正衰，预后不好。我在临床是有体会的，谵语带下利很危险。我在大连看一个病人，年轻女性，一方面说胡话一方面下利拉稀，后来这人死了。怎么治就治不好了，用过一甲复脉汤，也不行。为什么？因为下利是亡阴，阴气下脱，故成无已说:“喘满为气上脱,下利为气下脱”。总之,正气脱了,所以这个病就危险了。

发汗多,若重发汗者,亡其阳,评语脉短者死;脉自和者不死。(224)

上条说的是证,这一条说的是脉。以脉来推断阳明病的预后。

发汗发得太多,或者再次发汗,也就是“重发汗”,不但亡阴,也能亡阳;不但亡血,也能亡气。由于亡阴、亡阳,邪气还是郁到阳明经,所以这个人还谵语。阳明有热,谵语属于邪盛,但“脉短”,脉可见短了,“两头缩缩名谓短”,“上不及寸,下不及尺”,这叫短脉。脉短是气血不足,不能充盈于脉,由正气虚衰所致。这一条是由于再次发汗,亡阴亡阳,就造成了邪盛正衰。这就危险了,预后是不良的。如果“脉自和”而不短,虽然谵语,也死不了,用承气汤泻下就把这问题解决了。从脉短就体会了,譬如谵语,脉不短而见涩脉,预后也不好。举脉短的例子,凡属于正衰的,脉反映正衰的,都不好。一般的阳明证,胡话都脉见沉实、沉紧,甚至脉见沉迟还是有力的,不能见脉短、虚脉,实证而见虚脉,病是危险的。同样,虚证而见实脉也是不好的,譬如腹泻下利,脉还见洪大,这个病就不太好。“大则病进”。正气虚邪气还有余,这个病就不好。所以脉证得要协调,要是互相矛盾,出入太大了,就有问题。

伤寒若吐、若下后,不解,不大便五六日,上至十余日,日晡所发潮热,不恶寒,独语如见鬼状。若剧者,发则不识人,循衣摸床,惕而不安,微喘直视,脉弦者生,涩者死,微者但发热评语者,大承气汤主之,若一服利,止后服。(225)

这一条里说明两个问题,一个就是应当下而不下,使病情恶化,燥热不解就要伤阴;另一个问题是伤阴以后的预后问题,预后有好有坏。上边说用大承气汤要观察,泻下不要操之过急,但到了可下的时候还得下,如果不下,后患无穷。

“伤寒”,病是从伤寒来的,或者经过吐,或者经过泻下以后,伤了胃中的津液,这病还没解除就到了阳明,出现燥热就不大便五六日,五六天往上又数到十余日。为什么它总在阳明?因为阳明者土也,万物所归,无所复传。到了阳明,成了燥屎,所以这个时间比较长。

“日晡所发潮热”,一到下午就发潮热,出现阳明典型的热型。“不恶寒”,表已经解了。“独语如见鬼状”,神昏谵语,独语是自己说,不是跟人说话。“如见鬼状”就是说胡话。病很重,神昏谵语,十多天大便不下来,日晡所发潮热,这时候用大承气汤是恰到好处。如果不泻下,那原因很多了,也许是病家没找医生看病;也许是找了医生,医生没敢用大承气汤泻下。因此,燥热凝结就更深了。所以“若剧者”,病加重了,剧就是加重了,“发则不识人”,凡是一种病它的一天都有轻和重的比较,不论什么病,在一天之内,都会一个时候轻,一个时候重,重的时候就叫“发”。阳明病是“日晡所潮热”,越到下午的时候,热越高，所以“发则不识人”往往是在下午的时候发作，不识人了，神昏谵语加剧了。以前是妄语、妄见，现在连人都不认识了，神识、精神糊涂了。

“循衣摸床”，就是无意识的躁动，身体躁动；“惕而不安”，精神不稳，一惊一乍的。这个“惕”既可以当“动”字讲，精神不稳，一动；也有当“惊”字讲，惊惕，就像害怕。一阵一阵的，惕而不安，这是精神方面的，前面的“循衣摸床”是身体方面的，所以身体和精神都不安稳了。烦躁要是到了循衣摸床的地步，这是最严重了。“惕而不安”，比一般的心烦重，所以加个“惕”字，是言其甚。这些描绘是说病重了，重到什么程度？“神昏，发则不识人，循衣摸床，惕而不安”，这都是以上所没有。

这样的病重，是阳明燥热的邪气重，重的燥热之邪必然要伤人的正气。燥热伤人的正气，主要针对阴分，寒邪伤阳，燥热伤阴，所以下边是“微喘直视”，中焦胃燥，下涸肝肾之阴，肝肾之阴不能上注于瞳子，肝开窍与目，肾之精是上注于瞳仁，所以这个人就直视。直视就是目光直，眼球不会转动了。“微喘”，中焦胃燥，往下能涸肝肾之阴，往上能伤肺阴，肺阴受伤，肺的清肃之令就不行，所以就喘。上一条讲“直视，评语，喘闷者死，下利者亦死”，这个病有谵语，也有直视，也有喘，但是这个喘是微喘，上一条讲那个喘厉害，是暴喘，对比有轻重之别。虽然都是胃的燥热伤了肺阴，从程度来看，和前者比是轻的，但是这个问题依然很严重，微喘、直视、谵语，肝肾之阴、肺阴、心阴，再加上中焦的脾胃之阴，五脏之阴都有一些涸竭。“脉弦者生，涩者死”，如果脉还见“弦”，弦是阴脉，“大浮数动滑者，阳也，沉涩弱弦微者，阴也”，弦脉“端直以长”，脉搏还比较长，说明阴气还没有尽亡，这个病还可救，谓之“生”。这时候要赶快泻下燥热以存阴，用大承气汤还可以救活。“涩者”，涩就是涩脉细而迟，往来难，是血液津液难以为继，阴液已经干涸了。这样的预后就不良，他就“死”。这是从脉象上来衡量预后问题，脉弦者生，脉涩者死。

“微者但发热评语者，大承气汤主之”，这个就是总结了，说是阳明病要是在轻的时候，是潮热、谵语，不大便十几天、六七天，应该用大承气汤泻下。“若一服利，止后服”，吃了大承气汤，已经下利，燥屎排泄出去了，就不要多吃了，为什么？大承气汤是泻下存阴的，也是恰好而止。如果把燥热都泄泻出来了还给他泻，再泻就伤胃气。大承气汤是峻下之法，就怕过头，一过头就不好。病好了，就“止后服”，就不再要吃了。凡是瓜蒂散、承气汤、大陷胸汤这些峻烈之药，都是这样一个精神，中病即止，不能够再吃。

阳明病，其人多汗，以津液外出，胃中燥，大便必硬，硬则评语，小承气汤主之。若一服评语止，更莫复服。(226)

这一条到第231条论包括大承气汤证、小承气汤证的可下证。辨证是一分为二的，一方面论可下，另一个方面也论不可下。本条立论的精神是在可下，用大承气汤，用小承气汤，为了更好的应用下法，这里也说到一些地方不可下。

本条论小承气汤的治疗范围。小承气汤治疗阳明病的大便干结是个什么程度？小承气汤具备了大承气汤泻下的微意，力量小于大承气汤。二者都是针对阳明病胃家实而言的，但程度不同，大承气汤是以阳明病胃家实的燥屎为主，不是大便硬，比大便硬的程度要更深一步，坚硬的屎块就是燥屎；而小承气汤下阳明病之实，只是大便硬。那么怎么知道是大便硬，还是燥屎？这有一个辨证，“阳明病，其人多汗”，“阳明病法多汗”，“病入阳明病，其人濈然出”，所以阳明病其人就多汗，多汗就“以津液外出”，津液就从里边出来了，津液出于外而胃中燥，胃肠燥了大便就硬，硬了就拉不下来。大便硬、解不下来，则谵语。

大便硬是阳明实证，为什么成硬？因为“津液外出，胃中干燥”，津液就是人身上的正气，津液丢失太多，胃中干燥，所以大便才成硬。从这个方面来看，这也不是单纯的实证，阳明的津液还有点儿虚。所以古人就认为“汗多胃燥，便硬评语”。证在虚实之间，虚指津液伤，实指大便已经成硬，故小承气汤主之，不要给大承气汤。为了容易理解，从大便硬来说，这个情况是大便硬，可还没有潮热，大承气汤症状还不具备，只是大便下不来、汗出的多、说胡话，所以大便成硬而未成燥，可以用小承气汤而不要用大承气汤。“若一服评语止”，吃了一服小承气汤，谵语止了，大便也就下来了，“更莫复服”。

这一条有两个解释要掌握，一个解释就是大便成硬就要用小承气汤，怎么知道大便成硬了？汗出多，胃中燥，大便成硬，是这么知道的。另一种解释，病在虚实之间，大便硬叫实，汗出多叫津液虚，病在虚实之间，只能用小承气汤，不能用大承气汤。重点要抓住大便硬，小承气汤是治大便硬的，这是可下证之一。

阳明病，评语发潮热，脉滑而疾者，小承气汤主之。因与承气汤一升，腹中转矢气者，更服一升；若不转矢气，勿更与之。明日不大便，脉反微涩者，里虚也，为难治，不可更与承气汤也。(227)

这一条论阳明病的可下证。阳明病的可下证有大承气汤证，有小承气汤证，如果出现了大承气汤的证，而脉和证不统一，也就是说证是大承气汤的证，脉不是大承气汤的脉，怎么办？先给小承气汤，看看矢气不矢气，来决定在里是有燥屎还是没有燥屎。

“阳明病，评语发潮热，脉滑而疾者，小承气汤主之”。阳明病已经有不大便的问题，字面上没说，意思就可以理解了。不大便，说胡话，又“日晡所潮热”,这是典型的大承气汤证。但是脉不出现沉紧、沉实有力,而“脉滑而疾者”,脉很滑利而疾,“疾”当“快”字讲,脉跳得非常快,只能反映热有余,而燥结成实的反映不够。因为大便燥结,腑气不利,气血受阻,与“脉滑而疾”是不相称的。因此张仲景告诉说“小承气汤主之”,不要给大承气汤。

“因与承气汤一升”,给小承气汤一升。按正常来说,小承气汤一回能吃多少?小承气汤“三味药,以水四升,煮取一升二合,去滓”。吃的时候“分为二服”,一升二合是分两次吃,一回是六合,不到一升。现在给小承气汤,但是药量(剂量)是加大了,吃到一升,比普通的多四合。

倘若“腹中转矢气者”,吃了小承气汤以后,大便没下来,但是“腹中转矢气者”,燥屎转动了,动一动但没下来,放了几个屁。这一看就知道了,有燥屎了,下一步吃大承气汤还是吃小承气汤?“更服一升”,更服就是再,再吃一升小承气汤。为什么张仲景把关把得这么厉害,揪住这大承气汤就不放手?因为“脉滑而疾者”,燥结不是那么样很实。“若不转矢气,勿更与之”,若吃了药以后,不转矢气,那就说明没有燥屎,“勿更与之”,第二次的小承气汤就不要给了。

底下这句有争论。按一般的解释来说,“明日”就是第二天,等到第二天“不大便”,仍然是下不来大便,“脉反微涩者”,不但不大便,脉反见微涩之脉,微涩是不足之脉,微属于气虚,涩脉属于血虚、津液虚,“里虚也”。这是里虚,也可以说是阳明的气虚。“明日不大便,脉反微涩者,里虚也”,这个症状跟什么挂钩?这一段还借着上面“评语发潮热,不大便”,吃了小承气汤以后,还“脉反微涩”,第二天大便还下不来,这属于里虚。所以开头的“阳明病,评语发潮热,脉滑而疾者”,这是什么?这属于里虚,没说不大便,意在言外,里有不大便。这一段,“不大便”把大便提出来了,没说谵语发潮热,前后文互相会意,它是一条文,叫读者把意思前后对照一下子。虽然没说不大便,有谵语发潮热,但是下边已经提出来了不大便,那么前面也应该有不大便。这是互文见意的一种写法,我们读者要把这种精神体会进去。

“脉反微涩者”,脉反没有劲,气也虚,血也虚,津液也虚,见了一个正虚不足之脉,这是“里虚也”。大便下不来,“为难治”,这个病不好治,不好治不等于不治,还得要治。怎么治?“不可更与承气汤也”,连小承气汤都不能吃。张仲景没出方,后世就发展了,陶节庵在《伤寒六书》提出这个病可以用黄龙汤,补气补血再下大便。

阳明病,评语有潮热,反不能食者,胃中必有燥屎五六枚也。若能食者,但硬耳,宜大承气汤下之。(228)

这一条是古代的倒装的文法,“若能食者,但硬耳”应该用小承气汤治疗。

大承气汤治燥屎，小承气汤治大便硬，程度不同，从何而辨？这一条从“不能食”、“反不能食”来辨别。“反不能食”，说明阳明病已经有燥屎，“胃中必有燥屎五六枚也”，这是约略之数，有六七块燥屎没下来。以前介绍过阳明病有一个寒热问题，中热的，就能食；要中寒，就不能食，以能不能食来验证胃的寒热。

阳明病不大便，说胡话，还有潮热，“反不能食者”，一般说有热是能食，现在反倒不能吃了，因为已经有燥屎了，肠实而胃满，腑气不通畅，就不能食了。胃肠都是下行的，胃气下降，大肠通畅，糟粕排泄，所以有排泄他才能吃，现在肠子里有燥屎，燥屎梗塞不下，影响胃肠的虚实更迭的新陈代谢的生理状态，肠实胃满，所以就不能食。

不是虚，不是寒，又有谵语、有潮热，又是不能吃，胃肠不能通顺，当然里有燥屎了，所以说“胃中必有燥屎”。“宜大承气汤下之”，应该用大承气汤，因为大承气汤是下燥屎的。“若能食者”，即使有潮热、谵语，这个人还能吃东西，说明肠里大便硬还没到燥屎的程度，胃气还能下降，肠子里燥屎凝结还不是那么严重。“但硬耳”，只是大便硬结而不下，还没达到燥屎的程度，胃肠之气还有回旋的余地，所以还能够进食，这样就不要吃大承气汤了，可以用小承气汤，小承气汤是治大便硬的。大承气汤有芒硝，小承气汤无芒硝，有芒硝才能软燥化坚，没有芒硝就是治疗“但硬”，用大黄就可以了。

阳明病，下血谵语者，此为热入血室；但头汗出者，刺期门，随其实而泻之，濈然汗出则愈。（229）

这一条讲阳明病的热入血室。

热入血室，我们在太阳病篇已经介绍了，讲了三个妇人病，经水适来、经水适断，刺期门、吃小柴胡汤啊，或者不用治疗。这些病是随其经水之来而热郁，热随血去，不治而可自愈。现在介绍的阳明的热入血室，历代注家有争论，争论的焦点在阳明病热入血室和太阳病热入血室是否一致。如果说一致，都是妇人病；如果说不一致，这个不是妇人病，是男性的病。太阳篇提到妇人，那就是妇科的病；阳明病未提妇人，那就是男性的，这是一种观点。也有人认为此为男女都可以有的，阳明病下瘀血，此为热入血室，男人可以得，女人也可以得，这是广义的。实际上，这条还是侧重男性，因为以前讲女人，未讲男人，这条讲男女都有，实际上是侧重男人。喻嘉言认为单独是男性的病，柯韵伯、方有执认为此病为男女具有之病，《医宗金鉴》与喻嘉言观点相同。

可是，也有的注家认为此病是妇女病，非男子病。因为热入血室，此病局限于妇女。既然存在两种看法，哪种对，哪种不对？我查了《脉经》和《金匮要略》，都将此病列于妇人篇中，所以我个人认为此病还是妇女病。

"阳明病,下血谵语者",阳明病有经证、有腑证,经者是经表之证,正是妇女月经时来,下血就是来月经,在经之邪因经血时来,故热入血室。热入血室也可以发生谵语,这种谵语和阳明病大便硬的谵语不同,热瘀血滞的谵语是因为血中有热,影响于心,与大便燥结引起的谵语的病理变化是不同的。阳明病的汗出是周身汗出,热入血室的汗出是但头汗出,为什么?因为血中有热,非气分之热,热气上蒸,头上有汗,身上无汗。与阳明病相比,一个是气分病,一个是血分病。同时病人是妇女,经水时来,所以治疗时要刺期门,随其实而泻,解除血滞之热,肝胆疏利,阴阳营卫调和,濈然汗出,病就痊愈。此条与阳明病有鉴别诊断价值,本病属于妇女病。

汗出谵语者,以有燥屎在胃中,此为风也,须下之,过经乃可下之。下之若早,语言必乱,以表虚里实故也。下之则愈,宜大承气汤。(230)

这一条讲述阳明经腑同病的治疗法则。

"汗出谵语者,以有燥屎在胃中,此为风也。"说明阳明的经腑同时有病,腑有燥屎,故谵语;经表有风邪,故汗出。此汗出代表阳明经中有风邪,谵语说明有燥屎在腑肠,为腑实。不要只看到病人有燥屎,还要看到有表邪,故下之不能太早,要等到外邪过经到里以后才能用下法。若下之太早,会导致表邪入里,出现语言必乱、谵语,此为一种解释。也有一些注家不同意以上见解,将这一条的"风"字改为"实"字。泻下时要注意经表之邪是否解了,如果经表之邪解了,就可以下之,若经表之邪不解,就不可以下之。他们认为此病属于里实证,应用大承气汤,但是要注意表邪是否已解。

此条两种解释一致的是,阳明病燥实应当马上泻下,但表证未解时不可下之太早。两种解释不同之处在于,一种认为此条为表里皆病,故云"此为风也";一种认为此条为里实证,故云"此为实也"。阳明病中有表不解的,应当先解表,表邪解后,方可下之,不可引邪入里。"汗不厌早,下不厌迟,下法一定要照顾到太阳之表和阳明经表之证未解,表未解而下之太早会出现语言必乱,不管哪种解释,体会这一条的精神是最重要的。

伤寒四五日,脉沉而喘满。沉为在里,而反发其汗,津液越出,大便为难,表虚里实,久则谵语。(231)

这一条说明,如果里证已实,反而发汗,更增加津液的丢失,更增加了胃肠的干燥。此条与上条有对比的意思,说明下之太早是错误,但已成里实,却仍发汗也是错误的。

"伤寒四五日",就疾病的发展来说,邪气已由表入里,病程较长,脉沉主里,脉浮主表,即使病人发热,也是里热而非表热,不应发汗。如果发汗,则里面的津液越出,胃肠干燥,"大便为难"。"难"的意思是求而不得谓之难,因津液越出，胃肠干燥，故大便燥结，成为里实，病人会大便硬、谵语，构成阳明病。病起初不太厉害，邪气将入里，脉沉而满，还未到中焦，还在上焦，但是因为误发汗，伤了津液，造成了中焦的阳明里实。这说明，下之太早不对，下之太早，表虚里实，会出现语言必乱。但是不应发汗而发汗，也不对，会构成阳明里实，这些都是治疗的错误。我们在临床上容易犯此类错误，张仲景提醒我们要注意此类问题。

三阳合病，腹满身重，难以转侧，口不仁而面垢，评语遗尿。发汗则评语，下之则额上生汗，手足逆冷。若自汗出者，白虎汤主之。(232)

这一条主要论述三阳合病以阳明之热为主的，治在阳明要用白虎汤清热邪。此为清法，不是下法。

此条病机为三阳合病，邪热较甚。太阳、阳明、少阳经的病症不分先后，同时出现，叫做三阳合病。腹满、身重、口不仁，腹满属于阳明有热，身重是太阳有热，难以转侧是因为少阳有热。三阳经之热邪甚，三阳经气不利，此人出现肚子胀满，身体沉重，翻身困难，即“腹满身重”。“口不仁而面垢”，阳明有热，胃热会出现“口不仁”，即口不能辨五味。《灵枢经》云：“胃和则知五味也”，也有个别注家认为，口不仁就是不能说话，此种看法较为牵强。“面垢”指脸上看上去似乎有尘垢，这是因为阳明经脉行于面，阳明之热蒸于面，面部会出现出油的现象。

胃里有热，患者会出现谵语神昏，热邪逼迫膀胱，患者神昏，小便不能控制，就会出现遗尿。腹满、身重、口不仁，面垢，谵语，遗尿，这些症状反映患者热邪很盛，主要是胃热盛，若患者自汗出，就用白虎汤。这是因为三阳合病，但阳明之热最为突出，要用白虎汤清热生津液。如果不明白这个道理，以为患者还有太阳经证而发汗，患者就会说胡话，这个说胡话的症状比过去谵语的症状还要重，因为伤了津液。如果泻下，不但伤胃阴，还要伤胃阳，患者就会额上生汗，手足逆冷，这是治疗的错误。发汗是错误的，攻下也是错误的，只有用白虎汤清热生津液才是正确的。

总结一下，阳明病治疗集中起来有三个法，第一个是治经表之邪，还要发汗，叫汗法；第二个是病已在腹，胃家实了，要用下法；第三个是阳明的热证，也在腑也在经，只是热，未成实，要用清法，既不能发汗，也不能泻下。这是很严格的，学习《伤寒论》要掌握它的尺度，掌握它的理法方药的严格性，病在某一个阶段就要用一个什么法，要恰如其分。

二阳并病，太阳证罢，但发潮热，手足漐漐汗出，大便难而评语者，下之则愈，宜大承气汤。(233)

这一条讲既不可汗也不可下。从本条到第237条论合病、并病，是围绕着阳明病热证的清法叙述的，阳明病热证很容易发生误汗、误下的问题，尤其容易发生误下。柯韵伯说阳明病开头三法是讲清的，由热证到燥实证的转变有一个过程，阳明热证绝不能当做阳明燥证治疗。如果不遵循这个法则，下之则额上生汗、手脚冰凉，额上生汗就是说汗珠在额头上挂着而不下流，阳虚出汗就是此种汗。热证绝不能当作阳明燥证来治，医者不能违背这一法则。

三阳合病，热证未成实，即使出现腹满、身重、遗尿、谵语，但是未出现阳明燥实证的腹痛、绕脐痛、转矢气、潮热的症状，热邪散漫而独盛于阳明，治疗用白虎汤。三阳合病，只取阳明，阳明之热一解，三阳之热也就解了。发汗伤阴，泻下伤阳，都不可以。在太阳篇已经讲了白虎加人参汤证，也讲了阳明热证，白虎加人参汤证以烦渴、欲饮水数升、背微恶寒为主，说阳明本经之热的问题，比较好掌握。阳明篇的三阳合病，热在阳明就不好辨，易犯误汗、误下的错误，应当引起重视。如果我们未学此条，见患者有腹满、身重、遗尿、谵语，可能开承气汤，这是错误的。

第233条是与三阳合病做比较的，三阳合病不让用承气汤，此条要求用承气汤。"二阳并病"是太阳和阳明并病，先出现太阳病后又出现阳明病，发病过程中太阳病已经不存在，"但发潮热"说明病已集中于阳明，"手足絷絷汗出"，邪气壅于胃，胃热逼迫津液外渗，手足脾胃所主，故手足絷絷汗出。胃肠津液就干燥，所以大便难、谵语。大承气汤证已备，一泻下，燥热燥屎得以排出，病就会好。上条未提大便难的问题，只有谵语而无潮热，同时还是三阳合病，热是散漫之热，不是完全聚集在里，所以不能泻下。所以此条为可下证，上条为不可下证。

阳明病，脉浮而紧，咽燥口苦，腹满而喘，发热汗出，不恶寒，反恶热，身重。若发汗则躁，心愦愦，反评语。若加烧针，必怵惕烦躁，不得眠；若下之，则胃中空虚，客气动膈，心中懊憹，舌上胎者，栀子豉汤主之。(234)

通过学习这条，我们要掌握两方面的知识，一方面此为热证而非实证，所以不能按实证去治；另一方面，此病在临床很容易误治，误发汗、误下、误用温针和烧针等，尤其以误下容易发生。

此条开头27个字说明阳明有热，和第201条"阳明中风，口苦咽干，腹满微喘，发热恶寒，脉浮而紧。若下之，则腹满、小便难也"的证候基本相同，不同在第201条有发热恶寒，而第234条为不恶寒、反恶热。很多注家对此两条的联系没有看清楚。第201条说明经腑有热，表里不解，故外有发热恶寒、脉浮而紧，内有口苦咽干、腹满微喘，是经腑皆病，经表之邪未解，故不能泻下，若误下，就会腹满、小便难也。第234条症状与第201条基本相同，不同之处在经表之邪已经入里，“脉浮而紧，咽燥口苦，腹满而喘，发热汗出，不恶寒，反恶热，身重”主要反映阳明的热证，治疗应该用白虎汤清热养津液。如果误认为是经腑之证而发汗，胃燥严重，就会烦躁，心里烦乱，谵语。若误用温针，病人就会恐惧不安，睡不着，烦躁，因为烧针既可助热又可伤心神。泻下也不可，因为患者脉浮而紧，邪热散漫，未凝聚于肠胃，不是腑实证，所以泻下后，患者就会胃中空虚，邪气就会趁机而入而动膈，心中郁烦不解，舌上会出现黄苔，病位位于上脘，就用栀子豉汤治之。

栀子豉汤见于阳明篇，也见于太阳篇。太阳篇中表邪刚抑郁于胸，未与痰水互结，用栀子豉汤来治疗。栀子厚朴汤就是栀子豉汤去豆豉加厚朴、枳实，可以清阳明的上脘之热。热邪入胃，有在上、在中、在下的不同，因此症状不同，上脘介于阳明的表里之间，所以柯韵伯说栀子豉汤治疗阳明病的半表半里。举例来说，太阳病的表证在皮肤，太阳病的里证用五苓散利小便。阳明病的表证就是栀子豉汤证，阳明病的里证就是承气汤证。柯韵伯说阳明病的开手三法，就是清上、清中、清下，不令其燥其津液，不令其水聚于胃。《伤寒论》因为历代注家的见解不同，已经有所发展。

热在上焦，心中懊侬，舌上胎者，用栀子豉汤治疗。栀子豉汤治疗胃之上脘之火热之证，既有清的意义，又有宣的意义。

若渴欲饮水，口干舌燥者，白虎加人参汤主之。(235)

这条承上条，论述热邪由上焦胸膈入于中焦的证治。如果邪热入于中焦，伤了胃阴，就会口干舌燥，渴欲饮水，饮不解渴，用白虎汤清热，人参生津液止渴。

若脉浮发热，渴欲饮水，小便不利者，猪苓汤主之。(236)

猪苓汤方：

猪苓去皮　**茯苓**　**阿胶**　**滑石**碎　**泽泻**各一两

上五味，以水四升，先煮四味，取二升，去滓，内下阿胶烊消，温服七合，日三服。

关于这一条有两种解释。一种解释认为，若阳明之热影响到下焦，热与水结，会使小便不利而蓄水。小便不利的原因有阳虚有寒，有阴虚有热。阳虚有寒的要用温药温通，如五苓散；阴虚有热的要用猪苓汤，脉浮发热说明患者有热。另一种解释认为，此条属于白虎汤证，由于饮水过多而小便不利，要用猪苓汤清热、育阴、利水。阳明上焦火郁用栀子豉汤，下焦水郁用猪苓汤，中焦有热用白虎加人参汤。

猪苓汤方由茯苓、猪苓、阿胶、滑石、泽泻组成。茯苓、猪苓、泽泻三个利水药，作用同中有异。茯苓、猪苓淡渗利水，泽泻也是利水的，此为共性。但茯苓、猪苓在利水时可以交通心肾，茯苓宁心，猪苓入肾，使心肾相交；泽泻在利水时可以养阴，使阴水上行。滑石利水同时使阳气下降，也有调和阴阳的作用，阿胶为血肉之品，可以滋阴。五苓散用茯苓、猪苓、泽泻利水，桂枝通阳，白术健脾。陈修园总结猪苓汤为育阴利水清热，真武汤为扶阳振水驱寒。少阴病阴虚有水用猪苓汤，阳虚有寒有水用真武汤。肾能主水在它的阴阳，少阴为阴阳之根、水火之本，既有阳虚停水的情况，也有阴虚停水的情况。

猪苓汤临床用途广，如肾盂肾炎会出现尿血，如果出现脉弦而细，心烦失眠，舌红少苔，尿血，腰痛，应用此方很有效。可以加两味药：旱莲草20~30g，三七粉1g冲服，服后有明显疗效。此方还可以治疗肾结核，妇女泌尿系感染如尿频、尿急、尿痛、小便灼热。

阳明病，汗出多而渴者，不可与猪苓汤，以汗多胃中燥，猪苓汤复利其小便故也。(237)

这一条论述了猪苓汤的禁忌证，以及它与白虎加人参汤证的鉴别。

汗出多而渴，小便利者，属于白虎汤证，不可给与猪苓汤。白虎汤证与猪苓汤证的区别在于，白虎汤证是伤津液，猪苓汤证是津液停留。汗出多而渴，小便利者与猪苓汤是错误的，此条之渴是由于胃中燥引起的，而非猪苓汤证之水热互结引起的，用猪苓汤会虚其虚而实其实。热在中焦用白虎加人参汤，下焦水郁用猪苓汤。

脉浮而迟，表热里寒，下利清谷者，四逆汤主之。(238)

这一条论述表热里寒的格阳证治。

表热为标，少阴阳虚有寒，格阳于外，故而发热，汗出，是里寒造成的表热。阳气浮于外，故脉浮；里面阴寒甚，故脉迟。阴寒生于内，阳气不能腐熟水谷，故下利清谷。用四逆汤补阳救里，阳气内敛不格拒于外，就会热退；阳气充足，阴邪退去，下利清谷就会好。此证虽脉浮，不可发汗，因患者下利清谷，有里寒。

若胃中虚冷，不能食者，饮水则哕。(239)

这一条承上条，论述胃虚汗证。因为消化功能在于阳气的活泼，胃气的鼓动，现在胃里虚寒了，他当然就不能食了。不但不能食，连喝水都成问题。饮水则哕，那么如果稍微的喝一点儿水他就哕。为什么会哕？本来胃里就虚冷了，再喝一些水，水又属于阴的，所以不但不雾化，而水也不能消，水寒之邪就加重了胃中的虚冷，所以就作哕。伤寒和杂病不可分的，这一条是讲杂病。

脉浮发热，口干鼻燥，能食者则衄。(240)

这条要跟第239条对比起来看，第239条讲胃中虚冷，饮水则哕，而这条则讲阳明经中有热，能食则衄。

"脉浮发热,口干鼻燥",是阳明的热在经。热在经和热在腑不同,一个浅,一个深。这个人还能食,成无己说:"能食者,里和也。"也就是说胃气还旺盛、胃气还和。这和前面不能食者胃中虚冷不一样。那个是不能食,这是能食,经表有热,腑气充盛,正气抗邪,经表之邪要往里传,那就难了。经中之邪只有在外解了,经热迫血妄行,从鼻子里出血,就是衄血。既然不能往里传,正气拒邪外出就从衄作解。太阳病不出汗,鼻子出血作衄而解,阳明病也有作衄而解,因为阳明经走鼻。太阳经作衄而解的时候就还有发烦、目瞑,"剧者必衄,衄乃解。所以然者,阳气重故也。"等到阳明了,胃中能食,这时候口干鼻燥就可以作解了。阳明经和太阳经虽然都是经表,阳明比较深,所以它作解是这样一个情况,二者有所分别。

阳明病下之,其外有热,手足温,不结胸,心中懊侬,饥不能食,但头汗出者,栀子豉汤主之。(241)

这条论阳明上脘有热的证候和治法。

阳明病指的是阳明的经表之证。外有热而手足温,是阳明的经表有邪,阳气受阻。温也是热的意思,不凉而热。这样就应该清透阳明的经表之热,此时泻下是错误的。如果医生用了泻下之法,阳明经表之热就会趁着误下这个时机而内陷。这种经热入内,和水互相凝结,就会构成结胸证;如果不发生结胸证,只是热郁在上脘,就心中懊侬,饥不能食,经邪就要往腑里来了。经邪到腑也有上、中、下的不同,有白虎加人参汤证,有猪苓汤证,也有栀子豉汤证。

这一条也是这样的,经邪误下之后,热蕴上脘,也可以说是阳明的半表半里,为什么?也就是说还没到阳明之里,还没有到阳明胃肠的深度,仅在上脘。出现心中懊侬,这和客气动膈的意思是一致的。因此这个人就发生了火郁之烦,郁结之烦,心里闹腾,烦躁不解。由于心中懊侬,胃里就不舒服,所以知饥而不能食。有热不是有寒,所以能够饿;热气郁结,热气还要往上熏蒸,所以不能吃东西。

胃的上脘有热,热气上熏,所以就不能食,而且还但头汗出。"但"有局限的意思,只是头部汗出,其他无汗,这是热邪上熏,不能够外达,和阳明病的中焦燥热外越的濈濈汗出、手足汗出不同。阳明病是以汗出为准的,像这样但头汗出的,一个是热郁,热在上焦还没在中焦,所以汗就不能周身而出,只能限于头部。热邪蕴于在胃脘,动犯于胸膈,不能食而头汗出,心中懊侬无可奈何。

栀子豉汤能够宣透胃上脘的邪热,既能清又能透。因为有豆豉,根据柯韵伯的见解,凡是已经到上脘懊侬的证,吃了栀子豉汤是必吐的。这一吐,其在上者因而越之,就把上脘之邪吐出去了。也是火郁则发之,邪气就解了。阳明病的清法里,不仅有白虎汤,还有栀子豉汤。太阳之热也好,阳明经中之热也好，三阳合病的邪热也好，只要是出现于阳明，刚一接近阳明胃腑，还在上脘，没能够深入腹地，非栀子豉汤不可。

栀子豉汤证，一个是心中懊憹，一个汗出，只是头汗出，不能够周身汗出。这和阳明病白虎汤证气分热的大汗、大渴不同。栀子豉汤证病位比较高，接近于膈，是处在太阳之里，阳明之表的这样的一个部位，柯韵伯叫做半表半里之邪。这时候的用药只能够用栀子豉汤，白虎汤是无能为力的。所以上边的是火郁，下边的是水郁，中间就是燥热。这就是阳明病的三法，上、中、下的三个法。因为这时候还没构成“胃家实”，也可以说是“胃家实”的一个轻的阶段。这个层次一定要清楚。

阳明病，发潮热，大便溏，小便自可，胸胁满不去者，小柴胡汤主之。(242)

从这条到第244条是讲阳明病的和法，论阳明少阳合病而治疗在少阳，和三阳合病治在阳明不同。

怎么知道这条是阳明病？因为有潮热。潮热的热型属于阳明，是胃有热。如果是胃家实，就应该大便硬、大便燥结，这是典型的阳明里实证。现在是大便溏，小便自可。大便有点儿稀溏，不成形，小便还自可，尿的既不多也不少。和潮热来对比分析，就看出来肠子里的燥热还没能够成实，所以大便是溏的，不是小便数少，不是小便多，而是小便还自可。如果大便燥、小便数，就是肠中燥屎，现在还是大便溏，小便自可，就是说胃还没能够成实。

单凭潮热这一证来看，像是阳明病成实了，从大便溏、小便自可来分析，肠还没能够成实。热未成实，热是热，实是实，一定要搞清楚，不能混淆。这个情况能用承气汤吗？不能用。它是大便溏，而不是燥热下盛、热结旁流。同时，“胸胁满不去”是辨证的关键，这个提法意味着以前就有胸胁闷。这有两种意思，一种意思是这个症状还是胸胁闷，有少阳证的胸胁闷。不去就是邪还在少阳，少阳之邪还没能完进入阳明，阳明有热但没成实。

这是什么病？就是发潮热而胸胁闷，大便还有点儿溏，小便还自可。这就要治少阳，用小柴胡汤。因为见了少阳主证，用小柴胡汤清透少阳半表半里之邪，潮热好了，阳明和了，少阳利了，这个病就好了。宋朝的《苏沈良方》里提出柴胡解热的问题。小柴胡汤是散毒解热的，能治五种发热，包括发热、往来寒热、潮热、瘥后热、有时发热。五种热里就包括潮热，小柴胡汤治往来寒热，治发热还能够理解，怎么还能治潮热？这有根据的，在这一条就说出来了。还能治瘥后热，就是伤寒病好了以后又发热，它也能治。

大家就要问了，小柴胡汤治潮热怎么理解？潮热者是阳明，小柴胡汤治胸胁满可以，现在用来治潮热，能行吗？这就不要怀疑了。因为阳明病的潮热有轻有重。我们过去说的阳明病日晡所发潮热，发则不思饮，循衣摸床，痞而不纳，那个厉害，所以不大便五六日甚至十余日，那个劲头多足。这个大便溏，小便还自可，虽然午后有发热，对于精神、对于身体没有什么影响，所以热虽然是由于阳明，但并不太重，和阳明的燥实之热对比是轻的。所以用小柴胡汤和解少阳，亦能和解阳明。因为少阳主枢，里没有燥实，问题是可以解决的，不要有什么怀疑。由此可见，凡是外感型的潮热，只要大便不燥结，就可以考虑用小柴胡汤治疗。

阳明病，胁下硬满，不大便而呕，舌上白胎者，可与小柴胡汤。上焦得通，津液得下，胃气因和，身濈然而汗出解也。(243)

这一条说明阳明病不大便也可用和法。

少阳之邪未去，会有胁下硬满和呕。少阳病但见一证便是，不必悉具。胁下硬满是少阳病一个主要症状，是少阳之气不和。呕是胃气上逆，少阳病就有呕。为什么还有不大便？看看吧，有少阳的问题，有胁下满和呕，不大便属于阳明，这是一个少阳病和阳明病的并病，或者是合病啊。那么用大柴胡汤吧。大柴胡汤泻阳明又和解少阳，太阳篇是学习过，心下急，郁郁微烦，大柴胡汤主之。但是大柴胡汤证的不大便，有心下急、郁郁微烦、呕不止，舌苔要见黄。因为一见阳明热，舌上苔也就黄了。现在“舌上白苔者”，正在这关键时刻张仲景一锤定音，舌上不是黄苔，是白苔。

白苔是什么？白苔是少阳之苔而不是阳明之苔，说明邪还在少阳还没入阳明。没入阳明，也就不属于阳明燥热，还是少阳半表半里之邪，所以舌上白苔。少阳病丹田有热，胸中有寒，是表寒里热，还是有点儿半表之寒，没能够完全化热，因此舌苔是白的。不大便见白苔，不能下，可予小柴胡汤。泻阳明是错误的，也不能使大柴胡汤。那就问了，不大便也好几天了，小柴胡汤不泻大便，大柴胡汤可以利大便，怎么能用小柴胡汤通大便？

张仲景认为小柴胡汤也能通大便。小柴胡汤和解表里，疏理肝胆，能疏通三焦。足少阳胆，手少阳三焦都是少阳，少阳主疏泄，它管气、管水，“三焦者，水谷之道路，气之终始也”，它能通达气和水。小柴胡汤能够调整、和解、调理三焦之气，上焦得通就是气达而不郁了，津液也就得下。不大便并不是阳明燥热，而是肝胆之气郁结、上焦不通所致。服了小柴胡汤，上焦就得通，气就利了，津液得下了，大便自然而然也就下来了，也就是六腑就利了。胃气因和，上焦的气机利了，下焦的津液下达了，中焦的胃气也就和了，呕吐也就止了。

阳明中风，脉弦浮大而短气，腹都满，胁下及心痛，久按之气不通，鼻干不得汗，嗜卧，一身及面目悉黄，小便难，有潮热，时时哕，耳前后肿，刺之小差。外不解，病过十日，脉续浮者，与小柴胡汤。脉但浮，无余证者，与麻黄汤；若不

尿,腹满加哕者,不治。(244)

这一条和上边两条是有联系的,都是有阳明病合并有少阳病。上边这两条都是少阳的热证,这一条是“阳明中风”,少阳有湿热,这是不同的,所以出现了黄疸。但是,都是阳明和少阳两个为病,前两条是讲少阳有热,这一条讲少阳有湿热,以及湿热发黄的证治。“阳明中风”,这是说发病的来路,阳明被风邪伤中。

“脉弦”,是少阳之脉,把弦脉从在第一位。浮大是阳明的脉,从脉上来看,有少阳之邪,也有阳明的热邪。“短气,腹都满……鼻干不得汗”这些反映阳明的经邪和它的浮热。什么叫腹都满?古代用这个“都”字,是“全”字的意思,认为肚子全满了,不是局限在某一部分,是整个的肚子都满了。满是胀满,肚子胀满是阳明病。

鼻子干还没有汗,意在言外,这个病有发热,怎么知道?因为上面写着“外不解者,病过十日”,开头还说“阳明中风”。阳明中风还有外不解,这样来说这个病有发热,鼻干发热,没有汗,这是阳明经里有邪。腹都满就是腑气不利,这些症状说明阳明的经、腑有邪。尤在泾就说是阳明的郁热,如果完全是阳明的里证,那脉就不应该浮大,应当沉实、沉紧,应当汗多。现在不发汗,发热鼻干,腹都满,说明阳明经腑都受邪,但是没有说到大便燥结、大便难,也没说潮热、腹满疼痛拒按。所以这时候依然是阳明湿热,不是阳明燥结,同时经表之邪还没有能够完全入里。

为什么短气?因为阳明的表里之气都闭郁了,所以它就短气。“胁下及心痛,久按之气不通,鼻干不得汗,嗜卧,一身及目悉黄,小便难”,这里还有潮热,有潮热是属阳明的。这里也有少阳证,如“胁下及心下痛”,头一条讲“胸胁闷不去者”,第二条讲“胁下硬闷”,那么第三个讲“胁下及心下痛”,从胁下开始,这是少阳的主证。胁下及心下痛还加上肚子胀满,所以这个人就挺难受的。“久按之”,按之就是揉按,用手按着来回揉。“气不通”,还是胀闷、气不通。这个人“嗜卧”,就是总愿意躺着,不愿意动弹。“一身及目悉黄”,全身都见了黄色,小便还困难,这是少阳有湿热的一个反映。

结合临床来体会这个病,现在不是有急性黄疸性肝炎?因为这里有“若不尿,腹满加哕者,不治。”过去中医内科有瘟黄、疫黄,黄疸,肚子胀满有水,小便尿不下来,这个病不好治。所以重点在黄疸,因为它描写的症状就是黄疸病,嗜卧,总想躺着,为什么?因为身上没有劲。一身及目悉黄,小便还难,小便难就包括小便少,小便困难,小便色发红、发黄。《医宗金鉴·杂病心法要诀》根据《内经》上的意思作的歌诀:“面目身黄欲安卧,小便浑黄疸病成”。这就是黄疸,黄疸是肝胆的病,所以《伤寒论》认为它是有热证、热象,就属于胆了。实在少阳,虚在厥阴。这个病有一个很主要的问题,就是以黄疸为主的。

小便难就有湿,同时还有热,湿热相蒸,就出现了一身面目俱黄。这个人还有潮热,午后发热。这个情况很清楚,一个方面有阳明经腑的热邪闭郁的证候,另一方面有少阳湿热发黄的证候。由于阳明、少阳都受了邪的侵犯,所以这个病就很重,热也很重。重到什么程度?"时时哕,耳前后肿"。时时就是很频繁,哕就是呃逆。这个病既属于胃,也属于肝胆,胃气逆,肝胆气逆,这个人就呃逆。"耳前后肿",耳前耳后都肿了,阳明之脉、足脉少阳胆经从耳前到耳后,所以这两经有热,热毒顺着经络往外头发展,这耳前后就肿了,很像现在的疫毒。这是两经的共有之证。虽然是这样,因为它在一边、在一侧,在头的两侧,所以还是侧重于少阳。当时的医生用刺法,"刺之小差",刺就带有泻的意思,用针刺泻经中之热,使耳前后肿缓解。刺哪个地方也没说,是不是这儿肿就往这儿扎,那倒不见得,它是有经、有穴的,不过没说。根据我的看法,一般扎支沟、曲池。总之,泻阳明、少阳经之热。这个病稍微好一点儿,肿稍微好一点儿,没解决多大的问题,这叫"小差"。

这个病已经过了十来天,"外不解"指什么?这是概括之词,用了"外",有发热,还有阳明经证,鼻干,不得汗,发热无汗,这个就是外了,不是里。外邪还不解,病又过了十来天,"脉续浮者",续,就是接着阳明中风脉弦浮大而言的,脉还仍然继续出现浮弦而大。续浮,一个"浮"字来概括脉还浮弦,没发生变化。"与小柴胡汤",那怎么治?治阳明?治少阳?是用清法?是用下法?是用和解之法?用什么汤啊?张仲景说给小柴胡汤,因为这个病已经到少阳。少阳与阳明合病也好、并病也好,只要是少阳病,都要以治疗少阳为主。三阳合病治在阳明,是用的清法,离开了清法,其他的方法都不合适,要违反少阳的禁忌,汗、吐、下是少阳的禁忌。这个证恰恰以少阳的症状突出,而且还有黄疸,所以不能用白虎汤的清法。三阳合病白虎加人参汤是治汗出的,烦渴汗出的才能用白虎汤。这个还没出汗,所以给他吃小柴胡汤。

小柴胡汤和解少阳,助其枢机,能够清表里之热,也能够治疗黄疸。因为小柴胡汤中柴胡、黄芩也有治疗黄疸的作用。《金匮要略》有黄疸篇,"诸黄,腹满而呕者,宜柴胡汤。"这条有腹都满,但是没有呕,有胁下及心痛,所以也可以用小柴胡汤。阳明虽然经腑都郁,但是还没到大便燥结的程度,还可以用小柴胡汤清透少阳、阳明的邪热,治黄疸。根据我们现在来看,张仲景所说"与小柴胡汤",不是"宜小柴胡汤",也不是"小柴胡汤主之"。"与"就是给,意思是不是说,临床医生应该结合病的情况,对小柴胡汤进行加减。小柴胡汤本身就有加减治法,至于小便难,一身面目悉黄了,胁下及心下痛,久按之气不通,给小柴胡汤还能给用大枣吗?小柴胡汤用十二个大枣,那不更痛了?“胁下痞硬大枣除”,得把大枣去了,加一点儿牡蛎。小便难,面目都黄,有湿热了,应该加上一点儿茵陈、五苓散,也应该加上点儿茯苓。口渴者加瓜蒌根,去半夏。胸中烦者去半夏,加瓜蒌实。可以加上一点儿清利湿热的药,清热解毒的药,耳前后肿加上连翘,加上点儿大贝这都是可以。所以要活用,不要太死。学古人之法,就是要活,灵活起来。

如果这个病没有少阳的湿热发黄,也没有阳明的里证,脉但浮而不弦大,“无余证者”,没有其他的证,只是阳明的经证,“与麻黄汤”。这时候可以使麻黄汤解阳明的经表之邪。因为脉不弦,没有少阳证,也没有阳明的腹都满,所以就可以吃麻黄汤。一个无余证,脉但浮,就把界限勾画出来了。

这个病有预后不良的问题。“若不尿,腹满”,肚子又胀满,不尿肚子就胀满,“加哕”,原来的时时哕现在又加重了,还有发黄,“不治”。张仲景说:“这个病我治不了了。”张仲景没辙了。为什么这样的病就不治了?不尿腹满谓之关,关就是关上门的关;哕逆而甚谓之嗝,就是打嗝的。《难经》上说:关格之证出现,就是阴阳之气不通,升降之机不利,升降之机已绝,所以这个病就难治,甚至是不治。我们结合现在的临床看看这个病好不好治。黄疸病,一身面目俱黄,小便难还有潮热,还有肚子胀满,不尿。黄疸性肝炎,到了尿不下尿来,肚子胀满,腹水也有了,上面打嗝,挺频繁的,叫嗝忒黄、嗝忒瘟。瘟就是传染病,瘟病。不管是急性也好,慢性也好,黄疸不消,肚子胀,下边尿不下尿来,上边不是嗳气,而是打嗝忒,现在说就是膈痉挛,打嗝忒不止的,这个病就危险了。

阳明病,自汗出,若发汗,小便自利者,此为津液内竭,虽硬不可攻之,当须自欲大便,宜蜜煎导而通之。若土瓜根及与大猪胆汁,皆可为导。(245)

蜜煎导方:

蜜七合一味,内铜器中微火煎之,稍凝似饴状,搅之勿令焦著,欲可丸,并手捻作挺,令头锐,大如指,长二寸许,当热时急作,冷则硬。以内谷道中,以手急抱,欲大便时乃去之。

猪胆汁方:

大猪胆一枚,泻汁,和醋少许,以灌谷道中,如一食顷,当大便出。

这一条介绍阳明病的外导之法。

阳明未成燥实,只可以用外导,不可以用内攻之法。阳明病的自汗出,这是它的规律,如果发汗,津液更受伤了。津液受伤,而“小便自利者”,就是小便也不能调节了。发汗后伤津液,应当小便少。若是小便少者,津液还能调节肠胃之燥。现在,津液不能调节,“此为津液内竭”,小便也利,又出汗了,所以肠胃的津液就竭乏了。竭者乏也,就是缺乏了。津液竭乏,大便就硬了,“虽硬不可攻之”,大便硬是由于津液的竭乏,而不是燥热导致的,不同于阳明病的燥热的内结，所以不能用承气汤攻下。

只是津液内竭的大便硬，没有腹满疼痛、拒按这些症状，也没有潮热、谵语的症状，它和承气汤证还不一样。承气汤证是有转矢气，大便下不来，没有便意。但是这个有便意，“当须自欲大便”，有便意，肠子里大便硬了，津液内竭，要用导法。

在什么时候用？这包括两个方面，一方面在他“当须自欲大便”的时候，大便燥结的程度还不很厉害，还有排便的要求；另一方面，又不能把大便解出来。医生用导法，也就是恰好在这时候用。为什么？就是因势利导，他想要大便又出不来，给他帮助一下子，用外导之法，大便就下来了。

“宜蜜煎导而通之”。蜜煎导，是润肠止燥之外导。“若土瓜根”，或者用土瓜根，土瓜根是宣气通燥的一种外导之法。“与大猪胆汁”，要用一个大的猪胆汁。猪胆汁的导法叫清热润燥的导法。“皆可为导”，就是皆可用作导便的方法。这一条的病位在直肠，肛门上面的那么一块。这个地方燥结了，他有排大便的要求，但是排泄不出来。由于津液缺乏、肠中干燥所造成的，不要用承气汤，要用外导的导便的方法。因为它就那么一块，在直肠，里边没有多少燥热。不要小看导便的方法，这也是解决阳明病的一个方面。

中医在后汉时期就有了导便之法了，是医学上的一个突破。根据中外医学史来验证、来考察，就是中国的导便之法，先于世界各国500年。而且，使用的方法丰富多彩。“宜蜜煎导而通之，若土瓜根及大猪胆汁。”告诉我们要有选择性。肠子要是燥的，就用蜜煎导，蜜又是滋润又滑利。如果肠子燥又见有热，用猪胆汁。用大的猪苦胆灌肠，猪胆汁不但能够润燥还能清肠中之热。有的医学家们又提出来了，冬天可以用蜜煎导，夏天可以用猪胆汁。如果六腑之气不利，大肠燥，腑气还不利，气血还不利，小肚子还有些胀满，这时候可以用土瓜根。土瓜根能够宣气润燥。

现在需要讲一讲怎么样用导法。现在有灌肠，肥皂条，人家都有了，这个老掉牙的东西还讲什么。这个东西还是要讲一讲，因为它早于世界，还得看看。蜜煎导，蜜煎就是煎蜜，把蜂蜜放到勺里，放火上煎，就是煎蜜。为什么要煎蜜？因为蜜里带有水分，煎一煎可以把水分给蒸发出去，黏度增大，最后就比较稠厚了。拿出来稍微冷却，见凉就变硬。两个手，抹上一点儿油，把蜜搓成个头锐、后面稍微粗的长条，这个地方有个凹陷。一共搓三枚，给肛门里送进去一个。一个不行，然后送进去第二个，第三个。这三个送完以后，护理人员或患者自己用一块干净的布把手包上，然后用大拇指在肛门里捂住，捂住以后要忍耐一会儿。不捂住不行，蜜见了凉就硬了，到肛门里见热就化了。大便硬是因为缺乏津液，蜜一融化，肠子里得到润滑，大便就下来了。下的时候不要马上松手，还要用手堵着。书上是这样记录的，有旁流了、堵不住了，然后再放手，一下子大便就下来了。不要松手太早，还没等下来，一松手，蜜就下来了，这会影响导便的效果。

猪胆汁怎么导？用一个大新鲜的猪苦胆，把它切开口，然后用一个干净的小的竹管，就插在开口里，接插好后一头用油，现在有凡士林了，抹点儿凡士林就可以。然后把小竹管插入肛门里，要稍微深一点儿，外头，就像大粪球，用手捏着，一点儿一点儿把猪胆汁就打进去。等猪胆汁进肠子里，一会儿大便就可以泻下来，这是第二个法子。

土瓜根这个方子缺了。根据晋朝抱朴子葛洪《肘后方》，土瓜根的外导治导便不通法，土瓜根捣成汁，然后把它用竹筒往里倾斜着灌入肛门，这是外导的三法。猪胆汁不太方便找，一般用蜜煎导的机会多一点儿。阳明病有下法，下法里有导法，将来以后还要讲脾约丸，脾约丸是一种治疗习惯性便秘的丸药。

阳明病脉迟，汗出多，微恶寒者，表未解也，可发汗，宜桂枝汤。(246)

阳明病脉浮，无汗而喘者，发汗则愈，宜麻黄汤。(247)

这两条是讲阳明经表之证的治疗。

这个病是发热而汗出多。发热、汗出多是不是阳明病的外证？不是，因为还有微恶寒。那么，这是不是太阳的表证啊？也不是。因为太阳表证的汗，太阳中风的汗也不多。汗多，恶寒恶风比较轻微，没有头项强痛，就是阳明经受邪了。因为阳明经比太阳经稍微深一点儿，所以就汗多一点儿，恶寒轻一点儿，也没有头项强痛，脉由浮缓变成脉迟。治疗还是用桂枝汤。桂枝汤解肌发汗，因为它有微恶风寒，还有表邪未解。这是阳明的经表之证，不是阳明的内热蒸发于外的外证，应当加以鉴别。

阳明病以胃家实为主，提纲就是“阳明之为病，胃家实也。”但也不局限于胃家实的一个证候，也有阳明病的经表之证。胃腑是在里的，三阳的病都是反映六腑的病变，它是里证。腑的经脉可以行于外，因此，我们把阳明病的表证就叫经表之证。表是一个定位，经是受邪的经络。由此可见，阳明病里也有表里、寒热、虚实。

阳明经的经表之证和太阳病的经表之证，治法上是相同的。有汗用桂枝汤，无汗用麻黄汤。但是在表证的程度上、病情的反映上，二者有所区别。譬如，太阳病的表证一般都是恶寒多，汗出少；阳明病的桂枝汤证就恰恰相反，它汗出多，恶风恶寒轻微。原因在于，太阳主表，阳明主肌肉，阳明的表比太阳的表的部位就稍微的往里一点儿。邪气有向里了，就微有恶寒，汗出就多。“阳明病外证云何？身热，汗自出，不恶寒，反恶热也。”张仲景早在前边总纲里就给我们列出了一些鉴别点，如果里证的发热汗出，没有恶寒；经表证即使微恶风寒，不得当作里证来论。这样还得给他发一点儿汗，所以还得用桂枝汤。

上边这一条意思明白了，下边这一条就触类旁通了。阳明病经表受邪，受到寒邪，就无汗而喘，外表受风寒之邪所闭，使肺气不利、肺气不宣，可以无汗而喘。这里没提出来阳明病头项强痛，因为它这个经不在太阳了，而在阳明了。既然不提太阳的头项强痛，它是阳明的经表之证，所以有的注家说，意在言外，应该有目痛、鼻干、额头作痛的特点。目痛，鼻干，额头作痛，缘缘面赤，这些是阳明经证的反映。既然是叫阳明的脉浮，阳明病的脉迟，因为前面是冠以阳明，所以就应该有阳明经表的特点。

阳明病，发热汗出，此为热越，不能发黄也。但头汗出，身无汗，剂颈而还，小便不利，渴引水浆者，此为瘀热在里，自必发黄，茵陈汤主之。(248)

茵陈蒿汤方：

茵陈蒿六两　**栀子**十四枚，擘　**大黄**二两，去皮

上三味，以水一斗，先煮茵陈，减六升，内二味，煮取三升，去滓，分温三服，小便当利，尿如皂角汁状，色正赤，一宿腹减，黄从小便去也。

这条论阳明病不从燥化而从湿化，热大于湿发黄的证治。

阳明病先有热，有热成燥，有燥成实，这是阳明胃家实的主证(症)。也有阳明有热不化燥，热从湿结合而成为湿热的发黄的证候。所以阳明病也得一分为二。从燥化，大便干燥，小便多；从湿而化，小便少，大便不燥。为什么把湿热放在阳明篇里？说燥和湿、寒与热都是相对的，相对的就是辨证的问题了。阳明病可以病燥，也可以病湿，只说燥不说湿，那就是片面性。所以讲燥热也要讲湿热。阳明之气为燥，太阴之气为湿，阳明和太阴又是一个表里的关系，所以湿热和燥热与阳明都是有关系的。

“阳明病发热汗出，此为热越”。阳明病要是燥热证，有发热、有汗出，这叫热能够越。越者就是发阳、发越的意思，就是里的热能够向外头发越。这样一出汗，热由里向外一发越，就“不能发黄也”，阳明病就不能发黄。为什么？因为它已经从燥化了，身热、汗出伤津液，胃肠干燥，既有热还有津液干燥，大便硬结就成了阳明病的燥热实证。如果热不能越，没有伤津液的一些情况，就会“但头汗出，身无汗，剂颈而还”。剂者，齐也。

剂颈，就是齐于颈，头上出汗往下来就到脖子埂，再往下就没有了。剂颈而还，就是界限在脖子埂这地方，就回来了，别处就没有汗，下边就没有汗了。这就是热不能发越于外，津液也不会受到大量的损失，所以就没不会发生燥热的现象。为什么它的热就不得越？因为里有湿，热与湿合，湿邪郁遏，热邪不

能向外蒸发。因为有湿，湿热相结，湿是有形之物，又得从小便排泄。小便者是水的道路，水湿的排泄得从小便而出。现在因为有热，热和湿两个凝结，湿也出不去了，因此小便就不利。大便不利者从燥化也，小便不利者是从湿化也，这个小便不利，就从湿而化了。这是对比的文法。什么是燥？什么是湿？一个在小便不利，一个在大便不利；一个周身出汗，一个但头汗出。这很有层次。咱们学习《伤寒论》也学学文法。

湿也不得泻，热也不得越。湿热胶结，就有一个对比的问题，到底湿盛还是热盛？还是湿热都盛？"渴饮水浆者"，口渴愿意喝水，愿意喝浆，水就是水，浆就是浆，掏点儿米，古代的时候有浆水。"渴饮水浆者"，就是热大于湿，因为热的证候比较突出，此为郁热在里，虽然是湿热两个互相搏结，但是热比较大，就叫瘀热在里。热和湿瘀结在里，不能够排除体外，湿热熏蒸，使胆液失常，就发生黄疸。治疗要用茵陈蒿汤清热利湿。茵陈蒿汤这个方子就三味药，叫茵栀黄，茵陈、栀子、大黄。茵陈剂量要多一些，茵陈六两，栀子十四枚，大黄二两。上三味，以水一斗，要先煮茵陈。吃的时候就分温三服。因为原来这个病是小便不利，吃了茵陈蒿汤以后小便就当利了。尿色像皂荚汁状，色正赤。这个尿下来以后，经过一夜肚子就减了。意在言外，这个人还有腹胀，下文还有，"黄从小便去也"，黄疸从小便排泄出去了，就不发黄了。

茵陈蒿汤这个方子是经方，现在还被广大的医家所引用，现在中西医结合，各传染病医院，已经把茵陈蒿汤做成注射液。根据我知道的，大概有两种情况，一个是大黄注射液，治疗黄疸很好；再一个是茵陈蒿汤注射液，剂型就不是咱们中医喝的汤药了。人家是注射了，也可以打点滴，看起来中西医结合是好的，这样治疗疾病就快一些。

茵陈蒿是寒凉药，能够清热利湿，利肝胆，所以能够治黄疸。每个药都有主导作用，清利湿热的药很多，但是治疗黄疸，哪个药都不如茵陈理想。所以茵陈蒿治疗黄疸，有点儿像特效药，非吃不可。黄疸分两种，阳黄、阴黄。就是阴黄有的时候干姜、附子加上茵陈蒿，也管用。所以岳美中岳老说："中医有没有特效药？"也有。他说："那茵陈蒿治黄疸我看就是特效药。"茵陈蒿汤治疗黄疸，茵陈蒿为主，叫君药，这个药就能够清热利湿，能够利肝胆之邪，治黄疸是不可缺少的药物，尤其是里热的黄疸。

根据一些老大夫临床治疗黄疸的经验，茵陈蒿六两，现在就是六钱，三六一十八，不到20g，我们用的时候剂量要大一点儿，可以用到30g。6～8岁的小孩吃30g也可以。茵陈蒿没有什么副作用，剂量不要太小。这是一点。第二点，得了黄疸病的阳黄，浑身黄，全身亮如橘子色，小便不利，赤涩而短，是适于茵陈蒿汤的病证。除了用茵陈蒿汤外，要煮茵陈蒿水，用60～90g茵陈蒿煮水代茶,渴了就喝。注意要中西医结合,人家西医有化验,吃了茵陈蒿汤以后,黄疸的指数(该检验指标现已废止)降了多少有客观检查,不是说下的哗哗的,挺快的,有的时候下的还确实挺慢的。看着皮肤的黄是下去了,化验的时候还没恢复正常,这种情况也是很多的。所以湿热粘腻,如油入面,难解难分,不是轻而易举能治好。

我个人在临床上有教训,那时候在永定门,有个小学教师,姓张,一夜得了黄疸病。阳性黄疸,舌苔黄,眼睛黄,还有发烧,小便黄赤不利,心里也发烦,我给开了茵陈蒿汤了,吃了大约五六付,周身就不黄了,就好了。那时候是联合诊所,还得有病假,说行了,你这好了,可以上班了。把这事看得很容易,可还没到一个星期又回来了,又黄了。接着又吃茵陈蒿汤,吃了以后又好了。大概这么反复两次,这时候心里就感觉别扭,这个病怎么老反复?就是治的没彻底就停药造成的,这是不行的。怎么叫彻底,怎么叫不彻底?现在中西医结合有化验,能看出来。后来我就琢磨一个方法,就是治阳黄要问两便,如果吃茵陈蒿汤,就问小便怎么样?如果小便还发红,即使肌肤的黄色去了,小便没改变过来,还得吃茵陈蒿汤,不能停药。什么时候小便的色淡黄了,不是那么很深了,就基本差不多了,再开几付,开上茵陈蒿当茶喝,巩固下来。大便色不发黄了。一般黄疸的病人大便色发白。给吃茵陈蒿汤就要使大便由白而变黄,要记住了大便由白而变黄,有几次大便变黄色了,不拉白色了,小便由红黄变淡,这时候茵陈蒿汤就差不多了,能巩固住了。

为什么用大黄?因为这个病是湿热胶结。凡是有结的病,咱们过去讲了很多了,燥结、水热互结、血热凝结等凡是有结滞的,一定要用大黄。因为大黄能破结,能荡涤肠胃,推陈致新。因为茵陈蒿汤证是热盛,口渴饮水,肚子还胀满,所以得用大黄来荡涤一下肠胃,破湿热的凝结。为什么用栀子?栀子是苦寒而轻的药,能利三焦、利小便、清湿热,能够辅佐茵陈使湿热从小便而出。所以茵陈蒿汤和大承气汤、小承气汤不一样,这个方子利尿的方面要多一些,泻下的方面要少一些,为什么?因为它是祛湿、是利湿热,不是下燥热,因此张仲景说小便当利,不说大便当利。

茵陈蒿汤对于黑疸能治不能治?黑疸不黄了,身上现在很黑,皮肤面色都发黑了。黄疸要是重了,小便黑,就变成黑疸。有一些黑疸属于阴寒型的,那就排除在外了,有的属于女劳疸的也排除在外,我所说的黑疸还是湿热的,湿热黄疸严重的时候可以皮肤发黑,黑的看着怪害怕的,如果舌苔黄腻,脉数滑,小便也是黄赤而短的,无论它时间多长,什么慢性肝炎,什么亚急性的肝坏死,不用管,还可以用茵陈蒿汤。因为有大黄就不敢用了,是不是这个病到了晚期了茵陈蒿汤就不可用了?这个不然,我在临床上是深有体会的,一样用。皮肤发黑了，只要见热证，湿热的实证，一样可以用茵陈蒿汤。

阳明证，其人喜忘者，必有蓄血。所以然者，本有久瘀血，故令喜忘，屎虽硬，大便反易，其色必黑，宜抵当汤下之。(249)

这一条讲阳明病有蓄血的证治。

为什么叫阳明病？因为大便硬，大便硬还是有热，这样的问题属于阳明，是不属其他经。“其人喜忘者”。喜忘，喜当“善”讲，善忘；又当频数讲，就是经常的记不住事情。喜忘者，善忘也，多忘也，时时而忘。人有的时候忘事儿，一般是正常现象，不是病态。上点儿岁数，也许事情太多，神经有点儿衰弱，有的时候忘点儿事，那是无足为奇的。这个喜忘是病态，不但周围的家属，连本人都感觉这是个毛病了。言听视众，随过随忘，临床上病人会说，大夫，我一点儿记性都没有啊，事过去就忘。

为什么喜忘？“必有蓄血”，张仲景给指出来，他有蓄血。蓄者积也，瘀积之血。“所以然者，本有旧瘀血，故令喜忘”，这是张仲景的注释。旧瘀血就是以前就有的瘀血。诸脉皆属于心，人的记忆、神都是由心所管。有了瘀血，血脉不利，影响心神，所以就喜忘。《内经》上有这么句话：“血病于下，气病于上。”血虽然是瘀积在下边，但是他的气可以病在上边，可以使人善忘。

里有瘀血，所以虽然是屎硬，大便反易。一般来说，屎硬了、干燥了大便就不容易排出来。这个大便虽然是硬，还容易解下来，颜色是“其色必黑”，又黑又黏，就像漆。因为血主濡润，有滋润的作用，虽然阳明有热，大便还硬，但是有瘀血，大便里夹杂瘀血，肠里就不成燥、容易解下来了。血有润滑、滋润的作用，大便里掺杂瘀血，所以颜色是黑的，被热气一蒸红色就变成黑色了，血被一蒸就黏，不但黑而且黏，又黑又黏像漆一样。

怎么治疗？“宜抵当汤下之”，又下瘀血又下邪热。阳明蓄血这个病，说它是伤寒，从它大便硬来说是可以的，说它是杂病也可以的，因为它有旧瘀血，它有老病，这不是现得的。根据《伤寒论》就提出来“其人善忘”，我们在临床上用这个思想来分析病机，是能够治好病的。张仲景还有“其人如狂”，“其人发狂”的症状描述，是桃核承气汤证、抵当汤证，是瘀于太阳的范围。这是在阳明，所以不如狂、不发狂，但是好忘事，没有记性。下边我结合临床来说一个病例，帮助大家加深对这个条文的体会。

我看了这样一个病人：女，30 岁，姓魏，河南人，1969 年患精神分裂症。住院用电疗、用胰岛素治疗，没完全好。出院以后遗留下一个问题，头皮发紧，就像打了一块铁箍。另外就是言听视众，随过随忘，一点儿记性都没有，就是喜忘。两目呆滞，神情淡漠；月经来的时候，小肚子疼痛。脉沉滑，舌苔有点儿发腻。我给她辨证为有瘀血，一个，因为脉见沉滑，沉主里，滑脉有的时候主瘀血。《濒湖脉学》:“滑脉为阳元气衰,痰生百病食生灾。上为吐逆下蓄血,女脉调时定有胎。”另外根据《内经》所说蓄血在下其人发狂,蓄血在上其人喜忘,善忘。同时,她月经来的时候小肚子疼痛,有瘀血的痛经。根据这个,我第一个方子就是抵当汤加柴胡、半夏。抵当汤活血化瘀,加柴胡、半夏,一方面疏肝,一方面给祛痰,因为舌苔有点儿腻。吃了两付,效果不理想。第二次看,还是有瘀血,所以就按照桂枝茯苓丸的意思开,桂枝两钱,桃仁四钱,牡丹皮三钱,茯苓八钱,赤芍三钱,大黄三钱。这是桂枝茯苓丸的底子,还有大黄,又加上一个失笑散,蒲黄二钱、五灵脂二钱,也是活血化瘀的。吃下以后她就大便作泄,泄了好几次,泄完以后头上这个铁箍就去掉了,也就是说这个症状就解除了。问她记性怎么样?她感觉着有好转,还是忘但是轻了一点儿。感觉这个方子用对了,第三次就是大黄三钱、桃仁五钱、炙甘草二钱、芒硝二钱、牡丹皮三钱、赤芍三钱、郁金三钱、菖蒲三钱,在活血化瘀里加上一点儿芳香开窍、开心窍的药。这个药吃了两三付,大便还泄,这回泄的就不是一般的东西,像脓血之物甚多,似脓非脓,似血非血,黏黏糊糊。拉完以后,说是好了百分之八十。又开了个方子,她带回河南老家吃,约定如果还不好就来信,回去了以后根本就没来信,这病可能也就好了。

阳明病,下之,心中懊侬而烦,胃中有燥屎者可攻。腹微满,初头硬,后必溏,不可攻之。若有燥屎者,宜大承气汤。(250)

这条要和第241条联系起来看。第241条“阳明病,下之,其外有热,手足温,不结胸,心中懊侬,饥不能食,但头汗出者,栀子豉汤主之。”用栀子豉汤的心中懊侬,饥不能食,得和这条作比较。阳明病用了泻下之法,如果心中懊侬而烦,饥不能食,但头汗出,就是下之太早,把邪气构成虚烦了,是栀子豉汤证。

如果不是虚烦的心中懊侬,没有饥不能食、但头汗出,属于胃中,胃中就是肠中,属于肠子里有燥屎的心中懊侬,这个心中懊侬和第241条的是不同的。怎么办?用承气汤,用攻下之法。既然是胃中有燥实,就得有腹部症状,如腹胀满、疼痛拒按。如果腹微满,大便下不来还是个“初头硬,后必溏”,那不是有燥实,不可攻之。这是辨胃里是不是有燥屎,是不是可攻。

病人不大便五六日,绕脐痛,烦躁,发作有时者,此有燥屎,故使不大便也。(251)

这条紧接着上条加以发挥,更具体地说明阳明燥屎的可下证。

阳明病不大便已经五六天了,如果属于有燥屎了,也就是属于大承气汤证,不是“初头硬,后必溏”,应该有腹部的症状,比如绕脐痛。围绕肚脐的是什么?升结肠,横结肠,降结肠,就是结肠,那里有燥屎,所以就围绕肚脐周围疼痛。张仲景是个实践家,不但把肚子痛说出来了,在什么部位也交代得清清楚楚。既然肠子里有燥屎，绕脐痛，医生就要腹诊，病人身体不太胖、腹肌不厚的话，用手慢慢摸，能摸出屎块来。

“烦躁，发作有时者，此有燥屎”，由于腑气不利，燥热内结，燥热发作的时候就烦躁。“此有燥屎，故使不大便也”，这是解释前边为什么不大便五六天。把这个意思明白了，胃中有燥屎者，可攻，就与第250条联系起来。

病人烦热，汗出则解，又如疟状，日晡所发热者，属阳明也。脉实者宜下之；脉浮虚者，宜发汗。下之与大承气汤，发汗宜桂枝汤。(252)

这一条论述表里证的辨证与治疗。

以前讲阳明病的表证，一个是桂枝汤证，一个是麻黄汤证。其法是“阳明病，脉迟，汗出多，微恶风寒者，表未解也，可发汗，宜桂枝汤。”这一条是太阳之表。大家在这一点上可能不太理解，因为太阳表好理解，太阳是主表的，阳明表就不太好理解。

脏腑经络都有一个里外的问题，一个经证，一个腑证，或者是脏证，这是发病的一个规律。在外就叫经证，在里的叫腑证、脏证。六经是统八纲的，每一个病里都有表里、寒热、虚实、阴阳。太阳主表就是表纲，阳明主里就是里纲。六经病，一个经分一个病，也分表里、寒热、虚实。所以太阳病主表，太阳也有里证，有寒证、也有热证，有虚证、也有实证。每一个经都是这样的，这是张仲景的辨证论治的思想，我们学习《伤寒论》时要抓住其中主要的思想，它有重点，也有一定的灵活性。

重点是什么？太阳主表，以表证为主。所以头一条就是“太阳之为病，脉浮，头项强痛而恶寒”，讲表纲。阳明病虽然也有表证、也有寒证，但以里实证为主。所以“阳明之为病，胃家实是也。”它的提纲里就叫胃家实。但是这并不代表阳明不包括别的病。讲胃家实，但不只讲胃家实，它还讲其他的病。其他的病，就是以里实为主的以外的病，有表、有里，有寒、有热，有虚、有实，这样形成一个辨证的理论体系。这是第一点。

六经都有表证。举个例子，“太阴病，脉浮者，可发汗，宜桂枝汤。”到这时候怎么理解？得把前提搞清楚。人身上有经、有脏、有腑，经络实联系于体表，经络受邪就叫表，脏腑受邪就叫里。太阳主表，但是膀胱蓄水就叫太阳里证；阳明主里，阳明表证还得把它叫经表证。所以尤在泾的分类法，病有表里、寒热、虚实，这体现一分为二，用阴阳两纲来统摄表里、寒热、虚实的病情的变化。所以这两条，冠了个阳明病。阳明病就不是太阳病，症状不同。在太阳病里，桂枝汤证什么证？“太阳病，发热，汗出，恶风，脉缓者，名为中风。”这是一条，是中风的提纲。第12条“太阳中风，阳浮而阴弱，阳浮者，热自发，阴弱者，汗自出，啬啬恶寒，淅淅恶风，翕翕发热，鼻鸣干呕者，桂枝汤主之。”这两条只指中风说的，和阳明中风桂枝汤证“脉迟，汗出多，恶寒少”，是有差别的。

但是，这一条注家很多，有的说这个病是在太阳，表邪刚往里一传，还没有到里，就形成了这样的一个证。也有的说，既然是阳明病了，阳明就是胃家实，胃家实就是大便干燥，但是它还有表不解，还有汗出，微恶寒，可以先用桂枝汤发汗。像太阳篇讲的那样，“若不大便六七日，头痛有热者，与承气汤。其小便清者，知不在里，仍在表也，当须发汗。若头痛者，必衄。宜桂枝汤。”和这个意思是相同的。这也是一个注家的意见。刚才我们的一些同志说是不是太阳和阳明合病？这些体会都是可以的，因为这个见愚见智，要不怎么说百花齐放，百家争鸣。大家可以体会，但是有一个前提这是表，可以发汗，要是恶寒少，出汗多，还得用桂枝汤发汗，这是没有错的。

大下后，六七日不大便，烦不解，腹满痛者，此有燥屎也。所以然者，本有宿食故也，宜大承气汤。(253)

这一条还是继续上边的精神来判断是不是有燥屎。第252和第253条，一个是发汗而病不解，一个是下之而不解，这两条是相对的；一个是病人发汗而邪气没解，可能出现燥屎证，一个是已经泻下了，泻下了以后燥屎应该去了吧，它还没去，还得再下，是说明这样的问题。一个是汗后，一个是下后。

第252条开头就说病人有烦热，烦热就是热的比较厉害，凡是发烧的病人往往都是表闭阳郁，所以汗出则解，就给他发汗以退烧。解除了这个病就应该好了。又“如疟状，日晡所发热者，属阳明也。”好了以后，又寒热，就像是发疟疾。在太阳篇讲过，太阳的表邪不解，或者发汗以后，或者由于时间很长，寒热如疟，用桂枝二麻黄一汤、桂枝麻黄各半汤，发一点儿小汗，调和营卫，发散在表的小邪。但是，这个证还有些不同，不仅寒热如疟，而且日晡发热，一到下午日晡前后的那个时间发烧，这就属于阳明了。因为日晡所发潮热，就属于阳明，既不属于太阳也不属于少阳。

这个表里之邪就比较复杂了。复杂在什么地方？既有寒热如疟的太阳的表邪之证，又有日晡发热的阳明的燥热，是表里错杂的一个证候，但是肯定邪气和阳明已经发生了联系。这时候就要切脉了，证候再结合切脉，看看这个病属于表还是里，侧重于表还是侧重于里。“脉实者，宜下之。”如果见实脉，三部有力，按之笔笔然而强者，就是阳明的胃实之脉，是个实证之脉。日晡所发热，又见脉实，这是邪气已经在阳明了，要考虑用下法，“宜下之”，用泻下来解决阳明的实热的问题。

“脉浮虚者”，浮虚就是有一点儿浮缓的意思，是侧重太阳，应该发汗，因为还在表。为什么？因为是表里错杂之邪，有寒热如疟、又有日晡发热，凭脉辨证，通过脉来看这个证是侧重于里还是侧重于表。脉在辨证当中还是很重要的,它往往起到决定性的作用。下之,就用大承气汤,发汗,就应该用桂枝汤。这是从条文来解释,由于发汗以后邪气解了、烧退了,然后又出现寒热如疟、日晡所发热,就说明发汗后邪气未解,转属阳明。这里有些证候,可以作为辨阳明的胃家实大承气汤证的客观标准,一个是日晡所发潮热,一个就是脉实。脉实了还发潮热,结合上边的绕脐痛、烦躁,就是阳明的胃家实的可下证的依据。条文是一条一条说的,我们体会要有一个内在的联系,把这些可下的证都联系在一起,然后来指导临床。

第253条是经过大下了,可能用了大承气汤。为什么大下?意在言外,它有可下之证。"六七日不大便",前次大下以后,又六七天不大便。"烦不解",这个人烦躁不解。"腹满痛者",肚子胀满,又胀又痛。"此有燥屎也",张仲景告诉我们了这个就是有燥屎了。已经吃过大承气汤大下,怎么又出现燥屎了?哪有那么些燥屎?张仲景说这个不奇怪,"所以然者,本有宿食故也",本来有宿食,肠胃里本来就有食积的凝积,这个是夹杂之邪。伤寒里有四证,主证、兼证、变证、夹杂证。本有宿食,没得阳明病以前胃肠里就有食积,这和一般阳明病成实就不一样,所以,下过一次,没能彻底的解决宿食的问题,经过六七天,没下来的宿食又和燥热相结,就又不大便了,又化燥了、烦了,肚子胀满又疼痛了。

这样,还可以下,一下而后可以再下。我上一次跟大家讲了,大承气汤泻下以后,还绕脐痛、拒按,肚子还有胀满,舌苔黄还没下去,还应该考虑泻下。太阳篇的汗法有一汗再汗之法,阳明病里也有一下再下的情况。从这一条,我们应该要掌握几个要点。"烦不解",这个烦不解不是虚烦,大便不下来这个烦不好解除,而又提出来"腹满痛",腹中胀满疼痛。为什么说大承气汤治痞、满、燥、结、实?这里就说,由于燥屎不下,腹气不通,六腑不利,所以肚子就胀满疼痛,同时,这个病还在已经大下之后出现的,往往就使医生踌躇不决、徘徊不前,下还是不下?因为前边已经下了,现在还敢用大承气汤吗?有很多问题。我在这里说一个事情,辨证的问题,书本是书本上的,临床是临床上的,书本和临床结合起来不容易。你看这《伤寒论》,咱们今天讲的条文尽讲证候,没有废话,顶多有二三日,八九日,也就是这么个话就完了,再就是肚子胀啊,就是虚烦啊,痛啊,反正都是证候。这就是练习了,反反复复的给你这样的刺激、这样磨炼,教你形成了理论,形成自己的思想体系,将来到临床你会这样去辨证。

以前,我们伤寒教研室,有个陈慎吾老大夫,他的母亲得了痢疾。老太太高龄,70多岁了。陈老那可不是一般的大夫,那是经方派,很有点儿见解,看他老母亲这个病,自己就念叨,应当吃个大柴胡汤下一下,这个方子就不敢开。

那个时候《伤寒论》的专家，看出来就不敢开，后来他把胡希恕胡老请去了，这么一看，胡老说赶快开大柴胡汤吧，舌苔都黄了，肠胃里的热都凝结了。陈老这时候有胆量了，所以马上就开了，吃了就好了。我说这个什么用意？很不容易。当然是了，因为她是他老母亲，岁数那么高，70多岁了，大柴胡汤里有大黄，有枳实，这个药的剂量也很大的，泻下的作用也很强的。总怕用的不对，对老年人有妨碍，就踌躇不前了，就徘徊不定啊，经胡老一说，他的胆子就壮起来了，壮起来他就敢用了。

我们在临床的时候往往一叶障目，前边就是一片黑了。我们在辨证的时候，往往那么一个问题给你打个岔，使你的思想就发生动摇了。这个大下后，六七日不大便，前边有个大下，很容易就想还敢用承气汤吗？能用吗？以前不是吃了大承气汤，又说大承气汤吃了一付，大便利下边就别吃了，再吃怕伤了脾胃，有很多问题，所以有时候就不敢用了。恰恰这一条张仲景告诉我们可以用。为什么？有宿食、有腹满痛、有烦不解。要是把上面的日晡所发潮热、脉实、舌苔黄燥这些证候再结合进去，还是可以下的。因此，这些阳明病的燥屎可下证，说的时候是一条一条说的。一个是绕脐痛，一个是脉实，日晡潮热，一个是腹满拒按，但是要把它们结合起来，不要被这些条条给框住了。

病人小便不利，大便乍难乍易，时有微热，喘冒不能卧者，有燥屎也，宜大承气汤。(254)

这条论述燥屎内结，证见大便乍难乍易的辨识方法与治疗。

我们说用大承气汤，治大便要七八日、八九日，甚至十余日大便不下，你看看这条还不是这样。“大便乍难乍易”，有时候难，有时候就易，不是大便总是解不下来。这是不是大便燥结？是不是有燥屎啊？这不是一个问题了。阳明这里有两个热，一个叫蒸蒸之热，一个叫日晡潮热。“时有微热”，有时候有点儿轻微的发烧，“是有燥屎，可以下”，阳明病有燥热了，津液不能存于胃中，津液偏渗，就是小便数，小便频数。现在“病人小便不利”，这个能下吗？“喘冒不能卧者”，有一个病喘，冒就是眩冒，头上眩冒。气短喘气，眩冒，躺不下。不能卧者，躺是躺不下的，当然睡觉也睡不了。就是这么一个病，张仲景告诉我们“有燥屎也”，应该以大承气汤下之。

怎么知道这个病有燥屎？这里有两个解释方法。一个是在“大便乍难乍易”之前就有燥屎。这个人原来就有燥屎，现在大便怎么样了？有时候难有时候还易，叫乍难乍易。“有燥屎也”，燥屎在大便乍难乍易以前，这不是两个问题。原来有的燥屎属于糟粕凝结而着于肠内，不得排泄而成。现在的就是以后的燥屎，他还得吃东西，他还有代谢物，他的饮食的一些糟粕、一些粪便，被燥屎锁住，有的时候不好出来，有的时候还能解下来一点儿，所以就出现大便乍难乍易的问题。这是一种解释的方法。

另一个解释,因为阳明病有燥屎,有燥屎就有燥热,那么燥屎化热就有下渗,下渗就是肠子里的津液被燥热逼迫得旁流、下渗,大便有的时候还乍易。这个"乍易"就是说由于燥屎逼迫肠子里的津液,津液有点儿下渗,所以大便有的时候还容易点儿。这是以"燥热逼迫津液"作注解。所以解释"大便乍难乍易"有两种情况,一个是从新旧的大便来说的,原来的大便就凝结成燥屎,新的大便还没到燥屎的程度,所以还可以排泄出来。但是里有燥屎,有时候排泄也不痛快,这叫乍难乍易。

这个地方的小便不利属于燥热伤了津液,而不是津液还于胃中的小便不利。津液竭乏了,他就没有小便了,是这样的小便不利。总之,肠子里边有燥屎,有燥热,伤了津液,小便就不利,阻碍了大便,所以大便就乍难,有的时候津液下渗,大便可能就乍易。"时有微热",因为燥热凝结于内,热甚于内,在外见反微。燥热凝结在里,在肠子里成了内结的样子,外边邪气就少了一点儿,只是微热,不是很大的热。"喘冒不得卧",因为胃肠之气阻塞不通,腑气不利,肺气不能下降,所以又喘,头上又眩冒、躺不下,这是个实证。这是一个气阻,燥热阻塞,肺气不降,燥热上蒸。所以这个,也是有燥屎也,"宜大承气汤"。

看来,这一条就不很典型了。用大承气汤治疗燥屎,证候表现不是很典型。我们在临床上能不能辨认出这个不典型的燥屎?也能辨认出来。一个是张仲景这个条文给我们指出来的,大便乍难乍易,微热,还是一个特殊的症状,喘冒不能卧。既然是喘冒不能卧、腑气阻塞、肚子痛、绕脐痛、腹满痛、舌苔黄、脉沉实这些症状和表现,自然在他的文字以外了。结合这个可下证的一些主要的证候,我们有这个条文的指导,大便乍难乍易,时有微热,喘冒不得卧,这个证候是可以掌握的。

从第250条到第254条,不同程度地反映阳明胃家燥实的可下证,从各个不同角度的来阐述。所以这个大便乍难乍易,大家要记住了。阳明病胃家实并不是说都是燥结的,有的时候还有乍难乍易的问题。将来到少阴篇,大便还下利清水,色纯青,这人还拉稀。拉的什么?拉的是清水。还得用大承气汤。那个比这个还厉害,这是大便乍难乍易,没拉稀。少阴病的三急下,那里大承气汤证有一个下利清水,色纯青,也就是热结旁流。热结旁流也得用泻下,是通因通用之法。我们要掌握病机,不要看现象。这是几条讲阳明病的可下证,阳明病的大承气汤证,阳明病的燥屎证。大承气汤是治燥屎的,这些都是有燥屎,就不提什么大便硬的问题了,不用小承气汤、不用调胃承气汤,就用大承气汤。大承气汤是治燥屎的,小承气汤是治大便硬的,调胃承气汤是和胃而通肠的，这三个是不一样的。

食谷欲呕者，属阳明也，吴茱萸汤主之。得汤反剧者，属上焦也。（255）

吴茱萸汤方：

吴茱萸一升，洗　人参三两　生姜六两，切　大枣十二枚，擘

上四味，以水七升，煮取二升，去滓，温服七合，日三服。

这条是讲一证两辨治法。胃气虚寒，食谷欲呕，与上焦有热而呕吐的辨别。

这个实际上是指杂病说的。这是胃的虚寒证，“食谷欲呕”，吃了饮食五谷、饮食物就欲呕，这个就属于阳明。阳明就是胃，胃就是中焦，这个属于阳明胃中焦的虚寒。虚就是胃气虚，寒就是有寒邪，那么虚就不能够腐熟，寒就要上逆，所以吃了东西以后不能腐熟消化，而寒邪反要上逆，所以这个人就要“欲呕”。不但欲呕，有的时候还可以吐。《金匮要略·呕吐哕下利》就讲呕、吐、哕，吴茱萸汤也治呕吐。这条属于阳明的中焦虚寒、胃气虚寒，当用吴茱萸汤主之。这个方子非常管用。

这意思说完了。但是张仲景这是一证两辨，借着这个事还要再说一个问题。说什么？说一个上焦的呕吐。病在上焦，不是在中焦虚寒的，而是上焦有热的。“得汤反剧者，属上焦也。”如果得了吴茱萸汤，这个呕不但没解，反倒加剧了，呕的更重了，这个病就属于上焦，是上焦有热了，不是中焦有寒了，应该按照上焦的特点进行治疗，不要再吃吴茱萸汤治中焦了。这是一证两辨治法。中焦虚寒也能作呕，上焦有热也能作呕。这是不同的，寒热不同性，所以这个治疗也是不同的。

吴茱萸汤治呕吐，治虚寒，治胃脘疼痛，治呕吐涎沫，治下利，总之，治中焦有寒的，这个方子很好，临床效果很佳。这个方子，以吴茱萸为主，吴茱萸是一个大热之药，是个辣药，辣里带苦味，又辣又苦。辣就是辛了，辛能够散寒，辛又能够健胃，它又苦，苦又能够降，所以吴茱萸是治胃寒的呕吐最理想的一个药。因此，阳明病的中焦虚寒的上逆，就用吴茱萸汤治疗。

这个方子少阴篇、厥阴篇也有，因为吴茱萸不但入胃，也入足厥阴肝经。这个方子里生姜剂量很大，生姜是六两。为什么用这样大的剂量的生姜？生姜配吴茱萸，生姜健胃止呕，散寒理气，辅佐吴茱萸散寒。人参、大枣养津液、养胃气，补中益气。因为是个虚寒证，要用点儿甘温的补药。这个方子里不用甘草是一个特点。因为呕，就不用甘草了。吴茱萸汤也治连呕带下利的，呕和下利同时出现，但是呕吐比较重的，也管用；也治疗呕吐，不吐东西，吐出一些水，就是吐一些水沫沫、涎液，这个方子是很好的。在内科里用它治虚寒型的胃痛，胃脘疼痛呕吐。这个方子还能够治醋心，就是酸心，就是泛酸。酸心有热的，也有寒的，用吴茱萸这个药，能够制酸，对于胃酸效果很好。所以阳明病用吴茱萸汤就是温中降逆，散寒止呕。吴茱萸汤在少阴篇和厥阴篇还有治疗的意义。就阳明篇来说，吴茱萸汤是温中的，散寒的，降逆的，止呕的。"升许吴萸三两参，生姜六两救寒侵。枣投十二中宫主，吐利头痛烦躁寻。"到了少阴篇吴茱萸汤还能治烦躁。

大家要注意了，阳明篇的关键说出来了，中焦虚寒就用大而有力的、大热的吴茱萸汤，这已经是第二轮用热药了。第一轮是用表热里寒的四逆汤，假的阳明病的外证，身热汗自出，真的里寒，格阳于外，用四逆汤治疗。这是吴茱萸汤，属于阳明，也是阳明的胃。这个意思明白了，思想也就开通了，阳明篇是表里、寒热、虚实都有。它是讲实就要讲虚，讲寒就得讲热，这就是中医的两点论。

太阳病，寸缓、关浮、尺弱，其人发热汗出，复恶寒，不呕，但心下痞者，此以医下之也。如其不下者，病人不恶寒而渴者，此转属阳明也。小便数者，大便必硬，不更衣十日，无所苦也。渴欲饮水，少少与之，但以法救之。渴者，宜五苓散。(256)

这条总共有四个证，一个是痞，一个是阳明病，一个是脾约，一个是蓄水。"太阳病，寸缓关浮尺弱，其人发热汗出，复恶寒，不呕，但心下痞者，此以医下之也。"这是心下痞。"如其不下者，病人不恶寒而渴者，此转属阳明也。"这就转属阳明了。"小便数者，大便必硬，不更衣十日，无所苦也。"这是脾约。"渴欲饮水，少少与之，但以法救之。渴者，宜五苓散。"这是膀胱蓄水。

开头是从太阳中风来的。"太阳病，寸缓关浮尺弱"，实际上就是脉浮而缓的意思，是阳浮而阴弱、太阳中风之脉。"发热汗出，复恶寒"，是中风之证。发热汗出，恶寒、恶风，脉浮缓，这就是太阳中风的表虚证。

"不呕"就是说这个病还没传到少阳。但心下痞怎么来的？"此以医下之也"，因为医生泻下伤了胃气。表邪因为误下，就构成了心下痞。所以这个表邪误下以后可以构成心下痞。这是一种情况了。也有"如其不下者，病人不恶寒而渴"，以前有恶寒，现在不恶寒，不但不恶寒而且还口渴，"此转属阳明也"。一转属阳明，那就化热了，伤津了，成燥了，所以它就口渴。这两个情况，一个是误下的，一个是转属的。

转入阳明以后，"小便数者，大便必硬"，小便频数，这也是津液旁渗，为什么津液旁渗？因为胃里有燥热，津液回不来，阴阳不能调和，津液不能调和，所以小便就偏渗而多，相应地，"大便必硬"。大便硬了就拉不下，所以就不更衣，不能够大便。"不更衣十日，无所苦。"肚子也不胀、不满、不痛、不疼，可是十多天没大便了，在太阳阳明，正阳阳明，少阳阳明三个阳明病中，这个属于脾约。因为脾约就是这样，虽然不大便，但是无所苦。这是由于伤津液，肠胃燥，脾阴被约，而不是正阳阳明燥热成实，腑气痞塞，肚子胀满疼痛。

有变成阳明病口渴的，有变成脾约的，也有口渴，愿意喝水，“少少与之，以法救之”。过去讲的太阳病篇，脉浮发热，微热消渴，小便不利，前边有一个对比的笔法，“发汗后，大汗出，胃中干燥，欲得饮水者，少少与饮者，令胃气和则愈。若脉浮，小便不利，微热消渴者，五苓散主之。”这个和那个意思一样。口渴了，胃里有点儿燥，所以少少给点儿水喝，润润胃燥，可以自己好了。如果小便不利，这个渴者前边有个小便不利，如果小便不利口渴欲饮，给他喝水就不行了，因为有小便不利，有膀胱蓄水，所以就用五苓散。

这一条的意思就是在太阳病中风的前提之下，下边有不同的转归，可以有病心下痞，可以病传到阳明，有不更衣十数日、无所苦的，也有热郁膀胱水蓄的五苓散证。那么这一条有什么意义？有的注家说意义不多大，就给删去了。底下这“渴欲饮水，少少与之，但以法救之”，就不注解、删掉了，认为这是王叔和的错简。过去一些注家注《伤寒论》，只要发生看着别扭的文字，就把过错推给王叔和，王叔和的身上受了很多不白之冤。

我体会这一条有点儿意思，因为这里涉及一个白虎汤证的口渴，一个不更衣、不大便十日、无所苦的一个脾约证。这个还是和阳明有关系的，一个是脾约，不是大便有燥屎，因为无所苦、没有腹证。口渴是阳明的热证，你看承气汤证那么厉害的燥屎，不谈什么口渴，只是阳明热证才谈口渴。底下五苓散证也有口渴，但是这个口渴是小便不利，有与阳明的胃燥的口渴相互鉴别之意。一个是转属阳明，一个就成为太阳膀胱蓄水，这两个是不同的。

脉阳微而汗出少者，为自和也；汗出多者，为太过。(257)

阳脉实，因发其汗出多者，亦为太过。太过为阳绝于里，亡津液，大便因硬也。(258)

脉浮而芤，浮为阳，芤为阴，浮芤相搏，胃气生热，其阳则绝。(259)

趺阳脉浮而涩，浮则胃气强，涩则小便数，浮涩相搏，大便则难，其脾为约，麻仁丸主之。(260)

麻仁丸方：

麻子仁二升　芍药半斤　枳实半斤，炙　大黄一斤，去皮　厚朴一斤，炙，去皮　杏仁一斤，去皮尖，熬，别作脂

上六味，为末，炼蜜为丸，桐子大，饮服十丸，日三服，渐加，以知为度。

第257到第260条主要讲伤津液。《伤寒论》强调“保胃气，存津液”。胃气不保，容易构成三阴证；津液不存，容易构成阳明的燥实证。在太阳篇讲过发汗后出现的干姜附子汤证、四逆汤证、芍药甘草附子汤证、真武汤证等伤阳

气的问题。津液受伤容易构成阳明的燥热，阳明本身的阴阳不和，“脉阳微而汗出少者，为自和也，汗出多者，为太过。”“阳脉实，因发其汗，出多者，亦为太过。太过者，为阳绝于里，亡津液，大便因硬也。”“脉浮而芤，浮为阳，芤为阴，浮芤相搏，胃气生热，其阳则绝。趺阳脉浮而涩，浮则胃气强，涩则小便数，浮涩相搏，大便则难，其脾为约，麻子仁丸主之。”这些都是伤阴。阴分不足了，阳气就有余，大便就困难了。治太阳怕伤阳，治阳明怕伤阴、伤津液，就这么个意思。

“脉阳微而汗出少者，为自和也”。阳是浮数，脉浮而微，是邪气不甚；汗出少，是营卫自调，表里有点儿自和了。汗出的很少，为自和。这个就自相调和了，有点儿病要作解的倾向了。因为，“脉阳微”就是邪气不是太甚，而“汗出少”，阴气又没有大伤，所以病邪很微，正气也没受到多大的损失，这样，营卫、表里调和了，病就要好了，这是好现象。脉是浮而微，汗出也比较少者，“为自和也”。自和的意思，就是病就要欲解了。如果是“汗出多者”，汗出的太多了，意味着有热，热邪伤了正气、伤了津液，就“为太过”。“为太过”就是不能够“为自和”。“为太过”和“为自和”两个对比，“为自和”是恰如其分，脉浮而比较微，汗出也比较少，邪也微，正气也不受损失，恰到好处，这个病就好了。如果汗出的太多，这个脉应当是微吗？脉也就不微了，下一条就说汗出太多就伤了正气，所谓“太过”也。“太过”不是一个平和之象了，阴分、津液就要受伤，可能构成阳明病，构成伤津液的胃燥、肠燥的问题。

有些版本把第257和第258条合为一条。“阳脉实，因发其汗，汗出多者，亦为太过。”阳明脉实跟上边的“汗出多者”要联系起来看，“脉阳微而汗出少者，为自和。”“若阳脉实”，那要汗出多，因为有浑身发热、有表热发其汗也好，像前一条“汗出多者”也好，总之，汗出多者就为太过。什么太过？汗出的太多，伤了津液，这样为“阳绝于里，亡津液，大便因硬也”。可以是发生阴虚，里边的阴分就虚了、津液虚了，那胃的阳就孤绝了。这个“绝”不当个断绝讲，当个孤绝。阴阳两个本来是共通的，本来是互相调和的，现在，由于汗出太多，阴虚了，汗出的太过了导致阴液虚了，里边的阳气就盛了。阳气一盛，阳和阴就孤绝不通了，那么就是阴阳就不能够调和了。津液就不能够调节胃燥了，“亡津液，大便因硬”，这样大便就硬了。不要认为汗是出在体表，实实在在的它能使阳绝于里。汗出于表太过，就能够发生阳绝于里的这样的大便硬的问题。为什么？汗出太多，伤了胃的水谷津液，津液一少了，胃气就多，胃气的阳气没有调节，它就孤绝了。阳气盛孤绝，偏盛偏衰，阴阳不能调和了，因此大便就硬了。

咱们讲太阳篇的时候，凡病要发汗，要吐，要下要亡血，亡津液，阴阳自和者,必自愈。现在就体现这个了,如果伤了津液,阴阳又不能自和,就是偏盛偏衰了。如果津液太衰,阳气过盛,要以胃家而论,就会出现阳绝于里的问题。孤绝了,两个方面不调和了,不能够互相制约、互相协调、互相拮抗了。这样,亡了津液,大便就因硬也。这是构成阳明病的一个病理的因素,是不能忽视的。为什么张仲景用桂枝汤发汗,那样小心、那样再三的叮咛?就是因为怕亡津液。这叫"保胃气,存津液"。这句话不是空话,在它的条文里是有反映的。那大家就问了,"保胃气,存津液",在条文上有这句话吗?是陈修园总结的,因为陈修园这个医学家对张仲景还是非常崇拜的,他把《伤寒论》看了又看,读了又读,后来写成《伤寒论浅注》、《长沙方歌括》,最后他提出来,说《伤寒论》一部书就是"保胃气,存津液",以正气为主的,这是他的总结之话。那么陈修园从哪总结出来的?就像这一条,这两条都有存津液的意思,不能太过,一个太过了,就出毛病了。

"脉浮而芤,浮为阳,芤为阴,浮芤相搏,胃气生热,其阴则绝。"浮,大浮数动滑,属于阳。芤属于阴气不足,"芤形浮大软如葱,按之旁有中央空",是主于血液不足的一个现象。脉浮而芤,浮为阳气有余,芤就为阴气的不足,所以说"浮为阳,芤为阴"。浮为阳气有余,阳热有余,芤为阴液不足,那么以有余的阳气加临在不足的阴液上,这两个互相搏、互相逼迫,胃里边是非生热不可的。为什么?它阳气有余啊,阴气不足,津液不足啊。那么胃气一生热了就阳邪盛。胃气生热,胃气一生热阳气还盛,阳邪独盛于内,而不能够与阴互相调和,在大便成硬,"其阳则绝",阳和阴就孤绝了,就得不到阴的调节,阴阳就不调和了,形成了一个偏盛偏衰的"其阳则绝"的一个病理局面。这个"绝"也是孤绝了。上边两条是从治法(发汗太过、汗出太多)来分析,这条是从脉上来分析。

下边还是从脉到病理,从病理到症状,从症状到治疗,来解决这个阴不足的问题。"趺阳脉浮而涩"。古代的时候切脉是握手必及足,按寸必及尺。握手必及足,足上脉有趺阳脉,是后天的胃脉、主腑之脉,也有太溪脉、少阴之脉。少阴者先天之本也,趺阳者是后天的根本。古代的时候看脉有三部九候,现在不再用了,这个趺阳脉就指胃脉而言,在脚上叫趺阳,在我们寸关尺,在寸口脉来说,就是脾胃之脉,也可以这么讲。浮和涩,浮是主于阳盛,涩主于阴虚。浮,胃气就强,强是什么?因为阳属于胃,阳盛了胃阳就强、胃气就盛。阴者主脾,阴要是不足了,那么脾的津液就不通了,脾的津液就不能运了。这样"浮涩相搏",一个阳,一个胃阳,涩,是反映到阴,脾阴。脾胃的阳加在这个不足的脾阴,这样互相逼迫,"大便则难",大便就困难了,所以这个病就叫脾约病。脾约就是脾不能为胃行其津液,这时候叫"约","约"就是津液不足。

《内经》说："饮入于胃，游溢精气，上输于脾，脾气散精，上归于肺，通调水道，下输膀胱。水精四布，五经并行。"脾是"为胃行其津液者也"，因为津液的来源是水谷，借着脾的运化，是这么来的。现在的问题是，脾阳盛，津液不足，所以脉浮而涩，浮就是胃气强，胃的阳热盛，那么涩就是脾阴不足、津液不足，这时候津液就不能够还于胃中。脾为胃行其津液有两个方面，一个方面，胃里的津液能够分泌化成精微的东西，给肺及其他的脏器；另一个方面，脾也能够把这些津液还于胃中，来调节胃燥。所以脾为胃行其津液就是有出、入两个方面。现在的问题，脾受胃热的要挟，脾不能把津液还于胃中。为什么？一个是强阳，一个是弱阴。两个是敌对了，所以就不调节、不能自和，阴阳就不能自和了。脾的津液不能够还于胃中，这时候小便则数，"涩则小便数"。小便越数脉越涩，因为小便数伤了津液。

为什么小便反多？仲景说这叫"津液偏渗"，燥热逼迫的，这就"相搏"。搏就是排挤，实际上这个搏就是有点儿逼迫的意思，胃的盛阳逼迫阴液，所以小便就多。要是小便少，津液还于胃中，就能够调节这个胃燥了。现在是胃强脾弱，津液回不到肠胃里来，反倒受胃阳的要挟、受它的约束而逼迫下渗，小便反多。小便越多，津液越伤，胃气越燥。所以本来由生理互相调节的脾阴、胃阳，现在变成了互相隔离，而且互相逼迫，胃阳逼迫脾阴，这样就成了脾约。脾约有两个意思，一个是脾的阴不足了，脾的津液不充了，约者就是缺乏的意思；另外一个是脾阴被强大的胃阳所约束，不能够把津液还到胃里，形成偏渗，小便就反多。这个什么病？这叫脾约病，就是阳明篇的总论里的三阳明，太阳阳明者脾约是也。脾约是什么样的一个具体的病？就是大便坚，就是大便很硬，屎粒很小，大便硬还屎粒很小，很不容易排解出来。排泄大便非常困难，是经常性的。习惯性的大便的秘结，尽拉那个小粪点儿，就像珠算子那么大，很硬，在一块堆积，很不容易下来。

怎么治疗呢？用麻子仁丸。不要用汤了，因为它不是说是一朝一夕的像阳明病，用承气汤，一泻下也就解决了。它是经常性的，习惯性的，时间比较长，所以不能用汤药，得用丸药，丸以缓治，慢慢地来调节脾胃的阴阳不和，润肠止燥，才能够解决这个问题。所以这个丸药是润肠的一个缓下之法。麻子仁丸的主药是通肠润燥、泻胃治脾的，它有泻胃治脾、通肠润燥的作用。这个方子就是小承气汤加芍药、麻仁、杏仁。用小承气汤来泻胃强，胃强脾弱，用厚朴、枳实、大黄泻胃实。脾弱是脾阴弱，所以加芍药养脾阴，加麻仁、杏仁，这都是带有油分的药，有润燥，润肺、润肠、润胃的作用，同时还能使胃气下降，有润肠通幽，润便治脾的作用。所以两个方面，小承气汤治胃强，泻阳气有余，泻胃热的有余；芍药、麻仁、杏仁治脾约。这个药润滑，油性挺大，吃在嘴里还比较甜，对于大便干燥下不来，效果还是很好的。

要使渐服法，不能一下吃很多。“上六味为末，炼蜜为丸，如梧桐子大，饮服十丸”，开始时一次吃十丸。“日三服”，一天吃三次，一共吃三十丸。“渐加”，渐渐的往上加，从十丸，十二丸，吃十三丸，十四丸，加到什么时候为限？以知为度。吃药以后就大便了，这时候很滑的就下来了，也不干燥了，这就可以了。这个麻仁滋脾丸效果是很好的，就是治习惯性的便秘的，经常大便解下困难，有的大便燥结解不下来，有点儿带血的。有些男性好得痔疮，他总解不下来，总努责，大便也干燥，有的时候痔疮也破了，出血了。有的大便下不来，这个人烦躁。因为大便下不来他就烦躁，口臭。有的头晕、烦躁，有点儿睡不好觉。所以这就不是一个单纯习惯性便秘的问题，还会出现其他一些问题。口臭，烦躁，睡不好觉，头整天昏昏沉沉的，解大便的时候大便下血，痔疮也发了，都由这个大便解不下来所引起。吃这个药能使大便泻下来，这些问题也就迎刃而解了。

我那次在大连，有一个姓刘的，大便凝结下不来，嘴唇都起了一层皮，为什么？大便下不来，口唇发干，用舌头这样舔，口唇会起一层薄皮，干了，就再用舌头舔，这皮越舔越厚，然后，他就不舒服了，皮往外裂，一裂嘴唇就出血丝，黏膜就破了。这个病总治不好，他找我看，后来我一了解，他大便硬结，是因为脾胃有热，脾阴亏虚，而这个唇四白属脾。脾胃热了，脾阴虚了，口唇就会干燥。我就给他开的麻子仁丸，就解决了这个问题。用它治习惯性便秘，的确是很好的。

太阳病篇的发汗有好几个方子，有桂枝汤、麻黄汤、葛根汤、大小青龙汤，三个小汗法，适宜解决不同的表证。阳明病治里实以泻下为主，它的泻下也是不同的，大承气汤是峻下之法，调胃承气汤是和下之法，小承气汤是缓下之法，麻子仁丸就叫润肠之法，猪胆汁、蜜煎导、土瓜根皆是外导之法。这些方法虽然都是解决大便干燥的问题，但是病的深浅程度不同，病的燥结的部位也有不同，因此说阳明本身也有所不同，在泻下的方面也有这样的一些不同的方法。因此，我们学阳明病以下法为主，解决阳明病胃家实的问题，应该有一个全局的观点。

太阳病三日，发汗不解，蒸蒸发热者，属胃也，调胃承气汤主之。(261)

伤寒吐后，腹胀满者，与调胃承气汤。(262)

太阳病，若吐、若下、若发汗，微烦，小便数，大便因硬者，与小承气汤和之愈。(263)

得病二三日，脉弱，无太阳柴胡证，烦躁，心下硬，至四五日，虽能食，以小承气汤少少与，微和之，令小安，至六日，与承气汤一升。若不大便六七日，小

便少者，虽不能食，但初头硬，后必溏，未定成硬，攻之必溏，须小便利，屎定硬，乃可攻之，宜大承气汤。(264)

第261～第264条论述调胃承气汤和小承气汤的使用与辨证要点。

对小承气汤来说，我们前边总共讲了3条。第一个是阳明病出汗、腹大满不通者，要用小承气汤。为什么不用大承气汤？其热不潮，没有潮热。要有潮热，就用大承气汤。第二个是"恐有燥屎"，七八日、八九日不大便，恐怕有燥屎，恐怕不见得就是事实，所以先给小承气汤，汤入腹中，转矢气者，此有燥屎也；若不转矢气者，就没有燥屎。第三个是谵语潮热，应该使用大承气汤，但是脉不是沉紧而是脉滑而疾者，脉证不符，所以要给吃小承气汤，不给大承气汤。对调胃承气汤来说，我们前边讲了2条，谵语、胃气不和者用调胃承气汤，不吐不下、心烦者可与调胃承气汤。因此，调胃承气汤和小承气汤说的还不够全面。从第261条到第264条，主要是再把调胃承气汤和小承气汤的辨证、治疗范围介绍介绍。

第261和第262条都是介绍调胃承气汤的。"太阳病三日"，这是它的过程，开始有病是从太阳而来的，时间也就是三天。"发汗不解"，发汗不解不是指太阳的表还不解，而是这个病不解。虽然治疗是经过发汗，但是这个病还没有解除。什么病没有解除？"蒸蒸发热者，属胃也"。阳明病，蒸蒸发热，这一条就具体指出来了，就像蒸笼，由里向外，蒸蒸然而发热。这种热就是里热向外蒸腾。有里的，这属于胃、属于阳明，就不是太阳了。

要属于阳明，从第261条来说，这一条是讲热型，讲的蒸蒸发热，还讲的什么？就得联系起来，还有一个"伤寒三日，阳明脉大"。如果是"伤寒三日"传入阳明，那见什么脉？见洪大之脉，就不是浮了。"伤寒三日，阳明脉大"，那是讲脉。病人要是出现阳明了，阳明就见洪大之脉，这是一个。还有一条，"伤寒发热无汗，呕不能食，而烦，汗出濈濈然者，此转属阳明也。"不论是太阳也好，少阳也好，只要是转属阳明，就要"汗出濈濈然"。它有汗出了，"汗出濈濈然"，那就是转属阳明了。一个讲脉，一个讲汗出濈濈然。这是讲汗出、蒸蒸发热。汗出濈濈然的时候我们就讲到了，为什么会汗出濈濈然？因为它就是要汗出而蒸蒸发热。

阳明病为什么要濈濈然汗出？它就先有热，有蒸蒸发热才濈濈然汗出。因为它是一个互文见意的写法，这里写的"蒸蒸发热"就包括"濈濈汗出"。这个人发热，就是浑身蒸蒸发热，浑身干巴巴的一点儿汗都没有，那可能吗，那不就憋死了吗？蒸蒸发热就必然有濈濈汗出，这是前后互意的。蒸蒸发热、又濈濈然汗出，还没有恶寒，这个人已经没有什么汗出。这是什么病？太阳病有发热恶寒，少阳病有往来寒热，这是蒸蒸发热、濈濈汗出而无恶寒，属于胃也。既不属于太阳又不属于少阳，属于阳明胃了。不要只看那么几个字，要前后联系起来，它是全面地看问题。

既然属于胃，这样的蒸蒸发热，濈濈汗出，只可能是胃里有燥热，才能够出现这种病。其他的膀胱，胆等脏腑有病了，不可能有这样的热象，也不可能有这样的汗出。可以从两个方面来解释这个问题，一个方面蒸蒸发热，濈濈汗出是属胃，是属于阳明病了。第二点，只有胃有了邪、有了热了，它才能够蒸蒸发热，才能够濈濈汗出，别的都不行。胆有热能够这样吗？膀胱有热能够这样吗？心有热能这样吗？都是不能的，只有胃阳有热才能这样。既然属于胃了，那就属于里、在阳明之经了。怎么治？"调胃承气汤主之"，要用调胃承气汤治疗这个病。

第262条："伤寒吐后，腹胀满者，与调胃承气汤。""伤寒"，外感的疾患叫伤寒。治疗的程序是用过吐法，吐了以后，出现肚子又胀又满，这是阳明病的一个腹证。为什么吐后就出现腹胀满？吐有发汗之意。因为气向上向外，这么一呕吐浑身就要出汗，所以它有点儿解表的作用。因此吐后它也有解表的可能性。但是，吐既会伤胃液，也会伤胃气。过去讲过，呕吐之后心烦，脉数，此为客热不能消谷，全都是这个问题。

这一条是吐后表解而胃液受伤，胃液一受伤了胃就容易燥。吐后虽然是解邪，它也不像是发汗，解得那么彻底。所以有一些医家就认为，吐后伤了胃液，就意味着阳明化燥，胃中燥热，胃肠之气不和，就可以出现腹胀满。胃燥而气不和，这样的腹部胀满，但是没有疼痛，没说什么按之痛、什么绕脐痛。无疼痛，只有胀满没有疼痛，同时还在吐以后的，所以主要是在胃的燥热导致胃气不和，而并没有肠子里的燥屎，或是大便成硬。因此不能用小承气汤，当然更不能用大承气汤了，所以用调胃承气汤。调胃承气汤是和胃的，和胃而润燥，也能够通利腑气，因为它有大黄、芒硝、甘草。因此第261、262这两条来看，一个是从热型，一个是从出汗来看，属胃也。因为是"太阳病三日"，邪气刚到胃，水谷的糟粕还能够凝结成实，所以这时候就用调胃承气汤，而不能够用小承气汤，更不能用大承气汤。因此说，调胃承气汤是阳明病胃家实的一个轻证。

"太阳病，若吐，若下，若发汗"。为什么把"若发汗"放后边？"若吐，若下，若发汗"以后而出现了"微烦"，是不是栀子豉汤证啊？这个烦有火、有热。过去讲栀子豉汤证有心烦，是太阳的热邪不解，郁于心胸发生的心烦。如果这个人二便正常，肚子也没有胀满疼痛，可以用栀子豉汤来处理这个问题。现在二便有问题，"小便数，大便因硬者"。小便频数，汗吐下以后伤了胃的津液，胃已经有燥热，津液就不能够还于胃中，所以就形成了偏渗，小便反多、反数。前边经过或汗或吐或下，现在津液不能还于肠胃，就偏渗，小便就多，所以大便就硬。

大便硬,是在胃,还是在肠啊？这就不在胃了,而在肠了。这个燥热往下来,到了肠。阳明病燥热有上、中、下三燥。在上边的就在胃,胃的燥热盛的就是调胃承气汤证。现在在肠,大便硬了,还用调胃承气汤就不行了。为什么？因为大便已经硬了,怎么知道大便已经硬了？因为小便数,过去又经过或汗,或吐,或下伤了津液,津液受伤了,大便当然就硬。大便硬了,小便才能频数,这都是互为因果的。所以这句话是这样提的,“小便数,大便因硬者”。反过来说是,大便硬者,小便才数。这样与小承气汤和之。与小承气汤,不与大承气汤,所以不是燥屎,它是大便刚成硬,还没达到燥屎的程度。因为还没有潮热,没有出现肚子疼痛。这时候要用小承气汤调和肠胃,病就好了。

第264条不大好解释。张仲景用泻下法也是非常谨慎的,得治一会儿看一会儿,走一步看一步,进行调查研究,进行观察,符合现在临床的要求。我们现在看病也是这样,不论那个医生看病,我一看就知道了,那是很个别的。有些复杂的问题,就得治一步看一步,吃了这付药再看下一付药,下一付药要怎么治？他得观察。张仲景这一条就刻画了用下法的过程,也是很小心翼翼的。也就是说,辨证是很严肃的问题。得病也是两三天了,这是什么病？什么伤寒,什么太阳病了,外感的发热的病。“脉弱”是“不紧”的对词,这样的条文很多,比如“脉微弱者,此入阳也,不可发汗”。这样的提法,张仲景有一个规律,脉以前是很紧的,有力的,现在它脉弱了,就不紧了,这么个情况。“无太阳、柴胡证”,既没有太阳的表证,也没有小柴胡汤的半表半里证,脉还弱,所以就不紧了。

既没有太阳表证、也没有小柴胡汤的半表半里证,脉还弱,也不紧了,这是说明,把太阳、少阳除外了。无太阳、柴胡证,脉弱,心下硬至四五日,既然没有太阳也没少阳,还有什么病？“烦躁”,烦躁者里有热也,心下就是胃脘,心下很硬,胃气还不和,“至四五日”,二三日是开头,这个人至四五天了,在这里有一个伏笔,就是意在言外,有一个不大便的症状。这个人到四五日,烦躁、心下硬已经二三日至四五日了,还没大便。有人就问了,你怎么知道没有大便？底下有:“以小承气汤少少与,微和之,”有大便还吃小承气汤？所以意在言外,这块儿就看出来这个人是不大便的,如果这个人有大便甚至大便还拉稀,还给吃小承气汤,这是不可能的事情。

这么些天不大便,心里还烦躁,心下还硬,既无太阳发热、恶寒证,也无少阳的胸胁苦满证,脉也不紧,这怎么办？“虽能食,以小承气汤少少与,微和之”,“虽能食”,这个人虽然还能吃,说这句话什么意思？有辨证意义的,阳明病不能食,这个人如果有燥屎,燥屎堆积,腑气不通,胃气不能下降,就不能吃东西。现在,虽然不大便四五日,病虽然在阳明,但是还能吃,这说明病还没到燥屎的程度,就不能用大承气汤,“与小承气汤少少与”,就连小承气汤也不能给他喝足,“少少与”,少少给点儿,下文说“微和之,令小安,至六日,与承气汤一升”,到了六日,与小承气汤一升,吃得比较多了,按说是不到一升,七八合。

前面是“少少与之”,少少给点儿小承气汤,三合四合。如果小承气汤一次吃八合,现在就吃一半了,一半的一半,吃个三合四合就可以了,这样叫做“少少与之”,“微和之”。那么大家就问了,为什么张仲景这么小心?小承气汤又不是大承气汤,还给得那么少,连一个足量都不够?“少少与,微和之,令小安,”为什么前怕狼后怕虎?因为有这么几个证,一个这个病是在阳明,一个是烦躁,一个是心下硬,心下硬和腹硬满不一样,胃结、还虽能食,他还能吃东西,这个人才四五日不大便,同时脉还弱,弱不是紧,所以根据这个,看着像有点儿阳明病燥结,但是燥结的程度很小,恐怕泻下太厉害伤了脾胃,所以张仲景要少少给点儿小承气汤,他的意思不是彻底给治病,“令小安”,吃了小承气汤,因为烦躁、睡不好觉,坐不稳,心下还硬,吃了小承气汤以后,微微调和,叫他小小的安慰一点儿,给病人一个安慰,吃药见好,现在不那么烦躁了,也有一个疗效。

但当医生的还得观察,这个病没有治好,还在进行当中,还得观察大便到底有没有下来,没下来,多少日子没下来。“至六日”,大便还没下来,用个“少少与之”就不行了。但他没有拉稀,也没发生脉微涩,也没出现虚寒的现象,这时张仲景敢用小承气汤一升,正常用七八合,不是三合四合的问题了,这时用一升,加大了剂量。这是解决阳明病的问题,解决大便硬的问题,所以他很慎重,在治疗当中他是有观察的。

底下是括号句子了,“若不大便六七日,小便少者,虽不能食,但初头硬,后必溏,未定成硬,攻之必溏”,张仲景说他这个人若是不大便,已经到了六七天,可下不可下?“虽不能食”,一个虽能食、一个虽不能食,这两个互相对照说,不大便六七天,不能食是不是有燥屎了?现在不大便六七日了,虽然不能食,也不见得用大承气汤。如果这个人小便少,不是小便数,而是小便少,这回在小便上出问题了,前面小便数多,大便硬,大便硬才可用承气汤,现在是小便少,成无己的注解说得很清楚,“小便少者,则胃中水谷不别,必初硬后溏,虽不能食,为胃实,以小便少则未定成硬,亦不可攻”,所以小便少就反映这个人里没有燥屎,为什么?如果里有燥屎,燥热逼迫津液就要偏渗,就要小便数多,现在小便少,肠胃里燥热不盛,燥屎未成,这样就不要用承气汤攻下了,他的病理变化是“但初头硬”。

为什么六七天下不来大便?就是因为前面那一块大便是硬的,后面还是溏便,“未定成硬”,没有到了一定成硬的程度。“攻之必溏”,要是用了承气汤,一下子就要拉稀了,不是下燥屎,而是要腹泻了,这样就错了。那怎么样才能用承气汤攻之?必须等待这个人小便利,小便利就是小便数利,燥热逼迫津液偏渗,“屎定硬”,粪便一定硬了,所以一个定、一个未定,这里面是有分量的,到了“屎定硬”了,“乃可攻之,”可以用大承气汤、小承气汤。结合这个条文,我们还可以回顾以前的条文,那么屎定硬,一个是小便数多,还有个转矢气不转矢气者。转矢气者,就是大便已有燥屎;不转矢气者大便不燥结。小便数多一个,转矢气一个,潮热一个,腹满绕脐痛一个,这些症状,你们给掌握住了,大承气汤主之,就不用犹豫了。原文是一条一条说的,一个证一个证说的,我们学习,要有全局观点才能拿下来。

伤寒六七日,目中不了了,睛不和,无表里证,大便难,身微热者,此为实也。急下之,宜大承气汤。(265)

阳明,发热,汗多者,急下之,宜大承气汤。(266)

发汗不解,腹满痛者,急下之,宜大承气汤。(267)

第 265 到第 267 条是讲阳明病三急下证。什么叫急下?因为条文中有“急下之”三个字,这三个证候,如果不急下,不用大承气汤急下,你要是踌躇、彷徨和等待,不及时泻下它就要伤阴,就要亡阴,就可以导致不良的后果。所以要掌握病机,积极主动,急下以存阴。《伤寒论》有两个大法,一个急下存阴之法,一个急温存阳之法。在三阳证中有急下存阴之法,在三阴证中有急温存阳之法。这些原则,看起来是祛邪的,实际上是扶正的。大承气汤不是泻下不是祛邪的吗?实际在祛邪的同时有保正扶正的意义,所以就叫急下存阴之法。法就是法则,是不可逾越的原则。

第 265 条的重点是说明中焦的燥实下劫肝肾之阴,如果要不把中焦的燥实给祛掉了,下焦肝肾之阴的危亡可以立待,下焦的肝肾之阴就被克劫了,它和一般的、以上所介绍的大承气汤有一定的不同,这个要快,要有决断,要有胆量,同时要看出来问题。“伤寒六七日”是说它的过程,出现什么问题?“目中不了了”,是病人自觉症状,但这个自觉症状可以通过客观的来了解,病人就说他看东西怎么不清楚?这是自觉症状。“睛不和”是一个客观的他觉症状,医生能看见,就是这个人的黑睛不和、瞳仁不活动了。正常情况,人的眼睛应该上下顾盼、自然地活动,如果眼睛不活动了,眼睛看东西就发直,只能直线地看一个方向而不能灵活的瞬动。

这是目和睛的病。肝开窍于目,《内经》说:“目得血而能视”,“睛不和”就说明肝的阴血不能上注,肝阴虚了;睛和肝、肾都有关系,肾水、肾阴不能上营于目,所以热病高烧容易出现直视。“睛不和”反映肝肾之阴不足,这个病不是内病,不属于杂病而属于伤寒,是外感发烧的结果。除此以外,还有没有其他证候?问问大便,"大便难",难就是求之不得,要拉拉不出来。发烧吗?发烧重不重?"身有微热",就是发烧而不太厉害。大便难和身微热,看起来证候不那么太重的,这和过去讲的大承气汤的燥实证来比较是无表里证。无表里证不是绝对的,是相对的,看起来是大便难、身微热,大便难是里证,身微热算是外证,但都很轻浅,也可以算是"无表里证"。有的注家说,无表证是没有太阳证,无里证是没有阳明证,这么解释与大便难、身微热扣得不紧,不可取。

我个人的意见是这么解释,大便难是里证。因为阳明病"太阳阳明者,脾约是也","正阳阳明者,胃家实是也","少阳阳明者,发汗吐下后大便难是也",大便难就是阳明病里证。身微热也是阳明中外证之一,"阳明病外证云何?答曰:身热",不过这是微热,大便难,所以是看起来是有一点儿表证、里证,但不是很典型的表里证。这么一个口气。如果就是出现这样一种症状,没有目中不了了,睛不和,光是一个大便难、身微热,这就是很轻微的阳明病里实证,用不着用大承气汤了,用小承气汤、调胃承气汤就可以了。问题出现在"目中不了了"而"睛不和",出现了下焦肝肾之阴被克劫而不能上注于目,这种"身微热"是热而不能蒸发于外,是专以内伐,就往下边使劲,热在里面出不来,直伤下焦之阴。

张仲景就告诉了,因为前面讲了很多的大承气汤证,"手足濈濈者","绕脐痛者","潮热者","评语者",那个时候才敢用大承气汤。如果出现"身有微热,大便难,目中不了了,睛不和",我们敢用大承气汤吗?谁敢用?我不敢用,看看什么病?是怎么回事?所以张仲景在这儿提醒我们一下子,这个不得了,这是中焦的燥热要下克下焦肝肾之阴,不要认为这是小病,这个病比以前的那些大承气证都厉害、都严重。严重到什么程度?已经伤了肝肾之阴了,五脏已经伤两脏了,一个肝脏、一个肾脏,伤了下焦之阴,人要是没有阴能活吗?所以要"急下之",不要犹豫,不要徘徊,不要等待,用大承气汤急下之法,为什么?因为急下才可保存肝肾之阴。

存津液有两个方面,一个方面是发汗、吐、下只能够祛邪而不能够伤正。发汗就恰好而止,不能出大汗,出了大汗就会亡津液。所以麻黄汤、桂枝汤、大青龙汤的发汗都有个法,这个意思就是保存津液。另一个方面,就像大承气汤急下存津液。燥热太盛,就会下伤肝肾之阴,要存津液就得急下,把肠胃的燥屎燥热排泄出去、攻下出去,然后才能存下焦之阴,这也叫存津液。存津液不是一个单纯的方法的问题,发汗不要太多了,不可如水流漓,那当然是存津液。但是泻热的时候就要大胆的泻热,泻燥热所以存津液,这也是存津液。作个比喻,就像是一锅水,锅底下有一些干柴,水熬煮开了,水叫火那么烧,消耗水分,越熬水越少,怎么办?有的人说了,水少了,加一瓢水倒进去了,好不好啊,也行啊,但解决不了问题,治标不治本。火没去,下面的火还烧,那怎么办?有的人拿瓢,来回搅拌搅拌,"扬汤止沸"。这行不行,这也不行。最后,非得釜底抽薪不可,扬汤止沸不如釜底抽薪,釜底抽薪就是用大承气汤,一泻就等于把锅底下的柴火抽掉了,就烤不干了。所以往里添水增液不行,扬汤止沸也不行,那都是治标不治本,应该用釜底抽薪、急下存阴之法。

第266条比较简单。阳明是指里实,里实就有外证,外证有发热汗出,"不恶寒反恶热"。发热汗出是阳明里证反映于外,可以下,不见得非得是急下,这条为什么急下?因为汗多。"阳明病法多汗",汗出是阳明证,发热也是阳明证,如果汗出太多,就要伤阴,汗是阴液,汗出越多,里面燥热就越盛,就使人身上的体液、阴液亡了,没有阴液也就不会出汗了,到这时候,没有阴分了,人还能活吗?见微知著,张仲景看到了现在就知道未来,就知道燥热劫阴、阴要亡,所以就急下之,肠胃的燥热一去,津液就不能外渗,就保存了阴液,保存了阴液,人就会不会发生危险。

有的同志说,用白虎汤行不行啊?白虎汤证也是出汗,这个条文也没有说肚子胀满疼痛,说是有阳明病汗出多发热,用白虎汤,多用点儿石膏行不行?不行,那就是扬汤止沸之法,这个证非得用釜底抽薪之法不可,因为它是燥热成实,不是阳明的热证。别看这些条文症状很少,意义还是很大的。

第267条是"发汗不解,腹满痛者,急下之,宜大承气汤","发汗不解",不是表不解,是病没好。是个什么样的病?"腹满痛者",肚子是又胀而又痛,这是个阳明病里实之证,阳明病里实证可以用大承气汤泻下,为什么要用"急下之,宜大承气汤"?急在什么地方?上边的绕脐痛也没有说"急下之,宜大承气汤",这条有邪气的消长,邪气的传变迅速,太快了,所以得要急下之,以杀其势。

大家看一看它的提法,"发汗不解",发汗是治疗太阳之表的,发汗以后并没好,迅速随之而来的是腹满痛,出现了胃家燥热成实之象。这种传变的速度是不可等待的,不是像过去伤寒五六日、七八日,不大便多少日,然后才腹满疼痛,这种就是发汗不解就腹满疼痛,所以这种阳明燥热之势是所向披靡,邪的势力是非常猖獗的。如果不因而夺之,用急下之法以杀其燥热的势力,那就会即时而亡,不是一个腹满痛的问题,即时而亡,就要出现"循衣摸床,惕而不安,微喘直视"等一些险恶的伤阴的症状,到那个时候再泻下,就会未免晚矣。所以,看燥热的发展形势来势汹涌,就不能等待,不能放之任之,张仲景告诉你就要急下之,要急杀之,以杀其势。这也是具有预见性的,泻燥热以保存阴气。

这三条全面不全面？不够全面。只是举个例子，燥热伤人的问题，也不止是这些证候，一个是目中不了了，睛不和，一个是汗出多，一个是腹胀满。只有这么几个证候吗？还有其他问题，只要把这些精神掌握了，看到病情的发展，正邪的关系，我们这时才能够在理论的指导下急下。孙思邈有“胆欲大而心欲小，行欲方而志欲圆”的说法，医生应当有胆子，应该用承气汤时就应用承气汤，该用四逆汤时就得用四逆汤，应该用瓜蒂散就得用瓜蒂散，应该用抵当汤时就敢用抵当汤。这叫什么？这叫有胆子、有魄力。医生用药治病，和病作斗争，不用点儿承气汤、抵当汤，怎么能把病邪给去掉、冲锋陷阵？所以这些汤头，得用，得敢用，得有魄力，胆子要大。但是，心得欲小，“心欲小”是什么？得仔细，得认真，得研究，得有理论，不是说粗心大意，我不在乎，我就敢用药，那也不行，那不是草菅人命吗？所以“胆欲大而心欲小”是有辩证关系的。到这时候了，非用不可了，就得用，不要因循、保守、观望、等待，甚至医生还有品质的问题，不敢负责任，总是给药，也治不好，也治不坏，实际上也把人治坏了。这都是不对的。

腹满不减，减不足言，当下之，宜大承气汤。(268)

第268还是继承第267条，这是有联系的。这是说阳明病的腑证肚子胀满，“腹满不减”，肚子胀满就是总胀、持续胀满，不减就是不减轻。“减不足言”，即使有点儿减轻也不足道，等于没减轻，“不足言”是不足说。这个属实，不属虚，虚性腹胀腹满是一会儿胀，一会儿不胀，叫腹满时减。这是腹满不减，虽然减一点儿，也不足道，所以就“当下之，宜大承气汤”。这样的实性腹满如果有大便的不下，就属于实，要用大承气汤。

“减不足言”有两种解释，一种解释是针对“腹满不减”而说的，这个人胃肠中有燥屎，腑气不利，大便不下，因此出现腹部症状。腹部症状主要一个是满，一个是疼痛，这条突出了大承气汤证、阳明燥实证有腹满，这种腹满是实性腹满，不是虚性腹满，所以是不减的。它是有物的，有燥屎，这种腹满如果燥屎不排出体外，肚子胀满是不会减的。所以这是一个实满。“减不足言”，即使是刚觉减去一点儿，也不足以说是减了，还是胀满。“减不足言”就是形容这种腹满是不减的，即使稍微地偶尔地会减一点儿，也不足说，就是说微不足道吧，还是很胀满的。再一种解释就是成无己的解释，是对比指示，一个是腹满不减，这是实证的，一个是减不足言，肚子能减，有时胀，有时就减了。如果还减，就不是大承气汤了，就是一个虚胀，所以就不要说了。大家看看，是有这两种说法，把意思体会了就可以了。

这样的实性腹满，怎么治疗？“当下之”，应当用下法，应该用大承气汤。

大承气汤有厚朴、枳实，能够去痞满，消胀满，能够下大便，祛燥结。《伤寒论》条文是互文见义的，大家学习《伤寒论》，不要被它的条条把我们的思想给框住了。这儿说腹满是重点谈大承气汤证有腹满的问题，但是这不是把大承气汤证都说全面了。应不应该有潮热？应不应该有手足汗出？应不应该有谵语？这些它都不说了。为什么？因为前面已经说了。所以这一条突出讲阳明病的腹满的问题，讲实满。临床上要用大承气汤治疗阳明病的实满，不可能只见肚子胀满，还有其他阳明病的主要的证候，舌苔黄，脉沉迟有力，或者说不能食，或者说还有绕脐痛，应该结合起来。这条突出了大承气汤有腹胀满的问题，这种腹胀满是不减的，持续胀满而不能减轻。

阳明少阳合病，必下利。其脉不负者，顺也；负者，失也。互相克贼，名为负也。脉滑而数者，有宿食也，当下之，宜大承气汤。(269)

这条讲阳明少阳合病的证治。

关于这一条是一条还是两条的问题有争议。认为是一条，就是把“脉滑而数有宿食也”和“阳明少阳合病”合在一起讲。有的注家认为这不是一条，“脉滑而数者，有宿食也，当下之，宜大承气汤”是另一层意思，与阳明少阳没有什么瓜葛，不应当当作一条讲，当作一条不好讲。这是两个观点。我个人同意第二种观点，不合在一起讲，合在一起不好讲，分成两块讲。阳明和少阳合病，阳明属胃，胃属于戊土，少阳病是胆病，胆属于甲木，“甲胆乙肝丙小肠”，肝属于乙木，这个地方就是《伤寒论》的五行学说的思想。《伤寒论》以阴阳辨证为主，但是这条有五行学说的深刻地联系的思想。所以阳明和少阳合病，有木和土的关系的问题。少阳属木，阳木；阳明属土，阳土。这样，一个是阳明，一个是少阳，都是阳经，都是阳邪为病；而且又有木来克土这样的一个关系。为什么要下利？因为阳明属于胃肠，少阳有病，少阳的木火之气逼迫肠胃之阴，所以要下利。这种下利是热利，不是寒利。这是因为胆主疏泄，阳明肠胃主传导受纳，所以受胆的影响，腑气就疏泄不利。

归纳起来，上升到五行学说，木气来克土，胆的病影响到胃，胃气不和，所以要下利。“其脉不负者，顺也”，其脉是反映阳明少阳病的脉“不负者”，负是对胜而言，有胜有负，负是失败，胜就是胜利。如果阳明胃气不受胆木的逼迫和刑吓，胃脉还好，还没反映出来吃亏、受伤，这就是顺。就是说，木之邪还不能行于脾胃，胃气还强。如果是负者，败了，失也，抵抗不住了，正气就失了，失就是正气虚衰，抵抗无力。“互相克贼，名为负也”，这是张仲景的括号句。凡是克的，都属于贼邪，“互相克贼”，就是木来克土。“互相克贼，名为负也”，是一个克贼之象，不是一个顺象。这就完了，到底什么是顺什么是负，没说。症状一个是下利，下利是木火之热来刑肠胃，叫木克土，底下就说出个顺负的问题。阳明是否能胜过胆邪,胜不过就败了。后世注家认为,这个胜负要看看他的脉证。阳明和少阳合病,出现弦脉,下利,说明肠胃不好了,弦脉说明木气胜而土气负,这个病不好治,所以叫木克土。如果不见弦脉,甚至滑脉,或者说是其他的脉,说明木气还没胜、土气还没负,这种比较顺利、比较好。这是注家对这条的解释,增添了脉的内容来反映什么是顺什么是负,只供参考。

《伤寒论》和《金匮要略》原来是一本书,《金匮要略·脏腑经络先后病》头一条讲肝木克脾的问题,“见肝之病,知肝传脾,当先实脾,四季脾旺不受邪,即勿补之。中工不晓相传,见肝之病,不解实脾,惟治肝也”,有这样的思想。这条无疑是在这样的思想指导之下。胆病而出现了下利,这个利是热利,不是寒利。这时候如果脉还弦,少阳之气还胜,这叫胆胜而胃负,负者失也,就是失败了。这个病不好治,叫“互相克贼,名为负也”,是一个克贼的现象。如果阳明之气盛,不受胆木邪气的逼迫,不被它所胜,这叫“顺”,这个病就好。了解这个精神就可以了。

“脉滑而数者,有宿食也”。阳明病讲宿食有两条,这是一条。还有一条是“大下后,六七日不大便,烦不解,腹满痛者,此有燥屎也。所以然者,本有宿食故也,宜大承气汤。”这时还可以再泻,用大承气汤,所以然者,本有宿食也。宿食是什么脉?怎么一个情况?没具体说,这条就说了宿食的脉往往是脉滑而有力,数不是主要的,主要是滑,滑脉主宿食。滑脉,痰生百病食生灾,食就是宿食,滑就是宿食的脉。既然有宿食,所以脉就见滑,当然意在言外,这个人要恶食,伤食者恶食,不爱吃东西,而且肚子要疼。第三是下午要发热,而且嗳气有食臭味。这种病大人见得比较少,儿科见得多,因为小孩吃东西没有节制,很容易伤食。所以有腹痛,有午后发烧,脉还滑,还不爱吃东西,肚子胀满疼痛,这就是有宿食。有宿食怎么办?非得用下法。不能用焦三仙、麦芽、神曲,消导不了,非用泻下不可。推陈致新,把一些凝结的食物排泄出去,这个病就好了,所以还得用大承气汤。关于宿食的问题,大家注意了,这就不是伤寒的问题,这讲的是杂病。伤寒是外感的,传到阳明,化燥了,痞满燥坚实,潮热谵语,濈濈汗出;宿食是内科病,就是伤食。为什么说《伤寒论》叫《伤寒杂病论》?从这些条文可以看出它具有这样的内容。

病人无表里证,发热七八日,虽脉浮数者,可下之。假令已下,脉数不解,合热则消谷喜饥,至六七日,不大便者,有瘀血,宜抵当汤。(270)

这条讲阳明病瘀血的证治。这条很不好讲,因为条文中有互相矛盾的地方。但是这条在临床有意义,有价值,能够指导临床。总的精神是什么?我先概括地说一说,大家先了解它的主要意思,不是被它的文字框住了。

这个人发热,脉见浮数,同时还有不大便。发热是不是表证?发热应该说是表证,光发热,不恶寒。不大便是里证,但也没有什么腹满疼痛。就这样的一个病,这是他的前提,所以前面加上“病人无表里证”,不是说就没有表里证,而是说不典型,就像我们讲的阳明病三急下,“伤寒六七日,目中不了了,睛不和,无表里证,大便难,身微热者,此为实也”,大便难是不是里证啊?身微热是不是表证啊?要严格说,当然也算是表里证,为什么说是无表里证?就是说这个很不典型。发热而不恶寒,怎么算表证?虽然是不大便七八日,肚子也不胀满疼痛,怎么算里证?严格要求来说,还够不上什么表证和里证,是这么个意思,这是写文章的一种方法。

根据这个问题,怎么解决?病人七八天没有大便,忽忽发烧,脉浮数,怎么给治?张仲景说了:“虽脉浮数者,可下之”,虽然脉是浮数的,不要发汗,“可下之”。就是不要给他发汗,为什么说不可以发汗?发汗是解表的,有表邪为什么不发汗?现在光发热没有恶寒,而且七八天还没大便,这时候他不是什么风寒,要有风寒就得恶寒,他只有发热没有恶寒,还有不大便七八天,所以这时候不要给他发汗。怎么办?“可下之”,这话说得多少带有商榷的地方。“假令已下”,话说得很活,假使医生已经用下法,如果这个人属于里热,一下不就解了,因为“下之则病解”。现在病不解,怎么知道没好?因为“脉数不解”,脉跳得还是很快,原来是脉浮数,泻下以后脉还是数,反映热也没解除,就要发生一些问题。

“合热则消谷善饥”,热要与胃肠相合,就像碗和盖一样结合在一起,如果是,化热伤阴成燥,这个人就不能吃东西了,因为有燥屎了,有燥屎就不能食。现在这个人没有燥屎,光是“合热”,而不是合燥,所以他还能“消谷善饥”,还能吃东西。能吃东西还没有大便,前面虽然有泻下,底下还有“六七日不大便者”,所以这不是燥屎,而只是有热。“至六七日不大便者,有瘀血,”又到了六七天还不大便,这个热就不是郁燥、不是与阳明化燥相合,而是与肠中的血相合,就是热与血瘀、热与血搏,这时候就成了瘀血证。阳明有热,热与血互相结合形成了瘀血,就不能够用承气汤了,应该用抵当汤。抵当汤能够泻热破瘀。这是从文面上来解释,但是大家听了恐怕不太理气。怎么就成了瘀血?怎么就要用抵当汤了,这个不太好懂。

过去上《伤寒论》这节课都出现这个问题,这条不太好讲。那天就为这个开了一个全教研组的会议,这条到底是怎么讲,到底是怎么回事?陈慎吾陈老是组长,他主持这个会议。他说,这就是临床上的一种病,只是发烧,越到下午烧得越厉害。一直发烧不退,大便比较干燥,但是能解下来,色发黑。这个病就是肠中有瘀血,陈老说非用抵当汤不可,用抵当汤祛肠中瘀血,烧就退下来。如果不这样,发汗烧也退不下来,用承气汤泻下烧也退不来,非用抵当汤不可。

他说实际上这条就是这个精神,这叫瘀血发热。这条和前面的“久有瘀血,其人喜忘,大便反易”比较,增加了一个发烧的问题,血中有热,热又使血瘀滞,这样的发烧就要用抵当汤治疗。据陈老讲,他在临床上用过,有实际的例子。从这以后,我们给同学们讲这个课,就这么讲。什么问题?“发热七八日,”热和血凝结,和血凝结是在阳明,阳明可以有不大便,但是热在血分,与燥结不同。这种病虽然是给它泻下了,但热不退。如果说是燥热,一下烧就退了,不论是潮热还是什么热,只要是燥热,泻下后烧就退了。但是热与血瘀,泻下以后,脉数不解,发烧不解,不能退怎么办?应当用抵当汤。怎么知道瘀血凝结?因为前面虽然是六七日不大便,但是大便还能下来,颜色还发黑,这条与前面一条合起来看,大便难,但还可以下来,与燥结不同。就体会到这个程度,在临床上遇到这样的瘀血发热,要用抵当汤治疗。

若脉数不解,而下不止,必协热而便脓血也。(271)

这条和上条相连,论述下后的又一变证。若是热与血结,用抵当汤;若热迫血行,而变成便脓血的下利了,这是一个问题的两个方面。有热了,就也不大便了;热伤瘀血,就变成下利便脓血了,变成拉脓拉血,就像痢疾。所以阳明之热在肠中不解,一个是可以发生瘀血,一个可以发生协热利,协热利就是便脓血。一个热与血结,一个热迫血行,出现热伤下焦阴络;一个是发烧不退,有瘀血,大便下不来,一个是协热而利,是便脓血。这是两种形式。这说明,阳明病是一个胃肠病,肠胃病是一个气,一个血。阳明为多气、多血之经,属实经,所以热邪伤阳明,有气也有血。属于燥热这一类型都属于气分证,这里说到血分证,一个热与血瘀,就是抵当汤证,一个是热迫血行,就是协热利证。这是阳明病的血分证。

伤寒,发汗已,身目为黄,所以然者,以寒湿在里,不解故也。以为不可下也,于寒湿中求之。(272)

这条论述寒湿发黄的证治。黄疸分两种,一种是阴黄,一种是阳黄。阳黄是湿热发黄,阴黄就是寒湿发黄。湿热发黄一般属于实证,寒湿一般属于虚证,这是不同的。张仲景为了辨别什么叫寒湿,什么叫湿热,所以他是相提并论、作比较的,“伤寒,发汗已”,发汗完毕,应该是汗出热越。汗已经出来了,热已经发越出来了,就不应该发黄,现在相反,发汗完了以后“身目为黄”,浑身连眼睛都黄了。这点儿要注意了。张仲景提发黄要提“身目为黄”,连眼睛都得黄,看起来眼睛发黄很有意义,要重视这个问题。这是什么道理?因为湿热发黄是热不得越,湿不得泄,湿热互相蕴结,所以发生黄疸。现在已经发汗了,热已经越了,为什么还发黄?“所以然者,以寒湿在里不解故也”,张仲景自己解释了,因为寒湿在里,寒湿不是湿热,热越不能发黄是指湿热说的,这是寒湿，寒湿和脾虚有关系，和脾胃中焦阳虚有关。因为寒湿在里，脾胃阳气不足，所以汗虽然是出来了，而寒湿之邪还存在，而且汗出以后，脾胃阳气就更虚了，因此寒湿在里，脾阳已衰，寒湿不运，就出现阴寒性的发黄。这种发黄与茵陈蒿汤的湿热发黄不同。那是阳明有热而夹湿，这是太阴脾寒而有湿，两者是不同的。

既然不同，"以为不可下也"。这个病就不要用茵陈蒿汤了，茵陈蒿汤有大黄，"以为不可下也"，那不可下应该怎么办？就应当用温了。所以"于寒湿中求之"，在治寒湿的方法里求其治法，不要用茵陈蒿汤了，这不是鉴别吗？这是和湿热相比较。不要用治湿热的方法来治寒湿发黄了，应当在寒湿中求治法。寒湿发黄一般要见阳虚之证，手脚发冷，畏寒，形寒肢冷，这是一点。另外发出的黄色是带黯色，阴黄，色像烟熏，黄而不鲜泽，就像现在的慢性肝炎、亚急性肝坏死有时出的黄疸。所以黄色不鲜泽，和下面的身黄如橘子色不同。另外脉不是见滑见数，而是见沉见迟，没有力量。舌苔也不黄，舌苔发白，舌质淡嫩，出现了一些阴黄的现象。所以黄疸分两种，阳黄属于六腑属于实属于热，阴黄属于五脏属于脾属于阳气不足，正气虚衰。治疗没说，"于寒湿之中求之"，给了一个原则，给了一个前提，没举方子。是不是可以考虑茵陈理中汤，如果手足厥冷，四逆汤里加茵陈蒿这些都可考虑。这是寒湿发黄。

伤寒七八日，身黄如橘子色，小便不利，腹微满者，茵陈蒿汤主之。(273)

伤寒身黄发热者，栀子蘖皮汤主之。(274)

栀子蘖皮汤方：

栀子一十五个　**甘草**一两　**黄蘖**二两

上三味，以水四升，煮取一升半，去滓，分温再服。

伤寒瘀热在里，身必发黄，麻黄连轺赤小豆汤主之。(275)

麻黄连轺赤小豆汤方：

麻黄二两，去节　**赤小豆**一升　**连轺**二两，连翘根也　**杏仁**四十个，去皮尖　**大枣**十二枚　**生梓白皮**一升　**生姜**二两，切　**甘草**二两，炙

已上八味，以潦水一斗，先煮麻黄，再沸，去上沫，内诸药，煮取三升，分温三服，半日服尽。

这三条都是讲湿热发黄的证治。一个是指表，一个是指里，一个是指一般的发黄证。第273条应当与第248条联系起来看，那条的茵陈蒿汤没说出来黄的颜色是什么样，同时也没说腹部的症状，没说出肚子胀满的问题，光说出小便不利，渴饮水浆。这条补充湿热发黄热大于湿，发黄的颜色是"身黄如橘子色"，身黄就像橘子皮的颜色，又黄又亮，带点儿红头，黄而明，黄而亮，不是暗黄，不是黑黄，这样才反映湿热。第二个是湿热发黄热大于湿，因为它有阳

明证,口渴,腑气不利。湿热蕴郁,腑气不利,所以肚子有胀满,这个满比承气汤证腹满要轻得多,所以“腹微满”是一个对比之词。湿热虽然不是燥湿,也能使肠胃之气不利。湿邪凝滞,也是一种郁热在胃的反映,所以渴饮水浆。另外,肚子胀满,还有小便不利,身黄如橘子色,这样“茵陈蒿汤主之”。所以茵陈蒿汤清利湿热是偏于里的。里指胃肠而言,肚子有胀满,热邪偏大于湿。

第275条说明湿热不仅是在里,还在表,也可以发黄。这种发黄用茵陈蒿汤就不行了,所以张仲景就举出麻黄连轺赤小豆汤。“伤寒瘀热在里”,瘀热是瘀热,伤寒是伤寒,就是说表邪郁遏不宣,伤寒表有邪,风寒之邪客于表,郁遏不解,因而就使内中的湿热郁积在里,外有表寒而内有湿热,这样也要“身必发黄”,也要出现黄疸。郁热在里这是一个问题,外感还有表邪,表邪郁遏不解,里面还有湿热蕴郁。这两个不是孤立的,是互相联系,由于表不解所以才形成湿热内凝、内郁,湿热内郁也必然影响表不解。这个病我们在临床上看见过,脉都是浮的,浑身发冷发烧,还有头疼,有一定的表证,同时出现浑身黄疸,小便也是有点儿不利,这样怎么办?就用麻黄连轺赤小豆汤,外面能够解表,内里能够清热利湿,这是一种表里双解的治疗方法,和单纯治疗瘀热在里的茵陈蒿汤不同。

麻黄连轺赤小豆汤是很好用的,治急性黄疸刚一发现时,发冷发烧头疼,脉还见浮,效果特好。不但治黄疸,而且一方能治多病。地震那年(1976年),我在抚宁县,有个男同学浑身痒痒,一挠一条红线,在肉皮上鼓起来,挺难受,学习时也挠。后来找我看病,我一看,脉见浮,舌苔腻,小便发黄,我说是湿热在表,用麻黄连轺赤小豆汤原方,吃了两付就好了。麻黄连轺赤小豆汤治疗西医所说的荨麻疹属于风湿的效果很好,所以这个方子不但能治疗黄疸有表证者,而且还能治疗荨麻疹。还有就是慢性肾炎有时尿少,这个病到重的时候就小便少,出现浑身特别痒,就是肾小球肾炎最后尿少了浑身特痒痒,用麻黄连轺赤小豆汤,这是一个特效方。一吃这个不但身上痒痒给止住了,而且有的时候也能利一利小便,开鬼门,洁净府,开外窍,利内窍。我那女孩的老师的孩子叫王鹏,十四岁得了肾炎,尿少,西医同志说是尿不出尿,尿中的废物到了血中,所以浑身又痒痒。后来怎么治?我一看他脉浮,浑身又痒痒,我就开了麻黄连轺赤小豆汤,吃了一出汗,就好了。所以这个方子止痒、祛湿热的效果是很好的。这个方子的药味组成就是麻黄、赤小豆、连轺、杏仁、大枣、生梓白皮、生姜、甘草这些药。这个“梓”念子(zi),生梓白皮这个药北方没有,南方有,我们可以用桑皮代替。

湿热发黄有在表的,有在里的。那么在表为什么能发黄?这个不好理解,所以原文说“伤寒瘀热在里”。就是表还有邪,表邪不解,邪气就闭郁,这时候瘀热还在里,郁积之热,湿热的凝结还在里,所以才发黄,但是它和茵陈蒿汤证就不同了。因为它是以表邪为主的,《伤寒论》条文说得不是那么清楚,结合临床,一定有脉浮,一定发冷发烧,一定有头疼,有表证,这时候小便还发黄,出现黄疸。这时候就不要用茵陈蒿汤了,还给人家用大黄、栀子、茵陈蒿,说这个方子好,茵陈蒿汤治黄疸的。那就错了,这时候要用麻黄连轺赤小豆汤,就是这样的一个分型。一定要记住,一个是表,一个是里。如果没有表证,用麻黄连轺意义就不大了,麻黄连轺是发汗的,可以透邪外出,所以这个方子麻黄和连轺,麻黄配桂枝是辛温发汗,麻黄配连轺,这个连轺有人说就是连翘,有人说连轺是连翘根,有两种意见,现在我们找不到连翘根了,就用连翘,所以麻黄配连翘,发汗之中有解热的作用,因为连翘是个解热的药,既能解表,也能够清热,发汗来清邪热的郁结。

杏仁是利肺的,要解表先得利肺气,麻黄汤也是麻黄配杏仁,倒不见得非有喘,麻黄利肺,同时又能使肺气通调水道而又有利小便的作用。再加上赤小豆,赤小豆这个药既能够解毒,又能够解热、利湿,清热解毒利湿兼而有之,因为,表有邪而里有湿热的郁积,所以要加上赤小豆。梓根白皮就是梓树的皮,梓根白皮这个药是苦寒的,能够清热利湿,清热邪。这个药北方少,没有,现在用桑皮代替。这个药吃多了要吐,南方的同志用这个药也应该注意。赤小豆当归散治狐惑病,所以赤小豆这个药是好药。我治疗下肢湿热疼痛,现在说是关节炎,腿疼得厉害,我就有个方,湿热的关节疼,时间长了,影响到血分了,血分不利,完全用清热利湿,效果就不是太好。所以我一个是用芍药甘草汤,一个是用当归赤小豆汤,再加上仙方活命饮,再加一些活血化瘀的药,比如穿山甲、皂刺、乳香、没药,然后再加防己、苍柏,因为赤小豆清热利湿还多少有点儿活血的作用。这个方子还有生姜、大枣调和营卫,甘草有扶中益气的作用。所以这个方子外能解表解热,治发烧,内能清热利湿解毒,有利小便的作用,既开鬼门,也洁净府。因此,湿热郁积的发黄,如果伴有表邪蕴郁不解,这个方子还是很好用的。现在不知道用了,所以我们要大力地推广。麻黄连翘赤小豆是一个很好的方子,确实管用。这是治湿热要分表里,表用麻黄连翘赤小豆,里用茵陈蒿汤。

如果这个病也不表也不里,那该怎么办?"伤寒身黄,发热者,栀子柏皮汤主之",身还发热,同时发黄,有黄疸,发热而不恶寒,发黄也没有腹满、渴饮水浆这样的里证,只是有发热又有黄疸这么一个病。这个病是介于表里之间,既不是麻黄连翘赤小豆汤的表郁证,也不是湿热郁积在里的茵陈蒿汤证,而属于湿热的发黄,既不表也不里,用麻黄连翘赤小豆汤也不行,用茵陈蒿汤也不对证。在这时候,张仲景告诉用栀子柏皮汤。栀子柏皮汤主要是清法,清利湿热之法,它不着重于泻下,也不着重于发汗。这个方子也就是三味药组成,就是栀子、柏皮加上甘草。栀子能清热利湿,能够开湿热的凝结,为什么?湿热凝结成实,粘腻不开,栀子这个药很轻灵,轻则祛实,所以在清热之中而有宣透、清宣的作用,对湿邪来说,它就比较擅长。因为湿是浊邪,非清不开,所以它有清热利湿的作用,还有利小便利三焦、清热解烦的作用,所以这个方子以栀子为主药。柏皮就是黄柏的皮,黄柏苦寒,能坚阴,能够清热燥湿,苦寒坚阴,什么叫坚阴?就是热邪要伤阴的时候,栀子、黄柏使热邪不能伤阴,对阴气有一个坚定、保护的作用,还能够清热、燥湿、祛湿。栀子偏于上,黄柏偏于下,甘草偏于中焦,有和胃健脾、抵制苦寒之弊。因为这两个药都是苦寒的药,栀子豉汤咱们讲过,"病人旧微溏者,不可与服之",为什么?栀子祛湿下行,是清热走而不守的,黄柏也是个苦寒的药,一上一下,所以加上甘草以和胃健脾,抵制苦寒之弊,使苦寒不至于伤人的正气。

这个方子在临床用得就更少了。一个栀子柏皮汤有什么了不起的?我以前对栀子柏皮汤有点儿看不起它,我也不用它。虽然也想,也背,但是没用过。有一年,我给人家治病,十几岁的男孩,就是得肝炎,黄疸指数很高,时间长了,很危险,黄疸总退不下去,在传染病医院住,找我会诊。中医一看还是湿热发黄,是热象,还应该开茵陈蒿汤。一看,人家西医同志都是注射的药,大黄注射液,茵栀黄,也用过了,再重复就没有意思,可能也治不好。怎么办?还是有热,大便还有点儿拉稀,胃口也不太好,但还有热,底下有湿热,舌苔还发黄,心里还发烦,更主要的是有一个特殊的症状,大家注意,两个脚丫子发热,睡觉两个脚丫子伸到被子外面去,两足发热。我想来想去,这怎么办?茵陈蒿汤不能用,开个栀子柏皮汤,黄柏能够治肾热,脚丫子热恐怕下焦还有热,甘草还能和中健脾,就是这样的一个出发点儿,就是被迫的,没有招儿想出来这么个招儿,我就开了这三味药。那儿有个崔大夫,是西学中的,问:"刘老师,你就开这三味药?"我说:"是啊,栀子柏皮汤,是张仲景的方子。"这个方子还就特灵,吃了黄疸直下。从这以后,我才认识栀子柏皮汤。

为什么张仲景有发汗的麻黄连翘赤小豆汤、泻下的茵陈蒿汤,还来个栀子柏皮汤干什么?它是三纲,有汗法、有下法、有清法。凡是湿热发黄,用过茵陈蒿汤,黄疸下不来,脾胃还不太好,阴分有伏热,手心发热,五心烦躁,这时候栀子柏皮汤就效果特好。我以后就不止用了一次,用了好几次,千万不要轻视这三味药。茵陈蒿汤是茵陈、栀子、大黄,栀子柏皮汤是栀子、柏皮和甘草,一个是上焦的,一个是中焦的,一个是下焦的,黄柏是下焦的,还点儿滋阴的性质,滋阴清热,泻相火,栀子能够清心火,一个泻心,一个泻肾,都还有燥湿、清热利湿的作用,这里加上一个补中焦之虚的甘草,这样既能佐制栀子、黄柏的苦寒伤正的不利方面。另外，甘草的确还是扶正的药，还有补脾胃的作用。所以黄疸，肝炎病到了慢性阶段，时间比较长，正气有点儿虚衰了，这时还属于湿热发黄，不属于寒湿发黄，用栀子柏皮汤。这个方子是很好，可以补充茵陈蒿汤的不足。

有的注家反对这个，甚至有的大家说栀子柏皮汤的甘草用错了，是栀子、柏皮、茵陈蒿，把甘草去掉了，加上茵陈蒿。这是错的，这样的方法不赞同。《医宗金鉴》可能就提出这样的观点，这种说法是错误的。妙就妙在这个甘草。阳明病篇为什么有一个湿热发黄的问题？一个讲燥热，一个讲湿热，这是一个一分为二的问题。燥热是承气汤证，湿热是茵陈蒿汤证。同时还讲寒湿，寒湿提的很少，前面提几条，后面提一条，寒湿是与湿热作比较的。所以阳明病篇，阳明和太阴为表里，实在阳明，虚在太阴，正气不衰的属于阳明，正气衰、中焦阳气虚衰的属于太阴。从阴阳、表里、寒热、虚实互相对立、一分为二地来叙述这个经的证候，有表有里、有寒有热、有虚有实，有寒湿有湿热，互相相对而言地来加强辨证论治的思想。

小结

阳明病从第188条到第275条，一共88条。

从第188到第198条，论阳明病的病因、病理、脉证，是个总纲，因为阳明病是胃家实为主，所以阳明病的病因也好，病理也好，脉证也好，总之是围绕胃家实、燥热成实而说的。

从第199条到第210条是论次要的问题，阳明病的胃阳不足，中脘的阳气不足所发生的各种寒湿的见证，用以说明阳明、太阴相表里以及阴阳、虚实互相转化的关系。开头先讲阳明燥实证，一个纲领性问题。再讲胃阳不足所导致的寒湿证的发生。所以《伤寒论》非得讲原文不可，如果不讲原文，这些内容就丢了。尤其是我们过去讲选读，这些东西又不好讲，又麻烦，就把它给砍掉了，只讲承气汤、白虎汤，就把张仲景的意思、临床的总结给丢掉了，有片面性。人家先讲燥实然后再讲寒湿，这不就全面了吗？

从第211条到第218条论阳明病的湿热发黄、经热作衄及阳明病的禁用攻下的问题。

第219条到第225条合在一起论阳明病可下与不可下的病证。什么样可下？什么样不可下？同时指出阳明病的预后问题。阳明病也有死证，阳明病也有预后不良的，阳明病属实证最怕正虚，阴气虚了，正气衰了，也是不好的。

第226条到第231条又论阳明病的可下证，但可下的程度不一样，分为大承气汤证和小承气汤证的不同。

从第232条到第237条论阳明病的热证,热证就用清法,有热在上的,有热在中的,有热在下的,清法也有上、中、下之分,在上用栀子豉汤,在中用白虎汤,在下用猪苓汤。

第238条到第239条是和热证作对比的,因为前面讲热证的清法,现在又提出来表热里寒、胃中虚冷的阳明病的寒证,这样相互发挥,有寒就有热,前面讲栀子豉汤证、白虎汤证、猪苓汤证,然后就讲表热里寒的四逆汤证、胃中虚冷的症状,寒热互相对比,互相发挥,加强辨证思想。

第240是论经热作衄,第241是论脘热作烦,一个讲衄,一个讲烦,胃脘热作烦是用栀子豉汤,用这两条一解释,阳明有半表半里,表不成表,里不成里,这是柯韵伯的意见。

第242条至第244条是论阳明病的热未成实,出现胸胁闷不去的小柴胡汤证,由于枢机不利,疏泄不利,津液不利,三焦不利,所以从大便下不来看,像是阳明病,实际上是少阳三焦不利的问题。因此用小柴胡汤通利三焦,津液得下,胃气因和,身濈然汗出而解。

从第246条到第247条,是论阳明经表风寒可汗之证。阳明有没有发汗之证啊?也有,何以见之?第246条、第247条有桂枝汤证,有麻黄汤证,希望大家与太阳病篇"太阳阳明合病,必自下利者,葛根汤主之"和"太阳阳明合病,烦而胸胁满不去者,以麻黄汤"前后要对照。如果不对照,就不容易解释,感觉阳明病的桂枝汤证、麻黄汤证与太阳病的桂枝汤证、麻黄汤证两个界限搞得不是很清楚。要将"太阳阳明合病,烦而胸胁满不去者,以麻黄汤"和这条联系起来。

第245条是论,三个导便之法,猪胆汁,蜜煎导,土瓜根。第248是论发黄,第249是论蓄血,"久有蓄血,其人喜忘"。第250条到第254条,是论阳明病燥屎的大承气汤证。大承气汤治阳明燥屎在第250条到第254条这是很明确的,大承气汤治燥屎,小承气汤治大便硬,调胃承气汤治胃气不和,所以三个承气汤的针对性不一样。第255条是论阳明病的呕,胃气上逆作中呕。这条是一证分为两证,一个是胃寒,用吴茱萸汤,一个是上面有热,"得汤反剧者",一证里分为两个方面。从第257条到第260条是论阳明本身津液不足,阴阳不能调和,阳气结于内的脾约的脉和证及治疗,治疗用麻子仁丸。主要讲津液不足。津液不足之后,阳气结于内,阴阳不可调和,所以出现脾约,"胃强脾弱"。

第261条到第264条就论调胃承气汤证与小承气汤证,这是相提并论的。前两条是调胃承气或小承气,这两条互相比较,调胃承气汤就没说出大便硬了,小承气汤说出大便硬了。所以从相互对比就看出调胃承气汤证和小承气汤证的病理和症状的反映有所不同。第265条到第267条是论阳明病三急下存阴证,急下存阴证虽然不具备阳明病的典型的大承气汤证,但是燥热伤阴,伤阴的症状突出,汗出多或者说是目中不了了,睛不和,急下之,宜大承气汤。第268条是论大承气汤腹满不减证,提出了腹部的症状。第269条是讲宿食证的脉象和治法。第270条就是论阳明病热与血瘀的治疗方法,应当用抵当汤,第271条论热迫血行协热迫脓血而下利。这也是一个问题的两个证候,一个瘀血,一个协热利。最后,第272条到第275条,前面讲寒湿发黄,后面讲湿热发黄。

阳明病篇也是重要的一篇,88条内容丰富,寒热虚实都有。尤其是阳明病以胃家实为主的,有五种下法:大承气汤,小承气汤,调胃承气汤,麻子仁,外导法。

辨少阳病脉证并治法

[概说]

少阳病指足少阳胆和手少阳三焦这两经的病而言。少阳叫小阳,抗邪的力量不如阳明和太阳,所以少阳病再不好,就由阳入阴,就发太阴病了。太阳主表,阳明主里,少阳的病位叫半表半里。什么叫半表半里?因为少阳经脉行于身体的侧面,居于太阳、阳明的夹界,两边的夹缝。背为阳,就是太阳,前面是阳明,两胁属于少阳。

少阳有出入枢机的作用,外能从太阳之开,内能从阳明之阖。《素问·阴阳离合论》说:"少阳主枢",三阳有开、合、枢,因为人的气有升降出入,太阳主开,所以太阳之气向外,主表主开;肠胃之气以下行为顺,所以阳明之气主阖,少阳界于太阳、阳明的中间,叫半表半里,在胁下,外能从太阳之开,内能从阳明之阖。它像门轴,起到枢纽的作用,所以古人叫"枢"。

少阳是胆,同厥阴肝是为表里的,由经脉联系达成表里关系,在少阳的发病过程当中,肝胆是互相影响的,胆的病也可以影响到肝,在症状上既有胆的症状,有时候也出现肝的症状。

少阳病证有原发和继发两种。原发的少阳病"血弱气尽,腠理开,邪气因入,与正气相搏,结于胁下",叫直中少阳。继发的一般是太阳病不解,"伤寒五六日中风",邪传少阳,从他经传变而来,叫续发。

少阳病的证候分为两类,一个叫经证,一个叫腑证。经证一般是耳聋,目赤,头疼,头角作痛。腑证是口苦,心烦,喜呕。少阳的经证和腑证,在治疗上与太阳、阳明不同。太阳的经证和腑证一个是发汗,一个是发汗利小便。阳明经证和腑证也有发汗、泻下,分为两个不同的治疗方法。少阳经证、腑证都用小柴胡汤。证有经腑之分,在治疗上不像太阳病、阳明病有经证、腑证之分,少阳病治疗不分经证、腑证,用小柴胡汤就可以了。

治疗少阳病要用和解之法,这是由它半表半里的病位所决定的。发汗、泻下、吐法不能解决少阳的问题,不但不能解决少阳的问题,反倒会损伤正气,而引发不良的后果。所以少阳病是禁汗、禁吐、禁下的。

少阳主枢,故"三阳合病,治在少阳"。因为少阳主枢,所以它才有这个作用,用小柴胡汤把少阳和解了,太阳好了,阳明也好了。什么道理?因为少阳主枢,它一利了,就像门,能开能合了,表里之气就和了。由于它在半表半里,所以治疗的时候不能用发汗,不能用泻下,只有用和解少阳之法。少阳胆与肝相为表里,为病时既有胆也有肝的症状。少阳为病虽然有经腑之分,但在治疗上就不分了,只是用小柴胡汤。阳明、太阳在经表还可以发汗,少阳不可以发汗,少阳禁汗。所以就用小柴胡汤一个方子,既能治经证,也能治腑证。不像太阳、阳明有所分别。

少阳病篇只有十条原文,要与太阳篇里那些少阳的内容相结合起来学习。太阳病篇,太阳病传经,太阳病的表证都说完的时候,就说少阳病,"伤寒五六日中风,往来寒热,胸胁苦闷,心烦喜呕",就开始讲小柴胡汤证。为什么在太阳篇要讲少阳证?他非得讲不可,如果不讲,六经不就成死的了。六经有传变,有相互之间的关系,有内在的联系,六经才是一个有机的整体,各经不是孤立的,你中有我,我中有你,阴中有阳,阳中有阴,这一经中有那一经,那一经中有这一经。

少阳之为病,口苦、咽干、目眩也。(276)

这条是论述少阳病的纲领。历代的注家也有不同的意见,认为口苦、咽干、目眩不应该是少阳病的纲,因为这些证候很单调,不能够反映少阳病的主要方面,因此有的注家像王叔和有这样的意见。

我个人认为,"少阳之为病,口苦,咽干,目眩"在这里提出来,还是很重要的。把前面讲过的条文和这条结合起来看,就是在太阳篇少阳证的基础之上,再来看这个条文。这条主要的精神讲什么病?是讲少阳病,少阳病是热证,因为在表还有风、寒、温的分别,现在已经到了少阳,已经不属于表了,所以成了热证。如果要分,也有这么分的:少阳半表半里,半表证还有点儿寒,半里证就是说胆——足少阳胆就应该是热证了。

少阳病的提纲是说少阳胆腑之热,反映的症状就是"口苦、咽干、目眩也"

就这三个症。少阳之热与阳明之热是不同的，例如“少阳之为病，口苦，咽干，目眩”，用石膏清少阳之热行不行？用石膏不行，别看石膏大寒，它清不了少阳之热，因为每一经的热有它具体的内容，这不能混淆的，每一经的热都有它不同脏腑的生理病理的特点，所以不能够互相代替。少阳之热都带郁，阳明之热一般都带燥。少阳病的热为什么带郁？因为少阳在春天，是一个生发之机，少阳主生化，又是肝胆表里，所以古人形容像春天的树木，它是有生发之气、欣欣向荣的，条达的，疏泄的，升发的，这是少阳的特点。现在少阳受了邪了，受了邪以后是热，是热邪。受了热以后，首先邪气使它的生发、蓬勃、开发、上升、疏泄、条达这些机能受到了挫折，所以气就郁了。为什么少阳之为病有个“默默不欲饮食”？默默就是一个抑郁的神态，所以这个病有气郁的问题。既然有气郁，而少阳属相火，所以它就有火郁的特点。那么火郁则发之。

既然有气郁，因为少阳属于相火的，有火郁的特点，火郁则发之，所以治少阳病要用柴胡。柴胡有疏肝、有发达的作用，所以光用石膏那样的凉药还不行。少阳之火带有郁，叫郁火，郁就是郁结之意，火还挺有力量。少阳之火，你可别看不起它。外边六气风寒暑湿燥火，少阳是主火气的，所以热气要往上来。胆腑之热往上来，第一个症状是口苦，在三个症状中口苦摆在第一位，和“太阳之为病，脉浮”有同等的地位。为什么口苦？胆腑有热，古人说得很简单，“胆有精汁三合”，很精微的水，叫精汁，有三合，味很苦，所以胆一有热了，热气上蒸，也有的人说胆汁就上来了。这有两个观点，有人说胆气，有人说是胆液，所以就口苦。至于到底是胆水上来了，还是胆的热气上来了，我们没有什么考究了。

我在临床是有体会的，少阳证的口苦和肝病的口苦这个症状很有意义的。比如我们现在看肝炎，急性肝炎、慢性肝炎、迁延性肝炎，如果转氨酶高，正在发作时，你问问他，十个病人差不多七八个都有口苦。这个口苦不是一般的，那真是嘴里有苦味，所以柯韵伯就说口苦、咽干、目眩都是自觉之证，非得问诊不可见。火之味为苦，酸甜苦辣咸这个五味，苦味不属于火之味吗？心火、胃火、肺火、肾火，都不是那么典型地苦，只有肝胆之为火是口苦，有代表意义。所以口苦这个证候，大家在临床要拿它当个主要的证候来对待。什么叫主要的证候？就是它反映少阳的胆腑有热，就凭这个口苦就知道少阳胆有热，不热怎么能苦？底下的咽干、目眩，这就是口苦就有热，有热就咽干，嗓子就发干，有热不就是伤津液吗？目眩，因为肝胆之火是个相火，又是个风木，所以眼前发黑，目眩者，发黑，有黑花，也有带点儿眩晕的意思。这三个症，口苦、咽干、目眩，以口苦为代表的胆腑有热，这反映这少阳的腑热证。

这是个腑证，不是个经证，在临床它是有意义的，能够反映少阳有热这样的问题。那么是不是凭这一个证,我们就一锤定音,就说这是少阳的病?当然是可以的,但是在客观上反映绝不可能就是一个口苦的问题,是不是胸胁满?是不是心烦喜呕?是不是脉还弦?这些证候一定要附带而来的,何止见一样两样,都有可能出现。因此,在太阳篇中没突出口苦的问题、咽干、目眩的问题,现在这一条加以补充,少阳病的主证叫提纲,有口苦的问题、咽干的问题、目眩的问题,这三个反映少阳胆有热,这个热是个什么热?是个郁热,少阳气郁而有热,相火郁结。根据柯韵伯的观点,柯韵伯这个人他挺能够看问题的,他就琢磨了,口、眼、咽喉都是空窍,嘴也是半表半里,眼睛也是半表半里,嗓子眼也是半表半里,所以少阳病为什么口苦、咽干、目眩?这实际上是反映少阳的半表半里之热的。他这个说法是很有意思的。少阳病篇第一条是少阳病的纲,但是不全备,应当与太阳病篇的少阳病结合起来。它是反映胆有热的主候。

少阳中风,两耳无所闻,目赤,胸中满而烦者,不可吐下,吐下则悸而惊。(277)

这条是论述少阳病经证的治疗禁忌及误治的变证。

少阳有经证、有腑证。少阳之经的循行部位从外眼角,到耳后,然而入耳中,有个支叉、别支,支者下到胸中,到胁,所以有耳聋、目赤、胸中满这些经气不和的表现。“经脉者,行血气而营阴阳者也”,经脉就是这么作用的。经脉一受邪,气血不利,少阳经气不利,就有这些症状的出现。耳聋、目赤、胸满都和少阳经的循行部位有关,就把它们看作是经证。

“两耳无所闻”,指聋的意思,这个聋是暴聋。因为少阳病也是一个新得的,属于伤寒一类的病,传经也好,不传经也好,是个热邪,所以耳朵是暴聋,是少阳经气不利所发生的耳聋。它不是老年人衰老的耳聋,也不是这人有耳聋病,经年累月的耳聋,把这些要排除在外。这个人是暴聋,得病就聋,这才和少阳经气不利有关系。“目赤”是眼睛发红,因为肝开窍于目,足少阳胆经也经眼角,所以经中有热,眼睛就发红。胸中满也是经气不利的结果,因为少阳经脉下胸中而循于胁,走于人身体的侧面,如果经气郁了、木火之气郁了,心中就发烦,后世医家说这个人头角还作痛。

现在西医诊断不有一个三叉神经痛吗?有时还连着牙,上面还连着目眶,疼得很厉害。有一次,我在太原看一个病人,疼得很厉害,有时打封闭都止不住。对于这种,我们一般是用柴胡剂加减。那一次,我开小柴胡汤加石膏,因为他还兼有阳明,加一条蜈蚣活络的药,把大枣、党参去了,吃了这个,缓解了,疼痛减轻了。那么为什么要治少阳?要用柴胡剂?因为这个地方属于少阳。

经络附属这些东西是中医的特点。推拿,扎针,外科,这个地方属于哪经管？也得讲经，不讲经是不行的。所以目赤，两耳无所闻，这些都是少阳不利，少阳经邪热。治疗这个病得清解少阳、和解少阳，“不可吐下”。因为少阳是半表半里，经脉走于身之侧面，所以告诫医生既不可以吐，也不可以下，不要因为胸中满就用吐，因为心中烦、目赤有热就用泻下。如果误用吐、下，不但病解决不了，以上两耳无所闻、目赤、胸中满而烦这些病解决不了，而且要增加悸、惊。悸就是心慌心跳，惊就是惊恐不安。为什么？因为吐、下就要伤正气，也伤少阳胆经之气。少阳病一吐、下，少阳本来有邪气，它要积极和邪气作斗争。少阳者，小阳也，其抗邪之力不如太阳、阳明那样强壮，抗邪已经是勉力而为之了，一吐一下，它就受伤了，所以就出现悸而惊的正气不足、胆气不足的虚象。经证不能吐下，吐下就要伤正气，就要发生惊悸不安、正气不足的坏证。经证除了两耳无所闻，目赤，胸中满而烦，还要结合太阳篇，经证还应联系到往来寒热，合在一起经证就全面了。

伤寒，脉弦细，头痛，发热者，属少阳。少阳不可发汗，发汗则谵语，此属胃，胃和则愈，胃不和，则烦而悸。(278)

这一条补述了少阳病的脉证，并指出少阳病的治禁及误汗后的变证。

“烦而悸”的“悸”字，有的注家说是“躁”，烦而躁，烦躁不安的躁，有这么个说法，有没有道理？这不是“赵本注一云躁”吗？很多注家都说是烦而躁。因为阳明胃不和，胃燥，所以应该烦而躁，也有道理。这条的重点是补充少阳之脉的问题，另外是补充少阳不但说是不可吐、不可下，发汗也不可以。如果误发少阳之汗，可以出现阳明病，出现阳明津液不和。

少阳病的脉弦细，以前讲过，不具体，不是像太阳脉浮、阳明脉大那么具体。太阳病篇第156条，“脉细者，此为阳微结”，阳微结就是少阳，我当时给大家介绍这个问题，讲这个细是弦细，它光说了细，没有说弦，说“脉细者，此为阳微结”，这不是也点出少阳病的脉应当是弦细吗？提到细了。第105条也提到，“阳脉涩，阴脉弦，法当腹中急痛，先与小建中汤，不瘥者，与柴胡汤”，指出少阳脉本脉是见弦脉的。第105条是讲脉弦，第156条是讲脉细，但是没具体讲到脉弦细。

今天这条“伤寒，脉弦细，头痛发热者，属少阳”，什么意思？这个人是伤寒病，风寒外感，有头痛、发烧，这不是太阳病吗？头痛、发烧是伤寒，伤寒头痛发热不属于太阳病吗？给他切切脉，如果脉浮者，就是太阳病；现在脉不浮，脉弦细，弦脉本身就是带细，因为弦就像弓弦或琴弦一样细，粗了就是绳子了。紧脉像绳子，所以脉不见太阳的浮脉而出现了弦细的少阳之脉。

这个病属太阳还是属少阳？张仲景告诉我们属少阳，为什么不叫少阳病而加个“属”字？这里有意思，就是说虽然这个病是太阳病，有头痛、发热，但是已经见了弦细之脉,已经往少阳这边来了,就不要往太阳上考虑了。为什么?少阳就有这样的意义,不论是哪一经的病,只要见了脉弦了或者说是见了往来寒热、胸胁苦满,只要出现少阳的脉证,就得考虑少阳的问题。为什么?如果不考虑少阳的问题,在治疗上不是发汗就是吐下,而少阳病有禁汗、禁吐、禁下,这就容易发生错误。因此划了一道线,只要见了少阳的脉,就属于少阳。

如果错误地发了少阳之汗,"则评语",就要说胡话,为什么发汗就要谵语?因为发汗就要伤胃的津液,胃的津液一伤胃就燥,胃燥胃气就不和,所以"此属胃",就属于胃了,一说胡话、谵语就属于胃燥。"胃和则愈,胃不和则烦而悸",如果这人的津液能够恢复,津液自复,能够调节他的胃气,也可能就好了。如果胃气不和,津液不能恢复,这个病就不能好,不但谵语、说胡话,这个人还要烦,还要悸,还要心慌心跳。为什么?因为误汗以后伤了津液,既能增加胃中之燥,也能增加津液之虚,津液一虚血液就虚,所以这人就心慌心跳。有的注家认为是"烦而躁",身体躁动不安,这是阳明病的特点。这些都是可以考虑的。

这两条合在一起来看,"少阳病不可以吐,吐下则悸而惊","少阳不可发汗,发汗则评语,则烦而悸"。这就是少阳病的禁汗、禁吐、禁下。如果误用了,就有后果,后果是什么?一是正气受伤,一是邪气传变。《医宗金鉴》把《伤寒论》的内容用了几句话概括,歌诀的体裁:"少阳三禁要详明,汗谵吐下悸而惊"。底下还有"甚则吐下利不止,水浆不入命难生",补充了《伤寒论》没有的内容。所以治疗少阳病的时候是禁汗、禁吐、禁下。到了金元时期,李东垣补充一个,还要禁利小便,由三禁变为四禁。这是少阳言其常也,这是常法。少阳病也可汗、可吐、可下、可利小便,大柴胡汤是不是下?柴胡桂枝汤是不是汗?胸满,少阳之气郁了,也可以用瓜蒂散。所以这就得看了,要知常而达变。

本太阳病不解,转入少阳者,胁下硬满,干呕不能食,往来寒热,尚未吐下,脉沉紧者,与小柴胡汤。(279)

若已吐、下、发汗、温针,评语,柴胡汤证罢,此为坏病,知犯何逆,以法治之。(280)

这两条就是说传经之邪到了少阳,就出现了少阳的本证。另外,如果没有经过误治,就应该用小柴胡汤进行治疗。如果已经误治了,那就叫坏病了,对于坏病,应当有一个原则,"知犯何逆,随证治之",还是太阳篇的精神,就不具体地一个一个地来说了。

"本太阳病不解,转入少阳者",本来这个病是太阳病,治疗不及时,邪气不去,邪气不除就要传变,就转入少阳。所以转也有传的意思。就是传到少阳,传到少阳得出现少阳证,什么证?既有表,也有里,"胁下硬满,干呕不能食”，胁下硬满是经受邪，干呕不能食是少阳的里气不和。因为少阳也是主疏泄的，对于六腑有疏通、排泄、加强新陈代谢的作用，现在少阳有病了，少阳不能疏泄了，所以出现了不能食。“默默不欲饮食”，就影响到胃，胃肠功能不好，就不能吃东西了，这说明里气不和了。干呕就是不吐，不吐什么东西这叫干呕。是少阳病喜呕的特点。少阳之气影响胃气上逆，所以干呕，“干呕不能食”是一个胃气不和的病，是少阳气机不利对于胃肠不能够进行疏泄的一个反映。这是里气不和，胆胃里气不和，“往来寒热”，这时候正邪交争于胁下，进退于半表半里之间，所以一阵子发冷，一阵子发热，交替发作。

这些反映少阳的证候就具备了。“胁下硬满”，经气不利，“干呕不能食”，里气不和，“往来寒热”，表里之邪互相斗争于半表半里。这时候是“尚未吐下”，这个提法就可见当时医生对于这样的病容易误用吐、下的治法，张仲景说这时候还没误吐误下，“脉沉紧者”，脉沉弦而有力就是沉紧，这个紧言其力者，“与小柴胡汤”，这是本脉、本证，又没经过误治，所以可以给小柴胡汤。“若已吐、下、发汗、温针”，这个就是误治了，吐也违反少阳之禁，下也违反少阳之禁，发汗温针更是违反少阳的禁忌。误治之后，谵语、说胡话，这是津液伤而胃中燥。“柴胡证罢”，上述的胁下满、往来寒热这些柴胡证已没有了。“此为坏病”，这就是坏病了，医生治坏的病。坏病的情况就很复杂，涉及的问题也比较多，所以“知犯何逆，以法治之”，给医生一个原则，见其病而知其源，要观察脉证的反映，要了解误治的具体情况，然后以法而治之，清、补、和、扶正、祛邪，就是以法治之了。说明少阳很容易发生误治，在张仲景那个时候，这是个教训。

三阳合病，脉浮大，上关上，但欲眠睡，目合则汗。(281)

伤寒六七日，无大热，其人躁烦者，此为阳去入阴故也。(282)

伤寒三日，三阳为尽，三阴当受邪。其人反能食而不呕，此为三阴不受邪也。(283)

这三条说明少阳主枢，一个是表里之枢，一个是阴阳之枢，所以它的发病不论是表里之邪也好，阳去入阴也好，往往和少阳的枢机不利、枢机为病有关系。因此我们作为一个临床医生，就要注意这些问题，如何使少阳枢机利，使邪气不能由阳入阴，如何在三阳合病治从少阳来解三阳复杂之邪。

“三阳合病”是讲合病的。只有阳经能讲合病，阴经就不讲合病了。太阳与阳明合病的“喘而胸满者”用麻黄汤；三阳合病的“身重，短气，腹满，汗出”用白虎加人参汤。一个治在太阳，一个治在阳明，治太阳者邪偏于表，虽然是太阳阳明合病，但是偏于表，可以用麻黄汤。三阳合病汗出、口渴，以阳明的热为重的，用治在阳明，得用白虎加人参，所以合病有发汗之法，有清解、清热生津之法。

“三阳合病，脉浮大，上关上，但欲眠睡，目合则汗”。这条没提证，就提脉了，以脉代证，浮是太阳之脉，大是阳明之脉，“上关上”就是关脉。因为张仲景论脉与后世不同，寸脉叫寸口，关脉叫关上，尺脉叫尺中。阳热之邪偏盛，脉有浮大，见于关上，就是说寸关脉比较明显，尤其是关上更明显。因为阳热之邪壅盛，寸关之脉偏于阳位，尺脉偏于阴位。有的注家认为关脉属于少阳，关脉属于胆，关脉就代表了少阳。

实际上，“三阳合病，脉浮大，上关上”就是说阳热很盛的意思，三阳的阳热之邪很盛，所以脉浮而又大，尤其是在关上反映得更显著。热一盛，就要发生神昏，所以就但欲睡眠。少阴病是“脉微细，但欲寐也”，脉是微细的，那是阳虚而阴盛。这是脉浮大而又上见于关上，连关上更显著，这是阳脉，属于热壅而神昏。这和阳虚截然不同。“目合则汗”，眼睛闭上，因为他睡觉，乐意睡眠，但欲眠睡，眼睛一合，浑身汗出，这种汗不叫自汗，叫盗汗，睡中出汗叫盗汗，为什么？“阳加于阴谓之汗”，阳气一盛，尤其是少阳相火之气郁迫，就更能伤阴，阴不能入阳，逼汗外出，就出现了盗汗。这个病是有的。我在和平里医院看病，有一个十几岁的女孩子，就是盗汗，怎么治也治不好，有口苦，大便干燥，心下逆满，难受，心里发烦，月经有点儿后期，所以我开了付大柴胡汤加牡丹皮，吃了就好了。

少阳气郁化火的出汗和阳明病的自汗不一样。前面讲的太阳与阳明合病“喘而胸满者，与麻黄汤”是没有汗的，三阳合病“身重，难以转侧，口不仁”属于阳明，不是盗汗，是自汗出。到了少阳，三阳合病，热气壅盛，要显示少阳的特点，“合目则汗”，是盗汗。既然是这样，用白虎汤行不行？不行，尤在泾说，恐怕这个不是白虎汤所能治疗的。因为是盗汗，意思就是告诉你三阳合病，治在少阳，得要清解少阳之热。

因此，三阳合病有发汗之法、清热之法，还有清透少阳之热，火郁则达之这样的方法。内科里有痨瘵病，就是虚劳病，也就是现在所说的肺结核，很多病人有骨蒸劳热，晚上盗汗，药里都要加点儿柴胡，比如柴胡清骨散，“柴胡骨蒸久不痊，热盛清之炒胡连，鳖甲青蒿柴地骨”，都要加点儿青蒿、柴胡，因为都是火郁伤阴，少阳的相火郁了，所以加一点儿清透的药，疏通少阳木气的郁迫，再加上滋阴的药才有效。柴胡清骨散、柴胡鳖甲汤，用柴胡、青蒿这一类的药透点儿少阳，使气不郁了，相火达了，就不往一块聚了，从而达到了治疗的目的。

第 282 条是伤寒外感病，如果邪气在表，还得发热，这个人无大热，但不是一点儿热都没有。“伤寒六七天”，如果邪在太阳还得发烧，现在发烧不是太厉害，是无大热，“其人躁烦者”，出现躁烦不安、坐立不稳，心烦体躁，既然是六七天没有大热而出现躁烦，这是什么缘故啊？“此为阳去入阴也”，张仲景告诉我们，这是阳去，就是阳邪，就是太阳之表邪，“去”就是往，从这一经往另一经去了，“去入阴”，阴是里，就是由表入里，可能就到阳明了。这个“阴”可不是阴经，这里的阴阳是指表里，“阳去入阴”是表邪入里，由太阳之表到阳明之里。这是一个过渡的时候，太阳的表热轻微了，入了阳明但还没有到痞、满、燥、坚、实那个份上。

第 282 条和少阳有什么关系？《伤寒论》有一些意在言外之处。太阳主表，阳明主里，少阳为表里之枢机。如果少阳之气不利，就有这样的可能，就是说少阳就像搭个桥，是一个通路，阳气、表邪就是通过少阳这个桥梁、通路到了阳明、到了里。换而言之，如果少阳枢机很利，邪气往里来的时候，它有个枢机的作用，能够使邪不往里来，这样不就好吗，邪气不就不往里了吗？所以上边这一条是讲三阳合病，合病者，共同的发病，这里有少阳有热的问题。下面这条是太阳病往阳明病传，有太阳的来路，有少阳的去路，中间有没有少阳的关系？也有少阳的关系。这里包括少阳的枢机不利，少阳的枢机不能够抗邪外出，所以邪气就通过少阳而传到阳明，出现烦躁之证，这里有这么一个含义，表、里、中，有表、有里、有中间，中间是少阳的问题。

第 283 条作比方，比喻说是伤寒病三天了，三阳病也算是传尽了，三阴当受邪，头一个是太阴，太阴应当受邪。“其人反能食而不呕，此为三阴不受邪也”，如果这个人反倒能食，同时，吃了以后也不恶心、不呕，也就是脾胃气还很好，里气还和。这时候邪气还只是在阳，就不能入于阴。三阴不受邪就不受邪了，放在少阳篇有什么意义？太阳、阳明、少阳，少阳完了之后就是太阴，所以少阳又是阴阳之枢，邪气到了少阳，少阳要是抵抗不了，那就往太阴过渡。如果少阳气机利，不往阴经中发展，过去讲了，少阳病有阴证机转，讲了柴胡桂枝干姜汤，有肚子胀满，有下利，就已经出现了太阴病的苗头。假如少阳有力量，阳气能够抗邪，能够把邪气遮挡住，不使它入到太阴。这两条告诉临床医生，由表到里也好，由阳入阴也好，往往是治疗少阳病不得力的时候，少阳抗邪的功能不好而出现的。在治疗的时候，要注意这个问题。为什么？上面就这么说，太阳病，发汗以后，这个人就谵语，说胡话了，“此属胃，胃和则愈，胃不和则烦而躁”。为什么就烦躁了？

治少阳没治对，邪气就由表入里，到胃了。在少阳病，治不好，就影响少阳的抗邪的功能，邪就由阳入阴了，所以少阳是表里之枢、阴阳之枢。这两条就是说是三阳经病的问题也好，阴阳的、阳经之邪往阴经的过渡也好，都和少阳是有关系的。所以在治疗少阳病时，不要犯少阳之忌，使少阳不受到什么损失，这样保证邪气不往里来，不往阴里传变。另外，对于治疗少阳病，既有和解表里的问题，也有和解阴阳的问题，因为少阳本身它就具备了这样的特点。

伤寒三日，少阳脉小者，欲已也。(284)

少阳病，欲解时，从寅至辰上。(285)

这两条讲少阳病的预后。

“伤寒三日”是假借说。伤寒到三天了，如果是邪气传于少阳，给他一切脉，“少阳脉小者”，小当“细”字讲，少阳病脉细而不弦，少阳病是“脉弦细”，少阳脉小说明什么？就是胆热已衰，少阳之邪已衰，脉就不是弦紧、弦急啊、弦数了，是脉小了，这反映邪气衰而正气恢复。少阳，是个小阳之气，所以脉是弦细的，如果脉小了，不是那么很弦了，不是弦急了，脉很细小的了，这样邪气就衰了。邪气衰了，正气就要复了，这个病就要好了。“欲已也”，就是要好了，已就是止住了，病就不发展了。这是一个好的现象。《脉诀》也这么讲“大则病进，小则病退”，凡是病见大脉，这是病进，脉小了病就退了，这也是适应于各个病的。

如果构成条件了，病要好了，“从寅至辰上”，从寅时到辰时，寅、卯、辰，日出是卯时，卯时前面那两个小时是寅时，这时候正是一阳之气，阳气、木气、少阳之气刚升，这时候对于人身上的胆是有利的，它能帮助正气。所以这时候气旺，正气一旺，邪气就退，这构成了一个好的条件。少阳病要好的时候，即欲解时，少阳正气旺是时间条件。有人就抬杠了，说《伤寒论》那个“欲解时”能讲吗？来个少阳病，不吃小柴胡汤就等着，到寅时到卯时能好了？人家张仲景也没这么说。欲解时，欲就是斟酌，不是说必解时。具备这个条件了，这个病要向于痊愈了，人和自然界有一个内在的联系、有一个互相影响，少阳的功能好、正气足，古人观察是从寅到卯，是黎明时，正是阳气要上来的时候。

辨太阴病脉证并治法

[概说]

太阴病是三阴病的开始阶段，意味着邪气由六腑往五脏方面发展了。因为三阳经属于六腑的病，三阴经属于五脏的病，五脏的病比六腑的病要重一些。太阴主要表现在脾和胃，脾胃的功能虚衰了，阳气不足了，就是脾阳虚衰，升降功能不好了，同时还有寒湿之邪不解，这是它的病理部分。证候表现主要是有肚子胀满，呕吐，不能吃东西，腹泄，肚子有时候还要疼痛，所以它的证候表现和病理变化是一致的，反映了脾阳虚衰、寒湿伤脾的特点。

太阴病的病因也有两个方面。一个方面，有时就是直接出现太阴病，不经过其他经传变的过程，我们叫原发的太阴病。另一个方面，有的是由少阳传于太阴，“阳去入阴故也”，有的是在太阳病误治，误用发汗，泻下，伤了太阴脾阳，出现了太阴病。传经的也好，误治的也好，这个都叫继发的太阴病。太阴病也是这么两类，一个叫经证，一个叫脏证。经证有脉浮、四肢烦痛，治疗用桂枝汤。脏证主要反映中寒脾阳虚衰，肚子疼，肚子胀，自利而不口渴，要用四逆辈如四逆汤、理中汤这样的温法来治疗。另外也有一种脾病，既不是寒证，也不是热证，而是脾脏本身的阴阳、气血不和出现的腹满时痛，治疗用桂枝加芍药汤。

太阴和阳明为表里，脾与胃是相联系的。“虚则太阴，实则阳明”，所以太阴病里也有外迫阳明的证候出现。为什么叫外迫阳明？因为太阴是属里的，阳明是属外的，阳在外，阴在内，所以注家就称其为外迫阳明。外迫阳明就出现肚子胀满，疼痛比较重，原文叫大实、大满、大痛，和脾的虚寒的疼痛相比要重一些，同时还有不大便，要用桂枝加芍药或加大黄汤来治疗。太阴病出现了肚子实满大痛，也可以用大黄泻下。这是说太阴和阳明的关系问题，在发病当中有一个表里影响的问题。

太阴病还有一种湿热病。太阴主湿，湿寒者用四逆辈。湿热到七八天，如果出现了暴烦下利，反映脾阳比较健旺，它和湿热之邪互相斗争，所以就发烦，不用治疗，湿热之邪就被脾的正气抵抗，不能够羁留，随下利排出体外，这也是一个作解的机转。三阳病的作解有战汗，到了阴经作解有下利，以下利而作解，把肠中一些黏腻、腐秽的脏东西排泄出去，这个病就好了。

太阴之为病，腹满而吐，食不下，自利益甚，时腹自痛。若下之，必胸下结硬。(286)

这一条是太阴病的提纲证。

太阴病是里虚证，具体说是脾虚而有寒，可以说是脏寒证。脾虚还有寒，虚就是正气虚，寒就是有邪，所以肚子就胀满。为什么会胀满？因为它有寒，寒是阴邪，伤脾阳之气，脾阳虚了，中焦再一有寒邪，脾气就不利，脾的运输就失职，所以肚子就会胀满。脾是中焦的升降之机，现在脾虚而有寒，脾气不能够运输，寒气又凝结，所以肚子胀满，脾不能以灌四旁了，脾的运输功能就受到了障碍。《素问·玉机真脏论》：“脾为孤脏，中央土以灌四傍”。脾有个斡旋的作用，现在运动的功能受到障碍，又有寒邪，肚子就胀满，必然要导致响气机升降不利。

脾气虚寒，清阳不升，就会出现“自利”。什么叫自利？就是自发的下利，不是医生用药的下利。清阳不升则浊阴不降，胃气的不降就会“而吐”。中焦虚寒，胃气不能腐熟，脾已不能健运，就会“食不下”。为什么“自利益甚”？这里有以下几点意义。其一，这个病是上吐下泻。相比而言，太阴病自利益甚，如四逆汤和理中汤证；阳明病以吐为主，如阳明病篇吴茱萸汤证的“饮食则吐”。其二，腹胀满有虚满和实满两种情况，阳明病胃家实的腹胀满多伴大便燥结，属实满；太阴病脾家虚的腹胀满多伴有自利益甚，属虚满。其三，腹胀满在矢气或大便后大多会减轻，但太阴病腹胀满不是这样，是自利而益甚。因此，这个“益甚”既包括自利与吐的对比，也往上包括腹满，而且越腹泻越厉害，这就把一个虚寒的、脾气不能升清的证候刻画无疑了。

“时腹自痛”是虚寒性疼痛的特点。不但有腹胀满，还有疼痛，一般都是得温则减，得寒则甚。由此看来，中焦阳虚，脾气不运包括左右、四旁不运，上下的升降也不能斡旋了，所以又吐又泻，肚子又胀，有时肚子还疼。“若下之，必胸下结硬”，这个病有腹胀满和疼痛，如果误以为是实证，用一些泻下之药，那就更虚了。“病发于阴，而反下之，因作痞也”，是个阴证、寒证、虚证，还用泻下药，不是更虚其脾气吗？不更增加寒邪的凝结吗？所以就会构成胸下结硬，气更逆了，寒更甚了。胸下比心下位置还要高一点儿，气痞塞了，阳气也就不能温通了，这是一个后果。

太阴中风，四肢烦疼，阳微阴涩而长者，为欲愈。(287)

太阴病脉浮者，可发汗，宜桂枝汤。(289)

第287条的“太阴中风，四肢烦疼”应后接第289条的“脉浮者，可发汗，宜桂枝汤”；第289条的“太阴病”应后接“阳微阴涩而长者，为欲愈”。这么连接是为了结合临床和更好地理解原文，《医宗金鉴》和柯韵伯都大胆更改过原文。这两条也应该更改。

“太阴中风”，中风就不是中寒，中风是太阴的中风，有个范围，属于太阴经，也不是太阳，也不是阳明，也不是少阳。太阴中风的特点是四肢烦疼，烦疼就是疼得厉害。因为脾主四肢，风引末急，四肢是末梢，所以风邪中了太阴，反映到四肢部位，四肢疼得厉害，古人把这个叫做太阴的经表之证。“脉浮者”，浮就是邪没入里，譬如头一条的纲领证，脉都见沉迟、沉涩，不见浮。这回脉见浮了，才是太阴中风。太阳病受寒可以见浮，太阴病受寒不能见浮。太阴中风，四肢烦疼，这个风邪的特点在四肢，脾主四肢，叫太阴脾的中风，风邪又使四肢疼痛，这是它的规律。在古代的时候就说“风引末急”，就有这样的文献记载。

脉又浮，怎么办？“可发汗，宜桂枝汤”。为什么不用麻黄汤？麻黄汤发汗太厉害，容易损伤人体正气。另外，桂枝汤有小建中汤的意思，它既能解肌，治四肢的烦疼,又能调和太阴的脾气,所以对太阴是有好处的,不论是表邪也好,里气也好,用桂枝汤都是适合的。桂枝汤调和营卫,调和气血,调和脾胃,所以太阴中风用桂枝汤是适合的。结合临床,出现四肢疼痛,脉浮病在临床上是很常见的。受了风邪,四肢疼痛,脉浮,桂枝利关节,擅治四肢的疼痛,通阳而调和营卫。我们把这条作为太阴的经表之证。

太阴病"腹满而吐,食不下,自利益甚",如果见到"阳微阴涩",脉阳微,脉轻取微而无力,沉取又涩,涩者迟也,涩脉"细迟往来难",短且散。这是一个脾气、中阳虚衰,又有寒湿之邪的脉象。如果这样的脉要变了,变为"而长",我体会并不见得是长脉。一下子就变为长脉了,这也太快了。应该是阳微阴涩的脉逐渐的改变了,阳微不是那么微了,涩脉也不是那么涩了,脉逐渐地伸展开了,涩脉由阴转阳,由无力向有力的方面转变。"欲愈也",这个病就要好了。好在什么地方?邪气退而正气复,阴证就出现了阳脉。我就是这么来体会,稍微把条文动一动,作为大家学习的参考。

太阴病欲解时,从亥至丑上。(288)

这一条讲是太阴病欲解的时间。从亥至丑,夜半了,按理说是个阴盛的时候。但是到了子时,子时为一阳时,阴极升阳;丑属土,脾为土脏,旺于四季之末,这一年也好,时辰也好,辰戌丑未,夹杂于各时间之内。注家意见不一致,有的说是太阴病,至阴也,阴很盛,夜半阴气也盛,以阴气盛得阴气而病愈。我认为这种说法不合理,因为得阴而愈不好理解。我个人意见是亥之时,阴气虽然盛了,但升了阳,阴极阳升,阳气升,阴气就要退了。因为太阴病是个中寒之证,得阳则喜,得阴则恶。是不是这样来理解?供大家参考。这是太阴病的欲解时,有个时间条件,是对太阴病的脏气是有利的,有作解之机。

自利不渴者,属太阴,以其脏有寒故也。当温之,宜服四逆辈。(290)

这一条是讲太阴病虚寒下利的证治,及其和少阴下利的鉴别。

自利就是自发的下利,而且下利得很厉害,是自利益甚,如果"不渴",则"属太阴",病属中焦下利,属于太阴,而不属于少阴。三阴病里都有下利,太阴下利、少阴下利和厥阴下利应该有个鉴别。张仲景说要是腹泻下利不渴的,就属于太阴,是中焦虚寒的下利。意在言外,要是自利而渴者,就属于少阴,是下焦虚寒的下利。

为什么中焦虚寒下利就不渴,下焦虚寒下利就口渴呢?因为下焦下利是少阴肾阳虚而有寒的下利,肾阳已虚衰,肾阳是有气化津液的作用,阳气一虚就不能够蒸化津液,一方面下利,一方面还口渴,已经影响了气化的功能了。太阴下利只是越下利肚子越胀,是脾气越下越虚,所以不像少阴,表现为自利而不渴。寒湿下利,越下利肚子越胀,但是不渴,这样就属中焦也,属太阴也。

下利的原因是"以其脏有寒故也",脾脏有寒,再加上脾阳又虚,升降失调,脾气不运,所以就肚子胀,腹痛,下利。

这样就"当温之",治法要用温药来温太阴脾,宜服四逆辈。应该吃四逆汤这一类的药,包括理中汤、四逆汤。为什么张仲景不说具体一点儿?说个理中汤也好,说个四逆汤也好,为什么这一条这么特殊,说一个概括之词?因为中焦的太阴下利和下焦的少阴下利,不是不可逾越的。中焦下利重了,就要形成下焦的下利,太阴的寒泻重了,就要导致少阴肾阳的虚衰。同时,医生很难掌握时间,恰好他在中焦下利的时候来看病来了?也可能时间上有些耽搁。张仲景就说是要根据情况,如果太阴病的下利,中焦下利的自利不渴,还没影响到下焦肾而导致肾阳虚衰的时候,这时候可以吃理中汤。

如果下利时间长了,不但是脾阳虚,甚至脾肾阳虚,有下利清谷,火不能生土,肾阳不能生脾土了,这时候就得用附子剂,用四逆汤,就不得用理中汤了。"理中者,理中焦,此利在下焦",那得加附子。所以张仲景就告诉了,要根据病情的需要,斟酌情况,在中焦的用理中汤,在下焦属于肾阳虚寒的就用四逆汤。现在为什么有一个附子理中丸?就是说,理中汤根本是治中焦下利,现在方中加个附子,就是中焦下利也治,下焦下利也治,这样治疗的面要宽阔一些,这都是后世的发展。

以上是关于太阴脾脏虚寒的呕吐、下利,指出了一个治疗方法,要吃温药,要吃四逆辈。根据临床补充一点儿材料。其一,如果吐得厉害,中焦有寒,有吐有下,理中汤里要加丁香和吴茱萸,叫丁萸理中汤,增强降逆止吐作用。其二,中焦的下利,太阴之气为湿,寒湿下利,如果下利对两个腰眼觉得冷痛,屁股蛋子发沉,尾巴骨发酸,理中汤里要加苍术和附子,叫苍附理中汤,增强祛寒除湿作用。其三,寒湿下利有时伴小便少,湿是黏腻之邪,湿是阴邪,所以小便就少,有湿了三焦就不利,理中汤里要加茯苓和泽泻,叫苓泻理中汤,增强温脾利湿作用。理中汤还有一个名字叫人参汤。

伤寒脉浮而缓,手足自温者,系在太阴。太阴当发身黄;若小便自利者,不能发黄。至七八日,虽暴烦,下利日十余行,必自止,以脾家实,腐秽去故也。(291)

这一条论述太阴病的两种转归,一为湿郁发黄,一为脾阳来复,正胜邪却。第291条得和太阳篇的第199条"伤寒脉浮而缓,手足自温者,是为系在太阴。太阴当发身黄;若小便自利者,不能发黄。至七八日,虽大便硬者,为阳明病也"要结合起来看。前后的条文要互相对照一下,才能看出来龙去脉,才能看出前后的布局、前后的呼应。

第199条和这一条不同的是,大便硬是湿去而热没去,从燥化就变成阳明病了，因为太阴和阳明为表里，太阴之热迫于阳明而从燥化，大便就硬了。这一条不同，出现是腹泻，“暴烦，下利日十余行”，“脾家实，腐秽当去”。伤寒脉不紧了，变成缓了，那么寒邪去了，就意味有热了，脉就缓。“手足自温”，温就是发热，因为脾主四肢，手脚发热，就是太阳之邪系于太阴了。阳明病的发热不是手足自温的问题，而是通身皆热，不分手足，周身四肢百骸都要热，阳明的热是蒸蒸之热。太阴有热邪，只是手足温而周身不热，这是一个鉴别。

“系在太阴”是什么？太阴有热，太阴又主湿，湿热相凝结，所以“当发身黄”，应当出现黄疸。如果小便自利者，湿就有出路，所以就不能发黄。如果湿去了而留下热，大便硬了，就变成阳明病。现在这一条是到了七八天，“至七八日大便硬”，就是湿热还有，湿热不是完全去掉了，到了七八天，出现了暴然发烦，先有烦，这个烦来得很突然、很暴烈，然后大便就腹泻，就下利。下利是几次？利三次、利五次？下利得严重，“日十余行”，泻了十来多次。这是什么道理？张仲景就用括号句子说，“以脾家实，腐秽当去故也”，就是因为脾气恢复，脾的阳气充实，肠中的腐秽之物受到脾气充实的影响，以下利的形式，得以排泄而出。这是个好现象，等于是太阳病的战汗。病在阳经就发生战汗，邪正相争发生战汗，这个病在阴分，也是正邪相争，就发烦，暴然发烦就是正气推动邪气以外出、正邪相争的一个反映。等到下利日十余行，就是邪气崩溃了，在体内留不住了，被脾气驱逐，从大便的排泄而外出，所以出现这样的下利作解的一个情况。

太阴病本身有下利，伴有腹满而痛。这种下利为病态下利，生了病，有寒邪，所以越下利腹胀满越厉害，此病不会好。这一条所说的下利，为驱邪外出的反映，是好现象，是脾气实，腹会胀去，是一个作解胀气，这不是有寒，而是脾家实。其人体内素有湿热，或肠中有秽浊之物不可排出，借着脾家实的排便，一次排不出去，排泄十多次将肠中秽浊之物排泄出去了，不用吃药，腹泻可自止。这种情况经常会见到，我就有这种经验，比如吃了脏东西后，腹痛阵阵，急上厕所五六次后，不用服药腹痛就好了。这种情况说明脾胃之气充足，脾气实则肠中腐秽之物不可存留，正气驱邪外出。不像阳经之病可靠发汗之法，这是脾肠胃之病，从大便排泄而出。

“若小便自利者，不能发黄”，也有湿热凝结于肠胃，七八日后出现暴烦下利，脾气实，腐秽当去，这是好现象。因为手足温是热象而不是寒象，反映了太阴之气尚足，不虚衰。从此条得出一个启示，太阴病喜有阳气，脾气足则有驱邪外出之能。若虚寒则下利，因为寒湿与湿热虽都是病邪，若属于热性，脾气实，就会有驱邪外出的作用，这说明《伤寒论》太阴病喜阳气充实。另外，这两种下利情况是不同的，一种是正气恢复，邪气退却的下利；另一种是正气虚寒，邪气不解的下利。

本太阳病，医反下之，因而腹满时痛者，属太阴也，桂枝加芍药汤主之。(292)

桂枝加芍药汤方：

于桂枝汤方内，更加芍药三两，随前共六两，余依桂枝汤法。

大实痛者，桂枝加大黄汤主之。(293)

桂枝加大黄汤方：

桂枝三两，去皮　**大黄**一两　**芍药**六两　**生姜**三两，切　**甘草**二两，炙　**大枣**十二枚，擘

上六味，以水七升，煮取三升，去滓，温服一升，日三服。

这两条介绍太阴脾本身的阴阳气血不和的证治。

此病的来路是太阳病表邪不解，医生误治了，用下法治疗。误下后出现腹胀，有时疼痛，这属于太阴病，治疗用桂枝加芍药汤。此病是由于太阳病误下之后，邪气内陷于太阴，则太阴本身之气血为此不和，气不和则腹胀，血不和则时有疼痛。因此，此腹满时痛属于脾本身气血不和所造成的。病来路是由于误下之后所造成的，但在临床上见到这种情况时，不要只局限于"本太阳病，医反下之"这种情况，只要出现这个病，就可用桂枝加芍药汤。不一定要误下后，不误下也可出现腹满时痛的证候。

为什么说这是脾家气血的不利？因为这个病排除了两个问题：一个是它和太阴病的总纲"太阴之为病，腹满而吐，食不下，自利益甚"的腹满疼痛不同，那个用四逆类温中的方子，而这个用桂枝加芍药的方子。从症状上来看有相似之处，但也有不同之处：此条无吐，无自利益甚，无下利，既不吐又不下利。显而易见，此腹满时痛不属于脾虚而有寒湿。另外，它不属于太阴病有湿热。因为它未涉及小便不利、手足自温，所以它不是湿热。既不是寒湿，也不是湿热，究竟其腹满时痛是怎样造成的？注家众说纷纭。对于桂枝加芍药汤的治疗，注家也各执一词。有的注家说这是太阳病陷下之邪，所以用桂枝加芍药汤。用桂枝汤升腾太阳陷下之邪，有发散之意；加芍药以和脾治腹痛。这样注解是因为这一条有"本太阳病，医反下之"。

我不同意这种解释。因为这里无表证，在临床上也不全是因太阳病误下之后出现这个问题，这种说法结合临床是不现实的。桂枝加芍药汤在临床上常用。桂枝汤中加上芍药，桂枝汤中本有芍药，现在芍药由 3 两加成 6 两。芍药是血分药，和桂枝的用量比是 6∶3，因芍药有酸敛之效，芍药用到 6 两，此方就无发散之效了。因此，此证还有表邪之说是不成立的。持这种看法的人很多，我个人不同意此种观点。这种病的关键在有腹满时痛，腹胀满则属于太阴

病。太阴病有腹满时痛,说明它不是实证,不是阳明病的胀满疼痛、腹满不减、腹痛不减。这和阳明病是有所区别的。因此,此病既不是虚寒证也不是阳明实热证,虚寒证与燥满实热证都可排除在外。此腹满时痛属脾胃受到一定影响之后,脾胃本身气血阴阳不和。脾为阴脏,以血为主。脾本身气血不和之时,会出现腹满腹痛。因不吐、不下利,用理中汤、四逆类则无针对性。又因它无大便燥结,也不可用泻下法解其腹满胀痛。这只是腹胀满,有时疼痛,非寒非热,而是脾家本身气血不和之证。

这里是否有肝脾不和的问题?我认为是有的。"见肝之病,知肝传脾",肝病主要影响到脾。同时,脾若有病,也会使肝为此不和。从肝治脾,还是从脾治肝,都是考虑肝脾有内在联系。二者一有不和,就会出现互逆、互相不协调。在临床治腹满时痛,怎样知道它属于气血不和?又为什么不属于脾气虚的腹满?譬如厚朴生姜半夏甘草人参汤证,它也是腹胀满,和此证有什么不同?怎样知道它还有血的问题?从条文上看很难说清这些问题。临床上此证与厚姜半甘参汤证不同之处在于两个方面。其一,它有腹胀腹痛,而厚姜半甘参汤证则以胀为主,通过排矢气,肠鸣几下,此腹胀就可得到缓解。桂枝加芍药汤证之腹胀,还时有疼痛,这不同于厚姜半甘参汤证,所以它不但有气分不和,还有血脉不和。其二,弦脉是临床上用桂枝加芍药汤的客观指标:一是腹胀满,有时痛;二是脉弦细。弦是肝有问题,细是血有问题,所以摸此脉如摸刀刃,很窄很细,但尚有力。从舌象上看,舌质偏红,苔薄白。脉弦细,腹胀满时痛,舌偏红,是脾血不和,肝脾之间血脉也不利,此方加芍药,既和脾阴,又发肝木,为土中泻木之法。加上桂枝、生姜、大枣、有一定通气理气作用,因桂枝、生姜有温通之效。

桂枝加芍药汤就是小建中汤去饴糖,小建中汤治虚劳腹痛,也是治腹痛的方子。桂枝加芍药汤中无饴糖,说明这不是像小建中汤那样的疼痛,它还是本身气血不和的阶段。不过,这种说法是我个人的观点。脾本身气血不和与肝是有关系的,所以此方重用6两芍药。芍药治疗腹满腹痛,可平肝,可使血脉拘急得到缓解,这说明此病是血分病。芍药可补血、和脉、平肝、止痛、和脾,小建中汤中芍药可甘酸化阴。此方中用芍药就是调和肝脾血脉的,既能治腹疼,也能治腹满。此方中还有桂枝、生姜、大枣、甘草这些辛甘之药,是走气分的;生姜、桂枝健胃,调和气分,对治腹满是有利的。此方组成的意义是调和脾胃气血阴阳,它不像桂枝汤调和营卫,调和肌表,因为它加重了芍药,芍药即意味着属里、属太阴。临床上见到腹胀满,有时腹疼,脉弦而细,舌质偏红,舌苔薄白的患者,脉弦细是血脉不和的反映,不能用厚朴生姜等气分之药了,应该选用仲景的桂枝加芍药汤。

小建中汤去饴糖的效果很好。这种病在临床上男女都会有，既不是脾虚寒，也不是胃燥热，而是自身气血不和。当然，也和脾气虚相关，因为桂枝加芍药汤也有建中之意。因为此方可调和肝脾血脉，使血脉不拘急，所以可治腹痛。方中桂枝、生姜、大枣可通阳理气，可治腹胀满。我不认为桂枝加芍药汤还治太阳之表，外泄其表，内和太阳，只是调和太阴，与太阳关系不大。腹满时痛有两种发展的情况，条文上只说了一种，即"加大黄"，还有一种就是加饴糖。如果气虚了，腹痛，心慌，心跳，脉无力，面色苍白，腹痛时往里窜，治疗就应该加饴糖，为小建中汤。这在《金匮要略》中论述得较为详细，《伤寒论》中也提及："伤寒二三日，心中悸而烦者，小建中汤主之。""伤寒阳脉涩，阴脉弦，法当腹中急痛，先与小建中汤；不差者，小柴胡汤主之。"若脾气虚，桂枝加芍药汤就应加饴糖，就是小建中汤，治疗虚劳腹痛。如果"大实痛者"，此人有大便秘结，腹痛且痛得厉害，脾胃气血、阴阳不和，又有阳明腑气不利。大满、大痛，又腑气不利，此方应加大黄。因为这是太阴之病外搏于阳明，阳明为太阴之表，脾脏受邪，使阳明腑气不利，所以此病不为脾实，是阳明气不利，故"大实痛"。这就应加上大黄利大便，利大便后问题就可解决。一般而言，脾胃本身不和，不虚也不实，用桂枝加芍药汤；若脾气虚，腹痛、心慌、心跳、心烦，无力，面色苍白，用小建中汤；若大实痛，几天大便不利，加大黄泻一泻。

我曾用桂枝加大黄汤治疗一个西医诊为肠结核的患者，腹胀满疼痛，排便如痢疾，排而不畅，大便中有脓血但量不多，脉弦。根据脉弦，腹胀满疼痛，说明是肝脾不和，就用桂枝加芍药汤。芍药可止痛、消满，又可调和肝脾。大便后重，加上大黄，方用桂枝加大黄汤，服了几剂后，大便排得畅快，无下坠感，腹胀满减轻，里急后重缓解，这比小承气汤、调胃承气汤的泻法稳妥，稳妥在于它有大枣、甘草、桂枝，虽加上大黄，其泻下之力不是很重，适合病人肠中既有脓血凝滞，又正气不太足，就比用小承气汤效好，因为有调和脾胃、养正的作用。桂枝加大黄汤是既和太阴又泄阳明的治疗法，它与大小承气汤专泄阳明之法不同。其腹满时痛不是阳明病之燥实证，既无潮热也无谵语，无蒸蒸发热，这属于太阴之气血不和，阳明也有一定实邪，所以方中加上大黄。根据这种观点，临床治疗痢疾，里急后重，同时脾也不调和的可用此方。

太阴为病脉弱，其人续自便利，设当行大黄芍药者，宜减之，以其人胃气弱，易动故也。(294)

这一条应结合上文，论述脾胃气弱当慎用寒凉药物。一是桂枝加大黄汤，此方治疗太阴病应注意，太阴病与阳明病脉沉实不同。"其人续自便利"是大便不秘结，比较畅利。假设因其腹满、腹疼、脉弱，用大黄、芍药，宜减之。后世注家对减什么药众说纷纭：成无己认为大黄、芍药的分量应减少；有很多观点认为还是应该有大黄，只是大黄量宜减轻。我个人认为“宜减之”是针对加大黄而言。因为上一条文说：“太阳病，医反下之”，因而腹满时痛者，属于太阴，桂枝加芍药汤主之。第一个方子加芍药，第二个方子加大黄，第三个说“宜减之”，我认为是减大黄。若这人有“脉弱，其人续自便利”，和前面说桂枝加大黄汤的大便不利不同。已经大便利了，虽然腹满疼痛，但“宜减之”，减大黄，用桂枝加芍药汤就行了。因此，我个人认为是减大黄，而不是减量以服之。因为桂枝、芍药、生姜、大枣、炙甘草对胃气无大碍，大黄是可荡涤脏腑，推陈出新之药，若加入大黄，胃气“易动故也”，所以宜减大黄，用桂枝加芍药汤治腹满疼痛。仲景告诉我们，大黄是在大实、大满、大便不利的情况下用，若无这些情况，就应用桂枝加芍药汤，而不要用大黄了。

太阴病篇九条，主要讲寒湿。经证“太阴中风，四肢烦疼，脉浮者，宜桂枝汤”，而且多为好理解；湿热为病“暴烦下利日十余行，必自止”，也好理解；难在非寒非热，而属于脾本身气血不和所致的腹满时痛，很多注家对此都没搞清楚。这是太阴脾本身气血不和的问题，它的发展有两方面，虚的用小建中汤，实的加大黄汤，不虚不实的才用桂枝加芍药汤。腹胀满，有时疼痛，病理是太阴气血不和，且与肝有关。脾病可影响肝，肝病也可影响脾。据我在临床观察，这脉应为弦脉，而且多为弦细之脉。

对于桂枝加芍药汤，各注家意见不一致，对病理、疗法认识不足。在太阳病时说到桂枝汤可调和营卫、调和气血、调和阴阳、调和脾胃。桂枝汤优于麻黄汤，就在于它既治外感又治杂病，是群方之冠，可调和阴阳，调和脾胃，对太阴病腹满时痛的证候用桂枝加芍药汤就好理解了。太阴病就是脾病，实际上是虚性脾胃之病。实性的燥热成实的脾胃病，实在阳明；虚寒性的为太阴病，虚在太阴。脾胃相表里，其发病互相影响。因此，仲景在太阴病篇里以虚寒下利为主，腹满时痛，自利益甚，时腹自痛，这是太阴病的提纲证。如果属于太阴本身阴阳气血不和的腹满时痛，它既不是虚寒，也不是燥实，四逆辈、承气辈均不可用，因而立有桂枝加芍药汤。

桂枝汤加味方有桂枝加桂汤治奔豚气，桂枝加成五两为治气上冲之奔豚气；有桂枝加芍药生姜各一两人参三两新加汤，桂枝加生姜是增强外散之力，《金匮要略》中有黄芪五物汤，为桂枝汤减甘草倍生姜加黄芪。为什么生姜量要加大？因为生姜可助桂枝行走于体表，桂枝加上生姜，其力往外走；若桂枝汤加桂枝，气可往下走。桂枝汤中芍药量加大，起往里走的作用，主要是调和脾胃、调和肝脾。太阴病气血不调的腹满时痛，既没有明显寒象，也没有明显热象，用凉药或热药均不好，应该用桂枝加芍药汤。如果中气虚，加饴糖为小建中汤；对如果外搏阳明，大实痛，加大黄这是一个问题的两个方面。桂枝加芍药汤本身是一个调和脾胃阴阳气血的方子。

辨少阴病脉证并治法

[概说]

少阴篇在三阴病中占有很重要的地位,因为它外有太阴病下利等症状,内可合有厥阴病手足厥冷等症状,少阴一经之病就可以代表三阴经。所以说:“学伤寒,太阳病篇应学好;三阴篇,应该将少阴篇学好。”太阳和少阴,一个阳经一个阴经,在六经辨证中很重要,很有代表性。

足少阴肾脏为水火之脏。水为阴,火为阳,所以肾为阴阳之根本,是先天之气所系之地。中医讲先天与后天,先天讲阴阳,后天讲气血。先天秉自于父母,后天秉自于水谷。如果邪气客于少阴,肾气受伤,就会出现阴阳不平衡,产生阳虚的寒证或者阴虚的热证。一旦发展下去,可能会出现阴阳离决。“阴阳离决,精气乃绝”,人的生命就危险了。因此少阴病有预后不良的死证。

少阴病也有原发与继发的两类病,原发的多见于老年人,或者阳虚弱者,感寒之后可以直中少阴,或者由于误治误下用凉药,伤了少阴阳气。古人云:“老怕伤寒少怕痨”。为什么说老怕伤寒?因为老人阳虚,寒邪伤阳,易直中少阴。这是原发的少阴病。继发的少阴病,一个由太阴传变而来,譬如太阴病下利,到一定程度后就传到少阴。中焦的腹泻可变成下焦的虚寒。太阴为三阴的屏障。脾胃之气若强,感邪后就不会发生阴证。只有突破此屏障,如下利、呕吐,脾胃虚寒后就会出现少阴病、厥阴病。一个是由于误治,用苦寒泻下之药、发汗之药伤了少阴之阴阳,尤其是少阴的阳气,就会出现少阴病。还有的少阴病是由太阳传入的,因太阳与少阴相表里,膀胱和肾互相联系,所以膀胱之邪可以直接传于少阴,这是表里传。当然,这第三种情况也是少阴本身阳气虚寒的缘故。由于太阳与少阴为阴阳表里关系,往往会出现邪在太阳已内连少阴;也有寒中少阴,外连太阳的情况。

少阴病阳虚,不能制水,气不化津,就会出现小便不利、水气泛滥的症状;若是阴虚阳亢,水亏火旺,就会出现心肾不交,心火为病,心烦不寐的症状。为什么会出现水证、火证?这和少阴主水火分不开。从六经辨证看少阴病,说了阴阳两个方面,但其重点在阳虚阴寒证。因此,少阴病的提纲是以“脉微细,但欲寐”作为前提的。

关于少阴病的预后问题。如果少阴病出现了恶寒、身倦或下利而有手足温，或者发热欲去衣被等阳气恢复的现象，这就反映少阴的阳气恢复，可救治。手足温、发热、欲去衣被为阴气退、阳气复的好现象，是少阴病退，而不是病进。如果少阴病，身倦、手足厥冷、下利、脉不至，这将预后不良，是阳气亡的迹象。

少阴病治疗法则：阴寒证以扶阳消阴为主，益火之源以消阴翳，代表方为四逆汤；阳热证以滋阴泄火为主，壮水之主以制阳光，代表方为黄连阿胶汤。

少阴之为病，脉微细，但欲寐也。(295)

这一条是少阴病的提纲证。此提纲与其他经的提纲有所不同，不但提出了少阴病的脉象，而且还提出人的精神"但欲寐"这样一个特点。

足少阴为肾，手少阴为心，少阴为病属于正虚。三阴病以正虚为主，三阳病以邪气实为主。正气虚，涉及少阴时则为其阴阳水火不足，阴阳皆虚，所以脉微细。微为阳虚，细为阴虚，由脉微细就可反映少阴的阴阳皆虚，且以阳虚为主。所谓"但欲寐"，指人想睡觉，但不能睡得很香、很沉。为什么会"但欲寐"？成无己注："卫气行于阳而寤，行于阴而寐"。正常人白天工作、学习则寤，夜晚而睡则寐。邪气传于少阴，少阴阳气一虚，阴气就盛。阳虚阴盛，卫气行于阳道的时间就长了。阳主亢盛，主人的生机；阴主消极，主睡眠。所以这人就打不起精神，而"但欲寐也"。

"但欲寐"，形容出少阴病阳虚阴盛的特点。人讲精神，中医讲精气神。肾主藏精，心主藏神。心肾好，人才会有精神，才会健康。而少阴为病，脉微细，水火之精华没有了，人也就没有精神了。大家都有体会，在工作、学习很疲乏时，就会打哈欠，感觉疲乏，想睡觉，即"但欲寐"，这就是太疲乏，用脑过度，精神有所节制的体现。

"但欲寐"，还反映了少阴的阴阳不足。老年人往往喜欢似睡非睡，打瞌睡。这是因为人老了，肾气虚了，阴阳皆虚了。"但欲寐"就是反映精力减退不足，既嗜睡，又区别于正常人的睡眠。正常人睡觉后，精神得到恢复，而"但欲寐"不能解乏。"但欲寐"为阳虚阴盛，水火精气不足，是病理情况。为什么仲景要将"但欲寐"作为少阴病的提纲证？在临床上见到"但欲寐"的患者，就要知道这是少阴病阳虚阴盛的症状，以老年人多见。

少阴病，欲吐不吐，心烦，但欲寐，五六日，自利而渴者，属少阴也，虚故引水自救。若小便色白者，少阴病形悉具。小便白者，以下焦虚有寒，不能制水，故令色白也。(296)

这一条论述少阴病阳虚水火不济的证候，从中可以看出张仲景的辨证思想。

此病既像热证又像寒证，"欲吐不吐，心烦，自利而渴"很像热证，但它并不是热证，是一个少阴病虚寒证。条文最后以小便的颜色来确定寒热，在辨证上起到一锤定音的关键作用，“小便色白者，少阴病形悉具”，才知道它是少阴病的寒证。少阴抗邪无力，出现欲受不甘，欲拒不能的情形，就会“欲吐不吐，且心烦”。“但欲寐”，反映了少阴病的本质，阳气一虚，阴气用事，阴多阳少。此时，可见少阴病的主证：“少阴之为病，脉微细，但欲寐也”。主证见之，应用四逆汤以温之，扶阳以消阴。

在临床上见到“欲吐不吐，心烦，但欲寐”，搞不清是阴是阳，是寒是热，因而治疗不及时，就会使病拖延了。初得病时，“欲吐不吐，心烦”，正气还有抗邪之意，到了五六日时，阳气更虚，寒邪更盛，就“自利而渴”。“自利”为自发下利，少阴有寒，就有了里寒少阴火衰，寒盛于里，出现下利。为什么会渴？自利不渴属太阴也，自利而渴属少阴也。少阴主下焦，肾阳存于下焦，肾阳有气化津液的作用，肾阳一虚衰，不能气化津液，致津液缺乏，就会口渴。少阴病拖延到五六日，邪更盛，少阴正气更衰。肾主水，心主火。少阴阳虚在下，火无阳以温，就出现下利。肾水无阳气以蒸化津液，不能上升，就出现口渴，需引水自救，而饮下的水因少阴阳虚不化而不能变成正常的津液。

从心烦、口渴这些症状看，像是有阳热，但从腹泻下利、但欲寐来看，这人又是虚寒证。仲景举出关键症状：小便色白者，少阴病形悉具。凡小便不黄不赤，而是小便清白的，为少阴虚有寒，不能制水。此病下利，但欲寐，且小便色白，这是少阴寒证。心烦，欲吐不吐，口渴，皆为少阴阳虚气化不利，少阴想要抗邪而又无力，此实际为少阴阳虚的反映。以前曾学过第 57 条：“伤寒，不大便六七日，头痛有热者，与承气汤，其小便清者，知不在里，仍在表也，当须发汗；若头痛者，必衄，宜桂枝汤。”就是以小便清分表里证的。此条小便清，色白，属少阴病。我们从小便就可辨证，分清表、里、寒、热。张景岳的“十问歌”就要问大小便的情况。第 296 条就说明少阴病在阳虚的情况下出现一些假热，实际不是热。第 295 条从脉从证说明少阴病，第 296 条从寒热分析少阴病。这些都反映少阴脏寒的本质。

病人脉阴阳俱紧，反汗出者，亡阳也，此属少阴，法当咽痛，而复吐利。(297)

这一条论述寒盛亡阳的脉证，应与太阳病篇合起来看。

太阳与少阴为表里，唇亡则齿寒。太阳受邪，病人脉阴阳俱紧，紧主寒主实。脉阴阳俱紧，应该是无汗。太阳病中无汗而喘者，麻黄汤主之。如果“反汗出者，亡阳也”，有汗出的证候，这是因为亡阳。亡阳属于少阴病。正气不虚，邪气亦实，这属于太阳病。少阴病中有阳虚阴盛亡阳，脉沉微；有寒盛亡阳，脉紧。太阳受邪，少阴无力而汗出，此为太阳之邪飞渡少阴也。实在太阳，虚在少阴。由此可见，《伤寒论》的麻黄汤证，不但邪气实，少阴也是不虚的，所以"无汗而喘"。若少阴已虚,则会"反汗出,亡阳也",这是少阴病。少阴经受寒邪为咽痛,少阴脏受寒邪则复吐利,此为寒胜阳虚亡阳,脉见紧。

少阴病,咳而下利谵语者,被火气劫故也,小便必难,以强责少阴汗也。(298)

少阴病,脉细沉数,病为在里,不可发汗。(299)

少阴病,脉微,不可发汗,亡阳故也。阳已虚,尺脉弱涩者,复不可下之。(300)

这三条是从不同角度阐述少阴病不可发汗。

少阴病中咳而下利属于少阴寒证,寒邪上逆则咳,寒邪下注则下利。有的注家认为,咳而下利者为真武汤证。出现谵语者,是由于医生用火气劫少阴之汗引起。劫,为强迫发汗。火劫的发汗,则会伤少阴之阴,使小便难。火邪内留,可以使胃燥津伤,出现火邪内攻的谵语。以上这些坏证,为强求少阴之汗引起。少阴已经阴阳俱虚,还要强迫发汗伤正气,就会引起这些坏证。少阴病为寒证,出现咳而下利时,也不可用火疗。若用了火疗,伤了阴,伤了正气津液,则小便必难,火气伤人则谵语,条文也指出是"强责少阴汗也"。

第299条与第300条是对比的。脉细沉数为阴虚。少阴阴虚与阳虚,皆不可发汗。那少阴病怎么去发汗?仲景是意在言外,因为病在少阴而有外连太阳者,病在太阳而有内连少阴者,若少阴病外连太阳就会有表证,麻黄附子细辛汤、麻黄附子甘草汤均可发汗,若少阴病已经微了,就不可用这些方子发汗了,若再发汗则亡阳了。细沉数,少阴之阴气已虚,若发汗则更伤津液伤阴。因此,第299条、第300条是从外表看有些可汗之证,但从正气、从少阴来说,已经是少阴的阴阳虚,经不起发汗了。后世医家在发汗法中有滋阴以解表、扶阳以解表,就是要兼顾里面少阴之虚。因此,少阴病阴阳俱虚时切不可发汗,若发汗则阳气灭亡可致死。

"脉细沉数",我是按照阴虚讲的,这与有些注家不同。有些注家认为这也是阳虚。《伤寒论》中正邪之间的关系,作为医生能否做到祛邪以安正。若祛邪而伤正,则仲景之不为也。祛邪而不伤正,是《伤寒论》通篇的精神。治病的根本要保存正气,若不保存正气则达不到治疗的目的。学《伤寒论》,就要学它的思想以提高我们的认识。以上三条在临床很有意义,阴虚或阳虚均不可发汗,这是张仲景给我们的警戒。

少阴病脉紧,至七八日,自下利,脉暴微,手足反温,脉紧反去者,为欲解也。虽烦下利,必自愈。(301)

这一条论述少阴病寒去阳回自愈的脉证。

"无热恶寒者,发于阴也。"恶寒、手足冷、脉紧,属于少阴寒实证。如果在七八天里寒邪减弱了，正气有胜邪的功能了，就会出现自发下利，脉由紧变微，意味着寒邪不盛，手足由厥冷变成温的，此时的脉紧反去，是病要解除了。因此，这时的下利虽然伴见心烦，却是阳气可以与寒邪作争，寒邪顺着大便下利而去。这是一个少阴病自愈的过程。若寒邪占上风时，恶寒、手足厥冷、脉紧，又出现脉微，手足反温，下利，这是病要好了。由此可见，正气与邪气消长的关系。

少阴病，下利，若利自止，恶寒而蜷卧，手足温者，可治。（302）

这一条论述少阴病阳气来复手足变温的可治之证。

这是一个倒装句，应为“少阴病，下利，恶寒而蜷卧，若利自止，手足温者，可治”。少阴病下利为阳虚下利，阳虚阴盛则恶寒。蜷者，曲卷也。蜷卧，意味着周身阳气快没了，一派阴寒，为死证。若外有蜷卧，里有下利，这是少阴阳气将亡，很危险。但手足若温者，则可治。四肢为诸阳之本，手足若温，则阳气仍在，应用四逆汤、白通汤急治，此病仍可治。因此，这条说明少阴病怕亡阳。

少阴病，恶寒而蜷，时自烦，欲去衣被者可治。（303）

这一条论述少阴病阳气来复，烦热欲去衣被的可治之证。

少阴病恶寒而蜷，为严重的少阴阳虚病。若时时自烦，且欲去衣被者，为阳气尚可复，是可治之证。若从辨证来考虑，少阴病，恶寒而蜷，无时自烦，欲去衣被，且有下利、手足厥冷，则病证严重。

少阴中风，脉阳微阴浮者，为欲愈。（304）

这一条是从脉上论述少阴病欲愈候。

少阴被风邪所中，“脉阳微”为寸脉微。风邪伤少阴之经，寸脉不应该微，应浮。若寸脉微，说明少阴经中之邪已衰。“阴浮”为尺部脉反见阳脉，为阳气来复，说明病将好。此为“阴证而见阳脉者属于顺”。

少阴病欲解时，从子至寅上。（305）

这一条论述少阴病欲解的时机。

从子时至寅时阳气已升，而少阴病宜得阳气升长之势，这对少阴寒证有帮助。因此，少阴病欲解，从子时至寅时是有利的。

以上介绍了少阴病的预后，可治、不可治的问题，关键在阳气的盛衰。阳气恢复，邪气退，则病可治；若邪气盛，阳气灭亡，则病危。可由辨证看出阳气与邪气的关系，具体在症状上由手足温、利自止等判断。

少阴病，吐利，手足不逆冷，反发热者，不死。脉不至者，灸少阴七壮。（306）

这一条论述少阴病阳气来复之证及其预后。

少阴病是危重之病，其关键在阳气的存亡。阳气存，病愈；阳气亡，病预后不好。判断阳气存亡，要根据客观证候。少阴病吐利是少阴寒化证。五脏六腑阳气的根本皆在肾，肾阳衰，脏腑皆寒。里寒之吐利，应该因阳虚而致手足逆冷，但“若手足不逆冷，反发热”，手足为诸阳之本，手足不逆冷为阳气存在，反发热反映身体有阳热积极的一面，则少阴病不死。少阴病此时发热应该具体分析：有的为阳气未亡，也有的为寒盛格阳。若为后者的发热则不是好事情，这是阴盛亡阳。现在为手足不逆冷、反发热，此为有根之热，区别于阴盛格阳、阳气浮越的发热。

少阴寒盛吐利，则气血津液受到很大损失以致脉不至。脉为生命动力的反映，现脉不至，为病情严重。但“脉不至”应具体分析。第312条“少阴病，四逆恶寒而身蜷，脉不至”，脉不至是危证，为真气不可接续，阳气要亡了，是死证。如果病人在急骤的吐利后，脉道为一时的不续，脉不至，这不是真气决绝了，还可救。此时，吃药来不及，应灸少阴七壮。用艾火灸少阴穴道七壮来扶少阴阳气，通少阴血脉，祛少阴邪气。若灸后脉象有了，就可与通脉四逆汤等，病愈；若灸后经过一天一夜，脉仍不至，仲景也无法了。灸少阴七壮应灸什么穴位？要按照少阴经穴灸，且应灸七壮。有注家说要灸太溪穴。临床上，医生遇到这种一时性的脉不至，不应束手无策，要灸穴，再服通脉四逆汤等。这是一个重要的阴阳离决病。“阴平阳秘，精神乃至，阴阳离决，精气乃绝”，应该积极治疗，不可等闲视之。

少阴病，八九日，一身手足尽热者，以热在膀胱，必便血也。（307）

这一条论述少阴病由阴转阳移热于膀胱的证候。

少阴病到八九天时，就可以看出少阴病的一个病理变化，一些具体问题就可以暴露出来了。如果少阴病往阴寒方面发展，就会出现亡阳之证：手足厥逆、吐利、蜷卧，这是向病情险恶方面发展。也有少阴病到八九日，正气恢复，往好的方向发展，其中一种是由脏出腑，由阴出阳化热的转变。少阴寒证本格阳，一身热而手足冷，为假热。但仲景恐人将此处误为少阴格阳，而写到“一身手足尽热”，可除外阴盛格阳。“一身手足尽热，以热在膀胱”，仲景指出此热已由少阴复归太阳了。

太阳与少阴为表里，这时正气恢复，邪气退却，邪气由里向外，由寒化热，热到了膀胱。邪在膀胱经，则一身手足尽热，这是好现象。少阴转到膀胱之热邪，伤及阴络致便血，小便由膀胱出，则此为小便便血。注家对此有所争辩。方有执与喻嘉言认为是小便便血，但有的注家认为热在膀胱，便血可从大便便血。丹波元简说：“恐未必从小便出”。关于便血就有了两方面意见：小便便血或大便便血。我们对此不可下定论，需根据临床确定。这些病如何治疗？多数注家认为用猪苓汤治疗此热在膀胱便血病。猪苓汤可清热滋阴止血。以上的两个发热，一个“少阴病，吐利，手足不厥冷，反发热者”，一个“少阴病，八九日，一身手足尽热者，以热在膀胱”，这两条互相对照，为少阴由寒转热，是顺证，不是逆证。下面一条之出血，则为难治。

少阴病，但厥无汗，而强发之，必动其血，未知从何道出，或从口鼻，或从目出，是名下厥上竭，为难治。(308)

这一条是论述少阴病下厥上竭的难治之证。

少阴病寒化证，手足厥冷而无汗。少阴阳虚蒸腾无力则无汗，若此时医生强发汗，不仅伤阳还会动血。阳不摄阴，血液妄行，“未知从何道出，或从口鼻，或从目出”，从口鼻、从目出血，只有少阴会这样出血。少阴阴阳皆虚，若再发汗，则会动血，血从上而出。“是名下厥上竭，为难治”。阳已绝于下，阴又竭于上，则下厥上竭，为难治之病。

1963年，我在太原带实习生时，有一次会诊一名慢性肾小球肾炎的病人，蛋白尿，已无尿，鼻经常衄血，恶心呕血，手、胳膊、腿、足胫皆发凉，周身浮肿，脉沉欲无，舌胖大苔白。这就是《伤寒论》的下厥上竭。病人手足冷，脉沉微为阳气虚，鼻子出血，为阳不摄血，为上竭。西医称之为肾病到了尿毒症阶段。下厥上竭在临床可见于肾炎和再生障碍性贫血，出血也可见于全身出血，最早可见于舌上瘀斑。我们治疗少阴病时应抱着积极的态度，不要让病情发展到这种阶段。

少阴病，恶寒身蜷而利，手足逆冷者，不治。(309)

这一条论述少阴病纯阴无阳的危重证候。

本条应与第302条：“少阴病，下利，若利自止，恶寒而蜷卧，手足温者可治”对比，少阴病阳虚寒证，恶寒至身蜷，下利至手足逆冷，为一派阴寒之象，阴盛阳绝，纯阴无阳，为不治之症。

少阴病，吐利，躁烦，四逆者死。(310)

这一条论述少阴病阴盛阳绝的死证。

少阴病阳虚证，里寒盛致上吐下利。烦为心里烦，为精神烦，躁为肢体上的不耐烦。烦躁一般以热为主，如白虎汤证，反映阳气有余。躁烦以肢体躁动不安为主，反映阴盛而阳欲绝。阴阳对立而统一，阴以阳为偶，若独阴无偶，则会阳盛而烦，阴盛而躁。吐利为阳虚里寒，出现躁烦，为阴盛无偶了。四肢为诸阳之本，四逆者死。若手指尖冷，手心热，这是热证。若手冷至肘，足冷至膝，为四逆，则病不治。此条文是辨证阴盛而阳绝。在临床上，患者先出现手足厥冷，后出现烦躁，此为阳气可与阴争，这是好现象。若先有躁烦，后出现四逆，此为阳气已绝，独剩阴气，为不治之病。临床上，要注意这些病机，看阴阳的关系。我在天坛华北人民医院结核科当大夫时，观察结核病人临死之前坐立不安,很躁动。所以这个条文是有临床根据的。

少阴病,下利止而头眩,时时自冒者死。(311)

这一条论述少阴病阳气上脱,阴阳离绝的死证。

少阴病下利止为好现象,若此时正气恢复,邪去则病愈。但此条文则指出下利虽止,而头目眩晕,时时刻刻有失神晕厥之象,此为死证。此"下利止"为泻无可泻,阴气已绝,阳气上脱致眩冒。阳气上脱,阴气下绝,这也是阴阳离决之病,为不好治之病。这不仅仅限于少阴病,临床上腹泻病人泻久后出现头晕也不是好现象,因为头是清阳之府,病人泻久而见头晕,是脾气下陷、清阳不升的表现。何况是少阴病的阴阳离决?下利止为阴已绝,时时自冒为阳已离,此为阴阳离决之象,与上条之"下厥上绝"相似。

少阴病,四逆恶寒而身蜷,脉不至,不烦而躁者,死。(312)

这一条论述少阴病阴盛于内,阳扰于外,阴阳离绝的死证。

少阴病四肢厥逆,恶寒,身蜷,为阴寒盛,阳气很虚,且脉不至,此为中气不续,生气已绝。不烦而躁,是阴盛阳绝,为死证。因此,阴证若见躁,为病重现象。

少阴病,六七日,息高者,死。(313)

这一条论述少阴病元气离根的死证。

肺为气之标,肾为气之根。呼出心与肺,吸入肾与肝。肾为先天,有纳气之功能。现在少阴病失治、误治六七日,息不能下达于肾,无深呼吸,只有浅表呼吸了。此呼吸为无根之气,古人称之为"游息"。临床上,病人临死之前是这种浅呼吸。少阴病息高者,肾已不纳气,为死证。有一次,我在永定门联合诊所看病时,见一患者喘息,嘴形如鱼嘴一般不可闭,这在《内经》里曾提到。我觉得此病人已为少阴肾不纳气了,病已不治。看病的另一个大夫认为病人是哮喘,给他注射了麻黄素,没多久病人就死了。临床上见病人嘴不可闭,且鼻息急促而浅,则病就不好治了。

少阴病,脉微细沉,但欲卧,汗出不烦,自欲吐,至五六日,自利,复烦躁,不得卧寐者,死。(314)

这一条论述阴盛格阳,正不胜邪的少阴死证。

"少阴病,脉微细沉,但欲卧"为少阴主脉主证,应该用四逆汤。"汗出不烦",为阴阳之气外亡;"自欲吐",是阴邪上逆。以上是一派阴寒,应该用四逆汤急温少阴,扶阳救逆。"至五六日自利,复烦躁,不得卧寐",到了五六日又增加了新症状自利,复烦躁不得卧寐,为失治、误治,阴寒盛,阳已亡。这一条反映了在病开始时的阳虚寒盛阶段,没及时治疗,至五六日又添新病,寒气越来越盛,阳气越来越失,这病为死证。"阳明病急下,少阴病急温"。从第295

条至第314条为少阴病的总纲，属于总论部分。

少阴病，始得之，反发热，脉沉者，麻黄附子细辛汤主之。（315）

麻黄附子细辛汤方：

麻黄二两，去节　**细辛**二两　**附子**一枚，炮，去皮，破八片

上三味，以水一斗，先煮麻黄，减二升，去上沫，内药，煮取三升，去滓，温服一升，日三服。

少阴病，得之二三日，麻黄附子甘草汤微发汗。以二三日无里证，故发微汗也。（316）

麻黄附子甘草汤方：

麻黄二两，去节　**甘草**二两，炙　**附子**一枚，炮，去皮

上三味，以水七升，先煮麻黄一两沸，去上沫，内诸药，煮取三升，去滓，温服一升，日三服。

这两条论述少阴病兼有表证的证治。

“少阴病，始得之”为刚得病，“少阴病，得之二三曰”为得病了。少阴和太阳互为表里，太阳主表，少阴主里。太阳病篇第96条：“太阳病，发热头痛，脉反沉；若不差，身体疼痛，当救其里，宜四逆汤”。从太阳角度来说，太阳病反见少阴脉，“脉反沉”；从少阴角度来说，以发热为反。第96条与第315条合在一起体会：此人为太阳病受邪，发热，若阳气积极、气血充足，脉应浮，此为太阳病；但现在见少阴脉沉，沉主里，反映少阴阳气不足而虚寒。证为太阳表证，脉为少阴之脉。

太阳在表风寒之邪不解，而少阴里阳已虚，为太阳少阴两感为病。因此，仲景提出兼顾之治疗法，麻黄细辛附子汤主之。此为温经发汗之法，温少阴之经，发太阳之汗，具有两解之意义。从方剂组成看，麻黄宣发阳气，治太阳之表热；附子温少阴之里；细辛既和附子散少阴里寒又助麻黄散表寒。麻黄、细辛走而不守，发汗之力强。因此，此方适合少阴病初得者。

如果少阴病已得二三日，麻黄细辛附子汤就不可用了，因为少阴病为少阴之脏阳虚有寒，少阴病时间稍长，阳虚更甚，就要用麻黄附子甘草汤微发小汗。少阴病二三日，尚无下利清谷等少阴虚寒之里证，此时可用麻黄附子甘草汤。以附子配炙甘草温阳，稍配麻黄发汗。若服用以上两方，病仍不解，就应根据太阳病篇第96条用，四逆汤。

我们看太阳篇第96条：“太阳病，发热头痛，脉反沉；若不差”，这“若不差”就是指若用麻黄附子细辛汤、麻黄附子甘草汤治疗无效时，而且还有身体疼痛，就要用四逆汤。所以这两条指少阴外感，风邪初客少阴，用麻黄附子细辛汤、麻黄附子甘草汤、四逆汤，分三个阶段进行治疗。这体现了六经阴阳表

里体系。注家对此有称之为两感的,也有称之为少阴伤寒的。此两条为少阴开始阶段,还可用些发散之药。

少阴病,得之二三日以上,心中烦,不得卧,黄连阿胶汤主之。(317)

黄连阿胶汤方:

黄连四两 黄芩一两 芍药二两 鸡子黄二枚 阿胶三两

上五味,以水五升,先煮三物,取二升,去滓,内胶烊尽,小冷,内鸡子黄,搅令相得,温服七合,日三服。

这一条论少阴病阴虚有火的证治,可以与真武汤之阳虚有水相对比来认识。

少阴为水火之脏,阴阳之本,少阴为病分为寒化证与热化证。寒化与热化在于少阴自身阴阳的偏盛偏衰。阴虚而热化,所以少阴病得之二三日以上,出现心中烦,烦为火象,而且心烦程度至“不得卧”。阴虚水不足,不能制火,肾水不足,心火起,所以心中烦,不得卧,宜泻火以滋阴,“壮水之主,以制阳光”。泻火热的同时要补阴水,用黄连阿胶汤。

此方对温病学影响很大。结合临床以充实条文内容:临床上少阴病阴虚有火,心火下不去,肾水上不来,水火不能既济,这是亢而无制的病态现象。患者心烦,且越到晚上心烦加重,白天为阳,夜晚为阴,至夜阳要入于阴。患者为阳水不足,阴火有余,不能潜阳,所以晚上阴阳不可相交,越到晚上心就越烦。患者不得卧,来回走动,心中烦躁,不能静,自觉很憋,欲外出,去空旷之地觉宽畅。陈修园说:“四两黄连三两胶,二枚鸡子取黄敲,一芩二芍心烦治,更治难眠睫不交”。我曾看过一中学教员,睡不着觉,精神还很旺,是一派兴奋、急躁的反映,面色发红,为心火有余,肾阴不足。这种病人的舌苔可无或薄黄苔,舌红或舌乳头突出很红,脉细数。此应用黄连阿胶汤以泻心滋阴。后世李东垣创制了朱砂安神丸,我个人体会,朱砂安神丸方是从黄连阿胶鸡黄汤演变而来的。

黄连阿胶汤方义:黄连、黄芩苦以泻心火,使心火下降,阿胶、鸡子黄为血肉有情之品,可补心肾之阴,“以有情补有情”,加芍药既可泻火,又可化阴、平肝。成无己说:“芍药之酸收阴气而泻邪也”。此方治人烦躁失眠效果如何?上述中学教员,我就给她开的黄连阿胶汤原方,服药后她呼呼大睡,呼之不醒,推之不应,此为心肾相交使她睡得很实,时间很长。此方煎药时先用水煮黄连、黄芩、芍药三味,煮到以水五升取得两升,后去滓,纳阿胶入,待稍冷,入鸡子黄。此方煎服法应记住。

少阴病,得之一二日,口中和,其背恶寒者,当灸之,附子汤主之。(318)

附子汤方:

附子二枚，破八片，去皮　**茯苓**三两　**人参**二两　**白术**四两　**芍药**三两

上五味，以水八升，煮取三升，去滓，温服一升，日三服。

少阴病，身体痛，手足寒，骨节痛，脉沉者，附子汤主之。（319）

这二条论述少阴寒化的附子汤证的证治。

少阴阳虚有寒区别于阴虚有热。“少阴病，得之一二日”，时间不长。“其背恶寒”较为严重，区别于白虎加人参汤证的“背微恶寒”，白虎加人参汤证是热伤气，气阴两伤，口中干燥而渴。背为阳之府，附子汤治阳虚恶寒，口中不干燥。我们对少阴病应采取积极治疗的态度，所以宜灸之，附子汤主之。为什么要灸之？因为少阴病很严重，要马上用灸法补阳气，避免阳气致衰败局面。然后，再用附子汤治疗。这是一证二方，且少阴病背恶寒表明阳气已虚，要用灸法立即补阳消阴，也给了用附子汤治疗的时间。

此条是仲景告诉我们：少阴病在背恶寒时，阳气已虚，要见微知著。医生要采取积极态度治疗少阴病。参考注家，有说灸膈关穴以祛阴寒之邪，炙五壮，有说还要灸关元以扶阳气。方用附子汤，熟附子、茯苓、人参、白术、芍药。炮附子剂量用二枚。后世有参附汤，为附子汤的变化方。附子汤以人参、附子为主，熟附子补阳以消阴翳（熟附子偏补，而生附子则补中有发），人参补气扶后天之本，以壮元气之衰。阳虚阴盛则动水生湿，方中加上茯苓、白术以运化水湿且健脾。桂枝去桂加上茯苓、白术以利水邪，通达太阳阳气。叶天士说：“扶阳不在温，而在利小便”。附子、人参补先天之气，加茯苓、白术利水湿，加芍药以制附子之过，防附子伤阴流弊。此方以扶正为主。

第319条为附子汤第二证。太阳和少阴之辨证差别由此条可见。若身体痛，骨节痛，见发热脉浮紧者，为麻黄汤证。现在加上手足寒，脉沉，反映少阴阳气虚，阴寒盛，阴寒凝滞，阳气不能充达于身体四肢，则身体骨节痛，手足寒。此证与太阳麻黄汤证有虚实之别、表里之分，所以此证要用附子汤补阳，补正气之虚衰以祛寒邪之凝滞。《伤寒论》中讲到几个身体疼痛，桂枝汤证、麻黄汤证皆可出现身疼痛，解表发汗即可；有汗后身疼痛，脉沉迟，用桂枝新加汤；此条属少阴阳虚有寒，寒邪凝滞，手足凉而脉沉，用附子汤；若此条有“反发热”，则用麻黄细辛附子汤或麻黄附子甘草汤。

这些道理要搞清楚了，什么是表，什么是里，什么是寒，什么是热，什么是虚，什么是实，什么属于阴，什么属于阳，这样概念就明确了。这是附子汤的两条，一个是以阳虚的背恶寒为主，一个以手足寒，脉反沉，浑身疼痛为主；一个是用它治阳虚的恶寒，一个用它治阴寒盛的浑身疼痛，从这两个角度来说明附子汤的治疗作用和治疗范围。

少阴病，下利便脓血者，桃花汤主之。（320）

桃花汤方：

赤石脂一斤，一半全用，一半筛末　**干姜**一两　**粳米**一斤

上三味，以水七升，煮米令熟，去滓，温服七合，内赤石脂末，方寸匕，日三服。若一服愈，余勿服。

少阴病，二三日至四五日，腹痛，小便不利，下利不止便脓血者，桃花汤主之。(321)

少阴病，下痢便脓血者，可刺。(322)

这三条都是论述少阴病下利便脓血的证治。

少阴病就有下利，它是里寒证。少阴病下利清谷，自利而渴者属少阴也，自利不渴者属太阴也，就说明少阴病有下利。如果有下利而又便脓血，下利是下利，便脓血是便脓血，下利最后成了便脓血了，这是什么道理？少阴病下利，我们大家可以理解，因为少阴里寒，所以下利，为什么还便脓血？事物都是这样的，阳虚就要及阴，气病就要及血，少阴病阳虚下利，到了一定程度就要下血，就要便脓血。

我们在临床上看到过这样的病例，开始的时候是腹泻，后来可能会出现嗓子疼、口里生疮等虚热上升的症状，也有的以前没有脓血，后来下利就便脓血了，控制不住，有一些滑脱症状。它不是里急后重的便脓血、有黏液，那属于白头翁汤证、黄芩汤证的热性下利，而是少阴的虚寒下利，最后继发的便脓血，血色发黯，大便滑脱不禁，这是下焦不约而里寒也。

怎么办？应当用桃花汤治疗。桃花汤既能去虚寒，同时也能固滑脱，就是涩肠固脱，这是填补下焦之法。赤石脂是个固涩之药，能治下焦滑脱的便脓血，因此它和下重难通不是一回事。下重难通是排不出来。这个下利便脓血是控制不住。同时，这种下利往往见于续发，先有寒性下利，后来出现大便里带脓血，血色发黯，同时大便有点儿滑脱的倾向，这就要用桃花汤来治疗。

第321条的少阴病二三日至四五日肚子疼，为什么肚子疼？因为有寒。为什么小便不利？因为腹泻伤了津液。下利不止便脓血者，下利不止就是滑脱了，下焦滑脱不能够约束，不能够收敛，就是关门不利了，所以这样的便脓血也叫下焦下利，也属于少阴的肾病，可以用桃花汤来主之。下利在寒性下利里不外乎这么三点，一个是中焦的虚寒下利，那就用理中汤；一个是下焦的虚寒下利，那就用四逆辈，四逆汤；如果虚寒下利，下焦下利，而且还带有滑脱的，那就用桃花汤。

我在临床上看过一个人滑脱下利的病人，严重到不能穿裤子，来不及大便的程度。我就给他用了乌梅丸，开始吃还有点儿效，后来就不行了，改吃桃花汤才给固住了。

桃花汤中赤石脂用一斤，一半全用，一半筛末。“干姜一两，粳米一升。上三味，以水七升，煮令米熟，去滓，温服七合，内赤石脂末方寸匕，日三服，”这一点很重要。因为赤石脂是用一斤，中药汤里是用半斤，另外半斤研成细末，用细箩筛一筛，药汤里还要和上赤石脂细末，然后再吃。因为下焦下利，大肠不能约束，光喝汤药不行，赤石脂是药末，带着药汤喝下去以后，赤石脂到肠子里，能够使脓血便、滑脱固涩住，有约束的能力。现在西医用炭末、十炭汤，有吸着作用，也是这个道理。

保护肠的黏膜，中医理论叫涩肠固脱。赤石脂性温而涩，有三个作用，一个是益气的作用，一个是调中的作用，一个是固下的作用。固者就是收缩，坚固下焦。咱们讲过一个赤石脂禹余粮丸，“赤石余粮各一斤，下焦下利此汤欣”，也是治下焦下利的。过去我看过一篇报道，治肠伤寒便脓血，黏膜脱落的时候，用赤石脂，桃花汤是有效的。

清代医学家喻嘉言在医案《寓意草》中，讲赤石脂、禹余粮这些药研成细末，拌饭吃来治疗下焦下利，这是一个发展。为什么要这么吃？因为下焦下利，肠子滑脱了，如果药量很轻，不能达到治疗目的，所以必须多吃，尤其是和饭一块儿吃，才能发挥涩肠固脱的作用。

第322条是一个对比之文，讲少阴热性下利。因为少阴病下利便脓血，有寒性的，也有热性的，寒性的便脓血往往是在下利过程中继发的，但是也有少阴阴中有热，而出现下利便脓血的。这种下利便脓血和下利日久而出现的便脓血是不同的，它属于热，没有一个阳病及阴、气病及血的问题，它是一发病就便脓血，所以这个属于热而不属于寒，是少阴伏热而伤了下焦的阴络。因此，这种下利便脓血有里急后重，还有一系列热的证候出现，这时候就不要给他吃桃花汤了。

对于治疗，张仲景说：“可刺”，刺者泻也，灸者补也，所以这样的一个下焦的热性下利，要刺，要泻，不能用补了，也不要给它用药来固涩了。但是，关于刺哪个地方，怎么刺，条文中都没有记载。一些后世注家认为，可以刺幽门，刺交信，来泻少阴之热。也有人主张，既然是热性的下利，也可以给他吃付白头翁汤，治热性下利的。这些都是参考意见。这一条不是寒性下利，是热性下利。关于少阴病下利脓血的问题，有寒热之分，有补泻的不同。

少阴病，吐利，手足厥冷，烦躁欲死者，吴茱萸汤主之。（323）

这一条论述少阴病吐利的证治，和第310条“少阴病，吐利，躁烦，四逆者死”很相似。

少阴病预后不良，寒盛故上则为吐，下则为利，同时阴气盛而阳气虚衰，所以躁烦，不是烦躁，以躁为主；阳主烦，阴主躁，躁大于烦，就是说这个人以躁为主，肢体躁扰不安，坐立不稳，反映阴寒特盛而阳气不能调节。吐利是寒，躁又是阴气的独盛，如果又出现了四逆，不只是手足逆，而是手的厥逆过肘，足的厥逆过膝，这是有阴无阳，阳气不能接续了，所以是个“死”证。

第323条不是死证，可以用“吴茱萸汤主之”。这两条对比，要做具体的分析。少阴病，寒邪要是犯了脾胃，就会上见吐，下见泻，因而手足厥冷。手足厥冷和四逆是不同的，手足就是手和脚，四逆就深了，腿就到了膝，手就到了臂，就是四肢的问题了，这是局限于手足，所以虽然是阳虚，但是程度不重。同时，这一条的“烦躁”在吐利和手足厥冷的后边，也有不同。哪个在前，哪个在后，反映的病机也是不同的。虽然是里寒吐利，阳虚手足厥冷，但是以烦为主，烦躁到了欲死的严重程度，反映阳气能与阴气相争。那个是“躁烦，四逆者死”，这个是“手足厥冷，烦躁”，阳气没绝，还能和阴寒进行斗争。因此，这个症状是轻的，可服吴茱萸汤散寒以降逆，温中以扶阳，这个病就可以好了。第310条是阳气绝了，独阴无阳了，这一条是阳气存在，还能和阴寒之邪力争，所以一个主生，一个主死。

这一条虽然有吐有利，但应该以吐为主，何以见得？阳明篇说：“食谷欲呕者，吴茱萸汤主之。”呕者，也是胃气逆。厥阴篇说“干呕，吐涎沫，头痛者，吴茱萸汤主之”。这一条“少阴病吐利”，吐是在前面，故吴茱萸汤虽然治吐也治利，但是症状的重点是在吐。吴茱萸汤是治吐的，四逆汤、理中汤是治下利的，侧重点不同。宋朝有位医家叫郭雍，号白云，著了一部书叫《伤寒补亡论》，他对吴茱萸汤、四逆汤、通脉四逆汤这三个方剂在少阴病的应用进行了总结。这个总结对于我们学习阴寒证和用温药扶阳是很有借鉴的。郭雍认为，风寒证凡是手足厥冷而有烦躁的，不问其他问题，就可以给他吃吴茱萸汤。如果只是手足厥逆，而不见烦躁，就应当先用四逆汤，就不要用吴茱萸汤了。如果手足厥逆而又下利、脉不出者，就先用通脉四逆汤。

“升许吴萸三两参，生姜六两救寒侵，枣投十二中宫主，吐利头痛烦躁寻”。吴茱萸汤以吴茱萸为主药。吴茱萸苦而辛，辛能散寒，苦能降逆，既入肝也入胃，治肝胃寒邪的效果很好，尤其是寒邪上逆所致的呕吐。方中还加上了大量的生姜，散寒化水，所以吴茱萸汤善治胃寒而有痰水的呕吐。

少阴病，下痢，咽痛，胸满心烦者，猪肤汤主之。(324)

猪肤汤方：

猪肤一斤

上一味，以水一斗，煮取五升，去滓，加白蜜一升，白粉五合，熬香，和相得，温分六服。

这一条论述少阴阴虚咽痛的证治。

第324～第327条都是讲少阴的咽中病。为什么少阴病出现咽喉的证候呢？因为少阴的经脉是走于咽部的。关于猪肤汤的注解，成无已在《注解伤寒论》中是以《内经》的脏腑经络观点来解释的。他说："少阴之脉从肾上贯肝膈，入肺中，寻喉咙，其支别者，从肺出络心注胸中。"少阴的经脉是循于喉咙的。我们在麻黄汤的禁汗证里有"咽喉干燥者，不可发汗"，因为少阴的经脉是滋润咽喉的，咽喉一干燥就是少阴阴亏不能滋润咽喉。再一发汗不就更伤阴了吗？咽喉和少阴有密切的关系，我们一般人都知道咽喉与肺有关系，因为鼻是肺的外窍，喉是肺的内窍，但是更应该要知道它和少阴有关系，少阴有病会反映到咽喉上来。

事物都不是固定不变的，而是变化的、发展的、运动的。第324条是少阴病的寒性下利，如果寒随利减，热随利生，就会有津液不足的问题。虚热上熏则出现胸满、心烦、咽痛，但是这种热又与一般的实热不同，不是用苦寒药能够解决的。因为它是下利之后伤了少阴之阴，少阴的经脉之热上熏，所以用苦寒的药不但无效，而且还有坏处。对于这种在寒性下利的基础之上产生的虚热，我们叫做阴热、阴火，阴中之火。

关于治疗，张仲景用"猪肤汤主之"。猪肤就是猪皮，猪肤汤中猪肤用一斤，"以水一斗，煮取五升"，就是先取了一半，然后去了渣滓，加"白蜜一升"，白蜜就是好蜂蜜、上等蜂蜜。"白粉五合"，白粉就是白色的米粉，"熬香"，熬就是炒，把白粉炒出香味来。"和相得"，把肉皮汤、蜂蜜和炒好的白粉搅和均匀了，"温分六服"，作六次把它吃完了。

猪皮是甘寒之药，有滋阴清热作用，可养肺阴，滋肾阴，除客热，以治咽痛。白蜜是白色的好蜂蜜，润燥养血。白米粉是五谷之一，能养胃气。因为下利以后，脾胃不足，所以用米粉以补下后之虚。本方既能够润肺，又能够滋肾，清虚热，生津液，还能够治下后的脾胃之虚。

我治过一个华侨女同学，歌唱得特别好。有一天突然嗓子哑了，疼而且干。吃了麦门冬、胖大海、藏青果，也不行。恰好学校举办文艺晚会，非得这位同学出场唱。一着急就找我了。我一看，舌头红红的没有苔。学生在学校吃药也很不方便，于是就想到了猪肤汤，她喝了就好了。

猪肤汤用的时候要注意，只能用猪皮，不能带肉，尤其是肥肉。否则容易滑肠。

少阴病，二三日咽痛者，可与甘草汤；不差者，与桔梗汤。(325)

甘草汤方：

甘草二两

上一味，以水三升，煮取一升半，去滓，温服七合，日二服。

桔梗汤方：

桔梗一两　甘草二两

上二味，以水三升，煮取一升，去滓，分温再服。

这一条论述少阴虚火上扰所致咽痛的治法。

什么叫阴火？阴火就是相火。王冰说："壮水之主以治阳光"，治疗不能用寒凉药来伏它，而是要用滋阴、补水、增液来治疗阴中之火。

如果少阴有热，就容易反映到嗓子去。不是胃火和肺火，而是属于少阴之火而发生咽痛的。没有恶寒、发烧、大便秘结、咳嗽等症状，只是嗓子疼痛。对于这种阴火上熏发生的咽痛，不要用苦寒之药，要用甘寒之药。甘寒之药用什么？用甘草汤，《伤寒论》的其他地方用甘草都是用炙甘草，只有甘草汤中的甘草用生甘草。生甘草甘寒而平，能清虚热，治少阴阴中之伏火。后世医家用生甘草熬膏，叫国老膏。甘草还有止疼、缓急、解毒作用。

有一种外科病"海底发"，就是人的会阴部长了一个肿物，疼得厉害，大便的时候疼，小便的时候也疼。会阴在阴经，热毒在阴分，用什么药治啊？只用一味生甘草浓煎，起码是二两，就是60g，吃了就有效的，为什么？生甘草能够解少阴的毒热，所以在底下治"海底发"，在上边治少阴的咽痛。

"若不差者"，倘若吃了一味生甘草汤还不好，就是药力轻，热毒甚，要加上桔梗。桔梗稍微带点儿苦味，有开喉痹、解毒的作用。甘草和桔梗这两味药合在一起，能开喉痹，解毒，消肿。在临床上，我们看到少阴阴火的嗓子疼，疼得挺重的，但是和一般的阳热性的嗓子疼不一样，咽喉充血比较轻，多见细数之脉，舌红少苔，小便不利，而且有点儿发黄。用甘草汤也好，桔梗汤也好，都带有解毒的意思。

少阴病，咽中伤生疮，不能语言，声不出者，苦酒汤主之。(326)

苦酒汤方：

半夏洗，破，如枣核大，十四枚　鸡子一枚，去黄，内上苦酒著鸡子壳中

上二味，内半夏，著苦酒中，以鸡子壳，置刀环中，安火上，令三沸，去滓，少少含咽之，不差，更作三剂。

这一条是论述少阴病咽中伤生疮的治法。

上两条咽中痛都是肿痛，但是没破。这一条由于热伤少阴之络，咽喉被热所伤而生疮。"不能语言，声不出者"，咽喉生疮，有脓血，进而致使语言不能，声音不出，这是喉科比较严重的病。"苦酒汤主之"，苦酒汤清热、解毒，可洁净疮上的分泌物而出声音，使咽喉溃烂面能够得到收敛而愈合。

苦酒就是醋，有解毒、杀菌、敛创面的作用，为主药。醋也有活血行瘀的作用，中医就叫解毒，现代医学就认为醋有杀菌消炎作用。鸡子白就是鸡蛋清，能止疼，利血脉，润咽喉，出声音。半夏能去掉创口上的一些黏液，开喉痹。

根据很多文献资料来看，鸡蛋白有利血脉、止疼痛、出声音的效果。有位老医生讲到《伤寒论》，说为什么苦酒汤要用鸡蛋清？他就给我讲了个掌故。古代刑罚里有一种叫笞刑，就是打板子。如果不给衙门一点儿钱，打的就是一种狠毒的板子，屁股不肿，但瘀血都在肉里，也就是杖疮。怎么办？就用鸡蛋白慢慢的轻拍，拍来拍去肉就暄起来了，屁股肿了，瘀血都散出来了，就好得快。再说出声音。过去的优人，现在叫戏剧演员，害怕嗓子哑，有一个方子就是喝鸡蛋清。一喝鸡蛋清，嗓子声音就出来了。鸡蛋清能出声音是来自于实践的。

这个方子用的还很别致，"上二味，内半夏著苦酒中，以鸡子壳置刀环中，安火上，令三沸，去滓，少少含咽之，不差，更作三剂。"就是把半夏切成像枣核那么大的小块，用十四枚。有的注家反对，鸡蛋有多大点儿啊，十四个半夏恐怕盛不下。总之，半夏用的很少。然后把鸡子白也放里面，再放上苦酒。把鸡蛋壳卡在刀环中，安火上，令三沸，因为鸡蛋皮很薄，一见火就开，稍微开三沸就行了。"去滓"，就是把半夏、鸡蛋清等渣滓去掉了。"少少含咽之"，治咽喉伤生疮，不能一下就喝下去，要慢慢地喝下去。"不差，更作三剂"。我没使用过这个方子。中医喉科老大夫说这个方子很管用。现在的喉科讲义里，还把《伤寒论》的苦酒汤收集在里了。

少阴病咽中痛，半夏散及汤主之。（327）

半夏散及汤方：

半夏洗　**桂枝**去皮　**甘草**炙，以上各等分

已上三味，各别捣筛已，合治之，白饮和，服方寸匕，日三服。若不能散服者，以水一升，煎七沸，内散两方寸匕，更煎三沸，下火令小冷，少少咽之。

这一条论述少阴客寒咽痛的治法。

这一条的咽痛比以上几条都要厉害，其病因是风寒客于少阴之经，引动痰涎所致。怎么办？用半夏散及汤来治疗。半夏散及汤方由半夏、桂枝、甘草组成。散风寒用桂枝，去风痰用半夏，和中扶正用甘草。"上三味，各别捣筛已，合治之，白饮和"，白饮就是白米汤；"服方寸匕，日三服。若不能散服者，以水一升，煎七沸，内散两方寸匕，更煮三沸，下火令小冷，少少咽之。"就是煮散法。一般要用汤，用散恐怕不现实。因为半夏和桂枝呛嗓子。

少阴病，下利，白通汤主之。（328）

白通汤方：

葱白四茎　**干姜**一两　**附子**一枚，生用，去皮，破八片

上三味，以水三升，煮取一升，去滓，分温再服。

少阴病，下利脉微者，与白通汤；利不止，厥逆无脉，干呕烦者，白通加猪胆

汁汤主之。服汤，脉暴出者死，微续者生。(329)

白通加猪胆汁方：

葱白四茎　干姜一两　附子一枚，生用，去皮，破八片　人尿五合　猪胆汁一合

已上三味，以水三升，煮取一升，去滓，内胆汁、人尿，和令相得，分温再服，若无胆亦可用。

这两条是论述少阴寒证，阳虚且抑的证治及预后，属于少阴的脏证，要合在一起来体会。

从太阳篇讲到少阴篇，少阴病下利一般都是用四逆汤。为什么这一条的少阴病下利就用白通汤呢？其一，这一条的少阴病下利已经用过四逆汤，但没好，那就是说四逆汤药力小了。其二，这一条的少阴病下利病机是阳虚而寒盛，阳气既虚且抑，阳气抑郁正因阴寒盛所致。因此，它的症状就是脉不但微，而且很沉伏。

这种下利比较严重，不能用四逆汤。四逆汤只能扶阳，不能破阴。白通汤就是四逆汤去炙甘草的缓恋，加上葱白的破阴。"用四茎"就是四根葱白。方中附子、干姜扶阳祛寒，葱白通阳破阴。服药以后，脉就起来了，下利就止住了。白通汤和四逆汤不同，一个是以补阳祛寒为主，一个是以补阳破阴为主。作个比喻，寒气太甚时水就变成冰了，那就非破不可。为什么葱白能够通阳破阴，干姜、生姜行不行？一个药一个性，只有这个葱白通阳破阴的效果好。晋朝葛洪《肘后方》中有个治伤寒的葱豉汤，就是由葱白和豆豉组成，能发汗散风寒。可见，葱白不仅通阳，还有发散作用。

少阴病到了阴寒极盛，阳气极虚的时候，给他吃了白通汤，是不是吃了一个就好了一个啊？也不尽然。"少阴病，下利，脉微者，与白通汤"，这是接前条。不但不见效，而且"利不止，厥逆，无脉，干呕，烦者"，症状加重了。虽然药是正治之法，白通汤不是祛寒破阴通阳的吗？但也有阴寒太甚而格拒不受药者。王冰说过："凡大寒大热者，必与违其性者争雄，异其气者相格也。"因为阴寒太盛，往往对大热之药拒而不受，以致更加激发了寒邪的势力，因此服汤后证情反而加重。这就要变正治之法为从治之法。《素问·至真要大论》说过："逆而从之，从而逆之"，"逆者正治，从者反治"，在白通汤里加上苦寒的猪胆汁，咸寒的人尿，来顺从阴寒之性，使它不相格拒，然后引阳入阴。

同时，少阴病下利不但伤阳，而且伤阴。如果下利阴阳皆虚，白通汤扶阳有余，滋阴不足。单独治阳而不照顾津液，就是不全面的。干呕、心烦、厥逆、无脉，是阴虚了，这时候尽是附子、葱白、干姜，也是无能为力的。猪胆汁和人尿都是生物的代谢物质，能补体液，比草木的生津补液来得快，直接就被人吸收，吃了才有效。因此，这不是一个单纯的格拒的问题，还有阴阳并虚的问题。

"服汤脉暴出者死,微续者生。"吃了白通加猪胆汁汤以后,若脉突然间出来了,脉暴出而浮大的,就像那个蜡烛,已经是把那油都耗干了,最后残烛欲灭,灭而复明,回光返照,所以脉暴出,这是不符合生理的一个情况,恐怕是元气暴脱,残灯复明,难活一命了。"微续者生",微续,以前没有脉,现在脉沉,微微的也有这么一点儿脉了,再过一会儿稍微又好一点儿了,微微的一点儿一点儿地由沉,就慢慢出来了。真阳已回,寒邪已退,符合病情的发展,符合生理上恢复的情况。

为什么叫白通汤?有的人说是因为里边有葱白,葱白就叫白通。有的注家认为白通是指人尿说的。古代把大小便叫通,尿是白的,就叫白通。就是说,这个方子里,葱白、干姜、附子,应当还有人尿,这个才符合白通汤的方名。另外,白通加猪胆汁汤主之,为什么不提人尿?意在言外,白通汤里一定有人尿,就不需再提了,这个地方只说个加猪胆汁就行了。

在临床上,用白通汤要加人尿、猪胆汁。张仲景说没有猪苦胆,光尿也可以。去年在湖北开《伤寒论》的全国教材会议,就谈到了这个问题。有位同志说白通加猪胆汁汤还就得有猪胆汁,并举了程门雪老大夫,治疗的几个因为吃螃蟹而腹泻不止,手足厥逆的医案。结果用了猪苦胆的病人就活了;没有用猪胆汁的病人就死了。

猪胆汁苦寒,它和黄芩、黄连、黄柏的苦寒也有不同。不同在什么地方?因为这个胆汁,它是动物身上脏器的分泌物,所以这个苦寒不会伤阳气。譬如白通汤里要加上其他的草木的苦寒之药,那么有利于阴,不利于阳。而猪胆汁恰恰是相反,能够滋阴,而又不会使阴寒之邪有所增加。人尿是咸寒的,有滋阴的作用,没有妨碍阳气的流弊。这就是人尿和猪胆汁的一大特点。

现在看起来,喝人尿很不卫生。但在当时的历史条件之下,这是无可厚非的。在中医里用人尿治病的也不只是《伤寒论》,还有很多。譬如骨科治疗人从很高的地方跌下来所致的昏迷、口渴难受,有经验的骨科专家就不让喝凉水,而是喝人尿,这个人就可能救活。另外,还有救急的意义。譬如在旧社会,医药条件不好,妇女产后大失血,昏迷了,怎么办?你说开个独参汤。你上哪儿找人参去啊?这时候家里有小孩儿,赶快撒尿,给产妇灌下去,就能灌活了,这个事情是现实的。

大家也不要对猪苦胆等闲视之,现在还用猪胆或熊胆治眼病或黄疸,效果都是很好的。它解毒、清热、退烧、通便,有很多优点。譬如在临床治疗长期低烧不退,有的时候要用点儿猪苦胆,效果很好。后世有一个柴胡清骨散,又名叫柴胡清骨饮,里面就有猪胆。但是,苦胆有利大便的作用,不能总吃,总吃大便就作泻。

少阴病，二三日不已，至四五日，腹痛，小便不利，四肢沉重疼痛，自下利者，此为有水气，其人或咳，或小便利，或下利，或呕者，真武汤主之。(330)

真武汤方：

茯苓三两　**芍药**三两　**生姜**三两，切　**白术**二两　**附子**一枚，炮，去皮，破八片

上五味，以水八升，煮取三升，去滓，温服七合，日三服。

后加减法：

若咳者，加五味半斤，细辛、干姜各一两。

若小便利者，去茯苓。

若下利者，去芍药，加干姜二两。

若呕者，去附子，加生姜，足前成半斤。

这一条是论述少阴病阳虚水泛的证治。

太阳篇的第86条也是真武汤证，是发太阳之汗伤了少阴之阳所致。太阳和少阴为表里，如果足少阴肾的阳虚寒盛，一般会是四逆汤证，或者是附子汤证，或者是白通汤证，就看它的寒邪程度的大小。如果不但有寒，而且还有停水，突出的症状还有小便不利和四肢沉重，就是有水邪的特点，这时候应该祛寒、扶阳、利水，应该用真武汤治疗，其他的方子就不合适了。

"少阴病，两三日不已，至四五日"，出现了腹痛、自下利，是阳虚寒证。"小便不利，四肢沉重疼痛"，小便不利是少阴阳虚不能气化津液。水的代谢不利变成一个致病的因素，就出现了四肢沉重疼痛。我们讲附子汤的时候，说附子汤能治少阴病的骨节疼痛，浑身疼痛，但是没有沉重的症状，可见少阴阳虚有寒，也可以出现营卫凝涩不通的疼痛。真武汤证不但四肢疼痛，还以沉重为主，沉重在前边，和附子汤的骨节疼痛是有区别的。

为什么沉重？水气泛滥，四肢疼痛，肩背酸凝疼痛，这些都是可以出现的。主水者，肾也。肾气、肾阳不能主水，水邪浩浩荡荡，随着三焦泛滥成灾，就变成了水病，所以就有水寒在上焦的渴，或者在中焦的呕，或者在下焦的下利，也可能出现周身性的水肿。"真武汤主之"，只有真武汤能复少阴的肾阳，能够利小便，能够祛寒与利水。

真武汤原来叫玄武汤，因为避"玄"字之讳就改作"真"字。方中附子补肾阳，配生姜散阴寒。茯苓和芍药都有利小便的作用。白术健脾以治水。茯苓、白术、附子、生姜，这四味药都是燥烈之药，加上芍药不但助疏泄以利水，还有养阴的作用，使燥烈之药不至于伤阴，成为一个有制之师，既治疗水邪，而又防伤人阴气。下面的加减之法是针对或然证的，"其人或咳，或小便利，或下利"，不再细讲了。

少阴病，下利清谷，里寒外热，手足厥逆，脉微欲绝，身反不恶寒，其人面赤

色，或腹痛，或干呕，或咽痛，或利止，脉不出者，通脉四逆汤主之。(331)

通脉四逆汤方：

甘草二两，炙　附子大者一枚，生用，去皮，破八片　干姜三两，强人可四两

上三味，以水三升，煮取一升二合，去滓，分温再服。其脉即出者愈。

面色赤者，加葱九茎。

腹中痛者，去葱，加芍药二两。

呕者，加生姜二两。

咽痛者，去芍药，加桔梗一两。

利止脉不出者，去桔梗，加人参二两。

这一条是论述少阴病里寒外热的病理变化。里寒是本质，外热是假象。后世医家就把这种病理叫做“戴阳”或“格阳”。里寒外热就是阴盛格阳、阴盛戴阳的证候。

“少阴病，下利清谷”，清谷就是完谷不化，说明阳虚而寒已到了极点。阴盛里寒，阴阳发生格拒，阴和阳不相顺接，就会手足厥逆。脉微欲绝反映阳虚之甚。外热表现为“身反不恶寒，其人面赤色”。这就是格阳，因为阴寒很盛，而阳气根于少阴，阴寒就格拒弱小的阳气，这叫无根之阳，又叫虚阳外浮。这个热正是无根之阳的一个反映。阳气在下焦藏不住了，被寒邪格拒而上戴于头面，脸上发红，身反不恶寒，“其人面色赤”，张仲景把这个叫外热。这个病很严重，如果出一身大汗，那就会亡阳。或者再一喘，那阳气就外越了。这个证也有或见之证，“或腹痛，或干呕，或咽痛，或利止脉不出”。

关于治疗，“通脉四逆汤主之”。从药物组成来看，通脉四逆汤就是四逆汤。为什么叫通脉四逆汤？因为它的剂量比四逆汤重。四逆汤的附子是一枚，通脉四逆汤的附子是大者一枚。原来附子是六钱，大附子可能就是一两二，增加一倍多。四逆汤的干姜大概一两半，“生附一枚两半姜，炙甘二两玉函方”，通脉四逆汤的干姜是三两，强人可四两。由于附子、干姜的剂量加大，祛寒破阴、招纳亡阳、温通血脉的所用也就强大了。因此，就叫通脉四逆汤。

有一年，我去山西太原的山西省中医研究所，有个老所长叫李汉卿，跟我是朋友，也是研究伤寒的。我带同学在所里实习，就向他请教了几个问题。譬如《伤寒论》的烧裈散现在讲还是不讲？通脉四逆汤只是四逆汤加点儿剂量，是不是叫通脉四逆汤啊？李老说通脉四逆汤应加人参，不加人参就不叫通脉四逆汤，因为这里边说的很清楚啊，“利止脉不出者去桔梗加人参二两”，因为“利止脉不出者，亡血也，加人参以补之，今曰脉微而利，亡血也。四逆加人参汤主之。”他说这个不应该在下边小注里，应该提到原方里，就是说通脉四逆汤这个方子有人参，他说临床上用了很多的四逆汤加人参，治阳虚无脉，或者

出现了危险的下利清谷、手足厥逆，皆以四逆汤加人参收功。

对于格阳，要“加葱九茎”，就是加九个葱白。葱白有通阳破阴的作用，能消解阴寒的势力，使阳气恢复。所以一个加人参，是通脉的，一个加葱，是通阳破阴的，这两点很重要。

在临床看病，要有一个常识。老年病人突然浑身热，面色发红，要一分为二来看，有的可能是阳气恢复了，是个好事；有的可能是阳气被格拒，要亡阳。人在临死的时候，还有脸红的，然后逐渐白了、黄了。这就是回光返照。后世的赵养葵、张景岳，有引火归原法，在干姜、附子里加牛膝、车前，这些都是从《伤寒论》的通脉四逆汤之下发展、引申而来的。

少阴病，四逆，其人或咳，或悸，或小便不利，或腹中痛，或泄利下重者，四逆散主之。(332)

四逆散方：

甘草炙　**枳实**破，水渍炙干　**柴胡**　**芍药**

上四味，各十分，捣筛，白饮和，服方寸匕，日三服。

咳者，加五味子、干姜各五分，并主下痢。悸者，加桂枝五分。小便不利者，加茯苓五分。腹中痛者，加附子一枚，炮令坼。泄利下重者，先以水五升，煮薤白三升，煮取三升，去滓，以散三方寸匕，内汤中，煮取一升半，分温再服。

这一条是论述阳郁致厥的四逆散证的证治。

少阴病四逆用阴阳来分，不外乎寒厥和热厥。寒厥一般是属虚证的，热厥一般是属实证的。前者由于阴盛阳虚，如四逆汤证、通脉四逆汤证、白通汤证；后者由于阳气太盛，阳气阻遏，多伴有阳热的证候，如口渴、心烦、胀满、大便不利、小便赤黄等证候。寒厥就用四逆辈，用四逆汤、附子剂。热厥有清法，有下法，清法宜白虎汤，下法宜承气汤。

少阴是阳气的根本，四肢为诸阳之本，通于天气，是反映阳气的一个最灵敏的、最直接的部位。少阴的阳气必须要达于四肢，这是它的生理特点，其病理反映也是在四肢。这一条的“少阴病，四逆”，也是四肢厥逆。这种四肢厥逆既没有下利清谷、脉微欲绝等寒的特点，也没有烦渴、大便秘结、腹满疼痛等热的特点，既无可温之寒，又无可下之热。这是一种什么厥？

少阴的阳气，在某种情况之下，就导致它不能够达于四肢，它既非是很热，也不是由于阳虚的寒，而是属于一些气血的壅遏、抑制，导致阳气不能达于四肢，出现四肢厥逆。因此，把它叫寒厥不行，因为它阳气不虚；把它叫热厥也不行，因为它没有热象，即使有点热象，也只不过是阳气郁遏而不能达于四肢。对于这种四肢厥逆，既不能用四逆汤之温药，也不能用白虎汤、承气汤之凉药和泻下药，那怎么办？只能疏达阳气，使阳气能够达于四肢，就用“四逆散主之”。

四逆散方中，柴胡、芍药、甘草、枳实，都不是入少阴的药，要说它们是入肝经的药倒是挺合适的。为何用一些疏理肝胃的药就能治少阴的阳气郁遏不达于四肢的厥逆？关于这个方子是有争议的，现在编的一些教材就把四逆散放在厥阴篇了，因为厥阴篇也有四肢厥逆，而四逆散又有疏肝的作用，厥阴是主肝的。但是，将四逆散放在少阴也可以理解，古人说肝肾同体，乙癸同源，肝肾一个藏精、一个藏血，都属于相火，所以疏通厥阴的肝气，也就能够疏通少阴的阳气。它们两个有内在的联系。

怎么样就构成了四逆散证？根据临床观察，有以下几个方面。第一个因素就是吃寒凉药，把阳气一下子给冰伏了。少阴的阳气受到了挫折，它和寒药伤阳是不同的。在外感热病当中，很容易出现这样的问题。发烧了，清解吧，用点儿寒凉药，吃了以后一下子手足厥逆了。

第二个因素在杂病中常见，由发怒引起的。这个病和肝也有关系。现在有个方剂叫柴胡疏肝饮，就是以四逆散作基础的。精神受刺激了以后，手脚发背了，北京人叫手脚背了，什么叫背了，背者逆也，就手脚厥冷了。怎么治？这时候它就有个特点，气达不到四肢，心胸就闷了，堵得慌。气一堵在心胸，心胸一闷，这个人就有点儿说话说不出来，嘴唇直哆嗦。有一次，我就看见这样一个病人，老太太，叫闺女气得一下子背过气去，说不出话来了，手脚冰凉，眼睛瞪得挺大，嘴唇直哆嗦。四逆散治疗这样的病都是有效的。在临床上根据这个机制，凡是阳气受到郁遏而四肢厥逆的，都可以用四逆散。

我谈一个印象比较深刻的病例。在湖北潜江县，有个姓全的病人，得了手足厥逆。开始吃了很多附子之类的药，都不管用。后来，我一看他这个人的身材、年龄、目光，都不像一个虚证，就给他开了四逆散原方。他吃了以后手足就温了。后来没巩固，又犯了。这个手足厥逆的厥冷，大家还得有这样一个体会，他手是真凉，摸着就像一块冰。另外，他手足一厥逆的时候，手就出汗，手出汗越多，手脚的厥冷就更重。这一点在张仲景的条文里没有。我第二次给他看的时候，就在四逆散里加上桂枝、牡蛎两味药，桂枝合芍药调和营卫，牡蛎潜阳、敛汗，吃了以后又见好。没巩固，又犯了。王冰说“益火之源以消阴翳，壮水之主以治阳光”。手足出汗是伤阴、泄阴，所以光理气通阳，不加上点儿壮水之主以制阳光的药，这还不行。后来，我就给他开了个六味地黄汤，和四逆散倒换着吃，才将这个病人治好。这说明四逆散证虽然不是热厥，也不是寒厥，但是这个病倾向于热厥的方面。因为它不是阳气虚，而是阳气闭塞，“气有余便是火”，它还是能化热伤阴，所以治疗这种四肢厥逆，在必要的时候要加上一点儿养阴的药。这是用四逆散时要注意的第一点。

第二点，是吃了四逆散以后有什么反应的问题。有的人吃了第一付药很难受，吃了第二付以后心里逐渐地就舒服了，这是一个反应。我在临床上看到那个姓全的病人吃了四逆散以后，觉得肚脐底下，丹田、气海穴微微地动，他说这一动，就觉得浑身非常地好受，就在这时候，手脚就由凉变温了。我体会动的地方要不是气海就是关元。丹田、气海、关元都属于少阴。从这个反应我们再对证，为什么张仲景把四逆散放在少阴病里的意义就比较突出了。根据这个机理，用四逆散治疗因气郁而致的男性阳痿，女性性冷淡，也很有效。

少阴病，下利六七日，咳而呕渴，心烦，不得眠者，猪苓汤主之。(333)

这一条论述少阴阴虚有热，水热互结的证治。

学这一条，要和真武汤作比较。为什么？因为少阴是讲阴阳的，阳虚就有寒，有寒的停水就是真武汤证。如果少阴病阴虚有热，在阴虚有热的时候出现小便不利，出现了水证，这个就是猪苓汤证。一个是阳虚，一个是阴虚；一个是有寒，一个是有热，但都有一个停水的问题。“少阴病，下利六七日，咳而呕渴，心烦不得眠者”，因为少阴阴虚有热，同时还有水饮，这个水饮就随着三焦上、中、下发病。热在上则心烦而咳嗽，在中焦则呕，在下焦则下利。因此，这个水热之邪随上中下的三焦变动而不拘。猪苓汤证应该有小便不利，为什么张仲景不说小便不利？因为第236条：“若脉浮发热，渴欲饮水，小便不利者，猪苓汤主之。”已经讲了。除此以外，它的脉是弦细的，舌红而苔往往是水滑的。

猪苓汤“泽胶猪茯滑相连，咳呕心烦渴不眠，煮好去渣胶后入，育阴利水法兼全。”这叫育阴利水之法。真武汤是祛寒镇水之法。这两个方子要作对儿的。少阴病讲阴阳水火，辨证之理在阴阳水火。它有心肾不交、阴虚火旺的黄连阿胶汤证，也有阳虚水停、寒邪内盛的真武汤证，也有阴虚有热、水气停留的猪苓汤证。

少阴病，得之二三日，口燥咽干者，急下之，宜大承气汤。(334)

少阴病，自利清水，色纯青，心下必痛，口干燥者，急下之，宜大承气汤。(335)

少阴病，六七日，腹胀不大便者，急下之，宜大承气汤。(336)

这三条是介绍少阴病的三急下证。

这三个少阴病急下证，实际上都是阳明病。阳明病才用大承气汤的急下之法，为什么提少阴病？这是一个有争议的问题。

有的医学家认为，少阴三急下证是少阴病的中脏留腑，就是少阴病的热邪影响到阳明，所以这个病叫少阴病，但是因为热邪闭郁阳明，治疗要用大承气汤，这是一种观点。我个人认为，《伤寒论》是一部书，虽然分成六经，但它是前后连贯的，不要孤立地看，也不要看成这一经的病就只是这一经的病了。为什么少阳经的病有太阳经的问题？四逆散证还有点儿厥阴经的问题？它们都是互相联系的，有内在的联系，因为人体的脏腑经络、表里内外、阴阳，都互相影响、互相联系。

阳明篇的三个急下证，我们叫急下存阴法，存阴就是要保存少阴的阴津，那是从阳明燥热之邪的角度来说的。少阴病的这三个急下证，实际上也和阳明有关，它为什么就叫少阴了？它是从正气的角度来说的。少阴病属于脏，不属于腑，这种燥热已经伤了少阴之阴，张仲景把这叫做少阴病。阳明病的急下存阴，保存少阴之阴精，是从阳明的角度来说的；少阴三急下证也是保存少阴的阴津，保存正气、脏阴，是从少阴的角度来说的。因此，阳明的三急下证与少阴的三急下证应该贯通起来、衔接起来。

第334条"少阴病，得之二三日"，这个人有燥热了，由于燥热而出现"口燥咽干者"，意在言外，这人有腹胀，有不大便。腹胀、不大便是阳明病，又出现口燥咽干，那就属于少阴之阴受伤。少阴经脉走于咽，"咽喉干燥者不可发汗"，而应当急下之，要急下阳明之燥热，以保存少阴之阴液。"急下之，与大承气汤"。

第335条"少阴病，自利清水，色纯青，心下必痛，口干燥者，急下之，宜大承气汤。"阳明病燥热逼迫津液外出有三种形式。第一种形式是出汗，阳明病法多汗，阳明病不都出汗吗？一是手足濈然汗出，汗一出就伤津液。二是腋下汗出，有的阳明病从腋窝出汗。三是周身汗出。手足出汗也好，腋下出汗也好，周身出汗也好，这都叫阳明燥热逼迫津液外渗。第二种形式是阳明病燥热，小便频数。大便越干燥，小便越多，这叫津液偏渗，又叫旁渗。第三种形式就是阳明燥热，有燥屎，但大便稀，尽泻水。"自利清水，色纯青"，这叫津液下渗，又叫热结旁流。津液外渗，津液偏渗，津液下渗，这些都是伤津液，伤少阴之阴。"心下必痛"，就是胃脘疼痛，同时"口干燥者"，口里面还发干燥。

第336条"少阴病，六七日，腹胀不大便者，急下之，宜大承气汤。"少阴病六七日出现阳明的腹胀满，不大便。这个叫做土燥。土燥就要劫下焦的阴水。腹胀、不大便是阳明胃实之证，所以非要急下不可。

少阴三急下证，其实下的都是阳明，下阳明以保存少阴，只是提的角度不同。阳明病是从腑证提的，腑证及脏，由阳明及少阴；这三条是从少阴及阳明。它们都是互相联系的。

少阴病，脉沉者，急温之，宜四逆汤。(337)

这一条是论述少阴病治宜急温的原则。

少阴病已经是寒证了，脉沉就是一个阳虚之脉。这时候就不要再观望了。

是不是还下利清谷，是不是还手足厥逆，不要想那么多了，少阴有亡阳的危险，就急温之吧，赶快用四逆汤。为什么？这就是治中有防。防亡阳，防患于未然，要采取积极的态度，用四逆汤急温。这一条也是对前面内容的总结，凡是治疗少阴病的寒证要急温之。

少阴病，饮食入口则吐，心中温温欲吐，复不能吐，始得之，手足寒，脉弦迟者，此胸中实，不可下也，当吐之。若膈上有寒饮，干呕者，不可吐也，急温之，宜四逆汤。（338）

这一条是论述阳郁痰实与阳虚寒饮的证治。

这一条是对比辨证，一个虚证一个实证。“少阴病，饮食入口则吐，心中温温欲吐，复不能吐，始得之，手足寒，脉弦迟者，此胸中实，不可下也”，这是一个实证，为胸里有寒实，“当吐之”。“若膈上有寒饮，干呕者，不可吐也，急温之，宜四逆汤。”这是一个虚证，为阳虚有寒饮，要用急温之法。

饮食入口即吐，胃不能容纳东西。吐完了以后，“心中温温“，温温当是愠愠，就是心里不舒服的意思，还想吐，“复不能吐”，又吐不出来，就恶心、难受，心里闹腾，这是一个证候。第二个证候，这个病刚一开始，“始得之，手足寒”，手脚就凉了，脉弦迟而有力。这是阳虚还是寒盛？张仲景说“此胸中实，不可下也”，这是胸里有实，实是邪气实，可能有痰饮。因为脉弦，弦主有饮，有实性的痰饮格拒，所以要吐；痰饮闭塞了膻中的阳气，所以手足厥冷。“不可下也”，病在上焦，应当吐，不应当泻下，“当吐之”，用瓜蒂散引吐，把膈上的痰饮吐出来就好了。这是个实证，这种手足厥冷不是阳虚，而是阳气被痰饮闭塞，不能够达于四肢了，所以脉是弦迟而有力的。

“若膈上有寒饮”，“膈上”，一些注家认为是“膈下”。如果是由于胸阳气虚，不能够蒸化而形成的虚性寒饮，“干呕者”，出现干呕，也可能有四肢厥冷，但脉都是沉微的，“不可吐也”，和上面所说的那个“心中温温欲吐，复不能吐，始得之，手足寒”有虚实之别。那个属于实证，这个属于虚证。所以就“不可吐也，急温之”，应当用四逆汤。这一条说明，胸中有阳虚的手足厥冷、干呕，阳气不能够蒸化而出现寒饮，这是虚性的，和胸中实是不一样的。胸中实，阳气不虚，阳气是闭郁的，所以一个用吐法，一个用温法。

少阴病，下利，脉微涩，呕而汗出，必数更衣；反少者，当温其上灸之。（339）

这一条论述少阴虚寒下利，阳虚气陷的证治。

“少阴病，下利，脉见微涩”，微是阳气虚，涩是津液亏。“呕而汗出”，属于阴邪上逆。汗出，也是阳虚的意思。“必数更衣”，更衣代表大便，就是频频下利。大便的次数很多，但是“反少者”，这是阳虚下利，阳气不能够升腾，寒邪偏盛而下利；泻的时间长了，就无物可泻，所以大便反倒少了。“当温其上，灸之”，“温其上”就是要温肾和胃。根据注家的意见，当用附子汤，附子汤既有附子以补肾阳，又有人参补脾胃之气，脾肾双补。另外，当“灸之”，因为阳气下陷了，要灸百会穴，使阳气升上来，不让它下陷。这样下利就可以止住了。因此，对于本证的治疗一方面要吃附子汤以脾肾双补，另一方面要灸百会，或者灸关元，以祛寒邪。

小结

少阴病篇有45条，分两个部分。前20条属于少阴病的总论部分，论少阴病的提纲证候，寒盛亡阳，少阴病治禁，少阴病阳伏的生证，以及少阴病亡阳的死证。

后面25条属于少阴病的各论部分，每条下都有一些治法、用药，或者是用针灸。概括起来，可分为两类，一类是阳虚的寒证，一类是阴虚的热证。

《伤寒论》包括外感的风寒问题，寒邪伤阳，所以虽然也有热证，但是重点在寒化证。治疗阳虚寒证的方法比较多，如附子汤、白通汤、白通加猪胆汁汤、真武汤、四逆汤、通脉四逆汤，用这样一些方证来显示少阴病的重点在阳虚。我们要掌握这些重点。概括地讲，这些都是附子剂，方证之间有共性，也有个性。不要轻看这几个汤方，后世的补火派、温补派，都是在这个基础之上发展起来的。

少阴病的热化证，都是在阴虚有热的前提之下出现的。有两个代表方，一个是阴虚而有火的黄连阿胶汤证；一个是阴虚而有水的猪苓汤证。这和王冰说的“壮水之主以制阳光”有点儿不同，它是实火，君火。君火可泄，相火就不可泄，所以用黄连、黄芩来清热。阴虚有水的水也是实邪，所以用猪苓、茯苓、泽泻来利小便。有火也好，有水也好，都有一个少阴阴分不足的问题，所以这两个方子里都有阿胶。阿胶是一个厚味、甜味之药，补精滋阴。“阴不足者补之以味”，这是《伤寒论》治疗阴虚有火、阴虚有水，以显示少阴病的水火两大阵营。

除寒化证和热化证外，还有四个治咽喉疼痛的方子，包括甘草汤、桔梗汤、猪肤汤和苦酒汤。这四个方证实际上是少阴病的经证点，和少阴病的经中有邪是分不开的，可以作为少阴病的一个特有证候对待。只有少阴病有咽喉的问题。

最后是少阴病的三个急下证。这三个急下证应该同阳明病的三急下证合而贯之，结合起来体会。阳明病的三急下证是从邪气出发的，从实证伤阴出发的；少阴病的三急下证是从正气出发的，从阴已经被伤出发的。因此，一个是从腑及脏，一个是从脏及腑，它们是前后联系的。

少阴病涉及到的方证不外乎这么四个方面。概括这45条来说，病到少阴就危险了。少阴是个先天的根本，阴阳之根，所以，这个病有生有死，得阳气则生，阳气亡了就死。它有一个预后的问题，和太阴病不一样。

辨厥阴病脉证并治法

[概说]

厥阴病一般是继发的，直中的比较少，大多从少阴病传入，或者用凉药误治传入。古人说"两阴交尽，名曰厥阴"。两阴就是太阴和少阴，两阴交尽，到了极点了，最后才叫厥阴。"厥"就是阴之极也。从疾病发展上来看，它的阴盛又强于少阴，所以叫厥阴。

厥阴既是疾病发展的一个阶段，又是一个变化的开始。古人说："阴之极也，阳之始也。"疾病发展到了极盛的时候，阴寒之邪的总体势力发展到了一定的极限，它就衰。盛极必衰，这是一个辩证的客观规律。这时候衰的阳气往恢复的方面发展，是阳由衰而复，阳气就复了，复就是恢复。阴寒到盛之极就会变衰，阳气到衰的程度就变恢复。厥阴属于肝，厥阴的阴气极盛了，一定有一个小阳之气在里孕育着。厥阴与少阳为表里，就是在最阴寒的极点里已经伏藏着少阳。少阳就是小阳，很幼稚的小阳。阳气来复，也就是少阳之气的来复。按一年四季来讲，冬天寒冷，等到冬至以后，见到甲子，甲子夜半起少阳，阳始生谓之少阳，也是先从少阳之气开始的。这是从理论上解释阴阳表里的关系。

同时，厥阴本身就有火。古人把肝和肾里的火叫龙雷之火，肝火叫雷火，肾火叫龙火。朱丹溪把它们叫相火。因为心火叫君火，所以三焦、肝、肾的火叫相火。相火是属阴的，君火是属阳的。厥阴有寒的时候，相火郁而不伸，等到了少阴阴寒之气衰的时候，它的相火郁极就要发作了，出现热证。

厥阴病是个寒至极点的病，又是一个变化的条件。阴至极点就要生阳，就是和它相表里的少阳。它本身的相火有时候也要发作。厥阴病就有阴阳转化、寒热错杂、或寒或热的一系列的发病情况，这就构成了厥阴病发病的特点。它和少阴病不一样。少阴病本身就有水火，阴虚的有火，阳虚的有寒。到了厥阴，它就有两极转化，由寒能变热，由热还能变寒。

阳气的恢复也不一样，有强有弱，这就构成了厥阴的病态。阳气恢复太过，就变成热证，叫复而太过。也有阴寒还挺盛，阳气太弱的。当然也有阴阳平和，病不治而自愈的。阴寒是和阳气互相影响的，此消彼长，此长彼消，如影随形。正因为它有这样的一个特点，厥阴病就有一个寒热错杂的证候出现，有寒有热，寒是真寒，热是真热。

厥阴病里也有死证，就是阴盛阳亡。厥阴病可以寒和热、阴和阳同时出现，这是由它的病机所决定的。因为它既有阴盛而衰，也有阳虚而来复，集中在病人身上就出现两极的转化，既有寒证，也有热证。这个寒热和少阴病阴盛格阳不一样，它不是什么格阳、戴阳的问题。阳就是阳，热就是热，真热，非得用凉药不可。寒就是寒，非得用附子不可。

从厥阴病本身的角度来说，它是个寒证，有一些阴寒的证候，如下利、手足厥逆，也有些由于阳气恢复太过出现的热证，还有寒热错杂证。厥阴病的预后和少阴一样，也怕阴盛亡阳，同样有死证。厥阴肝的生理是疏泄，肝有病，疏泄不利，对于六腑就不利。所以厥阴篇里有呕、吐、哕、下利等很多肠胃病。

厥阴病的治法很简单，单纯的寒证用四逆汤之类；单纯的热证用凉药；寒热错杂证则寒热兼而治之。古代的注家对厥阴病争议很多。

厥阴之为病，消渴，气上撞心，心中疼热，饥而不欲食，食则吐蛔，下之利不止。(340)

这一条是厥阴病的提纲证，是寒热错杂证。

厥阴病的热证表现为“消渴”、“气上撞心”、“心中疼热”，因为厥阴属于风木之脏，有相火，有少阳之气，这时候阳气要浮，阴火要郁极乃发，一下子就上来了。“气上撞心”，这个“撞”是形容词，不是咱们过去之中的“气上冲胸”，“气上冲咽喉”，撞就是很厉害的上来了。因为寒至极了，肝的风木之气和少阳相火郁极乃发。热则伤津液，就会口渴。口渴求救于外，就会饮水自救。口渴能喝，喝了以后还渴，叫做消渴，但小便没有问题，说明没有蓄水，不是五苓散证。

足厥阴肝和手厥阴心包都属于厥阴，“心中疼热”，反映阳气来复，郁极乃发。这是厥阴的热证。它的病理，就是肝的木火之气、相火之气由下向上发作。

脾胃虚寒，没有腐熟水谷的能力，所以饥而不欲食。勉强吃就会“食则吐”。这个人要是肚子里有蛔虫，连那个虫子都能吐出来，就是“食则吐蛔”。这是厥阴的寒证，中焦脾胃虚寒之证。

不了解它是个寒热错杂证，在治疗上就会犯片面性的错误。如果只看到“消渴，气上撞心，心中疼热”的热证，用苦寒泻下之药治热，脾胃更寒了，就会“下之利不止”。反过来，如果只看到“饥而不欲食，食则吐”的中焦寒证，单纯的给他用热药，消渴和心中疼热就更严重。因此，既要用寒药，又要用热药，寒热兼治之法，才能够解决这个问题。

关于这一条，争论很大。有人认为这是热证，根本就没有寒证，比如尤在泾《伤寒贯珠集》认为下之利不止，是由于肝旺脾虚引起的。但大多数人都维护寒热错杂证的观点。

厥阴中风，脉微浮，为欲愈；不浮，为未愈。(341)

这一条以脉象辨厥阴病欲愈和未愈。

《伤寒论》中不带治疗和方子的条文都是讲理论的，有纲领性的意义。

厥阴病阴寒证，如果见阳证或见阳脉，那都是好的。这反映厥阴的寒证是喜阳而恶阴。厥阴中风就是厥阴受了风寒之邪。凡是阴经受了邪气，脉都是沉而微的，因为它是脏病阴寒，这反映它是阴寒之证。如果沉微之脉变为微浮之脉，“为欲愈”。阴属于里，阳属于表，阴病见阳脉之浮，“大浮数动滑者，阳也；沉涩弱弦微者，阴也”，由沉微的阴脉而变成微浮的阳脉，这就叫阴病见阳脉者，为欲愈也。说明阴寒之邪就有点儿衰了，人身上的阳气有些恢复了，所以脉才可能由沉微而变成微浮。

“不浮，为未愈”，如果脉仍然沉微而无力，不见微微而浮，这还是厥阴的寒证，还是厥阴的阴寒之邪未解，所以就“为未愈”，病还没好。

三阴病有个规律性，太阴是脉“阳微阴涩而长者，为欲愈”；少阴是“脉阳微阴浮者，为欲愈”；厥阴是脉由沉微变成“微浮，为欲愈”。三阴病的阴寒证，在阴脉当中要是出现了阳脉，反映正气得势，这都是好现象，提示邪退正复，病快要好了。如果阴证还见阴脉，那就“为未愈也”。阴阳消长，进退之机，往往先反映于脉，脉就是病变的一个灵敏指标。

比方说，一个人得了寒性脓疡，是个阴证。其脉象以前是个阴脉，现在它出现阳脉了，或者见数，或者见浮，或者见滑，症状有往阳的方向发展，那么就可以说这个病往好的方向发展了。

厥阴病，欲解时，从寅至卯上。(342)

这一条论述厥阴病欲解的时间。

厥阴属肝，与少阳为表里。寅、卯、辰这三个时辰，正是少阳之气得旺的时候，也是厥阴病欲解时。“欲解时”不是说“已解时”，而是说这个病倾向于要好了。这是个商榷的话，不是一个必然之词，只是具备了这个条件了。因此，不要把这个欲解时看成是一个必然的东西。六气对于人是有影响的，不是臆造的，是经过长期的观察得来的。

厥阴病，渴欲饮水者，少少与之，愈。(343)

这一条论述厥阴病阳气来复的口渴证治。

这一条从字面上讲很简单,往理论上发挥包括两个方面:其一,厥阴病寒热错杂证会出现消渴,喝点儿水是不会好的,“少少与之,愈”就排除了寒热错杂证。其二,厥阴寒证如果阴退阳复,就乐意喝水了。稍稍喝一点儿水,起到和胃润燥作用,病就好了。

诸四逆厥者,不可下之,虚家亦然。(344)

这一条论述虚寒厥逆之证禁用攻下之法。

“诸”字是发语的开头的一个词,不当“诸多”讲。“四逆”就是四肢厥冷,既是一个病理的反映,又是一个症状的表现。厥是阴阳偏极,阴阳不相顺接所致。结合第350条“前热者,后必厥,厥深者,热亦深;厥微者,热亦微;厥应下之”分析,四逆厥者要分虚实,如果属于虚性的,不论阳虚也好,气虚也好,都不可下之,因为“虚家亦然”;如果属于实性的,“热深者,厥亦深”,“厥应下之”。

伤寒先厥,后发热而利者,必自止。见厥复利。(345)

这一条论述厥热与下利的关系。

“伤寒”说明病的来路。“先厥”,先出现手足厥逆的厥阴寒证,“后发热”,由于厥阴阳气来复,以后又发热了。“而利者,必自止”,厥冷的时候有下利,这是个倒装句,现在又发热,是阳气恢复了,这时候阴寒退却,下利必然就“自止”。厥和利代表寒,发热代表阳热。有了厥利,那就没有发热;有了发热,那就没有厥利。

“见厥复利”,厥和利是一致的,如果阴阳消长进退,发热后阴邪还占主导地位,就会又出现手足厥冷,腹泻。我们把这样的一个现象,厥、发热,又厥,又下利,叫做厥热胜复、阴阳消长、阴阳进退。我在临床上没见过这样的病。张仲景就是通过说理,反映寒热消长的大小、长短关系而已。方药中老师认为有的是从方说证的,有的是从证说方的,有的是从脉说证的。这一条是说病理,以及证候的阴阳消长关系。

伤寒始发热,六日,厥反九日而利。凡厥利者,当不能食,今反能食者,恐为除中,食以索饼,不发热者,知胃气尚在,必愈,恐暴热来出而复去也。后三日脉之,其热续在者,期之旦日夜半愈。所以然者,本发热六日,厥反九日,复发热三日,并前六日,亦为九日,与厥相应,故期之旦日夜半愈。后三日脉之而脉数,其热不罢者,此为热气有余,必发痈脓也。(346)

这一条论述以厥热胜复判断疾病的进退的方法,以及除中的辨证。

病是从伤寒来的,开始是发热六天,以后手足厥冷九天,在厥冷的时候还有下利。张仲景就给出了阴阳两个方面,发热是代表阳,六天了;手足厥冷还下利,代表阴,九天了。厥比热多三天。“凡厥利者,当不能食。”大凡人手足厥冷还下利的，里阳虚而有寒，应该是不能吃东西。“今反能食者”，那么“恐为除中”。

“除中”是古人的一个名词，中者就是胃气，除者减也。人在临死之前，胃气要完的时候，都会想吃东西，这个现象叫做除中。这个人厥利，手脚又冷又下利，还想吃东西，是不是那个除中证啊？“恐为除中”，不见得准是除中。于是就想个办法，“食以索饼”，古人把面食做的东西都叫饼，索饼就是面条。给他吃烂面条看到底是不是除中。

“不发热者”，这个“不”字恐怕是一个错字。吃了面条以后，这个人身上也不发热了，“知胃气尚在”，那就知道这个人胃气尚在，不是除中，“必愈”，这个人必然要好。“恐暴热来出而复去也”，恐怕他吃了这个面条以后暴然间出热，浑身发热，这个发热出来的也挺快，去的时候也挺快。因为它是除中病，胃气是一个假象的兴奋，吃完了索饼以后出现了浑身的暴热，热完了以后就去掉了，人身上就厥逆，这时候人就死了。这叫昙花一现，不能持久。“后三日脉之”，以后三天又给他切脉，又看病，“其热续在者”，发热还存在，这是从哪儿说的？前边是“不发热者”，这个“其热续在”跟前边就联系不起来了。

尤怡在《伤寒贯珠集》中把“不发热者，知胃气尚在”的“不”改为“若”字。我认为这个字改得好。“食以索饼”，给他吃了面条，“若发热者”，倘若这个人还发热，“知胃气尚在”，因为发热，胃气还在，“必愈”，这个病要好，但是“恐暴热来出而复去也”，但是又恐怕这个热不持久，暴然间而热，来一阵子以后就不来了，不能持久，那是假热，“后三日脉之”，等到吃完了的时候，经过三天，再给他号脉的时候，“其热续在者”，这个发热还仍然存在，不是说是暴热来而复去，还是继续存在着。“期之旦日夜半愈”，因为夜半起少阳，阳气就恢复了，所以第二天夜半的时候，这个病就要好了。

“所以然者”，张仲景就注解了，“本发热六日，厥反九日”，厥比热多了三天，吃了索饼以后，“复发热三日，并前六日亦为九日”，这不也是九天了吗？“与厥相应”，热和厥相应，也不多也不少，“故期之旦日夜半愈”，所以这就说明阴气无能为力，阳气恢复了，等到第二天夜半的时候，阳气恢复，病就好了。“后三日脉之而脉数”，等到了九天以后了，脉还挺数，“其热还不罢”，发热还不退的，这是阳气来复太过，“此为热气有余”，这个就叫做热气有余。“必发痈脓也”，因为肝经的热都在血分，肝主血，所以热在血分者，要长疮，长疖子。

病到厥阴的阶段，它是两极转化，阴极生阳，阳气来复，所以它发病的特点就有一个厥热胜复的问题。厥代表寒，代表阳气的不利，所以四肢厥逆而大便作泻，这是一致的。如果他发热了，那就是阳气来复，阴寒退却，这时候手足厥逆和下利也随之而去。根据这个医理，我们在临床上就要辨别厥热的对比和两者势力孰大孰强。

张仲景从厥几日，热几日，从时间、日期上做了一个比较。如果厥和热相等，而厥寒又不能上升，病就要好了。如果到厥热相平时候还不平，厥逆、腹泻又出现了，病就还没好。如果热少厥多，则不但病还没好，反倒重了，是厥寒占有优势，正气有些不足，这是要掌握的第一个问题。

要掌握的第二个问题，就是从饮食和胃气来检验人的正气、邪气。第三个问题，就是阳气恢复是好事，但是也有恢复太过的时候。

伤寒脉迟，六七日，而反与黄芩汤彻其热。脉迟为寒，今与黄芩汤，复除其热，腹中应冷，当不能食；今反能食，此名除中，必死。(347)

这一条论述伤寒脉迟下利，禁用寒凉药物的原则，及对误服寒药变成"除中"的原因分析。

张仲景在这里举了个例子。"伤寒脉迟"，迟指寒湿之脉，属于阳虚有寒之脉。迟脉主寒，数脉主热。迟脉就要见腹痛下利，"六七日"，那么脾胃阳气就更虚，寒邪就更甚了，应该用四逆辈补阳止泻。"反以黄芩汤彻其热"，医生把这个寒性的、属于理中汤证、四逆汤证的下利，错误地认为是少阳太阳合病的下利，没有用四逆辈，反而用黄芩汤来除实热。他没有热，无热可彻，无热可除，则必然使脾胃阳气受损伤。"当不能食"，当者应当，他应当不能吃。"今反能食"，吃了黄芩汤之后应该不能吃东西，现在反倒能吃东西，这不是一个相反的情况吗？"此名除中"，这个现象就叫除中，是胃气将绝，饮食自救，"必死"。

对于三阴的寒证，我们不光要看到阳气的问题，还要看到脾胃、先天后天的问题。因为人以胃气为本，胃为水谷之海，它能够营养脏腑气血，胃气一败，正气一散，就聚不住了，所以有胃气就能活，无胃气就会死。人以胃气为本，提出胃气的重要性，因为胃是三阴的屏障，是后天的根本，是气血之源，这是第一层意思。

寒证下利出现的热象都是假象。不要错误地认为是阳证的问题，居然就用了寒冷之品，那就损伤了脾胃之气，导致除中的发生。治寒证的时候，不能用寒凉之药伤脾胃的阳气，否则后果不堪设想，这是第二层意思。

伤寒先厥后发热，下利必自止，而反汗出，咽中痛者，其喉为痹。发热无汗而利必自止，若不止，必便脓血。便脓血者，其喉不痹。(348)

这一条论述先厥后热，阳复太过的变证。

这一条与上一条要联系起来理解。厥热胜复，阳气恢复，这是个好事。如果阳气太过，也要发生疾病，有在上、在下的部位不同。第 346 条"其热不罢者，此为热气有余，必发痈脓也"，痈脓在于周身。这一条属于病位在上、在下。厥阴病阳气要是太过,伤及阴血,可以出现浑身长疮、长疖子,也可以出现喉痹、便脓血。伤寒出现手足厥冷,这是厥阴的寒证。怎么知道它是厥阴的厥逆,而不是少阴的厥逆?因为少阴厥逆没有续后的发热,只有厥阴的厥逆后有发热。厥阴为阴之机、阳之始,中见少阳,所以厥和下利必然能自己止住。

“伤寒先厥”,厥的时候就有下利,“后发热”,发热的时候厥也就好了,下利也自止了。“而反汗出,咽中痛者,其喉为痹”,如果阳气恢复得太过了,逼阴外泄,就会汗出。如果阳热之邪上行,就“其喉为痹”。喉痹是古代的一个证候名,指的是咽喉肿了。“发热无汗,而利必自止,若不止者,必便脓血,便脓血者,其喉不痹”。阳气太过向上向外,所以有汗出、喉痹,这是一种趋势。还有一种趋势,虽然发热,但是没有汗,邪向下行,而“利必自止”,下利就止住,是阳气恢复,寒邪退却;若下利还不止,这种性质就变了,以前的下利是寒性下利,现在是在发热以后的下利不止,阳热下行,所以“必便脓血”。“便脓血者,其喉不痹”,便脓血了,热下行而不往上行,所以咽喉部位就不发生喉痹。实际上这一条阳气恢复是一个好现象,厥和下利就自止了。

伤寒一二日,至四五日而厥者,必发热,前热者,后必厥,厥深者,热亦深,厥微者,热亦微,厥应下之,而反发汗者,必口伤烂赤。(349)

这一条论述热厥的证治及病势轻重的推断与禁忌。

这一条实际上包括后世的温病。伤寒的来路是由于外感病引起的,从一二天开始到四五天“而厥者”,出现了手足厥冷,“必发热”。这是个倒装句,是说“伤寒一二日至四五日”这个期间已经发热,厥冷是从发热得的。“前热者,后必厥”,先前见发热的,其后出现厥,热在前,厥在后,它的特点是周身发热、手足反而厥冷,这叫热厥。

“厥深者,热亦深,厥微者,热亦微”,厥和热总体上是一致的。深者重也,手足厥冷越深的,热也重;厥要是微,热也微,这里面包括证候也包括病机,两者兼而有之。为什么发热就出现了厥逆?为什么热深者就厥亦深,厥深者热亦深,厥微者热亦微?为什么说它是个热厥?这个病属于阳郁于内,阳气和阴气不相顺接,也有的注家说这个叫阳郁而拒阴于外。阳气越郁,手足就越厥;阳气郁得轻一点儿,手足厥逆就轻一点儿,阳热的郁积程度和厥逆成正比。

厥应下之,这样的热性阳郁在治疗上就不应该问了,是厥应温之?是厥应下之?就不应该用温药了,应当用破阳行阴之法,破阳气之郁极,使阴阳二气能互相维系、互相通达,使阴阳相合。阳气得伸,阴阳协调了,这个病才能好。因此,我的体会就是要破阳郁,就得用点儿凉药,包括泻下之法和苦寒清热之法。《内经》说“酸苦涌泄为阴”,所以从广义上来讲,凡是苦寒药都能泻下。

所谓清热之品，不见得非要局限于大黄、芒硝等泻下之药。

“而反发汗者”，如果不用苦寒清热之法，反倒认为发热属于表邪而用桂枝、麻黄辛温发汗，这一发汗解决不了阳气之郁，相反地增加了热邪，所以阳气借着发汗的辛温药物，化为热气、热邪上攻而口伤烂赤。这个厥不像过去讲的厥，这是先发热而后有厥逆，容易犯发汗的错误。如果误用了汗法，就要口伤烂赤。

第二点，我们就来体会，连发汗都不能了，用四逆汤可不可以啊？这种厥属于热厥，厥深者热亦深，厥微者热亦微，是阳气郁而不达，这样的一个热厥，用四逆汤治疗，那是不行的。如果误用了，那就更助热，手足厥逆就更加厉害，甚至出现神昏、谵语这些症状。既不能够用辛温之药发汗，也不可以用辛温之药回阳，这个厥应下之，得用苦寒药，如果大便燥结，还得用点儿大黄、芒硝，或用大柴胡汤。在临床的时候，首先对手足厥冷的厥，要分清是寒厥还是热厥，这是治疗的先决条件。从外感病来说，热厥一般是先发热，而后厥冷，当然这种厥的指甲是红的，舌质是红的，苔是黄的，脉也是见阳脉而不是见阴脉，有的时候阳郁脉也出现沉，但沉而有力，或是沉滑，沉滑而数的。根据舌诊、脉诊，这个人可能还有心烦、口渴、大便秘结，小便黄赤等热象。寒厥就有下利清谷、微寒、脉沉微、舌质淡、但欲寐等一派寒象。只有分清是寒厥还是热厥，治疗才有所依据，才不犯错误。

伤寒病，厥五日，热亦五日，设六日当复厥，不厥者，自愈。厥终不过五日，以热五日，故知自愈。(350)

这一条讲厥热胜复的关系。

伤寒病的来路是厥阴，因为厥阴才有寒热之厥。手脚厥逆五天，而发热也五天，“设六日当复厥”，设是假设，假如说到第六天，如果阴寒盛，应当又复厥；不厥者，自愈。因为“厥终不过五日”，以厥五日，热也五日，厥热相平，阴气退了，寒邪退了，阳气恢复也没有太过，不治自愈。

凡厥者，阴阳气不相顺接，便为厥。厥者，手足逆冷是也。(351)

这一条是论述厥的病机。

阴阳之气是有次序的，一个一个相衔接，它是有物质基础的。出现手足逆冷，阴阳气不相顺接，就为厥。“凡厥者”，包括所有之厥，寒厥、热厥、阴厥、阳厥、气郁厥，只要是手足厥冷的，尽管病性不同，病机都是阴阳之气不相顺接。什么叫做厥？“厥者，手足逆冷是也”，就是手脚逆冷，不相顺接就逆，阴阳气相逆了，手脚就冷了，所以逆是相对而言的。

为什么阴阳气不相顺接了？拿热厥来说，是阳气内陷而不与阴相接。拿寒厥来说，是阴盛阳衰，阳气不达于四肢。阴阳之气的顺接通过手足十二经，都在手足互相顺接、互相联系。如果阴阳偏盛偏衰,那么阴阳不相顺接了,或者阳盛阻阴,或者阴盛阻阳,不能够沟通,不能够顺接了,这时候就出现手足逆冷。因此,病的来路虽然很广泛,但是从病理上来讲,就是三阴三阳手足经络的气血不相顺接了。

这是用阴阳的道理来概括厥逆发生的病理。《伤寒论》对阴阳有三个高度的概括:第一个是“发热恶寒者,发于阳也;无热恶寒者,发于阴也”。第二个是“若发汗、若吐、若下、若亡血亡津液,阴阳自和者,必自愈”。第三个是“阴阳气不相顺接,便为厥。厥者,手足逆冷是也”。

伤寒,脉微而厥,至七八日,肤冷,其人躁,无暂安时者,此为脏厥,非为蛔厥也。蛔厥者其人当吐蛔。令病者静,而复时烦,此为脏寒。蛔上入膈,故烦,须臾复止,得食而呕,又烦者,蛔闻食臭出,其人当自吐蛔。蛔厥者,乌梅丸主之。又主久利方。(352)

乌梅丸方:

乌梅三百个　**细辛**六两　**干姜**十两　**黄连**一斤　**当归**四两　**附子**六两,炮**蜀椒**四两去汗　**桂枝**六两　**人参**六两　**黄蘖**六两

上十味,异捣筛,合治之,以苦酒渍乌梅一宿,去核,蒸之五升米下,饭熟,捣成泥,和药令相得,内臼中,与蜜,杵二千下,丸如梧桐子大,先食饮,服十丸,日三服,稍加至二十丸。禁生冷、滑物、臭食等。

这一条论述蛔厥病的证治。

乌梅丸是治蛔厥的。张仲景为了加深人们对蛔厥的了解,采用了脏厥与蛔厥对比的方法。开头就把厥阴的脏厥描述出来,和蛔厥加以鉴别。

“伤寒,脉微而厥,至七八日肤冷,其人躁无暂安时,此为脏厥,非为蛔厥也”,这是一段。病的来路是伤寒,“脉微而厥”反映阳虚而阴盛,所以手足厥冷。到了七八天,寒邪增加,阳气也更虚衰,不但手足厥冷,皮肤都发冷。“其人躁无暂安时”,躁就是自己躁动不安,“无暂安时者”,指躁的程度没有片刻安宁的时候。“此为脏厥”,这个就属于厥阴的脏厥,“非蛔厥也”。

“其人当吐蛔”,这一条有两个“当”字。关于“当”字有两种说法,一个是作“常”字讲,常常,这个人不是得病的时候才吐蛔,过去也经常吐;一个是作应当讲,说是蛔厥,这个人应当吐蛔虫。蛔厥的厥和脏厥的厥不同,脏厥的厥主要在手足的厥逆,蛔厥的厥在吐逆之厥,往上吐得厉害。另外,蛔厥的手脚也有厥逆,但这不是必然的、经常的。结合近代的胆道蛔虫症来看,蛔厥疼得厉害,手足也厥冷,但是主要在吐。

“令病者静,而复时烦,此为脏寒,蛔上入膈,故烦”。“令”,《玉函经》上作“今”字,赵本上也作“今”字。病人有时候烦躁,有时候安静,和脏厥的躁无

暂安时者不一样。“此为脏寒”，这个“脏”指胃肠。蛔是一种寄生虫，有喜温畏寒的习性，为避寒就温而“上入膈，故烦”。“须臾复止”，“须臾”就是短暂的时间，时间不长它就止住了，人就不烦了。“得食而呕，又烦者，蛔闻食臭出”，如果吃东西又呕，又出现心烦不安，这是蛔闻到食物的味道，又活动起来，所以“其人当自吐蛔”，人又烦、又呕、又想吐。

针对蛔厥，要用乌梅丸来治疗，这个方子又主久利。久利就是长久的下利不止。乌梅丸由乌梅三百个，细辛六两，干姜十两，黄连一斤，当归四两，附子六两，蜀椒、桂枝、人参、黄柏各六两，共十味药物组成。这个方子以乌梅为主，就叫乌梅丸。它有两个作用，一个是治厥阴病的寒热错杂证，由肝的阳气抑郁到一定的程度，郁积而发“消渴，气上撞心，心中疼热”，即第一条的证候；另一个是治蛔厥。肝体阴而用阳，肝体阴是说肝藏血，血为阴；用阳指肝主疏泄。它在寒邪的抑郁之下，木火之气上冲，病发为“消渴，气上撞心，心中疼热”。肝体阴不足，所以用乌梅味酸入肝，保肝阴，敛肝气；当归甘润微香，补血养阴，同乌梅一起养肝阴，补肝之体。黄连、黄柏苦以泄之，泄肝之用。黄连、黄柏都是苦寒之药，能够泻火，能治“气上撞心，心中疼热”，这和少阴病治法不一样。少阴病阳虚绝对没有用苦寒药的，厥阴病可以用，为什么？一个是在肾，一个是在肝。附子、细辛、桂枝都是辛温之药，炮附子补阳而有守，不像生附子补中有发。厥阴病阳气是虚的，桂枝和细辛有散寒作用。附子以补阳，桂枝、细辛以散经中之寒邪，人参补中益气。厥阴病是个寒热错杂证，重点在肝经，所以加一些热药，补阳的，散寒的，兼而有之。

在过去五经病中，从太阳到少阴，药里都没有当归。只有到了厥阴经，乌梅丸里有当归，下面还有一个当归四逆汤也加上当归了。这不是一个偶然的现象，因为当归甘润，有点儿香味，能够养血，入肝，所以至厥阴肝经才有这个证药。

我个人认为乌梅丸远远不止于伏蛔、安蛔，还能够杀蛔。蜀椒和细辛通过麻痹而起到杀虫的作用是很显著的，不光是蛔虫，就是地上爬的蜈蚣也有效。据说中医有些救急的方子，譬如蛇入嘴里，尾巴在外头，往外拔不出来，就在蛇尾巴上拉一个口子，撒上花椒，塞进花椒粒，蛇就退出来了。买了好人参后的储藏方法一个是用硫黄熏，再有一个就是在周围放上细辛，夏天人参就不生虫子了。现在中西医结合用乌梅丸不那么复杂，大都就用四味药，乌梅、黄连、川椒、甘草，治胆道蛔虫，效果挺好的。

“上十味，异捣筛，合治之，以苦酒渍乌梅一宿”，苦酒就是醋，用苦酒要泡乌梅一宿。为什么用苦酒？因为乌梅都是干巴在核上头，光有乌梅核，所以必须要用苦酒泡乌梅，这肉就脱下来，才能去核。“蒸之五升米下”，饭熟了，连饭带药都捣成泥，所以乌梅丸里有饭。“和药令相得，内臼中，与蜜”，还得放上蜜，杵“三千下，丸如梧桐子大，先食饮”，空肚子吃，“服十丸，日三次，稍加至二十丸。禁生冷，滑物，臭食等”。古人说要放饭、放蜂蜜，因为蛔在里面，得给点儿饭、蜜等香甜之品，诱而杀之。饭还可和中养胃气。乌梅丸治厥阴病的寒热错杂之证很好，调理肝胃不和。效果也是挺好的，常用来治疗肝胃不和所致的呕吐、胃痛、下利。

乌梅丸又主久利。乌梅有酸敛的作用，又有附子、人参，所以久利不止，寒热错杂，脏腑冷暖，下焦不约，适合用乌梅丸。

脏厥是指厥阴的脏寒证，阳气将要亡了，所以脉微、厥冷，甚至皮肤发冷，有躁而无烦，这个病是很危险的。蛔厥也烦，但它是有时烦，有时候不烦，蛔厥也手足厥冷，但不是很严重的，主要有呕吐，有吐蛔，同时这个病有一吃东西，“蛔闻食臭出，其人当自吐蛔”的特点。《伤寒论》“蛔闻食臭出”这句话给后世治蛔虫病提供了一个治疗的方法，譬如《普济方》治蛔虫的药有的用猪头肉送的，有的用果子送的，有的用点儿香油，这样“投其所好”，给一些诱饵，蛔才能把药吃下去。

《儒门事亲》里有一个医案，说农村打疯狗，把脑浆喷在树上头。这时候天还很热，有一个妇女有虫病，要回娘家，虫子闹腾，她就走来走去，离这个树就很近了，狗脑叫太阳一晒，就有一种味道，她闻见了很难受，就晕厥了，觉得有个东西在往上爬，叫“蛔闻食臭出”，爬出一条虫子来，据说还是红色的，就奔狗脑子去了。她赶快起来把虫子踩死。这样的记载很多，古人的治疗是丰富多彩的。

伤寒，热少厥微，指头寒，默默不欲食，烦躁数日，小便利，色白者，此热除也，欲得食，其病为愈；若厥而呕，胸胁烦满者，其后必便血。(353)

这一条论述热厥轻证及厥热胜复的转归。

手足厥冷比较轻微，发热也少，叫热少厥微。厥微是什么样子？“指头寒”，手指头发冷，意在言外，手掌就不厥了，只有手指头凉。“默默不欲食，烦躁数日”，厥阴和少阳是表里的，少阳病里有默默不欲食，为什么厥阴也有？因为肝胆相连，所以肝胆气郁有热，也默默不欲食，有点儿烦躁，烦躁是有热的现象。“小便利，色白者，此热除也”，这就意味着“默默不欲食，烦躁数日”的时候小便是发黄的，反映有热。“指头寒”是反映厥微，“默默不欲食，烦躁数日”，小便发黄是反映有热。如果小便也利了，颜色也不黄了，变白了，这个人的热也除去了。

“欲得食”，愿意吃东西了，胃气和了，“其病为愈”，病就要好了，因为他厥微，只是指头寒；另一个是出现小便利，色白，热也去了，这个病就好了。因此，我们在治三阴病时，关键看能不能吃东西。

“若厥而呕，胸胁烦满者，其后必便血”，倘若不是这样，又是推理了。“若厥而呕”，厥是手足厥逆，呕是胃气上逆。“胸胁烦满者”反映邪气郁结于肝胆，气机不舒。肝主藏血，邪热郁在肝胆不解，所以“必便血”。厥阴病和少阳证有些关联，如胸胁满、呕、默默不欲食，体现了与少阳为表里的关系。凡是出现少阳证都有热，这是一个规律，因为少阳是阳经的病，阳经的病属阳，有热，“默默不欲食，烦躁数日”，说明有热。“厥而呕，胸胁烦满者，其后必便血”，也说明有热。如果厥阴病出现了少阳的症状，就是化热了。

病者手足厥冷，言我不结胸，小腹满，按之痛者，此冷结在膀胱关元也。(354)

这一条论述冷结膀胱关元，厥阴经脏皆寒的证候。

“言我不结胸”，就是说医生见到手足厥冷当问心下疼不疼，按结胸的一些证候去问，患者可能“言我不结胸”。“小腹满，按之痛”，也没有蓄水或蓄血这样的证候。汉朝的文字很简洁，言我不蓄血，我也不蓄水，就是这些证都除外了，没有这样的实证、热证、蓄血、蓄水。手足厥冷，小肚子胀满，按之疼痛，脉见沉微，“此冷结在膀胱关元也”，这就是寒邪凝结在膀胱和关元了。

对于这一条也有争论，有人说张仲景的六经辨证根本就是无所凭的，厥阴是肝经，现在冷结在膀胱关元了，膀胱是足太阳膀胱，肝经怎么会出来足太阳膀胱的名词来了？所以就拿这句话来否定六经的事实。这种说法是很机械的，因为厥阴是从底下往上走小腹，所以肝经有寒就会出现小腹疼，咱们现在叫寒滞肝脉，张仲景叫冷结在膀胱关元，也可以说是经脏都有寒。

以前我们说的手足厥冷都指下利而言的，一般都和脾胃的虚寒有关。惟独这一条指出来“冷结在膀胱关元也”，说这种手足厥冷，小腹发胀满，属于冷结在膀胱关元，是寒冷滞结于肝经。张仲景没说治法，下面的当归四逆汤或者当归四逆加吴茱萸生姜汤，可以治疗这样的病。脉细欲绝的可用当归四逆汤，小腹冷寒的可以加吴茱萸生姜。

伤寒发热四日，厥反三日，复热四日，厥少热多，其病当愈。四日至七日，热不除者，其后必便脓血。(355)

这一条论述厥阴病阳复而病愈及阳复太过而不愈的变证。

阳复是好的，但要是复而太过就是出现病态。“伤寒发热四日，厥反三日，复热四日，厥少热多，其病当愈。四日至七日，热不除者，其后必便脓血。”这就看厥热的胜复和日数计算，这里三日、四日、七日都只是一个概数，我们要体会它的精神，重点在体会阴阳消长、阴阳胜复的机制。伤寒发热是四天，厥是三天，复热，等厥三天完了发热又是四天，那么这是四比三，这就叫厥少热多,阳气复了。厥是代表寒,寒邪就无能为力了,所以其病当愈。如果四天到七天热不除者,发热不退,又继续下去,四天、五天、六天,到七天头上还发热。这就是阳复太过,热要不减除,影响肝的疏泄,就会伤阴,出现便脓血的痢疾。

伤寒厥四日,热反三日,复厥五日,其病为进,寒多热少,阳气退,故为进也。(356)

这一条与上条对比,论述厥阴病阴盛阳衰则为病进。

和上一条恰恰相反,这一条是说阴寒太盛,阳气不足。"伤寒",这个病是从伤寒来的;"厥四日",手足厥冷四天,然后热应该也是四天,"热反三日",热反而少了一天。发热三天后,手足又厥冷,复又厥冷五天。"其病为进",这个病就发展了,往重的方向变化了。为什么?张仲景就说"寒多热少",厥冷之寒多了,发热的时间少了,这就反映阳气退寒邪进,"故为进也",这病要加重。这两条,一个是热多寒少,一个是寒多热少,互相比较起来看。

伤寒六七日,脉微,手足厥冷,烦躁,灸厥阴,厥不还者,死。(357)

这一条论述厥阴病阴盛阳亡的死证。

从这一条开始,张仲景从不同的角度,不同的证候来举例分析说明有六条死证。"伤寒六七日,脉微,手足厥冷",伤寒六七日了,如果病到厥阴,阳虚寒盛,就会脉微。微脉主阳虚,细脉主营虚,微为阳弱细阴弱,阳虚寒盛,故手足厥冷。"烦躁",烦是精神上的一个症状,躁是身体上的一个证候,就是精神和身体烦躁不安。热性的烦躁属于阳气有余、阳气亢奋,代表阳盛的热证,现在这一条是脉微、厥冷的烦躁,属于阳虚。

脉微、手足厥冷的烦躁,是阳虚阴盛,阴来夺阳发生的烦躁。热病见烦躁,反映了阳气有余,热邪盛。太阳篇的干姜附子汤证:"昼夜烦躁不得眠,夜而安静,不呕,不渴,无表证,脉沉微,身无大热者,干姜附子汤主之。"也是烦躁。烦躁见于阴寒的证候之下,往往有亡阳的危险,必须加以注意。手足厥冷,脉微而烦躁,是阳气非常之虚,阴寒非常之盛,吃药是来不及了,灸厥阴,以补厥阴的阳气,消厥阴的阴寒。厥还不还者,病就危险,就会死。所以脉微,手足厥冷是阳虚而寒盛、烦躁而亡阳、阳亡而阴夺的危险证候,要积极地灸厥阴。

灸什么地方?有的说是灸太冲,也有的说是灸大敦,也有的说是灸气海、关元的,不外乎这几种说法。灸小腹的气海、关元,灸足背的太冲,灸大脚趾头三毛之际的肝经开始点大敦。灸以从阳,灸以补之,刺以泻之。学了这一条,我们要提高认识,在临床上看见阳虚寒盛的手足厥冷,如果出现烦躁,病就严重了。

伤寒发热,下利,厥逆,躁不得卧者,死。(358)

这一条论述厥阴病阴极阳亡的死证。

先是厥而下利，后又出现发热，阳气来复，这是阴病见阳证，是好现象。阳气恢复，厥和利都随之而解。也有相反的，先有发热，而后出现厥逆下利，或者说是下利厥逆，这就和先下利厥逆而后出现发热不一样。这是由阳变阴，见阴寒之证。另一方面，发热的同时厥逆下利又止不住的，为里寒外热。里寒，一个是脉微，一个是下利厥逆，这就是格阳，阳气浮游于外。这种发热从阳转阴也好，或者说是下利厥逆而出现发热也好，都属于阴寒很盛而阳气虚微，这个病就很严重了。如果在这样的严重的局面下，又出现了“躁不得卧”，躁是四肢躁动不安，“不得卧”，也不能睡下。躁是一个证候，不得卧是一个程度，是说躁到不得卧的程度了，这是躁的非常之重，反映阳气已绝，阴气无偶，所以阴就要躁，躁不得卧，这是个死证。

发热有阳复和阳亡的不同。阳复的发热是好现象，厥和下利必自止。亡阳的发热是下利厥逆不止，这是里寒而外热，如果又出现躁不得卧，那就是阴气独盛，阳气已绝，阴不得阳气之偶。这种躁叫阴躁，无阳了，是死证。所以，厥逆怕躁，见烦躁就是恶候。

伤寒发热，下利至甚，厥不止者，死。(359)

这一条论述了阴盛亡阳而下利至甚的死证。

“伤寒发热”不是阳气复，而是阳气外越，也就是里寒外热的外热，这个热是无根之阳。阳在外，谓之无根之阳。里寒太盛，阴寒格阳，所以发热。“下利至甚，厥不止者”，是说厥利还发热，这是死证。“下利至甚”，一是反映阴寒到了极点，二是反映脏气不固。“厥不止者”，手脚是不停的发凉，一点儿温热感都没有。厥不止，就是不还了，不止和不还意思是相等的，也就是说阳气不续了，活人长了个死人手，一摸总是冰凉的，这就是死证。少阴病篇的里寒外热不是也有这个证候吗？最后用白通加人尿、猪胆汁治疗，“脉暴出者死，微续者生”，那不也很严重吗？那条还轻，还可以治，这条一个是“下利至甚”，一个是“厥逆不止”，更重。

亡阳有两种情况，一种是亡失，一种是灭亡。阳气亡失还可以治，用四逆汤；阳气灭亡了，就没法治了。这里的亡阳就是阳气的灭亡。这一条提示我们，临床看见脉微，手足厥冷，下利，还有阴盛格阳的现象，就已经有亡阳的危险了，是格阳、戴阳的危险证候。

伤寒六七日，不利，便发热而利，其人汗出不止者，死。有阴无阳故也。(360)

这一条论述阴盛亡阳汗出不止的死证。

“伤寒六七日，不利”，六七天前还没有下利，六七天以后出现发热和下利，就是里寒外热的意思，发热属于格阳，下利属于里寒，对这样一个症状的概括，叫做“便发热而利”。本质是里有寒，发热是假象，是阴盛格阳，阳气无根而浮游于外，如果这时候“其人汗出不止者，死”。

在临床上观察，有人临死的时候出了一身的汗，叫泄尸汗，因为亡阳了；也有人临死前排大便，因为大气下陷了；也有人一喘就死了，因为阳气上越了。“不知其生，焉知其死”。这一条告诉我们，凡是格阳之病均怕出汗，一出汗就有性命的危险。我学徒的时候见过一个老医生，他在看病的时候，属于老人阳虚的，就问出汗没出汗，有的时候用手摸一摸，他最怕病人出汗，为什么？出汗亡阳。就得用参附汤、四逆汤、六味回阳饮，赶快保护阳气之根，使阳气不要飞越。

伤寒五六日，不结胸，腹濡，脉虚，复厥者，不可下，此为亡血，下之死。(361)

这一条论述厥阴病血虚致厥的脉证及治疗禁忌。

这一条和“诸四逆厥者，不可下之，虚家亦然”的意思相同，不过提到了亡血的问题。不但阳气虚的不可以下，亡血也不能下。

厥证在临床时有用下法的，是实性热厥。“厥深者，热亦深，厥微者，热亦微，厥应下之，而反汗之，必口伤烂赤。”热厥者必有便秘、尿赤、腹胀疼痛等一些阳热内结的症状，是可下的。如果既不结胸，肚子也摸着软，脉还虚，这种厥是一种虚证，有气虚、血虚、阳虚，就不可用下，一下就虚其虚，愈后不良，甚至可以致死证。张仲景再三叮咛，厥证有可下的，有禁下的，凡是虚证，不论气虚也好，血虚也好，阳虚也好，都不能泻下，只有阳气阻隔于里的热厥，才可以下。

不结胸，就没有心下硬，疼痛拒按的症状，肚子不是硬的，而是软的，说明没有实质性的瘀结，没有水热的凝结，这些都除外了。“脉虚，复厥者”，厥属于本身阴阳气血不足的虚损，所以“不可下”。“诸四逆厥者，不可下之，虚家亦然。”就是指着虚人说的，为什么下之死？因为气血已虚，所以他脉虚。若误以为是热厥、是实性的厥逆，给他泻下，那就虚其虚，更伤中焦、下焦之气。同时，汗则亡阳，下则亡阴，不但伤阳也伤阴，不但亡气也亡血。这一条和“诸四逆厥者，不可下”意思相同，但是这一条指出了血虚的亡血问题。不但是泻下能亡血，就是人的手足厥逆也有属于血虚的。

发热而厥，七日，下利者，为难治。(362)

这一条论述厥阴病厥热下利的难治之证。

病的发展趋势是先有发热而后出现了厥逆，是不是热厥？不是热厥，是阴邪盛于阳气。这个病是从外感来的，先有发热，在发展当中忽然间就手足厥冷了，这是阳证变阴寒证。阳气虚，所以就手足厥冷，没有热深厥亦深的问题，只有厥冷了，是阴邪胜阳气。这个厥延迟到了七天就下利了，就是说寒邪逐步地升级,逐步地发展,阳气逐步地消减,逐步地虚衰,所以叫阳退阴进,阳虚阴盛,为难治。

这一条对临床有什么指导意义?凡是治病,不论什么病,皆是用阴阳寒热纲领来说明道理,不论看什么病,要看它的发展,要看正邪的关系,什么病都有正邪的问题,都有发展趋向的问题。医生要辨出方向,是邪气占上风还是正气占上风?在病邪发展变化中是有利于正气还是不利于正气?什么叫顺?什么叫逆?什么叫正气恢复,什么叫邪气进展?要把这些情况做到心中有数,然后心里就知道了这个病是好治还是不好治。

拿寒热阴阳来做比较,实际上每一个病、每一个证候无不具有这样的情况,所以我们要很好的理解,很好的运用,用这种思想来分析问题。譬如阴虚和阳虚,阴虚病脉见细数,舌红少苔,心烦失眠,咽喉干燥,于是就给以滋阴的药如生地黄等,并不立竿见影,反而腹泻了,不大吃东西了,脾又不好了。阳虚就得补阳,一吃了牙疼,阳虚对啊,那怎么一吃就上火了?因此阴虚的时候还得考虑有热,阳虚的时候还得考虑有寒。如果阳虚有寒,以寒邪为主了,你得先祛其寒,后扶其阳;阴虚有火,你得先祛其火,后治其阴。为什么六味地黄丸还加知柏啊?知柏地黄丸证就有相火,火动了,不用点儿知母、黄柏,光六味地黄丸就不行,加上点儿知柏就行。睡不好觉的心烦、不得卧寐,不加上点儿黄芩、黄连,你就不能把他的火杀下去。因此正气虚是一个原因,随着正气虚,邪气又发生些问题,这些东西都得考虑进去。

伤寒脉促,手足厥逆者,可灸之。(363)

这一条论述阳虚脉促而厥逆的可灸之法。

脉促,就是脉搏跳得很快,有数脉的意思。促脉属于阳,有两种情况,脉促有力为阳实,脉促无力为阳虚。如果脉促无力而手足厥冷,这就属于阳虚,不属于实热,有亡阳的危险,要积极地用灸法,灸大敦,灸太冲,灸气海,灸关元,回阳通阳,来预防其亡阳之变。

伤寒脉滑而厥者,里有热也,白虎汤主之。(364)

这一条论述热厥的脉证与治法。

伤寒先有发热而后出现手足厥冷,脉数而流利,同时还按之有力,这是“里有热也”。阳气闭塞于里,郁热在里阻绝,阳气不达于四肢,所以要发生厥逆。里有热是阳明经有热,用白虎汤来清里,可以推出这个人还有烦渴、高烧等症状。

热厥有下法,有清法。“白虎烦渴热阳明”,这实际上也是一个热厥,是热厥的清法,用辛凉重剂来清解郁热之遏。白虎汤还有生津养液的作用,把阴阳协调了,手足就不厥冷了。白虎汤治热厥在临床上是比较常见的。小孩高热,渴，伤阴了，往往就出现手足厥冷。脉促也是数，数而无力，那就属于寒厥，当灸之。脉滑而数，但滑数有力，那就属于热厥，用白虎汤治疗。

手足厥寒，脉细欲绝者，当归四逆汤主之。（365）

当归四逆汤方：

当归三两　**桂枝**三两　**芍药**三两　**细辛**三两　**大枣**二十五个　**通草**二两　**甘草**二两，炙

上七味，以水八升，煮取三升，去滓，温服一升，日三服。

这一条论述血虚寒厥的当归四逆汤证的证治。

手足厥寒是证候，如果脉微欲绝属于阳虚，用通脉四逆汤、通脉四逆汤加葱白都可以，是四逆汤类证。因为微为阳微，“微脉主于阳气微”。脉细欲绝者，“细脉萦萦血气衰”，就像摸着一个细线，甚至就像蜘蛛丝。细主血虚、阴虚，和脉微主于阳虚就不一样，所以这种手足厥寒属于血虚。血虚脉细，同时受风寒之邪，经脉血虚受寒，阴阳气不相顺接而出现寒厥，叫血虚寒厥。

“当归四逆汤主之”。四逆汤主手足厥逆，冠以当归是与四逆汤相区别，这个方子不以附子扶阳，而以当归补血。“脉细欲绝者，当归四逆汤主之”，把关键的问题点出来了，脉细、手足厥寒用当归四逆汤治疗。方中有当归、桂枝、芍药、细辛、大枣、甘草、通草，实际上这个方子就是桂枝汤去生姜，加上当归、细辛、通草组成的，一共七味药。

“细脉萦萦血气衰，诸虚劳损七情乖。”当归辛温而润，还有点儿甜味，是补血药，当归、芍药补血，也体现桂枝汤加当归的意思，加当归以补血通脉。肝脉血虚受寒，寒滞肝脉，所以必须加桂枝、细辛、通草通阳以散寒，与当归、芍药相配还有调和营卫、调和气血的作用。这个方子大枣用得最多，用二十五枚，赵本作十二枚；细辛祛寒止疼，能治骨节疼，能开痹气。脉细欲绝，所以用细辛以祛其寒邪，同时又怕它伤血，所以多用大枣补津液，补脾胃，使细辛不会发生流弊。

当归四逆汤只是治手足厥寒，脉细欲绝吗？现代医学的雷诺病，女性多见，就是手指头特凉，颜色变青了，有的还变紫色，特难受，到夏天还带大手套。这个病不好治，当归四逆汤是有效的，至少能减轻症状。还有冻疮病，在暴露部位紫色发青，又痒又破，当归四逆汤的疗效就很好。一方面吃药，一方面用药渣子趁热敷在外面。当归四逆汤也可以治疗年轻妇女月经期的时候感受风寒。

我在余家庄看过一个妇女，小肚子疼得很严重，怎么得的？就是劳动的时候，出了一身汗，解个小便，正赶上例假的时候，风也大，她就觉得小肚子冰凉冰凉的，肚子疼，腰也疼，吃了小茴香、益母草以后好一点儿，但不解决问题，脉

细，还有点儿弦。我就给她开了当归四逆汤。你可不要轻看，这里面有细辛，细辛通经活络止疼的效果是很好的。她吃了几付就好了。

下部受寒和肝脉有关，女性小腹疼痛，男性小腹疼痛或疝气牵扯睾丸的，用这个方子都有效，因为它既能补血，又能温通经络。当归四逆汤还治头疼，因为厥阴肝经和督脉会于巅顶，血虚有寒也会头疼，尤其连着眼睛目眶都疼，脉弦而细，舌质淡。还能治痹证，血虚有寒的关节疼痛、全身疼痛，当归四逆汤效果是很好的。

若其人内有久寒者，宜当归四逆加吴茱萸生姜汤主之。（366）

当归四逆加吴茱萸生姜汤方：

当归三两　**芍药**三两　**甘草**二两，炙　**通草**二两　**桂枝**三两，去皮　**细辛**三两　**生姜**半斤，切　**大枣**二十五枚，擘　**吴茱萸**二升

上九味，以水六升，和煮取五升，去滓，温分五服。一方水酒各四升。

这一条是当归四逆汤的加减证，论述血虚寒厥兼内有久寒的治法。

联系上一条，当归四逆汤证是肝经有寒，如果患者又内有久寒，出现呕吐、胃疼，就得用当归四逆汤加上吴茱萸、生姜。这是经脏两温之方是很有必要的，因为经脏是有联系的，经有寒和脏有寒是互相影响的，这一条补充了当归四逆汤的加味，加吴茱萸、生姜以温肝胃之寒的治法。

从方证来看，也有使人深思之处，为什么加味不用附子、干姜这些热药，而用吴茱萸、生姜、桂枝、细辛这些药？因为虽然都是寒证，但是经的特点不一样。少阴以阳虚为主，阳虚的寒证是水中的火不足了，可以用干燥之药如干姜、附子；厥阴是个体阴而用阳的脏，肝藏血，所以它怕燥药劫阴，虽然是有久寒了，也只用吴茱萸、生姜，不用附子这一类药。为什么乌梅丸里有附子？因为乌梅丸是以酸敛的乌梅为君药，可保肝之体，是个有制之师。临床治肝经之寒的时候，要注意燥药的运用。如果血虚有寒，光知道祛寒，不知道血虚，用燥药就伤血，这就得不偿失了。《伤寒论》六经为病的治疗各有特点，和相关的生理病理是分不开的。

大汗出，热不去，内拘急，四肢疼，又下利，厥逆而恶寒者，四逆汤主之。（367）

大汗，若大下利而厥冷者，四逆汤主之。（368）

这两条论述阳虚厥利的证治。阳虚有寒和血虚有寒不同，这两条的四逆汤证应与当归四逆汤证相鉴别。

第 367 条“大汗出，热不去”是亡阳的表现。如果是实证、热证，大汗出以后热就要减去，大汗出而热不去就意味着阳气不能潜藏于内，反亡失于外。凡阳之亡于外者，必然是阴之亡于内，里寒外热，所以有内拘急。肚子里拘急，腹

肌往里拘挛,拘挛就带有疼痛难受的表现,反映寒邪盛,寒性收引。因为阳虚而寒盛,四肢是诸阳之本,阳虚寒盛,寒邪浸淫于内外,所以不但内拘急而且四肢也疼痛。"又下利,厥逆而恶寒者",这也是阳虚的症状。以上这些症状反映了阳虚寒盛,寒邪浸淫于内外,阳虚而外浮,有亡阳的危险,得用四逆汤,不能用当归四逆汤。当归四逆汤证只有厥冷脉细,四逆汤证就多了,主要有下利、恶寒。同时,少阴的阳虚寒盛就隐藏亡阳的危险,所以寒盛的同时还有热不去,还有发热,这是四逆汤的特点。

第368条是大汗或者大下利以后而厥冷者,属于阳气微,所以它没有发热,没有阳气外浮的表现,也用四逆汤。有的注家提出,无热则阳气更微。经过大汗、大下后阴邪更胜,大汗、大下是病本身的一个症状,也是阳气不能固密,阴寒内盛的反映,应当固阳以消阴,用四逆汤。因为有手足厥冷,应该和当归四逆汤证做比较,一个是血虚而厥,一个是阳虚而厥。

病人手足厥冷,脉乍紧者,邪结在胸中。心中满而烦,饥不能食者,病在胸中,当须吐之,宜瓜蒂散。(369)

这一条论述胸中痰实致厥的证治。

胸中实的瓜蒂散证可以出现四肢厥逆,胃里有水饮也可以出现四肢厥逆,都是属实证的,和血虚、阳虚之厥就有区别。张仲景告诉我们在临床上看见手足厥冷,也不都是阳虚而厥、血虚而厥,也有胸中实的,也有胃中有寒饮的,要加以区别。

"病人手足厥冷",上面也没说什么厥阴,也没说什么太阳,就说"病人",就是已病之人,什么病?就是手足厥冷,在手足厥冷发作的时候,给他切脉的话,脉乍然而紧;手足不厥冷,脉就不紧,偶然出现的,乍紧乍不紧。"乍"不是持续性的,紧是寒实之脉,紧为脉实有力,反映实邪。脉紧的病人手足厥冷,这是有形实邪凝结在胸中。胸为阳气出入的部位,胸为阳位。所以有形之邪凝结于胸,阳气不达于四肢,就会出现手足厥冷。有形实邪阻遏阳气的时候,脉就乍紧,是什么邪?张仲景没说。因此,这一条要同第174条联系在一起,"病如桂枝证,头不痛,项不强,寸脉微浮,胸中痞硬,气上冲喉咽,不得息者,瓜蒂散主之。"这种病是属于痰饮之邪为病,可以互相参考。

总之,这是实邪为患,所以就出现胸中满而烦,满者满闷,是由于胸中阳气阻塞。烦有两种意思,一种是胸中闷得厉害的就叫烦,也有说是胸中闷而又心烦的。日本一些大家如山田正珍持前一种看法,中国一些注家持后一种看法。病在胸中,在高位(人有胸、心下、腹,上中下三个部位)。"其高者,因而越之",当须吐之。吐就能将凝结的实邪一涌而吐除之,胸中阳气得以通达,手足厥逆、胸满而烦就迎刃而解,病就好了。这一条的手足厥冷不是阳虚,脉乍紧,胸中满而烦,有胸中的症状。四逆汤证是下利多一些,和实性的胸中凝结不同。手足厥逆有应当用白虎汤清法的;有厥深热亦深,厥微热亦微,厥应下之的,可以用承气汤、大柴胡汤;有病在胸中当吐之,用的是瓜蒂散。这些用的都不是四逆汤。这些厥逆的病机同样是阴阳气不相顺接,但是有虚和实的不同。张仲景层层深入,阳虚的、血虚的、胸中实的、热的,一个一个地比较,提高辨证论治的水平。

伤寒厥而心下悸者,宜先治水,当服茯苓甘草汤,却治其厥;不尔,水渍入胃,必作利也。(370)

这一条论述水停心下而致厥的证治。

"伤寒",就是这个病从伤寒来的。"厥",就是手足厥冷,同时有"心下悸",心下就是胃的上面悸动,是水饮停留胃中所致。茯苓甘草汤在太阳病篇出现过,现在更要说其本质的证候表现了。胃里有水,水气相搏,所以作悸。悸者筑筑惕惕,惕者欲捣也,就像有东西打击。胃阳被水饮之邪所阻碍不能达于手足,故手足发凉。邪在胸之下,偏于下。既有水邪,也有阴寒,所以和瓜蒂散证还有些不同,瓜蒂散证完全是实邪,实邪凝滞,胸阳不达;茯苓甘草汤证虽然也有水邪,也是阻碍阳气,但是还有阴寒,阳气偏于虚衰的问题。

有寒也有水,怎么治?是先用四逆汤扶阳以消阴,还是先用茯苓甘草汤治水饮的心下之悸?这有一个程式的问题,一个是有寒厥,一个是有水饮。张仲景告诉我们应当先治水,不应当先治寒,当服茯苓甘草汤来治水,为什么先要治水?是"水渍入胃,必作利也",水虽然是标,阳虚是本,但是水不去则下利,下利既伤阳也伤阴,阳气就会更虚,所以先治水邪。先治水就用茯苓甘草汤,水治好了,"却治其厥",然后再用温热之药治其寒厥。也有的注家认为吃茯苓甘草汤,厥好了,心下悸也好了,不必用另外的方子治其厥,这和原文精神不大符合。

这两条合起来看,一个是胸中实,一个是胃中有饮。胸中实是阻遏阳气不达于四肢,所以吐以后就好了。胃中有水还有厥寒的问题,比较复杂,既有阳虚之厥,也有胃中之水,要先治其水后治其厥。病都是互相影响的,水饮对于厥冷也是有影响的,因为水也是寒,水寒之邪也是阻碍阳气的,所以得把水饮去了,不但是预防下利,对手足厥逆也有好处。

伤寒六七日,大下后,寸脉沉而迟,手足厥逆,下部脉不至,咽喉不利,唾脓血,泄利不止者,为难治。麻黄升麻汤主之。(371)

麻黄升麻汤方:

麻黄二两半,去节　**升麻**一两一分　**当归**一两一分　**知母**　**黄芩**　**萎蕤**各十八铢　**石膏**碎,绵裹　**白术**　**干姜**　**芍药**　**天门冬**去心　**桂枝**　**茯苓**　**甘草**,炙　各六铢

上十四味，以水一斗，先煮麻黄一两沸，去上沫，内诸药，煮取三升，去滓，分温三服，相去如炊三斗米顷，令尽，汗出愈。

这一条论述寒热错杂，唾脓血泄利的证治。

这一条寒热错杂证，不大好讲，一些有名的注家就把它删掉了，日本人也删掉了。我个人认为不要删掉，因为寒热错杂证一共没几条，删掉是个损失。首先，麻黄升麻汤证的寒热错杂是由于阳气郁遏，治疗偏于宣发。相比而言，乌梅丸的寒热并用偏于收敛，干姜黄芩黄连人参汤的寒热并用偏于降逆，麻黄升麻汤的寒热并用偏于宣发，黄连汤和半夏泻心汤的寒热并用是偏于和中的。寒热并用就包括这四个方面。如果把麻黄升麻汤宣发阳郁这方面给删掉了，光有降而没有宣了。其次，《千金方》有个治阴虚外感的千金葳蕤汤，就是从这个方子发展而来，说明这个方子是可用的。千金葳蕤汤证是什么病？“葳蕤桂枝参白虎，一逆引日再命终。风温原自感春风，误汗灼热汗津生”，这是《医宗金鉴·伤寒心法要诀》的概括。其三，临床实践证明麻黄升麻汤治疗大叶性肺炎、下利的效果很好。因此，不能把它废了。为什么要说这个？因为一些大家如柯韵伯都说这条不行了，就产生了一种不良影响。我们不要受他的影响，要全部继承下来。

这个病是由伤寒而来。伤寒六七天了，风寒之邪化热但未成实。医生误用大下，就带来一个后果，“寸脉沉而迟，下部脉不至”。未下以前因为有热可能是脉数而急，下后阳热之邪遭到抑郁，寸脉为阳在上，所以寸脉沉迟。沉脉不是寒，是阳气郁积的一个反映。大下之后，阴气受伤，同时上焦阳邪内郁，所以下部脉就不起了，这样阴阳之气就不相顺接，手足厥逆。厥逆既有阳郁的问题。也有下后伤正的问题，阳郁之热在上，故脉沉而迟，咽喉不利而唾脓血；下面有寒，故下利不止。上热下寒中气虚，治寒则碍热，治热则妨寒，补虚则碍实，泻实则碍虚，所以张仲景说“为难治”。

麻黄升麻汤寒热并用，偏于宣发升散邪气。这个方子有两个特点，一个是药味多，由十四味药组成，是张仲景在《伤寒论》中用药最多的方子。张仲景的方子以5~8味药居多。一些大家就此认为这不是张仲景的方子。要以这个作为逻辑推理就不好讲了，薯蓣丸、大黄䗪虫丸、鳖甲煎丸的药就更多了，不能以药多药少来下结论。

另一个特点是药物的剂量都很小，“一反仲景之长，其剂量何其之小也”，说这个药剂量怎么这么小？有点儿像桂麻各半汤、桂枝二越婢一汤，一两六分五，一两一分，十八铢。药的剂量很小，也是从客观的证候出发的，因为有阳郁，寒药重了有碍于热，热药重了又有碍于寒。上面唾脓血，咽喉不利，干姜、桂枝能重吗？重了就伤咽喉了。知母、葳蕤、石膏太重了，下面还下利，上面还有阳气压抑在里出不来。学的时候要体会,要以方测证,从方的剂量来考虑证的需要,可以得到一些启发。

在药味多、剂量少的前提下,麻黄二两半,升麻一两一分,麻黄、升麻在众药之中剂量还稍微偏大一点儿。其他的都是十八铢,石膏只有六铢,剂量都忒小了。由此可见,麻黄、升麻在寒热错杂这样的一个治疗原则之下偏于发越阳郁。

古代用升麻清热,就像现在用犀角,它有解热去温毒的作用,是个宣透的药。黄芩、石膏清肺胃之热,桂枝、干姜温中通阳气,当归养血,知母、天冬、葳蕤滋养肺胃津液,甘草、白术、茯苓能健脾,止下利,补中焦,同时还能交通上下、阴阳。为什么不用人参?因为有阳郁,加人参就不利于解郁。苓、术、草配上干姜又能温中,全方有宣上、温下、温中、宣透阳郁的作用。

我们在临床上遇到大下之后,如果属于外感热病,阳郁于心胸,而下焦又有寒的,手足厥逆,上面有吐脓血,上部脉沉而迟,下部脉不至的,属于阳郁不伸而阴阳不和,可考虑这个方子。实际上,这个方子还是偏于凉的,热药不是太多。

伤寒四五日,腹中痛,若转气下趣少腹者,此欲自利也。(372)

这一条论述寒性下利的前驱证候。

内有寒要发作寒利,在发作以前有一个证候,就是"转气下趋少腹",伤寒之邪传里化寒,腹中疼痛,脾阳衰,脾阳之气不升,就感觉腹中有一股气,带有转气的声响,到小腹没下去,小腹一疼,"此欲自利也",就要自下利了。寒性的腹痛有这样的感觉,写得很现实。这是寒邪伤了中焦的阳气,中气下陷,就出现气往下走。这是在腹中痛的前提下产生的,和阳明病胃家实,转矢气有燥屎不同。这是转气少腹,属于寒邪的问题。

伤寒本自寒下,医复吐下之,寒格,更逆吐下;若食入口即吐,干姜黄连黄芩人参汤主之。(373)

干姜黄连黄芩人参汤方:

干姜　黄连　黄芩　人参各三两

上四味,以水六升,煮取二升,去滓,分温再服。

这一条论述寒格的证治。

"伤寒本自寒下"的"下"字,根据《医宗金鉴》的见解作"格"。

病是从伤寒来的,由于有寒而发生了格拒,当然有吐,有胃寒而格,吃东西下不来。既然有寒就要治寒,"医复吐下之",医生反用吐下之法,原来的寒格就更逆于吐下。逆者就是不顺于理,使症状更重,"食入口即吐",比过去更厉害,用干姜黄芩黄连人参汤来治疗。也有把这一条分两段来解释,"伤寒本自寒下,医复吐下之,寒格,更逆吐下"是虚寒性的,应当用理中汤或四逆汤等热药来治。"若食入口即吐,干姜黄芩黄连人参汤主之",是作对比的,是属有热,是火格而不是寒格。食入即吐者。火也、热也。干姜黄芩黄连人参汤里有黄芩、黄连,能清热降逆。为什么用干姜?火格加点儿干姜辛辣之药,有顺其热性而使芩连有清热下降的作用。

总之,干姜黄芩黄连人参汤是治吐的,是寒热并用之法,干姜是辛药,黄芩、黄连是苦药,既辛开又苦降,兼而有之;因为吐伤了胃气,所以要加人参以养脾胃之气。临床上,如果是寒性的呕吐,干姜黄芩黄连人参汤可不可以用?因为干姜黄芩黄连人参汤有干姜配人参,有一半的理中汤的作用,我认为也可以。芩连就不要用三两,少用一点儿。陈修园有个方歌:"芩连苦降藉姜开,济以人参绝妙哉。四物平行各三两,诸凡拒格此方赅。"就是说凡是格逆,寒的热它都能治。虽然是这么说,但是在治疗上要有所侧重。如果是寒格,干姜剂量大一点儿,芩连的剂量小一点儿;如果是热格,芩连苦降的剂量大一点儿,干姜的剂量小一点儿;如果脾寒胃热,上面有吐下面还有腹泻,那干姜和芩连的剂量就得相等,所以这个方子就看怎么样来加减化裁。寒性的格逆没有热的,可以用丁萸理中汤,就是理中汤加丁香、吴茱萸。这种寒性呕吐就不是食入即吐了,而是时间比较长的,"数为客热不能消谷,朝时暮吐,暮时朝吐",属于寒性的,吐得晚。食入口即吐而有热象的是火热之格,干姜黄芩黄连汤是可以用的,为什么加上干姜,因为有热格,加上点儿辛味药投其所欲,使其不发生格拒,这也是中医治疗的策略。当然,胃热脾寒,脾胃不和,干姜黄芩黄连人参汤寒热并用也是可以的,要活用。

下利,有微热而渴,脉弱者,今自愈。(374)

下利,脉数,有微热汗出,今自愈;设复紧,为未解。(375)

下利,手足厥冷无脉者,灸之不温,若脉不还,反微喘者,死。(376)

少阴负趺阳者,为顺也。(377)

这四条都是从下利开始的,下利都是指厥阴的寒性下利,反映里寒。

第374条"有微热",微微的有些轻热,不是大热,也不是壮热。"而渴",这个人还有些口渴。下利是阴证,微微有口渴,这是阳气来复的一个苗头,也可以说是阴证见阳的现象。"脉弱者",脉是无力的,反映邪气不盛。下利以后正气略虚,脉证契合,病就要自愈了。微热而渴和脉弱联系起来看,才能显示出阳气恢复不是太过,而是恰如其分的。

第375条的下利和上条一样,也是阴寒之证。"脉数",是阴证而见阳脉,"有微热,汗出",这是阳气破阴,阳气已经恢复了,能够布于体表,所以微热而汗出不是格阳戴阳的那个意思,而是阴证阳气恢复的一个表现,关键在"微"

字。“今自愈”,这样的脉数,阴证见阳脉,而且有阳气恢复的微热汗出的良好现象。假设脉复紧,紧脉就带有数脉的意思,也有注家说“设复紧”就是见了阴脉了,因为紧也是阴脉,阴证还是见阴脉,紧主里寒内盛,“为未解”,这个病还没有好,所以下利要见阳脉才为治愈。

第376条“下利,手足厥冷,无脉者”,寒邪很盛,阳虚故手足厥冷,血气不续故无脉,病很急。在张仲景那个时代,急救只有灸法,灸气海、关元、大敦、太冲,“灸之不温”,手足还是厥冷。“若脉不还”,倘若脉还是不至,就是气血不续,不但是肾阳虚,而且心阳也不足了。“反微喘者”,反而加上微喘,这是元气上脱,是死证。

第377条“少阴负趺阳者,为顺也”,赵本是把这一条和上一条连在一起的成为一条。成本就把它分开了。对这一条的解释也有两种:一种是成无己的观点,他认为少阴是肾水,趺阳是脾土,下利为肾邪干脾,如果水不胜土,则为微邪,故为顺也。按照五行学说,少阴属于水,趺阳是个胃脉,属于脾胃,脾胃属土,所以水之邪犯于脾胃,这个就为顺了,为什么?因为土能克水,水来犯土是个微邪,所以为顺,理由还是有的,但比较牵强。

第二种观点认为,少阴是先天的,脾胃是后天的,三阴为病主要是阳气虚,寒气盛。负者死也,这时候的少阴阳气就不振作了,这是必然的。因为阴阳为病到一定程度都要影响到肾,而肾是阴阳的根本,所以无论阴虚也好,阳虚也好,到最后到肾就有亡阴、亡阳的危险,从伤寒病来说就有亡阳的危险,在温热病就有亡阴的危险,亡阴、亡阳都是凶相。趺阳指胃气,少阴阳气虽然虚衰了,但是后天的胃气相对还没有像少阴一样同归于败,胃气尚存,也就是说后天的脾胃阳气、水谷之气还存在,“为顺也”。人以胃气为本,得谷者昌,绝谷者亡。五脏之脉得讲胃气,人的生存得有胃气,得胃气则生,无胃气则死,所以有了胃气了就叫顺。

厥阴病里提出了趺阳的问题,也提出了除中的问题。“反予黄芩汤欲彻其热”,就容易变除中,预后不良。如果还没到除中,胃气还继续存在,那这个病虽然是重,为顺也,还是好的。所以在厥阴病篇里,三阴之末尾,提出“少阴负趺阳者,为顺也”,是一个总结的意思。

我同意第二种解释,因为后汉的文字可能会有错落。这一条有很强的临床指导意义。中医一贯的思想,就是在治病的时候要时刻不忘胃气,所以陈修园总结《伤寒论》就六个字,一个叫“保胃气”,一个叫“存津液”。

下利,寸脉反浮数,尺中自涩者,必清脓血。(378)

这一条论述厥阴热利的脉证。

这种下利是寒是热?如果“寸脉反浮数”,浮数是阳脉,“大浮数动滑者阳也”，都是阳脉。阴寒的下利而见到浮数的阳脉，是阴证而得阳脉。“尺中自涩者”，关以下的脉属于阴，涩就是迟，来得很细很涩滞，这种下利还是没好，不是阳气回、阴气退的自和之脉，就不能好。“必清脓血”，这个人的大便要变成脓血。寸脉为阳的部位，又见了浮数的阳脉，反映阳气有余，就变成致病的因素；尺中滞涩，反映了阴虚。强阳加于弱阴，阴阳不相平衡了，阳热下伤阴络，就要出现便脓血了，变成厥阴热性的下利脓血。

寸脉反浮数和尺中滞涩既概括脉象，也概括病理的变化，以脉代病因，代病机，这是张仲景的一个论病特点。《伤寒论》中这样的句子很多，“阳浮者热自发，阴弱者汗自出”，这都是既言其脉也，言其病理，一举而两得。

下利清谷，不可攻表，汗出，必胀满。(379)

这一条论述阳虚里寒证，不可攻表发汗。

寒性下利属于阳虚，阳虚就不能发汗。阳虚而里寒，阳气不能腐熟水谷，所以下利清谷。这时候即使有表病不解，也不可攻表发汗。如果攻表，汗一出，不但下利清谷不除，而且腹部就要胀满了。

第95条有过类似表述，“伤寒医下之，续得下利，清谷不止，身疼痛者，急当救里；后身疼痛，清便自调者，急当救表。救里宜四逆汤；救表宜桂枝汤。”张仲景说了要急当救里，吃了四逆汤以后，清便自调了，然后再急当救表，救里宜四逆汤，救表宜桂枝汤。两条联系起来看，这一条如果攻表，想给他发汗，会出现什么样的问题？汗出必胀满，这就补第95条所不足的地方。

下利，脉沉弦者，下重也；脉大者，为未止；脉微弱数者，为欲自止，虽发热不死。(380)

这一条论述厥阴病下利的几种不同脉证及预后。

厥阴病下利，脉出现沉而弦，是一个病理症状。厥阴主里，脉见沉弦，弦是肝的脉，为什么下利又有下重？由于肝的疏泄不利，湿邪代谢不出去，化热而致厥阴的湿热下利，下利有黏液，下重难通。下重难通憋得难受，靠着肛门上面那一块特别不舒服，这是因为它有热，热性急，来了大便就憋不住，就得往下排泄。湿性缓，排泄的不利，又加上肝气不疏泄，气机也不达，所以就出现下重难通的这样一个特点。后世治痢疾往往加上木香、槟榔、枳壳等利气的药，这是有关系的。

“脉大者，为未止”，脉大属于邪热盛。热性下利，邪热正是很盛的时候，所以脉搏的幅度很大。《脉诀》上讲“大为病进”，大主病还在发展，所以它的这种下利就“为未止”。“脉微弱数者，为欲自止，虽发热不死”，脉微弱而数和脉大互相做对比，说明邪气要退了，下利欲自止了。“虽发热不死”，古代文献的记载，下利怕发热，下利还发烧不退的便是下利的恶候，很险恶。这里虽然有点儿发热，但脉是微弱的，意味着正气逐渐恢复，阳进阴退，所以不但死不了，而且病就要好了。

下利，脉沉而迟，其人面少赤，身有微热，下利清谷者，必郁冒，汗出而解，病人必微厥。所以然者，其面戴阳，下虚故也。（381）

这一条论述戴阳轻证有郁冒作解之机。

脸稍稍的红一点儿，红得不是太厉害，叫“少赤”，身上有点儿发热，发热也不很厉害，叫微热。这是一个好现象，代表阳气还在，阳气虽虚还有点儿来复的苗头。下利，或者下利清谷，脉沉而迟，这是代表寒邪一方面。寒邪虽然是盛，但是它是由盛往衰的方面发展。这样，医生就要权衡，把正气和邪气两个方面的势力对比、权衡一下。从发展上来看，阳气要破寒而出，寒邪要阳出而消退，那么“必郁冒汗出而解”。因此，这个人就头目郁冒，然后汗就出来了，汗出来了，寒邪就退了，病就好了。阳气恢复，阴邪退却，就是阳胜阴复，阳进阴退。在这个过程中，寒邪和阳气还得稍微有一个斗争。它有个郁冒，寒邪发作，有个郁冒，头目眩晕，到了汗出，阳气恢复，阳气势力外达，出了一身汗，病就好了。郁冒汗出我们过去讲过，“伤寒，应下之，而反汗之，表里俱虚，其人因自冒，冒家汗出自愈，所以然者，汗出表和故也。”那个指的是表邪的问题，这个指的是阴阳的问题。

厥阴篇讲了好几个出汗，包括这个郁冒的汗出，我们讲了几个出汗了？

第一个是“有阴无阳故也”，就是亡阳，阳气绝灭的汗出，“伤寒六七日，不利，便发热而利，其人汗出不止者死”。为什么？张仲景说了，“有阴无阳故也”。就是有了阴了，没有阳了，这是死证。

第二个是“大汗，又大下利而厥冷者，四逆汤主之”，先出大汗，大汗后就手足厥冷了，这个汗是阳虚，阳虚不能固表了，所以就大汗；阳虚而阴寒盛，所以手足厥逆，这个不是死证，所以用四逆汤主之。

第三个是“下利脉数，又微热汗出，今自愈，设复紧，为未解”，下利就是腹泻，寒性的下利见了脉数，有点儿微微的发烧，有点儿微微的汗出，张仲景说这个病要好了，“今自愈”，为什么？因为寒性下利出现了微热，出现了微汗出，这是阳气恢复、阴邪退却了，这是一个阳气自愈的一个汗出，阳气恢复的一个汗出。你看看，这个出汗有死证，有可治的四逆汤证，也有微热汗出，就自愈的。

接着我们刚才讲的是第四个，这个人也是阳气要恢复，但是他阳虚，要恢复的时候阳气和阴寒要背水一战，所以张仲景底下说是“所以然者，其面戴阳，下虚故也。”为什么又好，又是郁冒，然后才汗出而解？因为这个人的阳气是处在一个虚损不足的情况，和第三条的“有微热汗出，今自愈”不一样。这是阳气虚，抗邪不利的反映。

总之，厥阴的阴证出汗有四种情况，两个是不好的，两个是好的。头一个不好，那是亡阳，汗出不止就亡阳了；第二个大汗以后手足厥冷，那也是亡阳，不过不是死证，可以用四逆汤。这两个都是凶兆，不好。第三个微热汗出，病要自愈，阳气恢复，阴寒退却，那就好了。如果面色还有点儿微红，身有微热，手足微厥，还下利清谷，这时候阳气恢复，阴寒退却，还要经过郁冒的这样一个阶段，然后这个病才解。

成无己的注解是从有表邪来理解，这个不好解释。你看他怎么说的，"下利清谷，脉沉而迟，里有寒也。面少赤，身有微热，表未解也。"这是表未解。他把这一条结合了我刚才念的那个"伤寒，医反下之，已下之而反汗之，表里俱虚，其人因自冒，冒家汗出自解。"他把那一条与这一条等同起来了。这是不行的。这是讲阴阳，那个是表里皆虚，讲表邪，是在太阳篇上的。这样一注解就不好理解了，怎么不好理解？张仲景说了，"所以然者，其面戴阳，下虚故也"。并没说面少赤是表邪不解，表邪不解和下虚戴阳是两个证型，所以他注的逻辑性是不够的。

下利，脉数而渴者，今自愈；设不差，必清脓血，以有热故也。(382)

这一条论述厥阴寒利由于阳复太过而转为热利便脓血之证。

下利要见了"脉数"，要见了"而渴"，就是阴证转阳。阴证转阳就意味着阴邪退却，阳气恢复。阴邪为病，就是伤了阳气，现在阴邪去了，阳气恢复了，这个病不就好了吗？所以"今自愈"。"设不瘥"，假设这个病还不好，阴证已经见了阳了，已经是脉数而渴，还继续不好，那就不是阴邪的问题了，那属于阳气太盛，阳热太过，所以"必圊脓血，以有热故也"，因为他有热。因此厥阴病有一个两极分化的问题，以前是寒，寒得还挺厉害；这回是热，热得过头了，就要伤阴，又要圊脓血。

下利后脉绝，手足厥冷，晬时脉还，手足温者生，脉不还者死。(383)

这一条论述下利脉绝的预后。

下利后，脉绝了，绝者就是不续了，不能够接续了。同时，手足还厥冷，这是阳气虚。脉绝就不是单纯的阳虚问题了，因为脉为血脉，这就是阴阳都虚，阴阳不能相续了。如果属于暂时性的，由于下利，正气虚衰，阴阳不能相续了，这个气血一时的接续不上而脉绝了，"晬时脉还"，晬时就是周时，就是经过一个对时，我们现在说是二十四小时以内，脉又跳了。"手足温者"，手足温暖了，说明气血、阴阳还能够恢复，所以这个就"生"。要是经过一天一夜，摸脉还是没有，而且手足厥冷，这样就危险了，就是"死"了。张仲景观察人没有脉了，有一个时间的限制，这个时间限制就是晬时。什么叫晬时？陶弘景说：

"晬时者，周时也，周者，周遍也"，就是满了十二时辰。譬如今天早上到明天早上，这就叫晬时。不要一看到病人没有脉了，就说这病不行了，这也不见得，他有一时性的脉绝，过一会儿也可能就又恢复了，心脏也跳了，血压也上来了，手足也不凉了，他又转好了，这种情况也有。

伤寒下利，日十余行，脉反实者死。(384)

这一条论述虚证见实脉者死。

"伤寒下利，日十余行"，是说下利很厉害，不是一般的下利，一天泻十多次，十五次，十六次，这都叫十余行。这样的腹泻，正气当然是虚衰了，这人一泻肚子，眼眶都塌下来了，那最容易消耗人的气血津液。他的脉应该是脉弱、脉微，或者说是脉沉，这是对的。"脉反实者"，为什么加个反字，就是这不符合下利日十数行的这样一个病证，脉反实而有力的，这就是死证。为什么？因为证是个虚证，虚证应该见脉沉微，脉沉迟，脉微而弱；他反倒见了实脉，这说明正虽然虚，而邪气又旺盛，这是一个反常的现象，反映邪气太盛了，正气又极虚。人以正气为本，正气虚而邪气又这样的盛，这样病就不好办，这是愈后不良的一种现象。这个和前面"脉大者，为未止"还要联系起来，脉大还有点儿中虚的现象，脉实就不是大了，所以就更危险了。

下利清谷，里寒外热，汗出而厥者，通脉四逆汤主之。(385)

这一条论述阴盛格阳的证治。

这一条和少阴篇的"少阴病，下利清谷，里寒外热，手足厥冷，脉微欲绝，身反不恶寒"的意思一样，所以治疗也是用通脉四逆汤。

热利下重者，白头翁汤主之。(386)

白头翁汤方：

白头翁二两　黄连　黄柏　秦皮各三两

上四味，以水七升，煮取二升，去滓，温服一升；不愈，更服一升。

下利，欲饮水者，以有热故也，白头翁汤主之。(388)

这两条论述厥阴热利的证治。

第 386 条"热利下重者，白头翁汤主之"，和下面第 388 条"下利欲饮水者，以有热故也，白头翁汤主之"要联系到一起看。

热利和寒利迥然有别。厥阴有热利有寒利，这是热利。怎么知道它是热利？一个是下利黏液，有脓血便；另一个是有下重，有口渴，乐意喝水。湿热之邪伤了肠道，大便黏秽，或者杂见脓血，脉见沉弦，舌苔黄腻，小便发黄，这个就是肝不疏泄，湿热下排，所以有里急后重这样一个特点。脉见沉弦，或者沉弦而滑，这种利就叫厥阴热利，要用白头翁汤治疗。白头翁汤是专治之法，不是通治之法。王孟英就善用白头翁汤治痢疾。

白头翁汤由白头翁二两，黄柏、黄连、秦皮各三两组成，方子很简洁，“三两黄连柏与秦，白头二两妙通神，病缘热利时思水，下重难通此药真”。黄连厚肠胃，善治痢疾。黄柏寒以清热，苦以燥湿，在清热的同时还能够滋养肾阴。秦皮也是入肝经的，稍微有点儿涩，清肝胆之热，去湿热里还稍微带点儿收敛的意思，还能治目疾。白头翁是白头翁汤的主药，善治毒痢，是治毒热痢疾的专药。

临床上用白头翁汤治痢疾，例子很多，不胜枚举。不过，属于温病下利伤阴，下焦不约的，就是一甲煎证，只能用生牡蛎敛阴，不能用白头翁汤。大家在临床上要是遇到阴虚性的下利，舌头红红的，没有苔，舌头上尽是些裂纹，还腹泻，必须加上点儿牡蛎，用点儿石斛，用点儿生山药，得给它养胃阴，养胃肠之阴，固下焦，那就好了。千万不要用苦寒的药。

下利，腹胀满，身体疼痛者，先温其里，乃攻其表。温里四逆汤，攻表桂枝汤。(387)

这一条论述虚寒下利兼有表证的治疗法则。

腹胀满与下利并见，多属于虚。《灵枢经·经脉》说“胃中寒则胀满”，脾肾阳虚，温运失职，寒凝气滞则下利，完谷不化，腹胀满。“身体疼痛”，说明表证未解。里虚又兼有表证，所以要“先温其里，乃攻其表”，即先用四逆汤温里扶阳，等里气恢复，清便自调，抗邪能力增强之后，再拟桂枝汤以攻表。这是治疗表里同病而里气虚的一个法则。如果不遵循这个法则，先攻表，误发虚人之汗，就会造成亡阳虚脱的严重后果。张景岳对这一治疗法则作了很精辟的分析：“此一条乃言表里俱病而下利者，虽有表证，所急在里，盖里有不实，则表邪愈陷，即欲表之，而中气无力亦不能散，故凡见下利中虚者，速当先温其里，里实气强则表邪自解，温中可以散寒，即此谓也。”

下利，评语者，有燥屎也，宜小承气汤。(389)

这一条是讲燥实内阻，热结旁流的证治。

这是通因通用，是治热结旁流的。热结旁流，有轻有重。我们讲的少阴三急下证，“少阴病，自利，清水，色纯青，必心下疼痛，口干燥者”，那是用大承气汤。这个下利和谵语，谵语是阳明胃家实，那么胃家实这个下利，当然是热结旁流了。因为旁流，所以就下利；因为热结，所以就谵语。关键在热结，而不在旁流，所以说“有燥屎也”。那么，肚子痛不痛？胀满不胀满？有没有腹部症状啊？意在言外，这人一定有腹部症状。腹胀满、疼痛这些症状，属于有燥屎，“宜小承气汤”，应当用小承气汤，通因通用，把燥屎给泻下去，就不说胡话了，下利也就止住了。

我曾在临床治疗过这么一个病人，那是在和平里医院，有一个进修生跟着我,有一个人下利,舌苔有点儿发黄,里急后重,下利黏秽,脉沉滑。我头一个方子就给他开的白头翁汤。白头翁汤吃完了,他又来了。问他怎么样,他说见点儿好,泻的次数好一点儿。我们又给他看病,舌头比没吃白头翁汤以前黄得还更重了。不但没减少,黄的还厉害了。跟着我进修的那位同志就说,刘老师我们再来一付白头翁汤吧。白头翁汤不能吃了。什么道理?我说你看舌苔黄了,色比较老了。舌头黄没下去,这里有积滞,再给他用白头翁汤,不但不行,而且恐怕要出点儿问题。我说给他开小承气吧,厚朴,枳实,大黄。通因通用,泻一泻,泻完了以后,下利就止住了。肠管里的糟粕不去,利是止不住的,在临床的时候要注意这些问题。

为什么这两条要相连?前面一个白头翁汤,后面一个小承气汤?就是说在临床有这样一些情况,吃了白头翁汤以后不行的时候,如果他有燥屎,表现也许是谵语,也许是腹痛,也许是舌苔黄而不去。下之则黄自去,一泻下,舌苔的黄就掉了。

下利后更烦,按之心下濡者,为虚烦也,宜栀子豉汤。(390)

这一条论述邪热蕴结心胸的证治。

这一条和前一条小承气汤证要联系起来看。这人下利后心里更发烦。这不是实烦,是虚烦。按之心下软者,心下不硬,肚子还柔软的,这是个虚烦。如果按之心下痛,或者心下硬,那就不是虚烦。虚烦,大便还比较正常。如果是实烦,大便恐怕也有问题。针对虚烦就不要泻了,用栀子豉汤。因为虚烦是个火郁,是热邪蕴郁在胸,所以要用栀子豉汤。

呕家有痈脓者,不可治,呕脓尽自愈。(391)

这一条论述因内有痈脓而呕者,当治其内痈。

厥阴病影响肠就下利,影响胃就哕。实际上,这是把一些杂病的问题,一些杂病的呕吐也给拉进来了,和厥阴没有什么关系的内容也拉进来了,所以也不能强求都是厥阴病。

呕家,就是经常有呕吐的人。这个呕的原因是什么?胃里有痈脓。胃里有痈脓,他就得吐出来。人体上就有这样一种功能,体内有一些坏东西非得要吐出来。痈脓的呕,"不可治",就不要给他治了,"呕脓尽自愈",把脓吐完了,自然而然就好了。如果你治疗,治之也无功。因此,内脏生痈,肺痈、胃里有痈脓而作呕作吐的,他是把痈脓往外排出,和一般的呕吐的情况不太一样,就不要给他治呕了。治之不但是无功,反倒使他的病机不能够向外了。这一条给我们这么一个启示,就是说治病必求其本,它本是在痈脓,痈脓引发的呕吐,要治痈脓,不要治呕吐,脓尽自愈。

呕而脉弱,小便复利,身有微热见厥者难治。四逆汤主之。(392)

这一条论述呕而手足厥冷属阴盛格阳,为难治。

呕是胃气不和,“呕而脉弱”,就意味着病在里了。“小便复利”,这是一个鉴别诊断,说明水的代谢还是很好的,不可能有些停水、蓄水的症状。呕而脉弱,“身有微热”,身上还有点儿微微的发热,如果这样的情况没有什么发展,这也不算是一个难治之病,问题不大。“见厥者难治”,如果出现手足厥冷,这个就难治了。为什么难治?先有身微热,而后又出现手足厥冷,这是阴邪胜于阳气。阴邪占了主导地位,也就是说阳气不能胜阴,阴寒内盛。这个发展的趋向是阴邪盛的趋向,是阳气不利的趋向,就是正虚而邪盛,所以这个病难治。不过也不是一个不治之证。“四逆汤主之”,要急速的用四逆汤,扶阳以消阴,扶阳以去阴寒之邪。

我们讲到少阴篇的时候介绍过郭雍的《伤寒补亡论》,其中关于用四逆汤、通脉四逆汤和吴茱萸汤,介绍了这么几个原则。要是呕吐下利而且烦躁的,不论他是什么情况,先用吴茱萸汤。要是呕吐下利厥逆,脉微欲绝者,那就用通脉四逆汤。呕吐下利,如果出现厥冷、厥逆,赶快用四逆汤。这条就是见厥了,所以要用四逆汤治疗。

干呕,吐涎沫,头痛者,吴茱萸汤主之。(393)

呕而发热者,小柴胡汤主之。(394)

这两条是作对比的。一个是寒性的,一个是热性的;一个是在厥阴,一个是在少阳。

“干呕,吐涎沫”,干呕就是没吐出食物了,不吐食叫干呕。那么干呕能是一点儿东西没有吗?他也吐一点儿,吐的是什么?不吐食,而吐一些涎沫。涎沫不是食物,涎沫就是水,水液的那种东西就叫涎沫。同时还头痛,是典型的头顶痛。干呕吐涎沫,头顶痛者,是吴茱萸汤的典型症状。

吴茱萸汤证在《伤寒论》中见于这么几个方面。首先见于阳明病变,“食谷欲呕者,吴茱萸汤主之”。其次就是“少阴吐利,手足厥冷,烦躁欲死者,吴茱萸汤主之。”这一条是见于厥阴篇,“干呕,吐涎沫,头痛者,吴茱萸汤主之。”以前讲这个吴茱萸时,我们就强调了一个问题,吴茱萸汤亦治吐,亦治下利。吐利,但是它以呕吐为主,为什么要提到这样的一个论点?就是在厥阴篇上就说干呕吐涎沫,就不谈下利了,阳明篇说食谷欲呕者,也是讲呕。因此,吴茱萸汤在少阴病篇是治吐利的,但是以吐为主,那么理中丸、理中汤治吐也治下利,它是以治下利为主。干呕吐涎沫,头痛者,这是足厥阴的肝寒,肝的阴寒之邪逼迫胃,“见肝之病,知肝传脾”,肝有邪,要影响到脾胃。胃气一上逆,就吐涎沫。脏寒就容易生水,脏热就容易动风,这是阴阳、寒热变化的趋势。厥阴之邪的寒逆,它要吐涎沫,涎沫是水饮,也是一个水液。不但是吐涎沫,还有一个特点，就是临床你要看到吴茱萸汤证，这个人还总是干呕，总有涎沫，吐之不完，你要拿一个痰桶，一会儿吐一大堆，有的就像鸡蛋清。吐涎沫，同时头还痛，有的时候头不但痛，还有点发晕。脉一般都是弦缓，弦迟，那么用“吴茱萸汤主之”。

吴茱萸汤治疗肝寒影响胃气上逆的呕吐，吐涎沫而头痛者，非常有效。我就根据这个道理，看了几个病。有个姓严的地质工作者，被西医诊断为十二指肠球部溃疡，每天夜晚十一点到十二点钟，先开始发冷，就像发疟疾，胃口就痛得很厉害，然后就吐。县医院建议动手术，他不太乐意，就到我们那儿去看病。我一看他脉弦而迟，舌质也淡，舌苔有些水滑，吐涎沫，这是吴茱萸汤证。就给他开了吴茱萸汤，吃了就好了。

第394条“呕而发热者，小柴胡汤主之。”如果也呕吐，但是发热，甚至有低热不退的，这就是阳证了。在太阳病篇就讲小柴胡汤证，小柴胡汤证有发热，“呕而发热”，包括低热不退的。在临床上有很多这样的病人，尤其是妇女同志。恶心，口苦，发热顶多38℃，总恶心，脉弦出于寸口，像一条线，直上直下，好生闲气，胸满，打咯，小柴胡汤可好使了。“呕而发热，小柴胡汤主之”，肝和胆相表里，出现少阳证了，少阳阳证就有发热，相火郁了，所以就发热。要恶寒的，夜里恶寒的，头痛吐涎沫的，那个是吴茱萸汤证；要口苦，喜呕，胸胁苦闷，还有低热，发烧不退，那个是小柴胡汤证。一个是阴证，一个是阳证；一个是寒证，一个就带有热象。同时，在厥阴篇中提出小柴胡汤了，就说明了肝胆表里的问题。肝与胆是一个表里的关系的问题。实，实在少阳；虚，虚在厥阴。

伤寒大吐大下之，极虚，复极汗出者，以其人外气怫郁，复与之水，以发其汗，因得哕。所以然者，胃中寒冷故也。（395）

这一条论述伤寒误用吐下，胃阳虚而致哕。

伤寒大吐大下后，“极虚”指胃阳之气虚。“复极汗出者”，因为胃阳之气虚了，阳虚就不固，所以就汗出。这个汗出是个证候，不是医生给发的汗，是自己出的汗。这样就造成人的外气怫郁，因为阳气不固了，阳虚于外了，所以这人有点儿热，这是个虚阳，是胃虚的阳气浮越在外。如果医生还用水疗，“与之水以发其汗”，叫他多喝点儿开水，要给他发汗，这样一来一出汗，“因得哕”，就得了一个哕，这个哕是“胃中寒冷故也”。这是由于胃寒，再给他发汗，胃阳更虚了。胃寒，所以作哕。胃虚可以作哕，六腑实也可以作哕。后者要是前后不利，就要泻下，要通利；前者就必须要补胃气，补阳虚，用丁萸理中汤，吴茱萸汤，甚至四逆汤。

伤寒，哕而腹满，视其前后，知何部不利，利之则愈。（396）

这一条论述哕而腹满的辨证与治法。

哕就是呃逆，就像膈痉挛。同时，肚子还胀满不消。如果遇见这样病，张仲景就说要"视其前后"，视就是观察，前后就是大小便，"知何部不利"，观察以后经过调查，经过了解，是小便不利还是大便不利，"知何部不利，利之则愈"。为什么？因为这属于六腑的实证，所以小便不利就是蓄水，大便不利就是腑气不通，哕而腹满，就和腹满联系起来了。

小结

厥阴病篇共五十六条。厥者极也，厥阴是阴之极，它比少阴病的阴气阴寒之邪还要重，所以叫阴之极。由于它的阴寒极盛，所以它也有一个阳气来复的条件，也就是中医常说的阴极生阳、寒极生热的转化。因此，厥阴篇就和少阴篇是不同的，这两篇的内容不能相混。由于厥阴寒极生热，阳热来复，所以它有寒热错杂之证。少阴病则没有，少阴病只有寒极的格阳、戴阳，没有寒极生热，也没有阴极生阳。

厥阴病的寒热错杂证，体现在厥阴篇里就有三个方面，一个是乌梅丸证，一个是干姜黄芩黄连人参汤证，一个是麻黄升麻汤证。这三个方证虽然都是寒热并用，但是又有各自特殊的方面。乌梅丸寒热并用，它主要在酸收，所以它能够治蛔厥，能够治气上撞心，心中疼热。干姜黄芩黄连人参汤寒热并用，它主要在苦降，所以它治呕吐，是治呕吐的一个最理想的方药。麻黄升麻汤虽然也是寒热并用，但它能够宣发郁遏的阳热，所以它治寸脉沉迟、下部脉不至这样的一个厥利，吃这个药要出汗，汗出再解。这是寒热错杂证，是少阴篇所没有的。这是它的第一个特点。

在这样的一个前提之下，厥阴病又讲究阴阳进退，寒热胜复。由于它是两极分化，有的时候寒极就生热，热复就有一个太过不及的问题。同时，寒是代表邪气，热是代表正气，寒、厥和热相互出现，厥多热少，或者是厥少热多，实际上也有点儿像寒热往来。因此，厥阴篇最大的一个特点，它的厥和热的对比，厥与热的趋向何多何少、何盛何衰，可以辨证阴阳消长的情况。这是它的第二个特点。

第三个特点，厥阴病讲究厥，厥就概括了寒热、虚实等等的不同情况。张仲景用阴阳气不相顺接这样一个病机来解释厥的机制。因此，在复杂多变的情况下，只要你找出阴阳两个方面盛衰的问题，那么就可以掌握住厥病的病机，从而得出治疗的方法。在厥阴篇里有三个厥，第一个是寒厥，以四逆辈治疗为主的，如四逆汤、通脉四逆汤，与少阴病的厥基本是一致的。在这个基础上，它又提出来血虚而有寒的厥冷，这个在少阴病是没有的，只有厥阴篇有，如当归四逆汤证。第二个是热厥，一个就是白虎汤证脉滑的热厥，再一个是“厥深者热亦深，厥微者热亦微，厥应下之，而反汗之，必口伤烂赤也”，那个厥就属于阳气阻隔于内，它带有一定的湿热证候出现，不能用白虎汤，而要泻下，所以有清法、有下法，这是热厥。第三个就是寒热错杂之厥，一个是包括了蛔厥在内的乌梅丸证，一个就包括伤寒大下之后的麻黄升麻汤证。总之，厥阴病篇以厥为主，它有寒厥，寒厥里又分阳虚的寒厥，血虚的寒厥；它还有热厥，热厥里有清法的热厥，下法的热厥；它还有寒热错杂的厥，一个是乌梅丸证，一个是麻黄升麻汤证。

第四个特点是下利。下利也分寒热、阴阳、虚实。寒性下利用四逆辈，热性下利用白头翁汤。热性下利的特点一是口渴，一是下重。厥阴篇还有实性下利，呕、谵语、腹满、下利，用小承气汤。寒热错杂下利用麻黄升麻汤和乌梅丸。

辨霍乱病脉证并治法

［概说］

霍乱是伤寒的一个类证，在《黄帝内经》里就已经有所记载。不过，中西医学所说的霍乱有相同点，也有不同点。中医学所说的霍乱包括的证候内容多一些，现代医学所说的霍乱主要是霍乱弧菌导致的烈性传染病。因此，中医学的霍乱既包括现代医学中的霍乱，又不局限于现代医学中的霍乱。

凡是呕吐和下利比较严重的，中医文献就叫做霍乱，属于广义的霍乱。古人对这个病的认识是从清浊升降的病理立论的，譬如《灵枢经・五乱》有这么几句话：“清气在阴，浊气在阳，清浊相干，乱于肠胃，干为霍乱。”清气应当在阳，现在在阴了；浊气应当在阴，现在在阳了。这样就清浊相干，乱于肠胃，干为霍乱。《素问・六元正纪大论》说：“太阴所至为中满，霍乱吐下”。太阴司天，太阴主湿，主土，湿邪太盛了，为中满，为霍乱。又说“五郁之发，民病呕吐霍乱”。这样来看，《内经》上所说的霍乱是脾胃病，和湿邪有关系。《伤寒论》对霍乱的认识又有所发展，认为霍乱病是中焦脾胃之病，是由于阴阳升降失调，清浊相干，寒热相混，表里不和造成的。

霍即挥霍，因为吐泻不已，挥霍无度，使人的正气很快受到损失，所以叫做霍；乱即变乱，脾胃受邪，阴阳升降不利，寒热为之错杂，表里也不和，所以叫做乱。《医宗金鉴》说“霍乱风寒暑湿水，杂邪为病正气伤”，指出造成霍乱的原因很多。霍乱发病很快,是“挥霍变乱生仓促,心腹大痛吐利间”。心就是胃脘,腹就是肠道,疼痛,上吐下泻,恶寒发热。后世把霍乱分为两种,一种叫湿霍乱,一种叫干霍乱。湿霍乱能吐出来,能泻出来;干霍乱是欲吐而不出,欲利而不下。

问曰:病有霍乱者何?答曰:呕吐而利,名曰霍乱。(397)

这一条论述霍乱的概念。

这是一个问答体裁,直说核心问题。霍乱的主证就是“呕吐而利”。

问曰:病发热,头痛,身疼,恶寒,吐利者,此属何病?答曰:此名霍乱。自吐下,又利止,复,更发热也。(398)

这一条论述霍乱的主证。

“病发热、头痛、身疼、恶寒”,这是表不和。表有邪,上吐下泻,这是霍乱。第一条所说的呕吐而利,是说霍乱的主证,这一条补充了一个表证,也包括了霍乱的全部症状。

下面的话可能有缺文,意见也不大一致。“自吐下”,这种吐和泻下是自发的,“又利止”,利又止住了,“复,更发热也”,然后又发热了,这就不是霍乱,而是伤寒。伤寒和霍乱的区别点:有表证,还有吐利者,叫做霍乱;不吐不利,只有发热者,叫做伤寒。

伤寒,其脉微涩者,本是霍乱,今是伤寒,却四五日,至阴经上转入阴,必利,本呕下利者,不可治也。欲似大便而反失气,仍不利者,属阳明也,便必硬,十三日愈,所以然者,经尽故也。(399)

这一条和上面两条要联系起来体会,是论述霍乱和伤寒的鉴别要点。

伤寒开头没有吐利,脉见浮紧,而霍乱开头就有吐利,由于吐利,脉见微涩,还有发热。“今是伤寒,却四五日,至阴经上转入阴,必利”,如果说是伤寒,病在三阳经的时候没有吐利,一般在过了四五天以后,传到阴经才有吐利。霍乱虽然也发烧,但开始就上吐下泻,脉微涩,这是伤寒和霍乱的鉴别。

临床上,这一条很有指导意义。有的人开始是吐利,利止后大便也没正常。“欲似大便而反失气,仍不利者,属阳明也”,这个人像是要大便,但是大便拉不下来,光放屁。由于吐下之后,肠胃的津液已虚,胃气不和,做大便下不来,这属于阳明。这种大便硬属于吐下之后,胃肠的津液不足了,没有日晡所潮热,蒸蒸发热等阳明实证,只是不大便,“十三日愈”,就是说要给它一个津液恢复的时间。

“所以然者,经尽故也”。古人认为七天一来复,到了十三天,快到两周了,胃气和而津液回,病就要好了。这是说霍乱和伤寒的不同。伤寒之邪要是传入阳明,就会出现蒸蒸发热,日晡潮热,手足濈然汗出,谵语,绕脐痛等症状。

而霍乱是因为吐下以后津液虚了，大便虽硬却没有燥热之象，所以不要给它泻下，就等十多天，胃气和，津液回，大便就下来了。

下利后，当便硬，硬则能食者愈；今反不能食，到后经中，颇能食，复过一经能食，过之一日，当愈。不愈者，不属阳明也。(400)

这一条继续上一条阐发它的意义。

下利损伤津液，出现大便硬。“硬则能食者愈”，大便硬，还乐意吃东西，就说明不是燥屎，只是津液伤，那就不可下。另外，能食还反映胃气调和，到了一定的时间，津液一恢复，大便就下来了。

“今反不能食”，说明胃气未和。“到后经中，颇能食”，经过七天一个来复期，胃气恢复，就能吃了。“复过一经能食，过之一日，当愈”，复过一经就是经过七天之后“一日”，只是概数。

“不愈者，不属阳明也”，如果病还不好的，就属于阴了，和脏、脾、虚寒有关系，就不属于阳明津液不足了。这一条要和上连接起来认识，就是说吐下以后，有变成阴证的，有变成阳证的。变成阳证的都是伤了津液，阳明燥，所以大便硬，这时候不要泻下，要等待津液自己恢复，病就可以好了。津液恢复一要根据时间，二要验之于饮食。

恶寒脉微，而复利，利止，亡血也，四逆加人参汤主之。(401)

四逆加人参汤方：

于四逆汤方内，加人参一两，余依四逆汤法服。

这一条论述霍乱亡血的证治。

“恶寒脉微”，阳虚而有寒。寒盛故“复利”。“利止”，不是病好了而是津液内竭，所以称为“亡血也”。这里的血是广义的，代表阴、津液。津液内竭，利无可利，它就止了。治疗用四逆汤加人参，四逆汤补阳，人参补血补津液。阳气、阴液恢复，病才能好。这里的下利只是个例子，临床不要局限于下利，呕吐也可以。四逆汤加人参为什么能够治亡血？就要对人参这个药有所理解。

人参和附子不一样。附子回阳，补先天的少阴肾中之阳。人参补五脏，能补脾肺之气。人参补气以生津液，补脾以生血液，故白虎汤证出现大烦渴要加人参。如果下利，吐下而脉绝了，加人参能生脉，后世有一个参附汤，就是从附子汤里化裁而来的。附子补肾，人参补脾，气血暴脱均堪任，一个补阴，一个补阳。陈修园编有这么一个方歌，我说一说，给大家一个启发。“四逆原方主救阳”，四逆的原方是主救阳的；“加参一两救阴方”，加参是一两二两就看情况了；“利虽已止知亡血，须取中焦变化乡”，因为人参能补脾，借水谷之精微生津液、生血液。

我治过一个产后大出血的妇女，脸色像黄纸，眼睛睁不开，看不见东西，脉似有似无，很急，就用一味独参汤，将一两人参浓煎，喝下以后鼻子上就见汗，眼睛随后就睁开了，下边血也止了。“四逆原方主救阳，加参一两救阴方，利虽已止知亡血，须取中焦变化乡”。

霍乱，头痛，发热，身疼痛，热多欲饮水者，五苓散主之；寒多不用水者，理中丸主之。（402）

理中丸方：

人参　甘草炙　白术　干姜　以上各三两

上四味，捣筛为末，蜜和丸，如鸡黄大，以沸汤数合，和一丸，研碎，温服之。日三四，夜二服，腹中未热，益至三四丸，然不及汤。汤法，以四物，依两数切，用水八升，煮取三升，去滓，温服一升，日三服。

加减法：

若脐上筑者，肾气动也，去术加桂四两。吐多者，去术，加生姜三两。下多者，还用术；悸者，加茯苓二两。渴欲得水者，加术，足前成四两半。腹中痛者，加人参，足前成四两半。寒者，加干姜，足前成四两半。腹满者，去术，加附子一枚。服汤后，如食顷，饮热粥一升许，微自温，勿发揭衣被。

这一条论述霍乱病的两种证治。

“头痛，发热，身疼痛”，这是表证。如果发热较为突出，渴欲饮水，小便还不利者，这是湿邪所致的三焦不利，表里不和，治疗当用五苓散。五苓散外能解表，内能利水湿。如果恶寒较为突出，并不口渴者，这就是脾胃虚寒证，治疗当用理中丸。理中者，燮理中焦之阴阳也。方中白术配干姜以去寒湿，人参配甘草以补中益气。这两首方剂对霍乱效果很好，后世总结为“五苓分其清浊，理中温其阳气”。

我们讲过理中汤，现在看一下理中丸。“上四味，捣筛为末，蜜和丸，如鸡黄大，以沸汤数合，和一丸，研碎，温服之。日三四、夜二服。腹中未热，益至三四丸，然不及汤。汤法：以四物，依两数切，用水八升，煮取三升，去滓，温服一升，日三服。”这里启示我们吃理中丸要用开水和丸，连汤带药渣子温服，吃到肚子发热为止。吃药后发热有好几种，有的后背发热，有的前额发热，有的周身发热，有的小肚子发热，有的尾巴骨发热还瘙痒的，有的整个肚子热。吃理中汤肚子要热，热就是脾阳之气恢复了。要是腹中还没热，说明药轻病重，“益至三四丸”，益是增加，要增加到三四丸，以肚子发热为准。我在营口学徒的时候，因为吃生冷使脾胃受寒，腹泻得厉害，老医生们告诉我吃理中丸。吃完了我还泻，嗓子都疼了，我就不太敢吃了。但老大夫让我吃到肚子发热为止。后来果然大便就不泻了。

加减法中，“腹满者，去术，加附子一枚。服汤后，如食顷，饮热粥一升许，微自温,勿发揭衣被”,就是说吃完药以后不仅要喝热粥,还要盖上被子,使水谷之气来辅助胃阳,祛除寒邪。《伤寒论》中吃完药要喝热粥的方子有两个,一个是桂枝汤,一个就是理中汤的加减。

吐利止而身痛不休者,当消息和解其外,宜桂枝汤小和之。(403)

这一条论述霍乱病的善后。

五苓散中有桂枝。吃了五苓散以后要多饮暖水,汗出则愈。理中汤、理中丸是治中焦寒湿的,吃了理中汤后吐利虽然止了,而身痛不休者,就是里和而表不和。“当消息和解其外”,消息就是斟酌,要斟酌和解其外,还得给他发点儿汗,“宜桂枝汤小和之”,稍微吃点儿桂枝汤,给他发一点儿汗,解解表就好了。因此,桂枝汤是理中汤的一个善后的方子。

吐利汗出,发热恶寒,四肢拘急,手足厥冷者,四逆汤主之。(404)

既吐且利,小便复利而大汗出,下利清谷,内寒外热,脉微欲绝者,四逆汤主之。(405)

吐利是上吐而下泻,寒盛阳虚就汗出,恶寒,发热。阳虚不守了,阳气不敛了,这个病有点儿阳气外浮的现象。“四肢拘急”,由于既吐且利,不但阳虚寒盛,而且津液也不能够滋润筋脉。气主煦之,血主濡之,这也是亡血的一个表现。“手足厥冷者”,是阳气不温;“四肢拘急”,是血液不润。“四逆汤主之”。这里的四逆汤应该用四逆加人参汤。

第405条的四逆汤应该是通脉四逆汤,因为它是内寒外热,脉微欲绝,应当加大四逆汤的剂量,用通脉四逆汤。“既吐且利”是里寒盛,“小便复利而大汗出”,大汗出是阳虚,“小便复利”说明没有里热证,“下利清谷,里寒外热”,说明还有身微热、不恶寒这些格阳之象。

吐已下断,汗出而厥,四肢拘急不解,脉微欲绝者,通脉四逆加猪胆汁汤主之。(406)

四逆加猪胆汁汤方:

于四逆汤方内,加入猪胆汁半合,余依前法服;如无猪胆,以羊胆代之。

这一条论述霍乱阴阳两虚的证治。

“吐已”,已者止也;“下断”,泻下没什么下的,就断绝了。“吐已下断”,言其津液大受损伤,吐无可吐,下无可下。“汗出而厥”,这是阳虚。“四肢拘急不解”,就是我们现在所说的下利以后脱水了,出现腿抽筋,拘挛,伸不开,也有胳膊伸不开的。“四肢拘急不解,脉微欲绝”,说明不但阳气虚了,津液也受伤了。

“通脉四逆加猪胆汁汤主之”。猪胆汁是补体液的。为什么在少阴篇服了白通汤以后,这个人反倒没有脉,下利不止,心烦呕吐了?这不但是一个从治之法，而且要看到它伤阴了，光用白通汤补阳还不行，你还得给它补液，所以要加猪胆汁、人尿，就是这个道理。

吐利发汗，脉平，小烦者，以新虚不胜谷气故也。(407)

这一条放在霍乱病的后面是有道理的，针对性很强。“脉平”就是说脉不浮不沉，不数不迟，不大不小，阴阳和平了，也叫和平之脉。吐利或者发汗以后，病人脉平了，症状还稍稍的有点儿烦热不解的，是“以新虚不胜谷气故也”，因为霍乱的特点就是呕吐下利，吐利治好了以后，正气还没完全恢复，脾胃之气不旺，不能够胜任谷气，就出现烦热。“损谷则愈”，给他少吃一点儿，喝点儿稀的，逐渐恢复脾胃之气，病就好了。

辨阴阳易差后劳复病脉证并治法

[概说]

阴阳易和房劳复不是一个病。什么叫做阴阳易？易就是交易的意思。某些伤寒、热病基本上都好了，气血还没恢复，正气也还没有完全恢复，如果男女双方发生性交，而男性患的是伤寒病，那么女人就可以得这个病了，就是阴阳易了，叫做阳易。如果妇人得了伤寒病传给男子了，叫做阴易。总的病名叫做阴阳易，包括男女两性而言的。这个病互相传易，男的可以传给女的，女的可以传给男的，所以就用一个“易”字；阴阳就是代表男女两性。要把这个病的病名搞清楚，它不是房劳复。房劳复和阴阳易不一样。

《伤寒论》六经辨证以后为什么要列这个内容？它有两个意思。一个意思就是大病差后，正气犹虚，气血未复，余热未了，不应该发生男女的房事，医生应该要进行医嘱的。如果不进行医嘱，病人不忌讳这些事情，那么就可能发生阴阳易之为病，所以有一个预防和禁忌的意义。另一个意思，如果犯了这个禁忌，无论男女得了阴易或是阳易了，就有一个辨证论治的问题。第一层意思是主要的，要以预防为主，无论是伤寒或者说是杂病，只要这个病是很重的病，缠绵日久，即使最后基本上好了，都应该有这个禁忌。有的虽然不是阴阳易，而是房劳复，其后患也是无穷的，甚至造成了死亡，不能等闲视之。因此，第一个问题就是病后的慎养问题。

伤寒，阴阳易之为病，其人身体重，少气，少腹里急，或引阴中拘挛，热上冲胸，头重不欲举，眼中生花，膝胫拘急者，烧裈散主之。(408)

烧裈散方：

上取妇人中裈近隐处，剪烧灰，以水和服方寸匕，日三服。小便即利，阴头微肿，则愈。妇人病，取男子裈当烧灰。

这一条论述阴阳易的证治。

这个病，有一阵子不讲了，说它什么根据都没有，烧裈散对中医来说就像是不太光彩的事。事实上，不光《伤寒论》，历代医家著作都有记载，清代王孟英《温热经纬》上也有。因此，要确认有没有这个病，还要了解烧裈散有没有效。

有一次，我带五八年级的同学到山西太原的省中医研究所实习，老所长叫李汉卿，曾经在曹颖甫的《经方实验录》上题过词，是经方派。我就专程向他请教几个问题，就包括阴阳易和烧裈散。其一，阴阳易和烧裈散可不可以讲？其二，它们有没有临床价值？李老认为应该讲，从后汉到现代的医学家没有一个否认这个的；在临床上的确有阴阳易这个病，烧裈散还确实管用。他就治好过七例。同时，他又给我讲阴阳易这个病的重点表现是什么。这给了我很大的启发，同时也给我增加了勇气。

身体沉重，少气，少腹里急，小肚子里拘急，或牵引阴中拘挛，热要上冲胸就会头重不欲举，眼中生花，这个膝胫都是拘急的，用烧裈散治疗。为什么会出现这些症状？这个病一方面是正气虚，因为男女性交伤了人的肾气、元气。正气、气血、精力本来还没完全恢复，犯了房事了，正气就要受伤。正气一受伤，就会身体重，少气；阴中受伤，阴分也受伤了，就会少腹里急，牵引阴中拘挛、膝胫拘急。

另外，有一种伤寒余下的毒热又能够互相感染，随着阴经而传染给对方，所以他有热上冲胸，头重不欲举，眼中生花的症状。这是毒热由阴经往上冲的一种症状，同时也说明他阴分还有热。这个病一个是正虚的表现，一个是伤寒的余热在阴分，就是阴阳易。易者，就是交换，传给对方了，所以他阴中有一种毒热。这种邪气上冲于胸，就会头重不欲举，眼中生花。

阴阳易的重点症状就是头重不欲举，如同《素问·痹论》说的肾痹"尻以代踵，脊以代头"。这是阴阳易很突出的特点。阴阳易的第二个特点就是小腹拘急。小肚子里往一块儿拘急，还牵引着前阴，阴中里也拘挛，同时这人没有劲，少气，气就像不够用。这就是阴阳易的主证，包括头重，少腹拘急，引阴中痛，浑身没有劲，少气。治疗用烧裈散。烧裈散，"上取妇人中裈近隐处，剪烧灰"，用火把它烧成灰，"以水和服方寸匕"。

阴阳易这个病从记载上来看，男的得的多，女的得的可能少一些。因为取妇人中裈近隐处，这说明男的多一些。"以水和服方寸匕，日三服。小便即利，阴头微肿，即愈"。因为先引阴中拘挛，小肚子抽，前阴往上抽，小便当然也就不利了，吃了这个药后小肚子不拘急，阴中也不拘挛了，所以小便也就利了,阴头微微有点儿肿,这个病就好了。相反,妇人病取男子裈裆烧灰。这个方子是怎么个性味归经,不太好讲。陈修园有个歌诀,“近阴裈裆剪来烧,研末还须用水调,同气相求疗二易,长沙无法不翘翘。”他说这个就是同气相求,能够把阴经里一些毒热排泄出来。

后世将这个病分为两型,一个叫热型,一个叫寒型。刚才所说的都是热型,也有一些寒型的,譬如吐利属太阴,手足厥逆属少阴。总之,有兼寒,有兼热的。要是兼寒的,阳虚而有寒,就用四逆汤、理中汤来送烧裈散;如果兼热,就用竹茹、天花粉、白薇这一类的药来送烧裈散。

大病差后,劳复者,枳实栀子汤主之。若有宿食者,加大黄如博碁子大五六枚。(409)

枳实栀子豉汤方:

枳实三枚,炙　**栀子**十四枚,擘　豉一升,绵裹

上三味,以清浆水七升,空煮取四升,内枳实、栀子,煮取二升,下豉,更煮五六沸,去滓,温分再服,复令微似汗。

这一条是为劳复和食复证治举例。

一个是讲劳复,一个是讲食复。人动则生阳,动则生热。大病瘥后,余热未了,阴阳气血还没完全恢复,如果劳动过早,则动阳生热,在经还没完全清除的未了之热,就得以复发。它的症状就是这个人身上发热,心里发烦,身热心烦,这就叫劳复。本来是已经退热了,由于劳动过早了,比如作工、说话时间长,理发、洗澡等等的一些活动过早,就又发热了,心里也烦。

“枳实栀子豉汤主之”。用栀子豉汤加枳实来治疗这个病。“若有宿食者”,如果因为有宿食而发热,就得要泻下了。因为有宿食,脉滑而苔黄,腹胀而胁痛,所以加大黄。大黄这个药用多少?就像围棋子那么大用五六枚就好。看一看枳实栀子豉汤这个方子,劳复、食复都是以这个方子为主方,食复加上大黄,劳复就不用加大黄。这个方子是枳实、栀子和豆豉三味药组成的。

煎服法,“上三味,以清浆水七升,空煮取四升,纳枳实、栀子,煮取二升,下豉,更煮五六沸,去滓,温分再服”。煎药要用清浆水。浆水是一种饮料,就是把已经熟的米饭放在一个干净的器皿里,然后放上冷水泡五六天,用嘴尝尝有一点儿酸味了,这时候上面长一层白花,像起一层油膜,就像浆子,所以叫做浆水。用清的浆水煮这个药,先把清浆水七升空煮取四升,然后把枳实、栀子放入再煮取二升,然后下豆豉,更煮五六沸,去了渣滓,分温再服。盖上被子,“复令微似汗”,微微的出一点儿汗就好了。

为什么要用清浆水煮药?因为清浆水带一点儿酸味,它能清热除烦,理气宽中,帮助消化,对于肠胃的凝滞还有一点儿作用。清浆水煎药能够助消化,

推动肠胃的蠕动。再加上枳实、栀子、豆豉,清热除烦,理气宽中,健胃和胃。吃了这个药后,身热也退了,心烦也退了,对于肠胃也有很大的好处。如果这个人还有宿食,脉滑而舌苔黄,肚子疼痛的,在这个方子中加大黄泻一泻,把宿食排泄出去,病就好了。

人有大病,一般时间比较长。这个人又不是老年人,三四十岁,病后容易犯这样的一些问题。一个就是劳动过早,劳复,这里也包括房劳。再一个就是饮食失当,食复。病人很容易发生劳复和食复,所以医生必须有这个认识,对于伤寒大病瘥后,正气没完全恢复,余热还没完全退尽的病人,不仅要注意起居,躲避风寒,还得要慎养,一点儿也不能麻痹大意。

解放前,北京有个黑窑厂,一个青年人有结核病,中医叫痨病吐血。经过治疗,血不吐了,也乐意吃东西,都挺好了。那时,我就和他说了,你这个病好了以后,你的精神就好了,但你要避房事。我不但和他说了,我对他媳妇也说了,因为医生得负这个责任。但他没听话,后来又发了,吐血,脉细数,像线,跳的挺快,到最后也没辙了。

伤寒教研组以前有个陈慎吾老大夫,善治肝炎。一个肝硬化腹水的病人,陈老给治好了以后,就对他说回家后千万得忌房事。他没听话,很快就死了。病好了吃鸡蛋犯病的我见过,吃炖牛肉犯病的我见过,吃棕子犯病的我也见过,我是历历在目,大家千万不要以为这是个小事。现代医学专讲护理工作,治病是一个方面,护理是一个方面,生活起居有一套科学方法。讲阴阳易和差后劳复食复有临床意义。要是不注意这些问题,费了很大的心血,结果却毁于一旦。

伤寒差已后,更发热者,小柴胡汤主之。脉浮者,以汗解之;脉沉实者,以下解之。(410)

这一条论述伤寒差后复发热的证治。

上面讲的一个是食复,一个是劳复,都有发热,这是由于复,由于饮食不节,由于劳动过早。但是,也有的病刚一好,又受邪了。"伤寒瘥已后,更发热者",他又发热了,那么怎么治?"脉浮者,以汗解之",脉浮还是受风寒了,所以发汗解之。"脉沉实者,以下解之。"如果不是脉浮,即无表证,脉也不沉实,也无里证,那就属于小柴胡汤证,就用小柴胡汤和解之。张仲景说,瘥后受邪,有可以发汗的,有可以泻下的,也有可以用小柴胡汤和解的。根据具体情况,有是证,才用是方。

劳复都有发热,因为伤寒病本来就是一个热病,发热,热退了以后又发热,这个发热就是由于劳复,由于食复,或者又有新感。因此,张仲景针对这些情况,制定了一些治疗的方法。一个就是枳实栀子豉汤,这个方子很好,治疗因劳而动阳气，未了之热，死灰复燃，又发起来了。它能够清热理气，宽中除烦，加上清浆水能够帮助消化，还对肠胃有点好处。浆水味是酸的，有健胃，洗涤肠胃的作用，对于虚热、消化不良，这药很好，我们要很好的借鉴。对于新感，就是要看它是表、是里或者是半表半里，用发汗、泻下、和解的方法治疗。

大病差后，从腰以下有水气者，牡蛎泽泻散主之。(411)

牡蛎泽泻散方：

牡蛎熬　**泽泻**　**栝蒌根**　**蜀漆**洗，去脚(赵本作"腥")　**葶苈**熬　**商陆根**熬　**海藻**洗去咸，已上各等分

上七味，异捣下筛为散，更入臼中治之，白饮和，服方寸匕。小便利，止后服，日三服。

这一条论述大病差后，水邪凝聚腰下的证治。

大病瘥后是什么病，反正是大病，没有具体说。伤寒是大病，其他一些传染病也是大病。主要的见证，"从腰以下有水气"，水气就是水肿，水肿从腰以下作肿的，用牡蛎泽泻散来治疗。这个病主要是水邪凝聚于下。凡是水邪凝聚于下的，小便必然不利。小便一不利，水就和湿相和，所以腰以下就肿。上肿多风，下肿多水，下肢肿多是水湿，石水这一类的，所以下肢肿，腰以下肿。这个病还可以出现腹水，肚子有水。脉一般都是沉而有力的，沉是主水，"沉潜水蓄阴经病"，主有水；有力就说明正气还不太衰。因此，要用牡蛎泽泻散，利小便，要开发、疏利下焦水邪的凝结，软坚以利水。药味组成有牡蛎、泽泻、瓜蒌根、蜀漆、葶苈、商陆根、海藻，这七味药"异捣下筛为散"。"异捣"就是一个一个的，分别地都把它捣了。然后下筛子成细面，"更于臼中治之"，就是再把这些药面再从在石臼里面一块捣，用白饮即白米汤合服方寸匕，小便利就止后服了。以前小便不利，现在吃这个药小便利了，就不要再吃了，日三服。

在牡蛎泽泻散中，海藻、牡蛎有软坚的作用，软坚以去水，尤其是对于肝的不利效果好，所以肝硬化腹水的时候，我们用这个方子效果比较好一些。海藻、牡蛎有点儿咸寒，咸能软坚，寒能清热以利水。葶苈泻肺以利水，商陆根的泻水比大戟、芫花、甘遂的劲儿要小一点儿，比车前子、泽泻泻水的劲儿要大一点儿。总之，商陆根是个泻水的峻药，它是苦寒以泻水，能够泻三焦之水，泻利三焦。葶苈子配上商陆根，从上到下，上焦、中焦、下焦，三焦之水那就荡然无遗，从小便就利出去了。这里还加上蜀漆，蜀漆这个药没有，一般都是用常山代替。蜀漆是常山的苗，药还是接近一些。这个药能祛痰，截痰，在上面能吐，在下面也能泻。咱们前面讲桂枝去芍药加蜀漆龙骨牡蛎救逆汤，就是去胸部有痰水的，它能去痰水，开痰水之结。再加上泽泻，泽泻利水通淋，也是利水的。从这个药味来看，走而不守，是泻的多，都能利水软坚，利水泻热，破逐水

邪,力量还是可观的,劲头还比较大,所以这里又加上瓜蒌根。瓜蒌根就是天花粉,这个药一方面有生津液的作用,在泻水的同时再加上生津液的药。另外,瓜蒌根这个药能活血脉,还有清热的作用。我们过去讲柴胡桂枝干姜汤,牡蛎和瓜蒌根就是一个对药,桂枝配干姜,瓜蒌根配牡蛎,这四个药再加上柴胡、黄芩、炙甘草,就叫柴胡桂枝干姜汤。牡蛎和瓜蒌根相配,既能够养肝阴,又能够软坚消痞,治疗早期肝硬化、肝肿大很管用。

目前我们用牡蛎泽泻散就是针对肝硬化腹水,因为这方子里有海藻、牡蛎和瓜蒌根,对于肝肿大有消痞的作用,有软坚的作用,同时又有行水的作用。再加上葶苈子、商陆根、泽泻,这个方子既能够利三焦之水,又能够消痞软坚,又能够泻热。因此,腰以下肿而不见于风的,不是风水,这个方子的效果还是比较好的。治肝硬化腹水,它的力量也很好,但是没有十枣汤那样快。在临床治疗肝硬化腹水,你要用上十枣汤,大小便一定下水,下不来的你再稍增加一点儿分量,以前用四分,四分不行用五分、六分,七分了一定要下来,那没有问题的。牡蛎泽泻散可就不行了,有的时候下不来,所以它的力量比十枣汤要缓和一些,比一般的利水药又峻烈一点儿,是界于中间。因为它这里有商陆根,所以十枣汤是大便小便一起下水,而牡蛎泽泻散侧重于小便。

我们在临床辨证的时候,大病瘥后,腰以下有水气,要分清虚实。如果属于肾气虚,或是脾气虚的,这个方子是无效的不但没有效,你要吃了反倒有不良后果。那就要健脾以利水,或者说是温肾阳以利水,吃济生肾气丸、实脾饮这一类药,不能用牡蛎泽泻散。牡蛎泽泻散是治实性水的,有水还有热,脉沉而有力,小便不利,肚子胀,下肢肿,用手按着发硬。如果按之如泥,肚子一摸发软,这个方子它就不好用,所以这个方子治实证,不治虚证。

大病差后,喜唾,久不了了者,胃上有寒,当以丸药温之,宜理中丸。(412)

这一条论述中寒的证治。

大病虽然好了,但还是胃气虚寒,不能够输布津液,而且肺金之气也冷了,肺寒金鸣,不能敷布津液,故而出现“喜唾”。“久不了了者”,不是一朝一夕,时间很长久。也有的本质是胸上有寒,也就是说两太阴,手太阴肺和足太阴脾有寒了。有寒,阳气就不运了,津液就不化,聚而为饮,所以喜唾。“当以丸药温之,宜理中丸”,应当用温药来温太阴,用理中丸。《金匮要略》上也有“上焦有寒,其口多涎”;虚寒肺痿,用甘草干姜汤治疗。用理中丸,能够温中焦,暖上焦,能够运化津液,所以能够治这个病。这是大病瘥后脾胃虚寒的。

伤寒解后,虚羸少气,气逆欲吐者,竹叶石膏汤主之。(413)

竹叶石膏汤方:

竹叶二把　**石膏**一斤　**半夏**半升，洗　**人参**三两　**甘草**二两，炙　**粳米**半升　**麦门冬**一升，去心

上七味，以水一斗，煮取六升，去滓，内粳米，煮米熟，汤成，去米，温服一升，日三服。

这一条论述病后虚热欲吐的证治。

这一条是跟上条相对的。张仲景写文章有内在联系，是互相对比的。这一条是虚热，理中丸证是虚寒。

大病解后，“虚羸”言其形，反映精血、津液缺乏；少气言其气，反映气虚。合起来就是气阴两虚。“气逆欲吐者”，胃气上逆，总想要吐，不欲食，因为胃的气津两虚，虚热上逆，胃气不降。有的还发热。“竹叶石膏汤主之”，要用竹叶石膏汤补气生津，使胃的虚热下行，这个病就好了。临床中不管是有欲吐，还是有热，还是心里发烦，都可用竹叶石膏汤滋补气液，清胃中虚热。

竹叶石膏汤由七味药组成。麦门冬甘寒，用的多至一升，能续阴气，补血脉。人参、甘草都是补中益气的，因为它是虚羸少气，气阴两伤，光滋液不行，还得要补气，再加上粳米既养胃气又养胃阴。石膏清气分之热，治虚热上逆。竹叶是凌冬不凋，秉阴气最盛，能滋水精以上奉，降虚热以下行，还能利小便。半夏止呕，下胃气。同时，这些药都是甘寒滋润之品，稍微加上一点儿辛热阳性之药，就能够行滞，降逆，使中气活泼，所以这个方子妙就妙在加半夏。

我看过一个妇女，在乳腺炎手术以后发生了败血症，体温39℃多不退，恶心，不乐意吃东西，一闻见味就恶心。脉数而无力，舌红无苔，我用竹叶石膏汤就治好了。

“三参二草一斤膏，病后虚羸呕逆叨，粳夏半升叶二把，麦门还配一升熬。”竹叶石膏汤中麦冬要多用，现在一般用一两（30g）。白虎汤与竹叶石膏汤均能清热生津，但前者以清气分之热为主，主治大烦、大渴、汗大出、脉洪大、大热；后者以滋补气阴为主，主治虚羸少气，气逆欲吐。

病人脉已解，而日暮微烦，以病新差，人强与谷，脾胃气尚弱，不能消谷，故令微烦，损谷则愈。（414）

这一条论述大病新差，不可多进饮食的道理。

病人的脉已解，就是脉平和了，反映邪气已经解除。“日暮微烦”，这是病刚好，家属勉强叫他多吃东西，脾胃之气尚弱，不能消谷，水谷使胃气产生了热象。胃气不能消谷，被饮食所羁縻，就有点儿发热。下午发热是阳明之气旺于申酉，那时候发热，故令微烦。“损谷则愈”，这时候不要吃药，减去一些饮食，使胃能够消谷，这个病就好了。

《伤寒论》条文索引

注:本书条文序号按成无己《注解伤寒论》原文顺序排序

方剂索引

九画

十画

十一画

十二画

十四画